肿瘤免疫治疗进展

Progress in Cancer Immunotherapy

张叔人　主　编

中国协和医科大学出版社

图书在版编目（CIP）数据

肿瘤免疫治疗进展／张叔人主编 . —北京：中国协和医科大学出版社，2017.4

ISBN 978 - 7 - 5679 - 0796 - 6

Ⅰ. ①肿… Ⅱ. ①张… Ⅲ. ①肿瘤免疫疗法 Ⅳ. ①R730. 51

中国版本图书馆 CIP 数据核字（2017）第 066365 号

肿瘤免疫治疗进展

主　　编：张叔人
责任编辑：杨小杰

出版发行：**中国协和医科大学出版社**
　　　　　（北京东单三条九号　邮编 100730　电话 65260431）
网　　址：www. pumcp. com
经　　销：新华书店总店北京发行所
印　　刷：北京玺诚印务有限公司

开　　本：700×1000　1/16 开
印　　张：19. 25
字　　数：280 千字
版　　次：2017 年 4 月第 1 版
印　　次：2017 年 4 月第 1 次印刷
定　　价：48. 00 元

ISBN 978 - 7 - 5679 - 0796 - 6

肿瘤免疫治疗进展

主　编　张叔人　中国医学科学院肿瘤医院

编　者　（按姓氏拼音字母排列）

A. Tsun　信达生物制药（苏州）有限公司

储以微　复旦大学基础医学院免疫学系　复旦大学生物治疗研究中心

邓宇婷　复旦大学基础医学院免疫学系　复旦大学生物治疗研究中心

黄恩宇　复旦大学基础医学院免疫学系　复旦大学生物治疗研究中心

贾明明　中国科学院生物物理研究所感染与免疫重点实验室

蒋学超　复旦大学基础医学院免疫学系　复旦大学生物治疗研究中心

金　昊　天津医科大学肿瘤医院免疫室　肿瘤免疫和生物治疗重点实验室

金华君　第二军医大学东方肝胆外科医院基因–病毒治疗实验室

李　忠　第二军医大学东方肝胆外科医院基因–病毒治疗实验室

刘荣花　复旦大学基础医学院免疫学系　复旦大学生物治疗研究中心

刘小明　复旦大学基础医学院免疫学系　复旦大学生物治疗研究中心

陆　舟　复旦大学基础医学院免疫学系　复旦大学生物治疗研究中心

骆菲菲　复旦大学基础医学院免疫学系　复旦大学生物治疗研究中心

缪小牛　信达生物制药（苏州）有限公司

钱嘉文　复旦大学基础医学院免疫学系　复旦大学生物治疗研究中心

钱其军　第二军医大学东方肝胆外科医院基因–病毒治疗实验室

任秀宝　天津医科大学肿瘤医院免疫室　肿瘤免疫和生物治疗重点实验室

孙　倩　天津医科大学肿瘤医院免疫室　肿瘤免疫和生物治疗重点实验室

汪路曼　复旦大学基础医学院免疫学系　复旦大学生物治疗研究中心

王　建　天津医科大学肿瘤医院免疫室　肿瘤免疫和生物治疗重点实验室

王春明　信达生物制药（苏州）有限公司

王盛典　中国科学院生物物理研究所感染与免疫重点实验室

魏　枫　天津医科大学肿瘤医院免疫室　肿瘤免疫和生物治疗重点实验室

颜次慧　天津医科大学肿瘤医院免疫室　肿瘤免疫和生物治疗重点实验室

杨　帆　天津医科大学肿瘤医院免疫室　肿瘤免疫和生物治疗重点实验室

杨　姣　复旦大学基础医学院免疫学系　复旦大学生物治疗研究中心

伴随着免疫检查点抑制剂及 CAR-T 在临床肿瘤治疗中取得显著疗效，颠覆了人们百年来对应用免疫疗法治疗肿瘤的质疑。靶向免疫负调控的治疗也印证了本世纪初免疫编辑理论。20 世纪免疫监视学说仅注意到免疫系统可以识别和杀伤肿瘤细胞，但未充分考虑到免疫系统与肿瘤作用的相互性。免疫编辑理论使我们意识到免疫负调控在促进肿瘤发展中的作用。靶向免疫负调控监测点（如抗 CTLA-4、抗 PD-1 抗体）并非靶向肿瘤的治疗，即可获得显著的抗肿瘤效果，显然是解放了被抑制的抗肿瘤免疫系统；也说明免疫系统有足够强大的抑制和杀灭肿瘤细胞的能力。

任何治疗手段都要辨证来看。手术、放疗和化疗三大常规疗法各有利弊。同样免疫治疗对某些肿瘤患者也是无效的，仍需更为精准的医学研究。免疫治疗也可以引起严重的不良反应，如细胞因子风暴、自身免疫，严重者可造成患者死亡。免疫治疗与常规疗法可以相互取长补短，即手术、放疗和化疗可以减少肿瘤负荷，启动肿瘤细胞免疫原性死亡，增加对免疫治疗的敏感性，以利于提高免疫治疗的效果。这也符合"扶正祛邪"传统中医理论。高效的免疫治疗进入临床后，肿瘤的治疗原则会逐渐发生变化，判定疗效则主要看总生存期（OS）和生活质量；肿瘤大小次之，不排除带瘤生存。如果我们的治疗严重破坏了患者的生理功能，使他们感觉生不如死，则失去了治疗意义。

高效的免疫制剂进入市场仅仅是开始，与常规疗法相比，其发展潜力最大，也是今后精准医疗的关键武器。这本书分别就抗体、生物反应调节剂、疫苗、细胞过继免疫和溶瘤免疫治疗进行了综述，讨论了肿瘤免疫治疗的进展、优势和存在的问题，希望能为肿瘤的治疗带来更好的启迪。

本书英文版《Progress in Cancer Immunotherapy》已由施普林格出版社（Springer Science + Business Media Dordrecht）于 2016 年出版。本书即译自该英文版，译者为原著作者。谨此也向施普林格出版社致以衷心感谢。

张叔人

CONTENTS 目录

第一章　癌症抗体治疗 ······················· 1

　1　肿瘤抗体治疗发展历程 ······················ 2

　2　肿瘤靶向抗体药物治疗 ······················ 6

　3　免疫调节性抗体 ························· 28

　4　抗体联合治疗 ·························· 46

　5　展望 ····························· 51

第二章　生物反应调节剂与肿瘤免疫治疗 ··············· 68

　1　引言 ····························· 68

　2　Toll 样受体信号与激动剂 ···················· 69

　3　非编码 RNA 与肿瘤免疫治疗 ·················· 88

　4　细胞因子与肿瘤免疫治疗 ···················· 112

　5　结语与展望 ·························· 120

第三章　治疗性肿瘤疫苗的研究进展 ················ 140

　1　前言 ····························· 140

　2　治疗性肿瘤疫苗的靶点 ····················· 141

　3　治疗性肿瘤疫苗类型 ······················ 146

　4　治疗性肿瘤疫苗的辅助性技术 ·················· 151

　5　治疗性肿瘤疫苗：临床试验 ··················· 153

　6　肿瘤疫苗联合治疗 ······················· 157

　7　展望：个性化治疗 ······················· 159

　8　结论 ····························· 161

第四章　肿瘤的过继性细胞免疫治疗 ················ 171

　1　过继性细胞免疫治疗历史回顾及背景介绍 ·············· 171

2 肿瘤细胞免疫治疗的现状 …………………………………… 183

3 联合治疗相关临床进展 ……………………………… 215

4 未来之路 ……………………………………………… 222

第五章 溶瘤免疫治疗在恶性肿瘤治疗中的应用 …………… 247

1 引言 ……………………………………………… 247

2 溶瘤免疫治疗的"跌宕起伏" ……………………… 248

3 溶瘤免疫治疗的兴起 ……………………………… 250

4 修饰病毒用于溶瘤免疫治疗 ……………………… 253

5 溶瘤免疫治疗和联合其他免疫治疗 ……………… 254

6 溶瘤免疫治疗临床研究进展 ……………………… 264

7 未来的挑战和前景 ………………………………… 271

缩略语表 ……………………………………………………… 293

第一章 癌症抗体治疗

摘要：抗体药物治疗已逐渐成为癌症治疗的标准方案之一。在目前成熟应用的抗体治疗方案中，抗体药物的作用机制主要是通过结合癌细胞表面生长因子受体等抗原，进而破坏靶分子的胞内信号传递，从而抑制肿瘤的生长或促进其死亡。近年来，临床上涌现出一系列具有新型作用机制的抗体。此类抗体以免疫细胞而非肿瘤细胞为作用靶点，通过阻断免疫抑制通路或者直接发挥免疫刺激作用，以增强机体的抗肿瘤免疫反应。这种以免疫系统为作用靶点的抗体疗法已在多种肿瘤的治疗中显现出令人振奋的治疗效果。未来癌症治疗的发展方向应是联合应用常规治疗和靶向免疫系统的抗体治疗，以期发挥更好的疗效。

在过去的 20 年间，抗体一直作为一种被动的免疫治疗策略而被广泛应用于多种肿瘤的治疗。此类抗体大多针对肿瘤细胞表面的抗原。其中最主要的一类抗体靶向诸如表皮生长因子受体（EGFR、HER2）等生长因子受体，被广泛应用于非血源性肿瘤的治疗。还有一类抗体，靶向造血细胞的分化标志物 CD20 等，则在血液系统肿瘤治疗中发挥重要作用。这些抗体通过与肿瘤细胞表面生长因子受体等抗原的结合，影响受体的胞内信号传递，进而影响细胞周期和功能，导致细胞死亡。抗体结合于肿瘤细胞表面抗原，还可以通过抗体 Fc 段介导的固有免疫效应机制（如抗体依赖细胞介导的细胞毒作用）而造成免疫系统对肿瘤细胞的清除。近年来人们还发现，肿瘤靶向抗体可以通过一系列机制激发机体内在的肿瘤特异性免疫反应，并开始认识到机体内在的抗肿瘤免疫反应在肿瘤常规治疗中发挥至关重要的作用。

还有一类抗体可以通过靶向免疫细胞而激发肿瘤病人免疫系统针对肿瘤的免疫应答。有些免疫调节类抗体可以通过激活免疫细胞表面免疫刺激分子发挥作用，另外一些则可以通过阻断免疫细胞表面的免疫抑制分子来发挥作用，而它们最终都会使机体的抗肿瘤免疫反应大大增强。免疫调节类抗体所取得的重大进展，已经彻底改变了肿瘤治疗的版图，人们以往主要开发直接针对肿瘤的药物，现在开始转向更多地开发针对免疫系统的药物，以打破肿瘤免疫耐受，增强机体的抗肿瘤免疫应答。此类抗体可以分别靶向不同的效应细胞或功能分子，这体现了免疫调节类抗体灵活多变的作用机制，也使得人们在开发此类药物时有了更多的选择。

1　肿瘤抗体治疗发展历程

1.1　抗体的特性

抗体由两条相同的轻链和两条相同的重链组成，并具有两个不同的功能片段：抗体结合片段（Fab 段）和可结晶片段（Fc 段）。重链和轻链均由可变区和恒定区组成。一条重链和一条轻链的可变区共同组成了抗体的抗原结合区，因此一个抗体分子包含两个完全相同的抗原结合位点（图 1-1）。抗体的 Fc 段可通过与免疫细胞表面的 Fc 受体结合而激活免疫细胞的效应功能，也可介导补体依赖的细胞毒性作用。

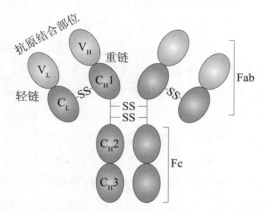

图 1-1　抗体（IgG）的结构

抗体由两条相同的重链（H）和两条相同的轻链（L）组成，重链和轻链均由恒定区（C）和可变区（V）组成，重链恒定区含有可结晶片段（Fc 段），重链和轻链可变区组成抗体结合片段（Fab 段），负责抗原的特异性结合

依据抗体重链恒定区序列的不同，抗体可以分为五种亚型：IgM，IgD，IgG，IgE 和 IgA。IgG 还可以继续分为四种亚型：IgG1，IgG2，IgG3和 IgG4。目前用于肿瘤治疗的抗体多为人源化的 IgG1 型抗体。在所有抗体之中，IgG1 型抗体能够最有效地与 NK 细胞、巨噬细胞及中性粒细胞表面的 Fc 受体（FcγRs）结合，进而通过抗体依赖的细胞介导的细胞毒作用（antibody-dependent cell-mediated cytotoxicity，ADCC）对携带相应抗原的靶细胞进行杀伤，或者对靶细胞进行吞噬。IgG1 和 IgG3 型抗体还可以通过激活经典的补体途径对靶细胞造成损伤。两个以上的 IgG 分子结合到靶细胞表面，其 Fc 段则可以与高亲和性的补体成分 C1q 结合，激活C1r 的酶活性，进而连续激活下游补体蛋白，最终造成细胞裂解死亡。

人们可以通过对抗体 Fc 段的改造，使其与单核细胞、NK 细胞等表面的 Fc 受体亲和力更强，从而增强 ADCC 作用。这种改造常通过对氨基酸位点的突变及 Fc 段糖基化修饰的改变而实现。临床应用的抗 HER2 抗体——赫赛汀（Herceptin，Trastuzumab）就是进行了三个丙氨酸的替代突变（S298A/E333A/K334A），改造后的抗体大大增强了与 FcγRⅢA 的结合能力，而 FcγRⅢA 正是单核细胞和 NK 细胞表面最主要的激活性 Fc 受体。得益于这种改造，实验证实改造后的抗 HER2 抗体在体外可以更为有效地激发 ADCC 作用。目前，大多数用于治疗癌症的抗体都是高度岩藻糖基化的，这是由于生产抗体所用的细胞系特性所致。去除或降低岩藻糖基化修饰的抗体与 FcγRⅢA 的结合能力更强，可诱发更强的 ADCC 作用，并在体内发挥更强的抗肿瘤活性。人们还可以通过降低抗体与抑制性受体 FcγRⅢB 的结合促进其介导的靶细胞杀伤。如果对 Fc 段中与 FcγR 结合的位点进行改造，或者生产在 Fc 段缺少 N-糖基化的重组性抗体分子，则会降低 ADCC 作用。应用 IgG4 亚型的抗体，也可以降低 ADCC 作用。

新生 Fc 受体（FcRn）与 FcγR 结构迥异。通过与抗体 Fc 段的结合，表达在血管内皮细胞上的 FcRn 可以防止内皮细胞将抗体分子内吞并进入溶酶体代谢途径，释放后的抗体分子可以重新进入循环发挥作用（Roopenian and Akilesh，2007）。由此可见，FcRn 是决定抗体半衰期的重要因素。因此，通过对抗体分子的改造，使其与 FcRn 的结合力增强或减弱，就可以增加或减少抗体分子的半衰期。这一发现对于控制抗体分子的药代动力学变化，通过快速清除而减少其潜在副作用具有重要意义（Yeung et al，2009）。

1.2　肿瘤治疗抗体的发展

Kohler 和 Milstein 在 1975 年发明的单克隆抗体技术在生产和使用抗体方面开创了新纪元（Kohler and Milstein，1975）。此后，单克隆抗体作为一种独特的生物学工具在病理诊断方面表现出了极大的应用价值。同时，单克隆抗体在疾病治疗方面的应用前景也同样令人振奋。由于抗体对抗原识别的特异性，使得其可以通过对不同类型的癌细胞进行特异性识别而发挥作用。

虽然单克隆抗体在肿瘤治疗方面有极好的应用前景，但是最早在临床上进行的抗体治疗效果并不好（Vaickus and Foon，1991）。第一个用于临床治疗效果评价的单克隆抗体是一株鼠源单抗。尽管在当时种种迹象都表明抗体治疗应该会成功，但是在用鼠源单抗进行的治疗实践中却常常会诱发机体针对抗体本身的免疫反应，从而造成人体对异种来源抗体的快速清除，大大限制了抗体的临床治疗效果。为了解决这个问题，人们利用基因工程的方法把鼠源单抗的抗原结合部位和人源抗体的恒定区嫁接到一起，形成人 - 鼠嵌合型抗体（Morrison et al，1984）。在 1997 年，针对 B 细胞分化标志分子 CD20 的人 - 鼠嵌合型抗体——利妥昔单抗（美罗华）（Rituxan，Rituximab）被美国食品药品管理局（food and drug administration，FDA）批准用于 B 细胞非霍奇金淋巴瘤的治疗。这是历史上第一种被批准用于癌症治疗的抗体。目前为止，已有不少于 15 种的抗体被批准用于血液系统恶性肿瘤和实体瘤的治疗。2004 年，针对 HER1 的嵌合型抗体——西妥昔单抗（Cetuximab，Erbitux）成为第一个被批准用于治疗结直肠癌的抗体药物（Galizia et al，2007）。

随着体外噬菌体呈现技术的发展及表达人类免疫球蛋白基因的转基因动物的出现，人们实现了人源化抗体和全人源抗体的生产（图 1-2）。1998 年，针对 HER2 分子胞外段的人源化抗体——赫赛汀，被批准用于转移性 HER2 阳性乳腺癌的治疗（Hudis，2007）。2001 年，针对 CD52 的人源化抗体——阿仑单抗（Alemtuzumab）被批准用于抗药性慢性淋巴细胞白血病的治疗（Alinari et al，2007）。2004 年，第一种抗血管生成药物——阿瓦斯汀（Avastin，Bevacizumab）被 FDA 批准上市。阿瓦斯汀是针对 VEGF 的人源化抗体，可以结合于所有的人 VEGF 型别及具有生物活性的裂解片段并中和其功能。阿瓦斯汀已经被批准与常规化疗手段或靶向药物联合用于结直肠癌、急性髓细胞白血病、多发性骨髓瘤及头颈鳞状细胞癌的治疗（Hurwitz et al, 2004）。

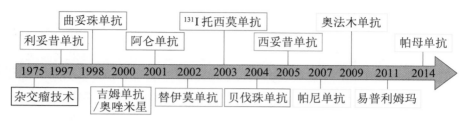

图1-2 肿瘤治疗抗体发展的时间表
蓝框是人 – 鼠嵌合型抗体，红框是人源化抗体，黄框是全人源抗体

2013 年，利用抗体来增强免疫系统的抗肿瘤作用的成功应用被 SCI-ENCE 杂志评为年度十大科技突破之首。这方面的主要代表成就是针对表达于活化 T 细胞表面的两个共抑制分子 CTLA-4 和 PD-1 的抗体在肿瘤治疗中所取得的巨大成功（Couzin-Frankel, 2013）。针对 CTLA-4 的抗体——易普利姆玛（Ipilimumab）是全人源的 IgG1 型单克隆抗体，也是第一个被 FDA 批准用于癌症治疗的免疫检查点抑制剂。易普利姆玛可以阻断活化 T 细胞表面 CTLA-4 分子的作用，从而使 T 细胞保持持续的抗肿瘤活性（Hodi et al, 2010）。新一代免疫检查点抑制剂的作用机制是阻断 T 细胞表面的共抑制受体 PD-1 与肿瘤细胞及抗原提呈细胞表面的配体 PD-L1 的结合。近年来，有多个 PD-1 及 PD-L1 阻断剂用于黑色素瘤、非小细胞肺癌、霍奇金淋巴瘤、膀胱癌和肾细胞癌的治疗，并获得了 FDA 突破性药物资格认证。这些突破性认证大大加速了 FDA 对 PD-1 及 PD-L1 阻断剂的评审和批准。2014 年，全人源抗 PD-1 抗体——帕母单抗（Prembrolizumab）被批准用于黑色素瘤的治疗（Hamid et al, 2013）。2014 和 2015 年，另一种抗 PD-1 抗体——纳武单抗（Nivolumab）先后被批准用于黑色素瘤和鳞状非小细胞肺癌的治疗。PD-1 阻断剂已成为近年来最令人瞩目的新型抗癌药物。

1.3 肿瘤抗体治疗的分类

根据激活机体抗肿瘤免疫反应方式的不同，抗肿瘤免疫疗法大致可以分为"被动免疫"和"主动免疫"两大类。根据这种分类，肿瘤靶向抗体药物可被认为是"被动免疫治疗"，因其作用方式主要依赖抗体自身的抗肿瘤活性。而免疫刺激抗体和免疫检查点抑制剂等免疫调节类药物的作用机制则较为不同，它们主要通过调节机体免疫系统增强抗肿瘤免疫应答来发挥作用，可被视为"主动免疫治疗"。

肿瘤靶向抗体药物主要包含四类不同功能特点的药物。第一类，以治疗头颈癌和结直肠癌的 EGFR 特异性抗体为代表，此类抗体主要通过抑制肿瘤细胞的生长因子信号通路来控制肿瘤的存活和生长（Weiner et al，2008）。第二类，肿瘤相关抗原特异性的抗体，通过与肿瘤细胞表面抗原的结合进而激活 ADCC、CDC 及抗体依赖的吞噬作用，用于慢性淋巴性白血病和非霍奇金淋巴瘤治疗的抗 CD20 抗体就主要通过上述机制发挥作用（Jones，2013；Scott，1998）。第三类，免疫偶联剂，例如，将肿瘤相关抗原特异性抗体与毒素或放射素偶联在一起的复合制剂。吉姆单抗奥唑米星（Gemtuzumab Ozogamicin）是抗 CD33 抗体与卡奇霉素的偶联剂，可用于急性髓细胞白血病（Hughes，2010）。第四类，双特异性抗体，由两种抗体的可变区单链组成，其中一个识别肿瘤相关抗原，另外一个识别 T 细胞表面抗原。Blinatumomab 就是可以同时识别 CD19 和 CD3 的双特异性抗体，于 2014 年被批准用于费城染色体阴性前 B 细胞急性淋巴细胞白血病的治疗（Walter，2014）。

免疫调节类抗体的作用机制主要是通过对免疫系统发挥作用而诱发新的抗肿瘤免疫反应，或者解除对已有抗肿瘤免疫反应的抑制使其重新发挥作用。目前，免疫调节类抗体可以被分为四类。第一类，针对抑制性受体的抗体阻断剂。这类抑制性受体靶点主要包括活化 T 细胞表面的 CTLA-4 分子和 PD-1 分子，以及 NK 细胞表面的 KIR 家族（Long，2008）。第二类，针对抑制性受体的配体的抗体阻断剂（Zou and Chen，2008）。第三类，针对免疫效应细胞表面刺激分子的激活性抗体。这类抗体的靶点主要包括 TNFRSF4（OX40）、TNFRSF9（CD137、4-1BB）以及 TN-FRSF8（GITR）等（Croft，2009）。第四类，针对肿瘤微环境中免疫抑制性分子如 TGF-β1 的中和抗体（Pickup et al，2013）。

2   肿瘤靶向抗体药物治疗

在过去 30 年间，肿瘤靶向抗体药物在对癌症病人的治疗中发挥了巨大的作用，目前已成为肿瘤靶向药物中最为成功的一类制剂。迄今为止，已有多种肿瘤靶向抗体被 FDA 批准单独或与常规化疗、放疗等手段联合应用于临床肿瘤病人的治疗。

2.1　肿瘤靶向抗体药物的作用靶点

肿瘤靶向抗体药物的作用靶点多为与细胞生长和分化相关的生长因子受体和分化抗原，如 EGFR、HER2、CD20 和 CD30 等。抗体通过阻断配体与生长因子受体的结合，抑制受体下游信号通路，可使细胞的生长回复到正常水平，还可诱导肿瘤细胞的凋亡，以及通过对肿瘤细胞的作用使之对化疗药物更为敏感。除了靶向肿瘤细胞表面分子以外，还有些抗体可以靶向肿瘤微环境的一些分子，通过抑制血管生成等机制发挥治疗作用。

2.1.1　表皮生长因子受体

表皮生长因子受体是在包括结肠癌、头颈癌、卵巢癌、肺癌及脑部肿瘤在内的许多恶性肿瘤中都高水平表达的一类酪氨酸激酶受体。通过与配体的结合，EGFR 可以发生二聚化，造成酪氨酸激酶结构域的激活及下游 MAPK 和 AKT 通路的连续激活，进而促进细胞的增殖、迁移和侵袭（Li et al，2005）。在许多肿瘤中，EGFR 基因发生突变和重排，导致细胞可以组成性表达持续激活的 EGFR 突变型受体。最常见的 EGFR 突变是发生于胞外段 EGFRvⅢ突变，该突变发生了Ⅱ-Ⅳ外显子的整体缺失。EG-FRvⅢ突变在神经胶质瘤、头颈癌及非小细胞肺癌中广泛存在（Li et al，2007）。发生了这种突变的 EGFR 具有持续激活的酪氨酸激酶活性，从而发挥多种促癌作用，包括促进细胞增殖及抵抗化疗药物的作用（Fan et al，2013）。

西妥昔单抗（Cetuximab，Erbitux，ImClone System/Bristol-Myers Squibb）和帕尼单抗（Panitumumab，Vectibix，Amgen Inc）都是 EGFR 特异性抗体。其中，西妥昔单抗是 IgG1 型嵌合抗体，帕尼单抗是全人源的 IgG2 型抗体。两种药物都可以通过阻断配体与 EGFR 结合及抑制受体的二聚化进而抑制 EGFR 的下游信号，造成细胞周期停滞和肿瘤细胞的凋亡（Kim，2009；Li et al，2005）。西妥昔单抗和帕尼单抗在临床上作为治疗转移性结直肠癌的二线和三线药物被使用。西妥昔单抗常与化疗药物联合应用，其与亚叶酸、氟尿嘧啶和依立替康的联合用药极为明显地延长了 KRAS 野生型转移性结直肠癌病人的存活时间（Van Cutsem et al，2009）。Necitu-mumab 和 Nimotuzumab 是另外两种针对 EGFR 受体的单克隆抗体药物，可以竞争性抑制受体与配体的结合。近期的临床试验中发现，Necitumumab 与培美曲塞和顺铂联用相比于单独应用培美曲塞和顺铂，对于延长非小细胞肺癌患者的生存时间没有明显作用（Paz-Ares et al，2015）。在欧洲，Nimotuzumab 被批准用于一系列表皮来源的恶性肿瘤的临床治疗，例如，在德国，Nimotuzumab 被批准用于胰腺癌的治疗。在一些亚洲、南美及非洲国家，Nimotuzumab 还被批准用于头颈癌、胶质瘤和鼻咽癌的治疗。研究者还开发了靶向截短型 EGFR 和 EGFRvⅢ 的新型抗体。在发生转移的癌症病人中进行的靶向 EGFRvⅢ 的抗体 806（Zymed）Ⅰ期临床试验显示，该药物具有向肿瘤部位良好的渗透性，而且没有发现明显的毒副作用（Scott et al，2007）。

2.1.2　人表皮生长因子受体

人表皮生长因子受体 2 型（HER2）是 ErB/HER 生长因子受体家族的重要成员，目前还没有发现 HER2 的配体。HER2 主要通过与家族中其他成员包括 EGFR（HERl/ErbB1）、HER3/ErbB3、HER4/ErbB4 形成异源二聚体，并与各自的配体结合，激活有丝分裂信号。在大约 30% 的乳腺癌患者中，HER2 基因拷贝数增加并且过量表达；而在一些胃肠道、肺、前列腺和卵巢来源的腺癌中，HER2 虽也过量表达，但很少发生基因拷贝数的扩增（Chen et al，2003）。在乳腺癌患者中，HER2 的高表达会导致疾病的快速进展、高复发率及存活时间的缩短。HER2 的过量表达会导致其下游信号通路包括 MAPK 通路和 PI3K/Akt 通路的过度激活（Yarden and Sliwkowski，2001）。曲妥珠单抗（赫赛汀，Herceptin，Trastuzumab，Genentech/Roche）是 FDA 批准的第一个用于 HER2 阳性乳腺癌患者治疗的抗 HER2 抗体，另外一种抗 HER2 抗体帕妥珠单抗（Pertuzumab，Om-nitarg，Genentech/Roche）2012 年也被批准上市。两种抗体都是人源化 IgG1 型抗体。赫赛汀结合于 HER2 分子近膜区结构域，能够抑制 HER2 分子的同源二聚化、异源二聚化及内吞。帕妥珠单抗则结合于 HER2 分子胞外段二聚化结合区域，能够抑制 HER2 分子与 HER 家族其他分子特别是 HER3 的二聚化（Franklin et al，2004；Hudis，2007）。近期在小鼠移植模型中发现，一种新型抗 HER3 抗体 MM-121 可以抑制肿瘤移植物的生长（Schoeberl et al，2009）。

2.1.3　血管内皮生长因子受体

血管内皮生长因子（VEGF）是一种正常细胞和肿瘤细胞都可产生的糖蛋白。VEGF 可以结合于 VEGFR1、VEGFR2 和 VEFGR3 等三种酪氨酸激酶受体并激活下游通路，是调节血管生成的重要因子，在正常组织和肿瘤组织中均发挥作用。VEGFR2 主要表达于血管内皮细胞表面，在包括胃肠道肿瘤在内的多种肿瘤中高表达（Sia et al，2014）。VEGFA 结合于 VEGFR2 后可导致受体 C 末端酪氨酸残基的自我磷酸化，进而激活下游信号诱导血管生成，并最终促进肿瘤的生长。

阿瓦斯汀（Avastin，Bevacizumab，Genentech）是 FDA 批准的第一个 VEGFA 特异性的抗体，它可以有效地阻断 VEGF 和受体的结合，从而抑制肿瘤血管生成（Sullivan and Brekken，2010）。通过改变或减慢肿瘤脉管系统的产生，阿瓦斯汀可以有效地发挥抗肿瘤作用。目前，阿瓦斯汀已被批准和化疗药物联合应用于乳腺癌、结直肠癌和非小细胞肺癌的治疗（Ellis and Hicklin，2008）。在治疗过程中，肿瘤可能通过上调其他促血管生成因子如 PDGF 的表达而对阿瓦斯汀产生抗药性。PDGFR 信号通路在稳定和促进新生血管生成方面也具有很重要的作用（Hirschi et al，1998）。临床前研究发现，通过 PDGFRβ 特异性抗体来阻断 PDGR 的信号传递可以与抗 VEFGR2 抗体协同作用，这有可能成为解决阿瓦斯汀抗药性的一条途径（Shen et al，2009）。雷莫芦单抗（Ramucirumab，IMC-1121B，ImClone Systems）是一种人源化的抗 VEGFR2 抗体，也可以有效地阻断 VEFGR2 下游信号的激活和传递，目前已被批准用于一线治疗方案失败的胃癌和食管癌患者（Spratlin，2011）。另外一种靶向 VEGFR1 的单克隆抗体（IMC-18F1）也在临床前研究中显露出一定的治疗效果（Wu et al，2006）。

2.1.4　造血系统分化抗原

造血系统分化抗原多为糖蛋白，常以分化簇（CD）来进行系统命名。其中一些特异表达在某一类血源细胞的分化抗原常被选择作为治疗性抗体的靶点，用于治疗血液系统的恶性肿瘤。

2.1.4.1　CD20

CD20 是 B 细胞分化系的表面标志，表达于正常的 B 细胞，但在成熟的浆细胞上不表达。超过 90% 的 B 细胞恶性肿瘤会表达 CD20 分子。20世纪 90 年代开发的利妥昔单抗（Rituximab，Rituxan）是一种针对 CD20 的人－鼠嵌合型抗体，在 1997 年被 FDA 批准用于非霍奇金 B 细胞淋巴瘤的治疗。这株抗体是世界上第一个被批准用于恶性肿瘤治疗的单克隆抗体制剂（Grillo-Lopez et al，2002）。奥法木单抗（Ofatumumab，Arzerra，Genmab/GlaxoSmithLine）是第一个人源化的抗 CD20 抗体，于 2009 年被批准用于复发的或氟达拉滨和阿仑单抗治疗失败的慢性淋巴细胞白血病（Gupta and Jewell，2012）。利妥昔单抗结合于 CD20 的大环结构，而奥法木单抗所识别的新表位则同时包含小环和大环结构。相比于利妥昔单抗，奥法木单抗与 CD20 的亲和力更高（Teeling et al，2004）。体外实验发现，奥法木单抗可以更有效地激活补体系统（Pawluczkowycz et al，2009）。研究表明，不论是对利妥昔单抗敏感还是耐药的肿瘤细胞，奥法木单抗的抑制效果都更好（Barth et al，2012），其对利妥昔单抗耐药细胞的作用有赖于其识别的包含 CD20 小环结构的特异性表位及更高的激活补体 C1q 的能力。人们已经通过对抗体 Fc 段进行工程化改造，从而提高抗体与 NK 细胞表面 FcγRⅢA 的亲和力来开发了新一代的人源化抗 CD20 抗体，如 Obinutuzumab（GA-101）、Ocrelizumab（2H7，Genentech/Roche/Biogen Idec）及 AME-133（Applied Molecular Evolution/Eli Lilly）等（Cang et al，2012）。Obinutuzumab 是一株 Fc 段接受了糖基化改造的抗 CD20 抗体，已被 FDA 批准用于慢性淋巴细胞白血病的治疗（Peipp et al，2008）。另外，Obinutuzumab 治疗各种 B 细胞淋巴瘤的临床试验也正在进行中。

2.1.4.2　CD52

CD52 是细胞表面的一种糖蛋白，可表达于正常 B 细胞、恶性转化的 B 细胞及 T 细胞，在造血干细胞上没有表达。阿仑单抗（Alemtuzumab，Campath）是一种抗 CD52 的人源化 IgG₁ 型抗体，最早被开发用来预防骨髓移植后 GVHD 的发生。通过与 CD52 的结合，阿仑单抗可诱导针对 CLL

细胞的 ADCC 作用（Hallek，2013）。在 1997 年，进行了阿仑单抗用于治疗化疗失败的 CLL 病人的临床 II 期试验。2001 年，阿仑单抗被 FDA 批准用于治疗对化疗耐药的慢性淋巴细胞白血病（Ferrajoli et al，2001）。2012 年，该药退市，但目前仍用于化疗失败的难治性白血病患者的治疗。

2.1.4.3　CD19

CD19 是一个跨膜蛋白，是在 B 细胞各个分化阶段都有表达的特异性分化标志物。除浆细胞病以外，几乎所有的 B 细胞来源的恶性肿瘤均表达 CD19 分子。相比于正常的 B 细胞，慢性淋巴细胞白血病、套细胞淋巴瘤、B 幼淋细胞白血病、滤泡性淋巴瘤及弥漫性大 B 细胞淋巴瘤等肿瘤组织中的 CD19 分子的表达略低一些。CD19 染色是急性淋巴细胞性白血病免疫分型的强制标准。由于 CD19 广泛表达于各种 B 细胞来源的恶性肿瘤，却又不表达在造血干细胞和前 B 细胞上，使得 CD19 成为抗体治疗的理想靶点（van Zelm et al，2005）。人们已经开发出多种人源化的抗 CD19 抗体，包括人工改造的抗 CD19 抗体（Awan et al，2010）和 CD19/CD3 双特异性抗体（Topp et al，2011）。这些抗体均可以激活机体的免疫系统以清除 CD19 阳性的细胞。近几年，以抗 CD19 抗体为基础开发的表达嵌合型抗原受体的 T 细胞（CAR-T）取得了令人瞩目的治疗效果。CAR-T 技术是将单链抗 CD19 抗体分子与 T 细胞激活胞内信号连接在一起，并导入病人自体 T 细胞中发挥作用（Porter et al，2011）。这种新型的抗 B 细胞淋巴瘤治疗技术对于包括急性淋巴细胞白血病、慢性淋巴细胞白血病及非霍奇金淋巴瘤在内的 B 细胞来源的恶性肿瘤都有很好的治疗效果。

2.1.4.4　CD30

CD30 是一个细胞膜上的糖蛋白，它是 TNF 受体家族的一员，表达于活化的 T 细胞和 B 细胞表面。CD30 在正常组织中的表达很低，而在肿瘤细胞中表达很高。而且，CD30 在多种淋巴细胞来源的恶性肿瘤中都广泛表达。CD30 分子还在一些非淋巴细胞胚胎性癌中表达，在鼻咽癌中也偶有表达。Brentuximab vedotin（Adcetris，Seattle Genetics）是一种抗体偶联药物，由靶向 CD30 分子的一种单克隆抗体与一种微管破坏剂（单甲基 auristatin E，MMAE），通过一种蛋白酶敏感的交联剂偶联而成（Sievers and Senter，2013）。Brentuximab vedotin 在霍奇金淋巴瘤和间变性大细胞淋巴瘤的移植模型中可以使肿瘤完全消退。在 2011 年，Brentuximab vedo-tin 已被批准用于霍奇金淋巴瘤和间变性大细胞淋巴瘤的治疗（Katz et al，2011）。

2.2 肿瘤靶向抗体治疗的临床应用

目前已有 13 种以上肿瘤靶向抗体药物被 FDA 批准用于各种恶性肿瘤的治疗，还有大量的新型治疗性抗体正在进行临床试验（表 1-1）。在实体瘤治疗中，疗效最为显著的抗体药物就是靶向 EGFR 家族（EGFR 和 HER2）及 VEGF 的抗体，还有许多可供选择的生物标志物可以被用来选择对这些药物敏感的病人。比如，携带野生型 KRAS 的结直肠癌病人接受抗 EGFR 抗体治疗效果更好，存活时间更长（Amado et al，2008；Van Cutsem et al，2009）。再比如，曲妥珠单抗被限定于 ErbB2（HER2）免疫荧光阳性或免疫组化染色 3 + 级的病人。在血液系统肿瘤中也有类似的病人选择情况，抗 CD20 抗体在患有非霍奇金 B 细胞淋巴瘤和慢性淋巴细胞白血病的病人中效果更为显著。

表 1-1　临床获批用于肿瘤治疗的抗体类药物

抗体药物	抗体类型	分子靶点	FDA 批准适用范围	首次批准时间
曲妥珠单抗（赫赛汀，Genentech/Roche）	人源化 IgG$_1$ 抗体	HER2	治疗 HER2 阳性乳腺癌：作为单一制剂或作为与化疗联用的辅助治疗和姑息治疗	1998
			治疗 HER2 阳性胃癌或胃食管结合部癌：与顺铂和卡培他滨或氟尿嘧啶联用作为一线治疗方案	
帕妥珠单抗（Perjeta，Genentech，Inc.）	人源化 IgG$_1$ 抗体	HER2	治疗 HER2 阳性局部晚期、炎性或早期乳腺癌（直径大于 2cm 或出现结节）：作为新型辅助制剂与曲妥珠单抗和紫杉醇联用	2012
Ado-trastuzumabe-mtansine（KADCY-LA，Genentech，Inc.）	人源化 IgG$_1$ 抗体（DM$_1$ 偶联剂）	HER2	作为单一制剂用于曾接受过曲妥珠单抗治疗、紫杉醇治疗或二者联合治疗的 HER2 阳性转移性乳腺癌	2013

抗体药物	抗体类型	分子靶点	FDA 批准适用范围	首次批准时间
贝伐珠单抗（阿瓦斯汀，Genentech/Roche）	人源化 IgG$_1$ 抗体	VEGFA	与氟尿嘧啶为主的化疗方案联用，作为转移性结肠癌的一线和二线治疗；与顺铂和紫杉醇联用作为晚期未经化疗的非小细胞肺癌患者的一线治疗；作为单一制剂治疗初次治疗失败的成年恶性胶质瘤患者；并与 IFN-α 联用治疗转移性肾癌	2004
			与紫杉醇、多柔比星脂质体或托泊替康联用治疗顺铂耐药的复发性上皮性卵巢癌、输卵管癌和原发性腹膜癌	
			与顺铂/紫杉醇或紫杉醇/拓扑替康联用，治疗持久性、复发性及转移性宫颈癌	
			与氟尿嘧啶-伊立替康或氟尿嘧啶-奥沙利铂为基础的化疗联用，用于接受贝伐珠单抗一线治疗后仍持续进展的转移性结直肠癌	
雷莫芦单抗（CYRAMZA，EliLilly and Company）	人源化 IgG$_1$ 抗体	VEGFR2	与 FOLFIRI 化疗方案联用，用于贝伐珠单抗、奥沙利铂、氟尿嘧啶等一线治疗后仍持续进展的转移性结直肠癌患者	2014
			与紫杉醇联用，用于化疗后仍进展的转移性非小细胞肺癌	
			与紫杉醇联用，治疗晚期胃癌和胃食管结合部癌	
			作为单一制剂用于接受氟尿嘧啶或顺铂等化疗方案治疗后仍持续进展的晚期或转移性胃癌或胃食管结合部腺癌	
西妥昔单抗（Erbitux，ImCloneSystems/Bristol-Myers Squibb）	嵌合型 IgG$_1$ 抗体	EGFR	与放疗联用治疗局部晚期头颈部鳞状细胞癌；作为单一制剂治疗顺铂治疗失败的头颈部鳞状细胞癌；用于 EGFR 阳性转移性结直肠癌的姑息治疗	2004

续表

抗体药物	抗体类型	分子靶点	FDA 批准适用范围	首次批准时间
西妥昔单抗（Erbitux，ImCloneSystems/Bristol-Myers Squibb）	嵌合型 IgG$_1$ 抗体	EGFR	与 FOLFIRI 化疗方案联用，作为一线治疗方案用于 KRAS 突变阴性、EGFR 阳性的转移性结直肠癌	2004
			与顺铂和氟尿嘧啶联用，作为一线治疗方案用于治疗局部复发性和（或）转移性头颈部鳞状细胞癌	
帕尼单抗（Vectibix，Amgen，Inc.）	人 IgG$_2$ 抗体	EGFR	作为单一制剂用于治疗曾接受过治疗的 EGFR 阳性转移性结直肠癌	2006
Dinutuximab（Unituxin，United Therapeutics Corporation）	嵌合型 IgG$_1$ 抗体	GD2	与 GM-CSF、IL-2 及 13 顺式维 A 酸联用，用于一线多制剂多形式治疗后有部分缓解的高风险成神经细胞瘤儿科病人	2015
迪诺塞麦（Xgevainjection，Amgen，Inc.）	人 IgG$_2$ 抗体	RANKL	用于不能接受手术治疗的成人或骨骼发育成熟的青少年骨巨细胞瘤患者	2010
			非转移性前列腺癌患者接受雄激素阻断治疗后及乳腺癌患者接受芳香酶抑制剂治疗后都有骨折的风险，该药物可作为增加骨量的手段用于治疗	
利妥昔单抗（Rituxan/MabThera，Genentech/Roche/Biogen Idec）	嵌合型 IgG$_1$ 抗体	CD20	用于治疗 CD20 阳性 B 细胞非霍奇金淋巴瘤及慢性淋巴细胞白血病，并用于未经治疗的滤泡性 CD20 阳性非霍奇金淋巴瘤的维持治疗	1997
阿仑单抗（Campath，Genzyme/Bayer）	人源化 IgG$_1$ 抗体	CD52	作为单一制剂治疗慢性 B 淋巴细胞白血病	2001
奥法木单抗（Arzerra，Genmab/GlaxoSmithKline）	人 IgG$_1$ 抗体	CD20	用于氟达拉滨及阿仑单抗难治性慢性淋巴细胞白血病	2009

抗体药物	抗体类型	分子靶点	FDA 批准适用范围	首次批准时间
奥法木单抗（Arzerra，Genmab/GlaxoSmithKline）	人 IgG$_1$ 抗体	CD20	与苯丁酸氮芥（瘤可宁）联用，治疗未经治疗且不适于氟达拉滨治疗的慢性淋巴细胞白血病	2009
Obinutuzumab（Gazyva，Genentech）	人源化 IgG$_1$ 抗体	CD20	与苯丁酸氮芥联用，治疗未经治疗的慢性淋巴细胞白血病	2013
Blinatumomab（BLINCYTO，Amgen，Inc.）	双特异性 T 细胞衔接器	CD19	用于费城染色体阴性复发或难治性急性前 B 淋巴细胞白血病	
吉妥单抗（麦洛塔，Pfizer）	人源化 IgG$_4$（卡奇霉素偶联剂）	CD33	用于治疗 60 岁以上首次复发的 CD33 阳性急髓性白血病患者及不适于化疗的患者。该药 2010 年在美国退市	2000
Brentuximabvedotin（Adcetris，Seattle Genetics）	嵌合型 IgG$_1$ 抗体（MMAE 偶联剂）	CD30	用于治疗复发性或难治性霍奇金淋巴瘤及系统性间变性淋巴瘤	2011
Ibritumomabtiuxetan（Zevalin，Biogen Idec）	鼠 IgG$_1$（^{90}Y 标记）	CD20	治疗复发性或难治性低级别或滤泡性 B 细胞非霍奇金淋巴瘤	2002
			之前未接受治疗，接受一线化疗治疗后部分或完全缓解的滤泡性非霍奇金淋巴瘤	
托西莫单抗（Bexxar，GlaxoSmithKline）	鼠 IgG$_2$（^{131}I 标记）	CD20	治疗 CD20 阳性的复发性或难治性低级别或滤泡性 B 细胞非霍奇金淋巴瘤	
易普利姆玛（Yervoy，Bristol-Myers Squibb）	人 IgG$_1$ 抗体	CTLA-4	用于不能手术切除或转移性的黑色素瘤治疗	2011

续表

抗体药物	抗体类型	分子靶点	FDA 批准适用范围	首次批准时间
Pembrolizumab（KEYTRUDA，MerckSharp &Dohme Corp）	人源化 IgG$_4$ 抗体	PD-1	用于 Ipilimumab 治疗或 BRAF inhibitor 治疗（BRAF V600 突变型病人）后病情仍持续进展的不能手术切除的或转移性的黑色素瘤病人的治疗	2014
纳武单抗（OPDIVO，Bristol-Myers Squibb）	人 IgG$_4$ 抗体	PD-1	用于接受顺铂化疗后病情仍持续进展的转移性鳞状非小细胞肺癌	2014
			用于 Ipilimumab 治疗或 BRAF inhibitor 治疗（BRAF V600 突变型病人）后病情仍持续进展的不能手术切除的或转移性的黑色素瘤病人的治疗	

（贾明明　王盛典）

2.2.1　血液系统恶性肿瘤

目前已有两种嵌合型抗体（利妥昔单抗和 Brentuximab vedotin）及三种人源化抗体（阿仑单抗、艾库组单抗和奥法木单抗）被 FDA 批准用于血液系统肿瘤的治疗。第一个被批准的单抗就是利妥昔单抗，最初被批准用于非霍奇金 B 细胞淋巴瘤的治疗。自那以后，利妥昔单抗的应用范围大大扩展，除了各种 B 细胞来源的恶性肿瘤之外，许多免疫系统相关疾病（多发性硬化症、系统性红斑狼疮、免疫相关性血小板减少症、溶血性贫血和冷球蛋白血症）都被纳入到利妥昔单抗的应用范围。目前为止，利妥昔单抗已进行了大量的临床试验，结果证明，利妥昔单抗可以明显延长非霍奇金淋巴瘤病人和慢性淋巴细胞白血病病人的无进展生存期。利妥昔单抗与环磷酰胺、多柔比星、长春新碱及泼尼松等药物的联合治疗目前仍是弥漫性大 B 细胞淋巴瘤的一线治疗方案（Coiffier et al，2002）。但是，肿瘤细胞对利妥昔单抗抗药性的产生，是 B 细胞非霍奇金淋巴瘤治疗中需要解决的问题。近年来，一些对利妥昔单抗与其他药物联合应用的新型治疗方案在复发性和难治性淋巴瘤中的应用，也逐渐提上研究日程（Recher et al，2011）。

Brentuximab vedotin 是抗 CD30 抗体与药物偶联的药物，临床研究已在霍奇金淋巴瘤和间变性大细胞淋巴瘤病人中开展。Ⅰ期临床试验结果显示该药物具有非常显著的抗肿瘤作用。两个开放标签单臂临床Ⅱ期试验首先在复发型/难治型系统性霍奇金淋巴瘤或间变性大细胞淋巴瘤中开展，临床试验的结果显示，霍奇金淋巴瘤病人接受治疗后客观缓解率为75%，完全缓解率为34%（Younes et al，2012）；间变性大细胞淋巴瘤病人接受治疗后客观缓解率为86%，完全缓解率为57%（Pro et al，2012）。鉴于 Brentuximab vedotin 在临床试验中的良好治疗效果，FDA 于 2011 年加速批准该药物用于以下两种情况的治疗：接受自体干细胞回输或至少接受两次多种化疗药治疗但治疗失败的霍奇金淋巴瘤病人；不适于自体干细胞回输治疗或至少接受过一次多种化疗药物治疗但治疗失败的系统性间变性大细胞淋巴瘤病人。

奥法木单抗是一种人源化的抗 CD20 抗体，于 2009 年被 FDA 加速批准用于氟达拉滨和阿仑单抗治疗失败的慢性淋巴细胞性白血病病人的治疗（Cheson，2010）。奥法木单抗曾在慢性淋巴细胞白血病病人中进行了9 个临床试验，这些临床试验的总缓解率在40%~51%，其中也包括一些利妥昔单抗治疗无效的病人（Wierda et al，2011）。该药在应用时大约有63% 的病人会发生注射相关的副作用（大部分是一级或二级反应）。其他常见的副作用包括皮疹、疲劳、咳嗽、发热和感染。部分病人会发生严重的副作用，包括中性粒细胞减少症、贫血和血小板减少症。奥法木单抗与其他药物联用治疗 B 细胞来源的恶性肿瘤的临床试验也一直在进行中，最近就有一个Ⅱ期临床试验评价奥法木单抗与 CHOP 化疗策略联合应用治疗滤泡性淋巴瘤的效果（Czuczman et al，2012）。

托西莫单抗是由人源化抗 CD20 抗体与[131]I 偶联而成，于 2003 年被批准用于利妥昔单抗治疗后仍持续进展的 CD20 阳性非霍奇金淋巴瘤病人的治疗。早期对托西莫单抗偶联[131]I 的治疗效果是在 40 例至少接受过四轮利妥昔单抗治疗却仍在进展的低级别转化或滤泡性大细胞淋巴瘤病人中进行的，临床试验结果显示，接受托西莫单抗治疗后，总缓解率为 68%，完全缓解率为33%（Davies et al，2004）。随后进行的四个单臂临床试验也观察到了类似的临床效果。奥法木单抗还在化疗后巩固疗效方面显示出了积极效果，目前该药物用于自体干细胞移植前的效果也正在评价中。

2.3　胃肠道肿瘤

目前有四个单克隆抗体被 FDA 批准用于治疗胃肠道恶性肿瘤。贝伐珠单抗是人源化的 VEGF 中和抗体。2004 年发表的 Ⅲ 期临床试验结果显示，接受贝伐珠单抗、伊立替康、注射氟尿嘧啶、亚叶酸钙联合的一线治疗策略治疗的转移型结直肠癌病人，无进展生存期和总生存期都有明显的提升（Hurwitz et al，2004）。贝伐珠单抗还和奥沙利铂联用作为一线或二线治疗在转移型结直肠癌病人中取得了不错的效果（Saltz et al，2008）。目前，包含有贝伐珠单抗的治疗策略已成为治疗晚期结直肠癌病人的标准方案。该药物主要的副作用包括高血压、蛋白尿、肠穿孔（1.5%~2%）、动脉血栓形成（4%~5%）以及伤口愈合延迟等。

帕尼单抗是人源化的抗 EGFR 抗体，在开放标签的 Ⅲ 期临床试验中大大提高了化疗难治性转移型结直肠癌病人的无进展生存期，并于 2006 年被 FDA 批准上市。该药物最适于 KRAS 野生型结直肠癌病人的治疗（Van Cutsem et al，2007）。在接受帕尼单抗治疗前，要通过原位杂交的办法进行 KRAS 基因型鉴定，以判断病人是否适于接受该药物治疗。帕尼单抗可单独作为二线药物使用，亦可与一线或二线化疗药物联用。该药物副作用主要包括注射反应、低镁血症、腹泻、过敏反应、皮肤毒性和眼部毒性。目前帕尼单抗还未被批准作为术后辅助疗法使用。

西妥昔单抗是一种嵌合型抗 EGFR 抗体，已被批准单独作为三线药物或与系统性化疗药物联用作为一线或二线药物用于转移型结直肠癌病人的治疗（Van Cutsem et al，2009）。西妥昔单抗与 FOLFIRI 化疗方案（亚叶酸、氟尿嘧啶和伊立替康）联用已被证明可有效延长 KRAS 野生型转移型结肠癌病人的无进展生存期（Van Cutsem et al，2011）。与帕尼单抗一样，西妥昔单抗在使用前也需对病人进行 KRAS 基因型鉴定以排除 KRAS 突变型病人。目前西妥昔单抗还未被批准作为术后辅助疗法使用，药物不良反应与帕尼单抗类似。

赫赛汀是抗 HER2 抗体，被批准用于 HER2 阳性乳腺癌病人的治疗。而赫赛汀与化疗的联用方案在治疗转移或原位晚期不能切除的胃癌和食管癌方面也显示出了一定的效果，相关 Ⅲ 期临床试验结果显示，赫赛汀的使用可以明显促进整体生存率和无进展生存率（Bang et al，2010）。赫赛汀的适用范围包括免疫组化 HER2 染色三级以上或者原位杂交 HER2 阳性的病人。在治疗转移性肿瘤方面，赫赛汀可与化疗药联用作为一线或二线治疗策略。赫赛汀主要的不良反应是左心室功能紊乱，但在治疗结束后即可恢复。一旦心室功能恢复，病人可以再次接受赫赛汀治疗。

2.3.1　乳腺癌

有超过 25% 的乳腺癌病人高表达 HER2/neu 分子。赫赛汀是一种人源化的抗 HER2 抗体，已被批准作为单独制剂或者与化疗药物联用对乳腺癌病人进行治疗。在没有接受过化疗的转移型乳腺癌病人中单独使用赫赛汀可取得 35% 的客观缓解率（Vogel et al，2002），而在曾接受过化疗的 HER2 阳性乳腺癌病人中，缓解率为 21%（Cobleigh et al，1999）。对于发生肿瘤转移的病人，赫赛汀与化疗联用在延长病人生存率方面要优于单独使用化疗药物（Slamon et al，2001）。如果与多柔比星联用，赫赛汀会有很强的心脏毒副反应（Seidman et al，2002）。赫赛汀与紫杉醇联用可用于持续表达 HER2 分子的转移型乳腺癌病人。研究还发现，相比于仅同紫杉醇联用，如果赫赛汀与紫杉醇、卡铂两种化疗药物联用，病人的耐受性更好，病情进展也更慢（Robert et al，2006）。

帕妥珠单抗是另外一种人源化的抗 HER2 抗体。因为赫赛汀和帕妥珠单抗结合于 HER2 的不同表位，所以可以阻断 HER2 和不同受体的结合。两种抗体一起使用，可以同时抑制不同激活形式的 HER2 分子。在接受赫赛汀治疗和化疗后仍在进展的病人中进行的 II 期临床试验结果显示，对病人进行双抗体联用，客观缓解率为 25%，临床获益率为 50%（Baselga et al，2010）。另外一项临床试验显示双抗体联用策略对于未治疗的病人也有效（Gianni et al，2012）。一项旨在比较帕妥珠单抗和紫杉醇联用及赫赛汀与紫杉醇联用对于接受一线治疗的 HER2 阳性转移型乳腺癌病人治疗效果的 III 期临床试验显示，对照组的中位无进展生存期为 12.4 个月，帕妥珠单抗组为 18.5 个月。而且，结果还显示帕妥珠单抗联合紫杉醇组的病人要比接受赫赛汀治疗组病人的整体存活率更长。两种治疗方案的毒副反应类似，联合应用帕妥珠单抗后对病人心脏毒性反应方面也没有增加（Baselga et al，2012）。在 2012 年，联合帕妥珠单抗、紫杉醇及赫赛汀三种药物的治疗方案被批准用于 HER2 阳性的转移型乳腺癌病人的一线治疗，而且可以作为 HER2 阳性乳腺癌患者的术后辅助治疗方案使用。

2.3.2　肺癌

贝伐珠单抗是抗 VEGFA 抗体，被 FDA 批准与卡铂和紫杉醇联合应用作为不可切除的原位晚期、复发性或转移性非小细胞肺癌的一线治疗方案。批准之前，相关研究单位进行了临床试验来评价贝伐珠单抗与卡铂和紫杉醇联用的治疗效果。结果显示，贝伐珠单抗与化疗联用组中位整体存活率为 12.3 个月，而单用化疗组为 10.3 个月（Sandler et al，2006）。但是，贝伐珠单抗与顺铂和吉西他滨联用相比于单用抗体组并没有表现出更优的治疗效果，因此 FDA 也没有批准这种联用策略。贝伐珠单抗治疗肺癌的毒副反应与其在治疗结直肠癌或乳腺癌病人时产生的毒副反应类似，主要包括高血压、蛋白尿、脑血管缺血和感染。

2.3.3　头颈癌

西妥昔单抗被 FDA 批准作为单独制剂用于原位进展（接受放疗的）或转移性鳞状细胞头颈癌的治疗。对于复发性或转移性肿瘤，FDA 还批准使用西妥昔单抗与顺铂和 5-氟尿嘧啶组成的联合治疗策略。在西妥昔单抗被批准上市之前，曾对其进行过三次关键的临床试验。第一个临床试验比较了单用放疗和西妥昔单抗/放疗联用方案的治疗效果，结果显示，抗体联用组的病人整体存活时间为 50 个月，而单用放疗组的病人仅为 30 个月，而且，使用抗体后，局部区域控制也显著好于单用化疗组（Bonner et al，2006）。第二个临床试验比较了西妥昔单抗、顺铂、氟尿嘧啶三种药物联用与仅有顺铂、氟尿嘧啶两种化疗药物联用方案的治疗效果，结果显示，抗体联用组生存时间延长了 3 个月，客观缓解率也高于单用化疗组（Vermorken et al，2008）。第三个临床试验是研究西妥昔单抗作为单独制剂治疗化疗失败的复发性或转移性鳞状细胞头颈癌病人的单臂试验，虽然从客观缓解率来看仅有 13%，但对于此类病人来说仍具有重要意义（Vermorken et al，2007）。

2.3.4　泌尿生殖系统肿瘤

贝伐珠单抗被 FDA 批准用于透明细胞肾细胞癌病人的治疗。临床试验结果显示，贝伐珠单抗可以延缓此类病人的病情进展（Coppin et al，2011）。若在转移性肾细胞癌病人中将贝伐珠单抗与干扰素-α 联用作为一线治疗方案，可以有效延长病人的无进展生存期，但在整体生存率方面与单用干扰素-α 组没有差别（Escudier et al，2007；Rini et al，2008）。

2.4 肿瘤靶向抗体的抗肿瘤作用机制

肿瘤靶向抗体通过多种机制发挥抗肿瘤作用。肿瘤表面会表达一些与其恶化表型相关的分子，针对这些分子如生长因子受体等的抗体可以通过阻断相应受体的信号通路发挥抑制肿瘤的作用，这是肿瘤靶向抗体最为人们熟知的作用机制。除此之外，肿瘤靶向抗体还可以通过 ADCC 作用、对补体系统的激活及抗体介导的吞噬作用等一些免疫介导的作用机制来发挥作用。值得注意的是，肿瘤靶向抗体还可以通过诱发机体的特异性抗肿瘤免疫应答来发挥抗肿瘤作用，此作用机制对于抗体类药物的临床疗效至关重要（图1-3）。肿瘤靶向抗体主要通过何种机制发挥作用取决于抗体本身的特性，也取决于机体的生理病理环境。

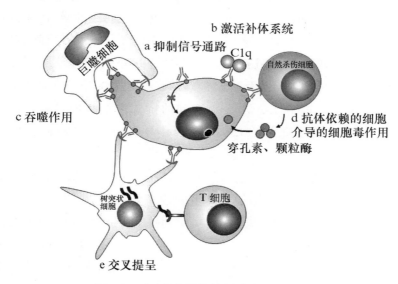

图1-3 肿瘤靶向抗体的抗肿瘤作用机制

（a）抗体结合肿瘤细胞表面的抗原（TAA，如 EGFR 和 HER2）抑制相应受体的信号通路；（b）抗体和肿瘤抗原复合体激活补体介导的细胞毒作用；（c）结合了凋亡细胞的抗体，通过 Fc 段与吞噬细胞表面的 Fc 受体结合，促进吞噬细胞对凋亡肿瘤细胞的吞噬；（d）抗体一端与肿瘤细胞结合，另一端与自然杀伤（NK）细胞、巨噬细胞和中性粒细胞等免疫效应细胞表面的 Fcγ 受体（FcγR）结合，通过 ADCC 作用杀伤肿瘤细胞；（e）被抗体杀伤的肿瘤细胞抗原，被 DC 细胞摄取、加工提呈给 T 细胞，诱发机体产生特异性抗肿瘤免疫应答

2.4.1　对配体受体结合和下游信号传递的阻断作用

许多治疗性抗体的作用靶点是肿瘤细胞上过量表达的生长因子受体家族，肿瘤靶向抗体可以通过阻断配体与受体结合并切断受体的下游信号传递，使肿瘤细胞的生长恢复到正常水平，还可能诱发肿瘤细胞的凋亡，以及增加肿瘤细胞对化疗药物的敏感性。

EGFR 和 HER2 都是 ErbB/HER 受体家族的酪氨酸激酶受体，与配体的结合及受体的二聚体化可以激活多条信号通路，其中包括与细胞生存和增殖相关的 PI3K/Akt 通路和 Ras/MAPK 通路等（Harari et al，2007）。抗 EGFR 抗体西妥昔单抗和帕尼单抗就可以通过抑制配体与 EGFR 的结合及 EGFR 的二聚体化从而阻断 EGFR 的下游信号通路的激活，进而诱导细胞周期阻滞和肿瘤细胞凋亡（Shuptrine et al，2012）。结肠癌常在 KRAS 的二号外显子发生一种激活性突变，而 KRAS 正是 EGFR 下游通路的一个关键信号分子（Harari et al，2007），因为 KRAS 的持续性激活，抗 EGFR 抗体治疗对此类病人无效。与 EGFR 不同，HER2 分子没有明确的配体。赫赛汀和帕妥珠单抗等抗 HER2 抗体主要通过抑制受体的异二聚化或同源二聚化及抑制受体的内化而发挥作用（Chen et al，2003）。利妥昔单抗的靶点 CD20 可以通过 BCL-2 激活 B 细胞的抗凋亡细胞信号通路，而抗 CD20 抗体可以通过抑制 CD20 的这种作用而促进肿瘤细胞的凋亡（Bonavida，2007）。

有些抗体的靶点是肿瘤微环境中的一些分子，通过抑制血管生成等机制而发挥抗肿瘤作用。比如，许多肿瘤组织高表达 VEGF 分子，而 VEGF 分子与血管内皮上的受体结合可以刺激血管生成。抗 VEGF 抗体贝伐珠单抗和抗 VEGFR2 抗体雷莫芦单抗都可以阻断 VEGF 和 VEGFR 的结合，从而抑制肿瘤血管生成。贝伐珠单抗在针对多种实体瘤的治疗中发挥疗效，包括非鳞状非小细胞肺癌、转移性结肠癌、转移性 HER2 阴性乳腺癌、肾癌和胰腺癌。

2.4.2　抗体依赖的细胞毒作用和吞噬作用

多种证据显示，阻断受体信号传递并非肿瘤靶向抗体的唯一作用机制。抗 HER2 抗体和抗 EGFR 抗体治疗肿瘤过程中，免疫机制所发挥的作用已被反复证明。首先，这些抗体的临床作用与 NK 细胞、单核细胞及粒细胞等发挥溶细胞作用的效应细胞表面的 FcγR 多态性具有相关性；其次，EGFR 的表达水平、激活状态及基因组拷贝数的变化都与抗体治疗的临床效果不存在明显关联；最后，如果在体外培养系统中不存在淋巴细胞，则抗体药物不能诱导肿瘤细胞的凋亡（Ferris et al，2010）。

许多研究已经在小鼠肿瘤模型及临床病人中证实，抗体 Fc 段与 Fc 受体之间的相互作用对于抗体的抗肿瘤作用至关重要。相比于野生型小鼠，赫赛汀和利妥昔单抗在 FcγR 缺陷小鼠中的抗肿瘤活性要弱很多。FcR 的多态性有助于增强抗体与之结合的能力，而利妥昔单抗、西妥昔单抗以及赫赛汀的临床作用均与 FcR 的多态性显著相关。FCGR3A-158V 可编码一种高亲和力的 FcγRⅢA，研究发现，携带 FCGR3A-158V 的非霍奇金淋巴瘤病人接受利妥昔单抗治疗后，客观缓解率高达 90%，而携带低亲和力型 FCGR3A-158F 的病人接受利妥昔单抗治疗的客观缓解率只有 67%（Cartron et al，2002）。在使用西妥昔单抗治疗结直肠癌病人时发现，携带高亲和力型 FCGR3A-158V 或 FCGR3A-131R 的病人接受抗体治疗后的中位无进展生存时间为 3.7 个月，而不携带任何高亲和力型 FcR 的病人中位无进展生存时间仅为 1.1 个月（Zhang et al，2007）。与此类似，携带 FCGR3A-158V 纯合子的乳腺癌病人接受赫赛汀治疗后的客观缓解率高达 82%，而携带 FCGR3A-158F 的病人客观缓解率仅为 40%，而且前者的无进展生存期也更长（Tamura et al，2011）。

抗体一旦与肿瘤细胞表面的抗原结合，其 Fc 段就可以与 NK 细胞、单核细胞、巨噬细胞及粒细胞表面的 FcR 结合，诱发 ADCC 作用，进而导致效应细胞对靶细胞的杀伤。抗体 Fc 段与 FcR 之间的相互作用取决于 IgG 的型别及 FcR 的型别。在人类中，具有诱导 ADCC 作用的 IgG 亚类为 IgG_1 和 IgG_3，它们与 NK 细胞表面 FcγRⅢA 结合后可以导致 NK 细胞的激活，进而造成对靶细胞的杀伤。通过与巨噬细胞、中性粒细胞、嗜酸性粒细胞等表面 FcR 的结合，抗体还可以介导抗体依赖的细胞吞噬作用，这也是抗体发挥抗肿瘤活性的重要机制。结合了抗体的肿瘤细胞还可以通过免疫效应细胞表面的 FcR 刺激其分泌多种细胞因子，这些细胞因子则可以继续活化肿瘤微环境中的其他免疫细胞。综上，通过与 FcR 的结合诱导 ADCC 作用，并刺激免疫细胞分泌细胞因子，是抗体抑制肿瘤生长的重要机制。

2.4.3　补体依赖的细胞毒作用

除了诱导 ADCC 作用之外，抗体还可以通过诱导补体系统的激活来摧毁肿瘤细胞。抗体激活补体系统的能力部分取决于抗体的浓度、肿瘤抗原在膜上的定位及抗原分子的聚合形式。当两个或两个以上的 IgG 分子结合于肿瘤表面时，多个 IgG 的 Fc 段就可以与补体成分 C1q 结合，继而造成补体系统的级联激活，最终发挥对靶细胞的细胞毒作用。在补体激活过程中产生的高趋化性的补体分子 C3a 和 C5a 分子，可以招募并激活包括巨噬细胞、中性粒细胞、嗜碱性粒细胞、肥大细胞和嗜酸性粒细胞在内的一系列免疫效应细胞。

多个研究揭示了上述补体激活与抗体治疗效应之间的关系。研究发现，利妥昔单抗在体内的抗肿瘤作用至少部分依赖于补体途径，在人 B 细胞淋巴瘤的小鼠移植模型中发现，如果把补体系统删除，会降低利妥昔单抗的治疗效果（Cragg and Glennie，2004）。C1QA 基因的遗传多态性与利妥昔单抗治疗滤泡性淋巴瘤的临床效果具有相关性（Racila et al，2008）。对抗体介导的补体活性进行优化可以增强抗体的抗肿瘤活性。奥法木单抗是抗 CD20 的抗体，其识别表位与利妥昔单抗不同，它与抗原的结合能力更强，激活经典补体途径的能力也更强，从而可以更有效地造成肿瘤细胞的裂解（Coiffier et al，2008）。

如上所述，在使用抗体治疗血液系统肿瘤时，补体依赖的细胞毒性作用和 ADCC 作用都是抗体介导肿瘤细胞裂解的重要途径。但是，在对实体瘤的治疗中，补体途径的作用对于最终的治疗效果影响很小。

2.4.4　通过交叉提呈肿瘤抗原诱发抗肿瘤 T 细胞免疫反应

早期关于治疗性抗体的作用机制研究主要集中于被动免疫疗法对肿瘤细胞生长信号通路的影响、抗体介导的 ADCC 作用和补体依赖的细胞毒作用。但是，越来越多的证据表明，适应性免疫系统在维持抗体的长期治疗效果方面具有重要作用。多项动物实验和临床试验都显示，肿瘤靶向抗体可以通过激发或增强肿瘤特异性免疫应答来发挥抗肿瘤作用，其中的效应细胞既包括 CTL，又包括 Th 细胞。

除了通过阻断生长信号通路直接诱导肿瘤细胞死亡及通过抗体 Fc 段诱导固有免疫反应之外，抗体可以间接地激发机体内持续的抗原特异性免疫应答。治疗性抗体在体内和体外都可以增强 DC 的抗原交叉提呈作用，从而有效地促进肿瘤特异性 CTL 的产生。DC 表面有多种具有胞吞活性的受体，还有包括 FcγRI、FcγRⅡa 和 FcγRⅢ 在内的 Fc 受体（Burgdorf et al，2006；Dhodapkar et al，2002）。通过这些受体，DC 可以对凋亡细胞来源的肿瘤抗原及可溶性肿瘤抗原进行摄取、内吞和提呈。由于 DC 可以摄取凋亡细胞产生的肿瘤抗原，因而 ADCC 的杀肿瘤作用可以促进 DC 对肿瘤抗原的交叉提呈，进而促进适应性免疫应答的产生。抗体治疗促进 DC 交叉提呈的机制还包括通过与肿瘤抗原组成免疫复合物而促进 DC 对抗原的摄取。除此之外，抗体还可以通过 Fc 段与 DC 表面 FcR 的结合而刺激 DC 成熟（Amigorena and Bonnerot，1999；Dhodapkar et al，2002），上调 DC 表面共刺激分子和黏附分子，以及上调 DC 内部抗原加工转运体的表达，从而促进其对抗原的加工和提呈（Whiteside et al，2004）。

　　多种肿瘤靶向抗体，如西妥昔单抗、利妥昔单抗及赫赛汀，都可以有效地诱导机体的抗肿瘤 CTL 免疫反应。肿瘤特异性抗体的这种作用机制已在临床前研究中得到证明：一株识别表达在小鼠乳腺癌细胞系上的大鼠 HER2/neu 抗原的抗体可以诱导 DC 对抗原的摄取、加工和提呈，并最终通过激起小鼠体内的抗肿瘤 CTL 免疫应答而清除肿瘤（Kim et al，2008）。本研究组和其他研究组也都发现，在小鼠 HER2 阳性乳腺癌模型中，抗 HER2 抗体的治疗作用有赖于 HMGB-1、MyD88 等信号通路的激活，还有赖于 $CD8^+$ T 细胞等获得性免疫应答机制（Park et al，2010；Stagg et al，2011）。更为重要的是，本研究组还发现，如果抗 HER2 抗体与化疗联用，虽然可以暂时造成肿瘤的消退，但由于化疗药物对抗体激起的抗肿瘤免疫应答的损害，影响记忆性抗肿瘤免疫的形成，再次接受肿瘤接种时，机体没有记忆性免疫保护，导致肿瘤更早地复发（Park et al，2010）。

　　肿瘤靶向抗体诱导机体抗肿瘤 CTL 免疫应答的能力已引起人们的瞩目。抗体介导的对肿瘤抗原交叉提呈的促进作用，还可以诱导机体产生针对其他肿瘤抗原的适应性免疫应答。比如一些存在于细胞内的肿瘤抗原，抗体无法直接结合，但可以通过诱导 CTL 反应来识别并对肿瘤细胞造成杀伤，上述机制被称之为"疫苗效应"，最初被证明在使用利妥昔单抗治疗淋巴瘤病人过程中存在，后来又发现这种机制在使用抗体治疗实体瘤时也存在（Hilchey et al，2009）。由于适应性免疫应答具有可放大性、可塑性及可持续性，因此通过抗体治疗来诱导并促进抗肿瘤免疫应答目前仍是肿瘤抗体治疗领域的研究热点。

如上所述，对于一种抗体来说，其作用机制是多方面的，这些作用机制之间也会相互影响发生协同或者拮抗，并影响到最终的肿瘤治疗效果。有时候，人们根据设想开发出一种抗体，意图通过某种机制来抑制肿瘤，但在实际使用时，常常会发现另外一种机制也在发挥重要作用。比如，有时候通过药物破坏肿瘤细胞的信号通路，也许会降低抗体与肿瘤表面抗原的结合，从而影响抗体发挥诱导 ADCC 的作用。再比如，抗体介导的肿瘤细胞死亡可以促进抗原提呈细胞对肿瘤抗原的摄取、加工和提呈，继而促进机体抗肿瘤免疫应答。

2.5　免疫偶联制剂：将细胞毒性物质靶向肿瘤细胞

为了提高单克隆抗体的抗肿瘤效果，在早期人们主要关注于如何能够增加抗体对肿瘤细胞直接的细胞毒作用。通过与放射性核素、药物、毒素及酶的偶联，就形成了多种抗体衍生药物，并在临床上取得了一定的治疗效果。有三种抗体偶联制剂被 FDA 批准用于血源性恶性肿瘤的治疗。其中，钇-90（^{90}Y）替伊莫单抗和碘-131（^{131}I）托西莫单抗都属于靶向 CD20 的放射免疫治疗药物（RIT），用于治疗复发性和（或）利妥昔单抗难治性滤泡型或低级别淋巴瘤。第三种被批准的抗体偶联剂是Brentuximab vedotin，它由靶向 CD30 的单克隆抗体和微管破坏剂 MMAE偶联而成。目前该药物已被批准用于治疗间变性大细胞淋巴瘤和霍奇金淋巴瘤的治疗。

2.5.1　抗体药物偶联剂

在二十世纪七八十年代，人们就开始把抗体与一系列蛋白毒素如蓖麻毒素、铜绿假单胞菌外毒素、白喉毒素偶联在一起。由于蛋白毒素具有免疫原性而且这种药物在发挥毒性作用时不具有特异性，使得这方面的尝试一直没有取得较大突破（Dosio et al，2014）。但是，在免疫毒素研究中积累的经验，很大地促进了抗体 – 药物偶联剂（ADC）的发展。抗体 – 药物偶联剂用小分子药物代替了蛋白毒素，从而大大降低了药物的免疫原性。目前常用于偶联的小分子药物主要包括卡奇霉素、MMAE、美登素及最新的 pyrrolobenzodiazepines。卡奇霉素可以结合于 DNA 并致其断裂；MMAE 可以阻断微管蛋白的多聚化；美登素可以抑制微管的装配；pyrrolobenzodiazepines 能够通过使 DNA 交联而发挥作用。在设计抗体偶联剂的时候，抗体与药物之间的连接头是至关重要的，它必须能够把药物和抗体有效地连接在一起又不影响抗体的特异性，还要维持药物在体内的稳定性，特别是药物被细胞内吞后要保证药物能够在合适的位置释放出来。

吉姆单抗/奥佐米星是由抗 CD33 抗体与卡奇霉素偶联而成，是 FDA 批准的第一个抗体 - 药物偶联剂。2000 年，该药物被批准用于治疗 CD33 阳性的急髓性白血病。但是药物上市后的统计研究发现，该药物不仅不能够延长病人的生存时间，而且相比单独使用化疗方案对人体造成的毒性更高。于是在 2010 年，该药物主动退市。Brentuximab vedotin 是由抗 CD30 抗体与 MMAE 偶联而成，抗体与药物之间的连接头包含一个短肽，该短肽可以被内涵体和溶酶体中的组织蛋白酶-B 切断，MMAE 继而被释放出来对微管的功能造成破坏，最终造成细胞的凋亡。由于在临床试验中表现出来的良好效果和安全性，该药物于 2011 年被 FDA 加速批准用于霍奇金淋巴瘤病人，适用情况有三种：治疗自体干细胞移植治疗失败；不适于干细胞移植治疗而且至少经历过两次化疗但治疗失败；至少经受过一次多制剂化疗但治疗失败的间变性大细胞淋巴瘤病人（Katz et al，2011；Younes et al，2010）。临床前研究的结果证明，Brentuximab vedotin 对于治疗间皮瘤也有一定效果，但对于其他肿瘤的治疗效果还需进一步研究。

曲妥珠单抗-Emtansine 偶联剂（T-DM1）是第一个被批准用于实体瘤治疗的 ADC 药物。DM1 是具有抑制微管作用的细胞毒药物，曲妥珠单抗与 DM1 之间由一种高稳定性的一硫醚连接头连接在一起。2013 年，T-DM1 被 FDA 批准用于治疗转移性 HER2 阳性乳腺癌病人的治疗。需要指出的是，T-DM1 主要适用于对曲妥珠单抗具有抗药性的病人（LoRusso et al，2011；Verma et al，2012）。除了乳腺癌之外，正在进行的一项临床 Ⅱ/Ⅲ期试验也在 HER2 阳性胃癌病人中对 T-DM1 和紫杉类化疗药物的治疗效果和安全性进行了比较。

Brentuximab vedotin 和 T-DM1 在临床上取得的巨大成功激发了人们对于研发 ADC 类药物来治疗各种恶性肿瘤的热情。截至 2013 年，已有针对

24 种靶点的 ADC 药物开展或预备开展临床试验研究（Mullard，2013）。而且，新的毒性药物分子以及连接头也正在不断地开发出来。

2.5.2　放射性免疫偶联剂

由于放射性核素[131]I 在治疗甲状腺癌方面取得的成功，人们开始考虑将放射性核素与抗体偶联在一起。自 2002 年以来，已有两种放射性免疫偶联剂 – 替伊莫单抗和托西莫单抗被 FDA 批准用于难治性淋巴瘤的治疗。这两种药物都包含一个针对 CD20 的单克隆抗体，但它们偶联的放射性核素有所不同，替伊莫单抗偶联的是[90]Y，托西莫单抗偶联的是[131]I（Kaminski et al，1993；Witzig et al，2002）。放射性核素会发生持续的衰减，而且会对正常组织造成非特异的损伤，特别是骨髓这种对放射线比较敏感的组织更易受到损伤。高剂量的放射性核素到达肾脏和肝脏部位时，大部分都会被清除，只有一小部分可以成功到达肿瘤部位发挥作用。放射性核素的这一特点限制了放射性免疫疗法的临床应用。而且，药物制备和输送方面的复杂性也对其广泛应用造成了障碍。

3　免疫调节性抗体

除了直接靶向肿瘤细胞，还有一大类抗体以免疫系统为主要靶点，通过对免疫系统的调节作用增强机体的抗肿瘤免疫应答。通过这种免疫调节作用来进行肿瘤治疗，能够产生长期发挥抗肿瘤活性的免疫反应。而且，这种免疫调节性抗体不针对特定肿瘤抗原，也不针对特定病人，因此具有一定的普适性，而且可以诱导多克隆的抗肿瘤免疫反应，针对多种不同的肿瘤抗原，减少肿瘤发生免疫逃逸的概率。

3.1　针对免疫检查点的抗体治疗

经典的肿瘤免疫治疗方案着眼于增强免疫系统产生新的肿瘤特异性 T 细胞的能力，这种思路一般是考虑到肿瘤病人可能缺少可以识别肿瘤抗原的免疫应答。但是，自 20 世纪 90 年代中叶以来，人们逐渐认识到，免疫系统并非不能识别肿瘤抗原，而是在肿瘤抗原持续存在的情况下，肿瘤特异性免疫应答却由于某些机制失去了活性。人们还发现，在 T 细胞激活时，表面一些抑制性调节分子表达上调，导致 T 细胞功能障碍，不能有效地对肿瘤细胞造成杀伤。最早被发现的抑制性分子是 CTLA-4，后来又逐渐发现了 PD-1、TIM-3 及 BTLA-4 等。在多种动物模型中，使用针对这些抑制性分子的抑制剂可以使机体对肿瘤、病毒及其他病原体的免疫反应恢复活性。这些开创性的研究最终使得免疫检查点抑制剂成功用于肿瘤的治疗。目前已有针对 CTLA-4 和 PD-1 的阻断性抗体被 FDA 批准用于转移性黑色素瘤和非小细胞肺癌的治疗。

3.1.1　CTLA-4

3.1.1.1　CTLA-4 通路的生物学特征

CTLA-4 是表达于活化 T 细胞表面的一种关键的抑制性调节受体，可与表达在树突状细胞及其他抗原提呈细胞表面的 B7 免疫球蛋白家族中的 B7-1 和 B7-2 结合。CTLA-4 与配体的结合可以有效地防止 T 细胞过度活化并降低其扩增能力，通过这种机制 CTLA-4 可以控制免疫应答的活化程度并降低慢性自身免疫性炎症发生的概率（Wang and Chen，2004）。而且，CTLA-4 还组成性表达于 Treg 细胞表面，其对于 Treg 细胞的免疫抑制功能也十分重要（Peggs et al，2009）。最早发现 CTLA-4 在抑制 T 细胞功能方面的作用是在 CTLA-4 基因敲除小鼠中，研究发现敲除 CTLA-4 的小鼠会发生致死性的多器官炎症疾病。在后续的动物实验中发现，利用抗 CTLA-4 抗体阻断其功能，可以通过 CD4 T 细胞依赖的作用有效地预防并逆转 CD8 T 细胞的耐受（Scalapino and Daikh，2008）。一系列研究发现，抗 CTLA-4 抗体发挥抗肿瘤作用，一方面依赖于增强 T 细胞的效应功能，另一方面依赖于对 Treg 细胞的抑制（Allison et al，1995）。这些临床前研究的结果，都揭示了抗 CTLA-4 抗体在增强适应性免疫应答，促进肿瘤消退中的作用。

3.1.1.2　CTLA-4 阻断型抗体的临床应用

在小鼠模型中进行的临床前研究充分证明了 CTLA-4 阻断剂可以有效地提高机体抗肿瘤免疫应答的活性。之后，便有两家制药公司积极推动两种全人源化的抗 CTLA-4 抗体易普利姆玛（Ipilimumab MDX-010）和曲美母单抗（Tremelimumab，CP-675）的肿瘤治疗临床试验。易普利姆玛是一种 IgG_1 型单克隆抗体，曲美母单抗是 IgG_2 型，它们都能以低于 1nmol/L

的浓度与 CTLA-4 结合。Ⅰ/Ⅱ期临床试验显示，抗 CTLA-4 抗体对黑色素瘤、肾细胞癌、前列腺癌、膀胱上皮癌和卵巢癌等多种肿瘤都有治疗效果（Weber et al，2008）。有两个易普利姆玛的Ⅲ期临床试验在晚期黑色素瘤病人中进行，其中一个临床试验对曾接受过其他治疗方案的不能切除的三期或四期黑色素瘤病人进行了治疗，比较了 gp100 抗原肽疫苗与抗体联用及抗体和疫苗分别单独使用的治疗效果。在该试验中，易普利姆玛的用量为每次 3mg/kg，每隔三周用一次药，总共进行四次抗体治疗，结果显示，抗体和疫苗联用组中位生存时间为 10 个月，抗体单用组为 10.1 个月，疫苗单用组为 6.4 个月。比起中位生存时间的延长，易普利姆玛的作用还体现在长期生存率的提高，使用抗体治疗的病人中有 18% 可以存活 2 年以上，而疫苗单用组仅有 5%（Hodi et al，2010）。另外一个临床试验，比较了易普利姆玛与氮烯唑胺联用和单用氮烯唑胺两种方案作为一线治疗方案对未经治疗的转移性黑色素瘤病人的治疗效果，该试验使用较高的抗体剂量，每次用药剂量为 10mg/kg，每隔三周进行一次治疗，四次治疗为一疗程，在维持性治疗后每隔 12 周进行一疗程的治疗。抗体联用组的整体生存时间（11.2 个月）显著高于氮烯唑胺单用组（9.1 个月）。易普利姆玛与氮烯唑胺联用后会增加肝脏毒性，可能是两种药物的肝脏毒性相互叠加所致（Robert et al，2011）。鉴于上述临床研究中所取得的良好治疗效果，美国和欧洲都在 2011 年批准易普利姆玛用于转移性或不能切除的黑色素瘤病人的治疗。这是首次批准在临床研究中对晚期不可切除的或转移性黑色素瘤病人具有延长病人生存时间的药物。由于在转移性黑色素瘤病人中取得的良好效果，人们开始将易普利姆玛用于治疗术后易复发的三期黑色素瘤病人。一个Ⅲ期临床试验观察了易普利姆玛作为术后辅助手段治疗三期黑色素瘤病人的临床效果，结果显示，抗体组病人无复发生存期为 26.1 个月，而对照组仅为 17.1 个月。但是对于另一种 CTLA-4 抗体曲美母单抗来说，尽管在Ⅰ/Ⅱ期临床试验中显示出了一定的治疗效果，Ⅲ期临床试验结果却显示，在作为一线治疗方案治疗晚期转移性黑色素瘤病人时，该抗体相比于氮烯唑胺在延长病人生存时间方面并没有优势（Ribas et al，2013）。目前，对于曲美母单抗联合其他抗肿瘤药物用于治疗黑色素瘤和其他肿瘤的研究还在持续进行中。

易普利姆玛在黑色素瘤之外的其他肿瘤病人中仅显示出了中等的治疗效果。一个在转移性肾细胞癌病人中进行的Ⅱ期临床试验结果显示，易普利姆玛抗体单用的部分缓解率为10%（Yang et al，2007）。在未经治疗的非小细胞肺癌和广泛期小细胞肺癌病人中进行的两个随机双盲Ⅱ期临床试验，比较了标准化疗方案与化疗抗体联用方案的治疗效果，结果显示易普利姆玛在延长整体生存期方面没有明显的优势。对病人更为细致的分类后发现，易普利姆玛在治疗鳞状非小细胞肺癌病人时具有一定的优势（Lynch et al，2012；Reck et al，2013）。在治疗转移的去势抵抗前列腺癌病人临床试验中，易普利姆玛显示出了较弱但的确存在的治疗效果。而在联合易普利姆玛和GM-CSF疫苗治疗曾接受其他治疗的胰腺导管腺癌病人时，也观察到了类似的治疗效果（Le et al，2013）。

3.1.1.3 易普利姆玛治疗后的缓解反应

接受易普利姆玛治疗后，不太常能通过射线成像术观察到病人的缓解，但一旦病人可从影像学上观察到缓解，通常可长达数年。曾有研究人员对接受易普利姆玛治疗的晚期黑色素瘤病人进行了长期的跟踪研究，结果发现，病人接受易普利姆玛治疗后的客观缓解率的确不高（13%），对1861名接受易普利姆玛治疗的黑色素瘤病人进行的 *Meta* 分析显示，在生存超过4年的病人中有超过20%存在持续的缓解反应，在生存超过10年的病人中也有部分病人存在持续的缓解反应（Ascierto et al，2014；Lebbe et al，2014；Schadendorf et al，2015）。在一项对较早期参加临床试验的177个病人中进行的回顾性研究发现，有15个病人完全缓解，14个病人也处于缓解中，最长可持续99个月。值得关注的是，有9个部分缓解的病人在接受易普利姆玛治疗后存活了很多年，其中有三个病人再未接受过任何治疗（Prieto et al，2012）。最近一个Ⅲ期临床试验治疗了951例经手术切除的黑色素瘤病人，结果显示，抗体组病人的无进展三年生存率为46.5%，对照组为34.8%。其中有10%~15%的病人得到了完全缓解，而且持续了很多年，结果提示这些病人接受抗体治疗后建立了具有持续保护作用的免疫反应。

除了上文提到的接受易普利姆玛治疗后缓解反应持续时间较长的特点以外，一些影像学上非同寻常的特点也值得注意。接受化疗和酪氨酸激酶抑制剂治疗后的病人，通常在首次治疗后数周内肿瘤就会发生明显的消退。易普利姆玛则有所不同，接受该药物治疗的病人，肿瘤消退发生的时间通常较晚，在许多病人中，常在首次治疗6个月后才发生消退

（Saenger and Wolchok，2008）。而且，在肿瘤消退之前，通过断层扫描（CT）或磁共振成像（MRI）还可以发现肿瘤体积的增大。可能是药物在肿瘤部位造成的炎症反应促进了肿瘤体积的增大，也有可能是药物作用的迟发过程中肿瘤自身的自然生长所致，这种现象对实体瘤治疗效果的评判标准造成了挑战。通过对参加了 3 个多中心 II 期临床试验的 487 例接受易普利姆玛治疗的病人进行缓解反应模式的回顾性研究发现，免疫相关反应标准（immune-related response criteria，irRC）可以更好地评价病人的缓解反应（Wolchok et al，2009）。根据免疫相关反应标准，整体肿瘤荷载需要重新评估，而且不能直接得出疾病进展程度的结论，疾病进展程度的评估还需要至少 4 周后的影像学检测来确认。

3.1.1.4　易普利姆玛治疗反应的生物标志物

由于仅有一部分病人接受 CTLA-4 阻断剂治疗后显示出了长期的疗效，因此对病人的治疗反应进行预测有利于治疗效果的评价和治疗方案的调整。有许多生物标志物可用来反映免疫活化程度，并与临床治疗反应相关联，这些指标包括外周血中淋巴细胞总数、NY-ESO-1 抗原特异性抗体水平的升高、ICOS 阳性 $CD4^+T$ 细胞水平的升高及可分泌 IFN-γ 的 $CD4^+T$ 细胞水平的升高（Carthon et al，2010；Hamid et al，2011；Postow et al，2012）。对黑色素瘤组织进行基因检测分析可以获得大量的突变信息，常被称之为"突变荷载量"。这些突变如果可以导致可被 T 细胞识别的新的肿瘤抗原的产生，就被称之为"neoantigens"。肿瘤新抗原的数量与 CTLA-4 阻断剂的临床治疗效果紧密相关（Snyder et al，2014）。上述这些研究说明肿瘤细胞和免疫系统之间的相互作用是十分复杂的，其中的作用机制还需要持续的研究和探讨，为联合治疗方案的设计提供理论支持。

3.1.1.5　CTLA-4 阻断剂的不良反应

由于易普利姆玛对 T 细胞的作用不具有特异性，因此会导致一些免疫相关副作用（immune-related adverse events，irAEs）的产生，表现为自身免疫性疾病的症状。这些副作用多发生在皮肤和胃肠道，在肝脏和内分泌系统也可以观察到。III 期临床试验结果显示接受 3mg/kg 的剂量后，有接近 60% 的病人会发生 irRE，有 12% 的病人会发生 3 级 irRE，有 2.3% 的病人会发生 4 级 irRE。irRE 的主要症状包括皮疹、腹泻、结肠炎、肝毒性和内分泌疾病。大部分发生 2～5 级 irRE 的病人会在最初 3 个月内发生，而副作用的中位缓解时间在 5～7 周（Hodi et al，2010）。发生副作用的病人多数没有自身免疫病史，说明副作用主要是由于抗 CTLA-4 阻断剂对免疫系统的"松刹"作用，打破了原来自身耐受和自身免疫之间微妙的平衡状态。通过进一步的研究和组织切片分析发现，irRE 主要是由活化的 CD4$^+$T 细胞和 CD8$^+$T 细胞及血清中的炎症细胞因子介导的（Hodi et al，2003）。如果药物副作用可以早期发现，可以使用糖皮质激素或英夫利昔单抗来解决。发生了 3 级或 4 级 irRE 的病人都不能再继续接受易普利姆玛的治疗。

3.1.2　PD-1

3.1.2.1　PD-1 通路的生物学特征

PD-1（CD279）是 CTLA-4 的同源分子，也是另外一种表达在活化 T 细胞表面的抑制性调节受体。PD-1 有两个配体：PD-L1（B7-H1，CD274）和 PD-L2（B7-DC，CD273）。这两个配体都是表达在抗原提呈细胞上的 B7 免疫球蛋白超家族的成员。与 CTLA-4 类似，PD-1 在初始 T 细胞和记忆性 T 细胞上没有表达，在接受 TCR 信号刺激后表达上调。PD-1 的两个配体之间存在 37% 的序列同源性，但是表达分布却大为不同。在 IFN-γ 的作用下，PD-L1 可在血源性和非血源性细胞中诱导性表达，而 PD-L2 仅在活化的树突状细胞以及一些巨噬细胞表面表达。PD-1 信号最主要的免疫调节作用就是抑制肿瘤环境和慢性病毒感染环境中效应性 T 细胞的功能（Wang and Chen，2004）。

3.1.2.2　肿瘤组织中 PD-1 和 PD-L1 的表达

PD-1 高表达于很大一部分肿瘤浸润的淋巴细胞（TIL）的表面（Ahmadzadeh et al，2009）。如果 PD-1 在 CD8$^+$TIL 上表达，则说明该 T 细胞处于无能或衰竭状态，常表现为细胞因子分泌能力的下降。在多种类型的肿瘤中都发现了 TIL 的这种抑制性表型的存在，而且 TIL 的失活程度与预后和肿瘤复发显著相关（Thompson et al，2007）。PD-1 的配体 PD-L1 在多种肿瘤细胞中表达上调，其表达水平也和预后相关（Frigola et al，2011；Gao et al，2009；Hamanishi et al，2007；Thompson et al，2006）。也有报道指出 PD-L2 在一些 B 细胞淋巴瘤中的表达也会上调。如果在小鼠肿瘤细胞中人为上调 PD-L1 的表达，就会造成对抗肿瘤 T 细胞反应的抑制 (Hirano et al, 2005)。上述研究为使用 PD-1 阻断剂增强肿瘤微环境中抗肿瘤免疫反应的实践提供了理论基础。

PD-L1 可以组成性表达于某些肿瘤细胞表面，这就使得某些肿瘤细胞天然具有抗免疫清除的能力。这种 PD-L1 的组成性表达通常是由基因组的改变或者某些信号通路如 Akt 通路和 STAT3 通路的激活所致。在胶质瘤细胞中 PD-L1 的表达可能会由于 PTEN 的失活所导致的 PI3K-Akt 通路的激活而上调 (Parsa et al, 2007)。与此类似，间变性淋巴瘤激酶 (ALK) 通路组成性的激活，可以通过 STAT3 通路诱导 PD-L1 的表达上调 (Marzec et al, 2008)。原发性纵隔淋巴瘤通常会发生 CIITA 基因和 PD-L1 或 PD-L2 基因的融合，融合之后 PD-L1 或 PD-L2 的表达就置于 CIITA 的启动子的作用之下 (Steidl et al, 2011)。有一类霍奇金淋巴瘤病人会发生染色体 9p23-24 位置的扩增，而 PD-L1 和 PD-L2 基因正处于该区域，因此会造成两种配体的表达上调。还有一些 EBV 导致的胃癌也会发生由于两种配体基因的扩增而导致的表达上调。

PD-L1 的表达还受一些细胞因子的影响，其中最主要的就是 IFN-γ。这种肿瘤细胞诱导性上调 PD-L1 表达，反映了肿瘤细胞对机体抗肿瘤免疫应答的适应过程。通过对临床肿瘤组织的分析发现，肿瘤细胞上 PD-L1 的表达的确与肿瘤微环境中 T 细胞的浸润和 IFN-γ 的表达水平紧密相关 (Spranger et al, 2013；Taube et al, 2014)。这说明肿瘤细胞上 PD-1 配体的表达与免疫系统之间存在一种负反馈机制，这种机制也是机体避免感染后的免疫损伤的重要机制，而在肿瘤微环境中却被肿瘤细胞利用来躲避抗肿瘤免疫反应对它的清除。

3.1.2.3 PD-1 阻断剂的临床应用

对于 PD-1 和 PD-L1 在肿瘤抵抗机体免疫反应中的作用的研究，推动了 PD-1/PD-L1 通路阻断剂增强机体抗肿瘤免疫反应的尝试。有多种抗 PD-1 抗体或抗 PD-L1 抗体被开发出来，并在多种恶性肿瘤中进行了治疗效果的评价。最初的临床试验是在晚期肾癌、肺癌、前列腺癌和结肠癌病人中进行的，临床试验的结果远远超出了人们的预期。纳武单抗是第一个在黑色素瘤病人中进行临床试验的抗 PD-1 抗体，它是一个全人源化的 IgG4 型的单克隆抗体，既可以阻断 PD-1 与 PD-L1 的结合，又可以阻断

PD-1 与 CD80 的结合。在 I 期临床试验中，39 例难治性或复发性转移性黑色素瘤病人、结直肠癌病人、去势难治性前列腺癌病人、非小细胞肺癌病人和肾细胞癌病人分别接受了一针不同剂量抗体的注射（0.3、1、3、10mg/kg）。1 例黑色素瘤病人和 1 例肾细胞癌病人得到了部分缓解，1例结直肠癌病人得到了完全缓解。还有 1 例黑色素瘤病人和 1 例非小细胞肺癌病人的肿瘤明显消退，但没有达到部分缓解的评判标准（Brahmer et al，2010）。鉴于纳武单抗良好的安全性和预试验中观察到的良好效果，296 例包括各种类型恶性肿瘤病人接受多次抗体注射的临床试验得以开展（Topalian et al，2012）。在临床试验中，晚期黑色素瘤病人、非小细胞肺癌病人、去势难治性前列腺癌病人及肾细胞癌病人每两周接受一次 0.1～10mg/kg 剂量的抗体注射，结果显示，黑色素瘤病人接受治疗后的客观缓解率为 28%，肾细胞癌病人为 27%，非小细胞肺癌病人为 18%。大部分缓解反应是持续的，31 例发生缓解反应的病人中有 20 例持续了 1 年以上。一个在 418 例未经治疗的不携带 BRAF 突变的转移性黑色素瘤病人中进行的 III 期临床试验，比较了纳武单抗和烷化剂氮烯咪胺的治疗效果，结果显示，接受纳武单抗治疗的病人客观缓解率为 40%，整体一年生存率为 72.9%，而使用氮烯咪胺治疗的病人客观缓解率仅为 13.9%，整体一年生存率为 42.1%。使用纳武单抗治疗的携带 PD-1 阳性肿瘤的病人客观缓解率为 52.7%，而携带 PD-1 阴性肿瘤的病人客观缓解率为 33.1%。但只要使用纳武单抗进行治疗，无论携带 PD-1 阳性的肿瘤还是 PD-1 阴性的肿瘤，整体生存率都要高于接受氮烯咪胺治疗的病人。Pembrolizumab 是另外一种抗 PD-1 抗体，可以与 PD-1 高亲和力结合，是全人源化的 IgG4 型抗体。已进行的 I 期临床试验中，在 135 例晚期黑色素瘤病人中进行了对该药物治疗效果和安全性的评价，其中包括曾接受过易普利姆玛治疗后病情仍持续进展的病人，使用剂量从每 3 周一次 2mg/kg 到每 2周一次 10mg/kg。全部病人的反应率为 37%～38%，其中，每 2 周一次 10mg/kg 剂量组的反应率最高（52%），缓解反应是可持续的，无症状生存期超过 7 个月（Hamid et al，2013）。Pembrolizumab 治疗易普利姆玛难治性黑色素瘤病人的效果，在随后另外一个 I 期临床试验中得到了验证。该临床试验中，173 例至少接受过两针易普利姆玛治疗后病情仍持续进展的病人接受了 Pembrolizumab 的治疗，剂量为每 3 周一次 2mg/kg 或每 3 周一次 10mg/kg（Robert et al，2014），两个剂量组的客观缓解率为 26%，

中位反应时间为 12 周，两个剂量组的一年期生存率很接近，分别为 58%
和 63%。鉴于临床试验中显示出的良好效果，Pembrolizumab 和纳武单抗
分别于 2014 年 9 月和 12 月被 FDA 批准用于转移性黑色素瘤病人的治疗。

　　长期以来，人们一直认为肺癌不具有免疫原性。但是，越来越多的
证据显示肺癌和免疫系统的相互作用与临床预后密切相关（Dasanu et al，
2012）。在一个随机开放标签的Ⅲ期临床试验中，比较了纳武单抗和紫杉
醇用于治疗已接受过顺铂化疗后病情仍在进展的非鳞状非小细胞肺癌病
人的临床效果（Borghaei et al，2015）。其中，292 例病人接受了每 2 周一
次 3mg/kg 的纳武单抗治疗，290 例病人接受了每 3 周一次 75mg/m³ 的紫
杉醇治疗。纳武单抗治疗后的反应率为 19%，紫杉醇治疗后的反应率为
12%，差别有统计学意义。纳武单抗治疗组中位生存时间为 12.2 个月，
而紫杉醇治疗组为 9.4 个月。纳武单抗治疗组一年期生存率为 51%，紫
杉醇治疗组一年期生存率为 39%。尽管纳武单抗治疗组在无进展生存期
方面没有表现出优势，但其在一年期无进展生存率方面还是要高于紫杉
醇组（分别为 19% 和 8%）。基于Ⅲ期临床试验所取得的良好效果，2015
年 3 月，纳武单抗被批准用于曾接受过其他治疗的晚期或转移性非小细
胞肺癌病人的治疗。

　　Pidilizumab 是人源化的 IgG1 型抗 PD-1 抗体，在转移性黑色素瘤病人
中进行了Ⅱ期临床试验，病人接受了每 2 周一次 1.5mg/kg 或 6mg/kg 剂
量 Pidilizumab 的治疗，治疗持续到 54 周，结果显示，整体缓解率为 6%，
大大低于纳武单抗和 Pembrolizumab。但是使用 Pidilizumab 治疗的一年期
整体生存率为 64.5%，与纳武单抗治疗的效果接近（62%）。

　　目前已有多个抗 PD-L1 的抗体被开发出来，包括 MPDL3280A、BMS-
986559 和 MEDI4736。MPDL3280A 是一个人源化的 IgG1 型抗体，在其 Fc
段进行了突变使其完全失去了与 FcγR 结合的能力，该抗体可以阻断 PD-
L1 与 PD-1 或 CD80 的结合。在转移性膀胱癌病人中进行的Ⅰ期临床试验
所取得的良好效果，使得 MPDL3280A 被 FDA 授权进入突破性治疗临床试
验通道。目前多个Ⅰ期和Ⅱ期临床试验和一个Ⅲ期临床试验正在进行之
中，目的在于评估该药物治疗晚期难治性实体瘤和血源性恶性肿瘤的效
果。BMS-936559 是一个全人源化的 IgG4 型抗体，可以阻断 PD-L1 与 PD-
1 及 CD80 的结合，Ⅰ期临床试验已经证明该药物的安全性（Brahmer et
al，2012），还有一些Ⅰ期临床试验正在观察该药物治疗晚期难治性实体

瘤和 HIV 感染的效果。MEDI4736 也是一种抗 PD-1 抗体，其单独使用和联合其他治疗方案使用的 I 期和 II 期临床试验也都在进行之中。

3.1.2.4 PD-1 阻断剂治疗的生物标志物

由于 PD-1/PD-L1 阻断剂所取得的巨大成功，筛选适用于该类药物治疗的病人就成为重中之重。早期研究发现，肿瘤细胞上 PD-L1 的表达与病人对 PD-1 阻断剂的反应性具有相关性。在一个纳武单抗治疗的 I 期临床试验中发现，携带 PD-L1 阳性肿瘤的病人客观缓解率为 36%，而携带 PD-L1 阴性肿瘤的病人完全没有观察到临床缓解（Topalian et al，2012）。但是，对数百个患有不同类型癌症的病人进行了相关分析后发现，肿瘤微环境中 PD-L1 的表达与 PD-1 通路阻断剂的治疗反应性之间并没有绝对的相关性。一些携带 PD-L1 阴性肿瘤的病人对 PD-1/PD-L1 阻断剂治疗有临床反应。有一个纳武单抗治疗的 I 期临床试验结果显示，携带 PD-L1 阳性肿瘤的病人接受治疗后客观缓解率为 44%，携带 PD-L1 阴性肿瘤的病人为 17%。在多种类型癌症患者中进行的 MPDL3280A 治疗 I 期临床试验结果显示，高表达 PD-L1 组病人的客观缓解率为 46%，中等表达 PD-L1 组的病人为 17%，而低表达 PD-L1 组病人为 21%，没有检测到 PD-L1 表达的病人组的客观缓解率也有 13%。综上所述，尽管 PD-L1 高表达与高缓解率相关，但是 PD-L1 的表达并不能作为对病人进行 PD-1/PD-L1 阻断剂治疗的选择标准或排除标准。

PD-L1 在肿瘤浸润免疫细胞上的表达，肿瘤浸润的 CD8$^+$T 淋巴细胞的数量和定位，还有其他一些因素，都被单独或综合起来进行考虑，以期作为临床预后更为敏感和特异的预测指标。一项对原发性黑色素瘤和转移性黑色素瘤病人的研究指出，同时具有肿瘤 PD-L1 表达阳性和存在肿瘤浸润 T 淋巴细胞两种特征的病人相比于仅有其中一种特征或两种特征都没有的病人，整体生存期会更长。对转移性黑色素瘤病人进行 Pembrolizumab 治疗的临床试验结果显示，定位于肿瘤转移灶周围的预先存在的 CD8$^+$T 细胞与 PD-1 和 PD-L1 的表达密切相关，而且相比肿瘤组织中 PD-L1 的表达对于 PD-1 抗体的治疗效果的预测更具意义（Tumeh et al，2014）。综上所述，肿瘤组织中 PD-L1 的表达只有在 T 细胞免疫反应存在的前提下才具有意义。而对于组成性表达 PD-L1 的肿瘤来说，PD-L1 的表达与 T 细胞浸润和 IFN-γ 的产生都没有关系，此时 PD-L1 的表达对于指导 PD-1/PD-L1 阻断性抗体治疗来说就颇具意义。在霍奇金淋巴瘤中，Reed-Sternberg 瘤巨细胞常会发生包含 PD-L1 和 PD-L2 基因的染色体 9p24.1 位置的扩增，从而导致 PD-L1 和 PD-L2 的组成性表达，纳武单抗在治疗这种病人时，客观缓解率高达 87% （Ansell et al，2015）。

　　由于抗肿瘤免疫反应处于不断的变化之中，以及免疫检查点与配体的表达存在复杂的调控机制，因而很难选择单个指标作为选择病人进行 PD-1 阻断剂治疗的参考，必须综合考虑多种生物标志物才能做出更好的选择。

3.1.2.5　PD-1 阻断剂的不良反应

　　一般来说，病人对 PD-1 阻断剂和 PD-L1 阻断剂的耐受性都很好，不管使用何种剂量，都很少发生严重的免疫相关不良反应。纳武单抗治疗黑色素瘤病人的 I 期临床试验结果显示，有 54% 的病人发生了 irREs，但是只有 5% 的病人会发生 3~4 级的 irREs（Topalian et al，2014）。本类制剂主要的不良反应包括轻度疲劳、皮疹、瘙痒、腹泻、食欲下降、恶心等，以及与皮肤和胃肠道功能紊乱相关的 irRE，如发生于治疗后 6 个月内的肺炎、白癜风、结肠炎。无症状转氨酶水平升高及一二级甲状腺炎也较为常见（10%~20%）。实际上，在纳武单抗的首次 I 期临床试验中，有 3 例肺癌病人发生肺炎相关的死亡。据估计，发生不良反应的概率和严重程度可能会由于药物联用而增加，特别是与其他免疫治疗药物联用（Wolchok et al，2013）。药物毒性是否预示着更强的免疫反应还不是十分清楚。相比于 CTLA-4 抑制剂，PD-1 抑制剂治疗后发生不良反应的病人要更少。对于发生严重不良反应的病人，应该中断治疗，并使用免疫抑制剂进行处理（Gangadhar and Vonderheide，2014）。英夫利昔单抗（抗肿瘤坏死因子-α）和霉酚酸酯可以被用来处理糖皮质激素无效的病人。大部分病人在不良反应症状消失后可以继续接受抗体治疗。正在进行的多个临床试验将会对抗体单独使用以及联合其他制剂使用时的不良反应特征进行进一步的观察和分析。

3.1.2.6　免疫检查点阻断剂的抗肿瘤作用机制

　　CTLA-4 主要在 T 细胞活化所在的次级淋巴器官对抗肿瘤免疫产生抑制作用，因为它的两个配体主要表达在树突状细胞、单核细胞等抗原提呈细胞上，在非血源性的肿瘤细胞上并不表达。再者，CTLA-4 在 Treg 上的表达对于 Treg 发挥免疫抑制作用也十分重要，因此抑制 Treg 的功能也是 CTLA-4 抑制剂的重要作用机制之一。而 PD-1 的配体主要表达在肿瘤细胞及肿瘤浸润的免疫细胞上，因此抗 PD-1 抗体主要在肿瘤微环境发挥作用。肿瘤浸润的淋巴细胞由于肿瘤抗原长时间的持续刺激，PD-1 表达处于较高的水平，T 细胞的功能处于"衰竭"状态，这与慢性感染中 T 细胞的功能表型十分类似，而 PD-1 阻断剂的作用就是逆转 T 细胞的衰竭状态使其重新发挥功能（Barber et al，2006）。基于上述理由，PD-1 阻断剂或者 PD-L1 阻断剂相比于 CTLA-4 阻断剂对肿瘤的选择性更好，毒副反应也更小（图 1-4）。

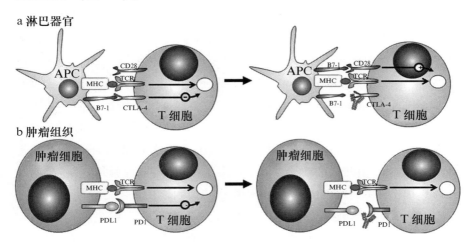

图 1-4 CTLA-4 和 PD-1 免疫检查点调控抗肿瘤免疫反应的不同阶段

（a）CTLA-4 的配体主要表达在抗原提呈细胞上，CTLA-4 免疫检查点主要在 T 细胞活化所在的次级淋巴器官对抗肿瘤免疫产生抑制作用；（b）相反，PD-1 的配体主要表达在肿瘤细胞以及肿瘤浸润的免疫细胞上，PD-1 免疫检查点主要在肿瘤微环境发挥作用

APC：抗原提呈细胞；MHC：主要组织相容性复合体；B7-1：B7-1 分子；TCR：T 细胞受体；CTLA-4：细胞毒 T 淋巴细胞相关抗原 4

肿瘤体细胞突变会导致新肿瘤抗原的产生，当免疫检查点被抑制时，这些抗原就成为 T 细胞识别的主要抗原靶点。最近一项研究发现，具有更高突变荷载量的黑色素瘤病人对接受抗 CTLA-4 抗体治疗的反应性更高（Schumacher and Schreiber，2015；Snyder et al，2014），在接受抗 PD-1 抗体治疗的非小细胞肺癌病人中也观察到了类似现象（Le et al，2015；Rizvi et al，2015）。最近发表的晚期转移性结直肠癌病人 II 期临床试验结果

显示，错配修复缺陷的病人客观缓解率为 40%，无进展生存率为 78%，而不存在错配修复缺陷的病人客观缓解率和无进展生存率分别仅为 0 和 11%。错配缺陷的肿瘤会导致更高的肿瘤抗原荷载量，而后者与无进展生存时间密切相关。上述研究提示，只有将肿瘤的基因组分析和免疫系统功能分析进行综合分析，才能更好地理解免疫检查点抑制剂发挥临床治疗作用的真正机制。

3.1.3   其他潜在的免疫检查点

3.1.3.1   LAG-3

淋巴细胞激活基因-3（LAG-3）是表达在活化 T 细胞、B 细胞、NK 细胞及浆细胞样树突状细胞表面的免疫球蛋白超家族成员，在抑制 T 细胞增殖方面发挥重要作用。而且，LAG-3 还在 Treg 细胞表面高表达，对于 Treg 发挥免疫抑制作用也十分重要。MHC-Ⅱ类分子是目前已知的 LAG-3 配体。LAG-3 与 PD-1 共同表达在肿瘤浸润淋巴细胞表面，共同导致 T 细胞的功能失活（Matsuzaki et al，2010）。尽管单独抑制 LAG-3 并不能使 T 细胞的功能恢复，但是联合使用 LAG-3 阻断剂和 PD-1 阻断剂却比单独使用 PD-1 阻断剂的效果更好。在多个模型中进行的研究都显示出了 LAG-3 阻断剂和 PD-1 阻断剂联用对肿瘤的抑制作用，但是短期自身免疫相关的不良反应却没有发生。许多制药公司已经开发了抗 LAG-3 抗体，其中一个名为 BMS986016 的抗 LAG-3 抗体已经开始进行Ⅰ期临床试验，对抗 LAG-3 抗体单用和抗 LAG-3 抗体与抗 PD-1 抗体联用的治疗效果进行比较。同时靶向 LAG-3 和 PD-1 的双特异性抗体也在进行临床前的研究。另外，LAG-3/Fc 融合蛋白（IMP321）在对肾细胞癌、转移性乳腺癌及晚期胰腺癌病人的治疗中也显示出了一定的临床效果（Brignone et al，2009；Wang-Gillam et al，2013）。

3.1.3.2   TIM-3

TIM-3 是表达在 T 细胞、NK 细胞和单核细胞表面的分子，其配体有多种，主要有 Galectin-9、HMGB1、磷脂酰丝氨酸及 CEACAM1。Galectin-9 主要表达在 Treg 及多种肿瘤细胞表面。在体外实验中，galectin-9 可以通过 TIM-3 导致 Th1 细胞的死亡。目前，人们认为 Treg 表面的 galectin-9 会通过 TIM-3 来抑制 Th1 免疫反应，TIM-3 的免疫检查点作用也在多种小鼠肿瘤模型中进行了研究。不管是在小鼠肿瘤中还是在人肿瘤组织中，TIM-3 一般都会和 PD-1 共表达在肿瘤浸润 T 淋巴细胞表面。两种抑制性分子的共表达导致 T 细胞进入更加衰竭的状态，主要表现为 T 细胞增殖能力的下降和分泌 IFN-γ、IL-2 和 TNF-α 等细胞因子能力的下降。在小鼠肿瘤模型中抗 TIM-3 抗体具有和抗 PD-1 抗体类似的抗肿瘤活性，两种抗体联用时的抗肿瘤效果更好（Sakuishi et al，2010）。TIM-3 阻断剂可以作用于从黑色素瘤病人中分离的 NY-ESO-1 抗原特异性的 CD8$^+$ T 细胞，使其在接受抗原刺激时分泌细胞因子的能力及增殖能力得到一定程度的回复（Fourcade et al，2010）。由于 TIM-3 主要表达在肿瘤组织内，以及它在免疫抑制机制中发挥的重要作用，使得 TIM-3 分子可以作为一个新的免疫检查点受体靶点用于肿瘤免疫治疗。目前还没有抗 TIM-3 的抗体进入临床试验的评价，但是多个制药公司对抗 TIM-3 抗体的临床前开发研究正在进行之中。

3.1.3.3　B7-H3 和 B7-H4

B7-H3 和 B7H4 都是 B7 免疫球蛋白超家族的成员。多个研究都指出这两个受体分子也具有免疫抑制作用。但是，我们目前对 B7-H3 和 B7-H4 这两个分子的生物学功能的认识仍十分有限，对其受体也不清楚。B7-H3 和 B7-H4 在多种肿瘤中表达上调，而且其表达程度和较差的预后具有相关性（Jiang et al，2010；Krambeck et al，2006；Zang et al，2007）。MGA271 是一种抗 B7-H3 的全人源化单克隆抗体，在肾细胞癌和膀胱癌的异种移植模型中，MGA271 显示出了一定的抗肿瘤活性（Loo et al，2012）。目前，用MGA271 治疗多种 B7H3 阳性难治性癌症的临床试验正在进行之中。

3.1.3.4　杀伤抑制受体

NK 细胞是一群固有免疫细胞，在抗感染和抗病毒免疫中发挥重要作用，NK 细胞的功能可被表达在其表面的一系列激活性受体和杀伤抑制受体进行调控。杀伤抑制受体可被分为两类：杀伤细胞免疫球蛋白样受体（KIRs）和 C 型连接素受体，KIRs 与靶细胞表面的 HLA 分子结合后可抑制NK 细胞的功能。因此，人们考虑到也许 KIRs 可被视为 NK 细胞的免疫检查点受体，通过阻断 KIRs 的活性或许可以增强 NK 细胞的抗肿瘤活性。Lir-ilumab 是一种人源化的抗 KIRs 阻断性抗体，可以与包括 KIR2DL1、KIR2DL2、KIR2DL3、KIR2DS-1 和 KIR2DA-2 在内的多个人类 KIR 受体分子结合，从而抑制它们与 HLA-C 分子的结合，阻断其抑制性的信号传递，进而增强 NK 细胞对 HLA-C 阳性肿瘤的杀伤。目前有一项在急性骨髓性白血病病人中进行的抗 KIR 抗体 I 期临床试验已经完成（Vey et al，2012），此外还有多项使用抗 KIR 抗体治疗实体瘤和血源性恶性肿瘤的研究在进行中，其中有些研究探讨了 Lirilumab 作为联合制剂应用的治疗效果。

3.1.3.5　肿瘤细胞逃避免疫吞噬的作用分子

CD47 是表达在正常细胞表面的一种跨膜蛋白，主要向免疫系统提供一种"自己"（"别吃我"）的信号，在外周造血干细胞、红细胞和一大部分肿瘤细胞上，CD47 的表达水平上调。肿瘤细胞上调 CD47 的表达是为了掩饰其非正常扩增的病理特点，通过激活"别吃我"的信号，逃避免疫细胞对其吞噬作用。表达在肿瘤细胞表面的 CD47 分子可以与具有吞噬功能的免疫细胞表面的 SIRP-α 结合，从而摆脱自己被吞噬的命运（Chao et al，2012）。CD47 的这种抑制性功能在很多肿瘤中都有发现，因此对于这些肿瘤来说，CD47 都是一个潜在的治疗靶点。尤其值得注意的一点是，有研究指出肿瘤干细胞也可以利用 CD47 分子逃避巨噬细胞的吞噬。目前，已有多个研究机构和制药企业开发了抗 CD47 或抗 SIRP-α 的阻断型抗体，并在进行招募实体瘤和血源性恶性肿瘤病人以开展临床试验。这类抗体的抗肿瘤作用已在肿瘤异种移植模型中得到证明。还有研究在小鼠非霍奇金淋巴瘤模型中发现，抗 CD47 阻断型抗体与利妥昔单抗之间具有抗肿瘤的协同作用（Chao et al，2010）。在美国，有两个单独使用抗 CD47 抗体治疗晚期实体瘤和血源性恶性肿瘤的 I 期临床试验正在进行之中。使用抗 CD47 抗体进行抗肿瘤治疗的潜在机制可能是促进活化巨噬细胞对肿瘤细胞的吞噬，进而将肿瘤抗原提呈给肿瘤特异性 T 细胞，从而激发机体的适应性抗肿瘤免疫应答。

3.2　免疫刺激性抗体

有些抗体可以通过激活免疫刺激性受体而发挥肿瘤治疗作用，这类单克隆抗体作为刺激性受体的激动剂可以直接促进抗肿瘤免疫反应。目前已研制出多个靶向共刺激受体 TNFR 家族的单克隆抗体，其中包括靶向 GITR、CD134（OX40）、CD137（4-1BB）及 CD40 等分子的单克隆抗体。此外，有些抗体比如包含抗 CD3 抗体的双特异性抗体及免疫细胞因子等，还可直接作用于免疫效应细胞从而提高其效应功能。

3.2.1 TNFR 超家族

3.2.1.1 4-1BB

4-1BB（CD137 或 TNFRSF9）是主要表达于 T 细胞和自然杀伤细胞表面的一种共刺激受体，其配体 4-1BBL 表达于激活的 DC 细胞、B 细胞、巨噬细胞及中性粒细胞。4-1BBL 或抗体激动剂与 4-1BB 结合，会以 CD28 非依赖的方式提供共刺激信号，从而激活 CD4$^+$ 及 CD8$^+$ T 细胞反应。4-1BB 信号的激活会增强 T 细胞增殖能力及 Th1 细胞产生细胞因子的能力，并且还可以通过激活 NF-κB 通路并上调抗凋亡因子 BCL-2 和 BCL-xl，进而保护 CD8$^+$ T 细胞使其免于发生活化诱导的细胞死亡。抗 4-1BB 激活性抗体可以逆转 CD8$^+$ T 细胞的免疫耐受状态，并通过增强 CD8$^+$ T 细胞的 CTL 活力及 NK 细胞的功能进而使肿瘤消退（Melero et al，1997；Shuford et al，1997）。目前已开发出两种 4-1BB 特异性激动剂抗体。BMS-663513 是由百时美施贵宝研发的一种全人源的 IgG4 型抗体，并在晚期癌症病人中进行了 I 期临床试验，其中有 3 例病人部分缓解，4 例病人病情稳定。初步生物标志物分析发现，在单次治疗后外周循环的 CD8$^+$ 和 CD4$^+$ T 细胞比例明显增加。基于 I 期临床试验结果，BMS-663513 作为二线单制剂治疗方案用于治疗前期治疗失败的不能切除的 III 或 IV 期黑色素瘤病人的多剂量 II 期随机临床试验开始进行。但在进行过程中，该试验由于较高的 4 级肝炎发生率而被叫停（Ascierto et al，2010）。目前正在进行多个新的临床试验以确定 BMS-663513 的有效安全剂量。在其中一项试验中，BMS-663513 作为单一制剂用于包括晚期或转移性实体瘤和复发或难治性非霍奇金淋巴瘤的治疗。PF-05082566 是辉瑞生产的一种全人源的 IgG2 型抗 4-1BB 抗体，已经进行的临床试验对作为单一制剂治疗实体瘤或联合利妥昔单抗治疗 CD20 阳性 B 细胞非霍奇金淋巴瘤的治疗效果进行评估，结果显示，在 24 位患者中有 9 位观察到明显的临床效果，而且毒副反应都比较轻微。PF-05082566 及利妥昔单抗联合应用，对于利妥昔单抗难治性非霍奇金淋巴瘤病人有效，而且没有 3 级毒副反应发生。最近的研究还发现用西妥昔单抗治疗肿瘤时，可使 NK 细胞表面的 4-1BB 表达上调，这就为抗 4-1BB 抗体和肿瘤清除性抗体联合治疗提供了理论支持，这种策略可能会通过促进 NK 细胞介导的 ADCC 作用而发挥抗肿瘤效应。

3. 2. 1. 2　OX40

OX40 （也被称为 CD134/TNFRSF5）表达于不同 T 细胞亚型、NK 细胞、NKT 细胞及中性粒细胞，其配体 OX40L （也被称作 CD252/TNFSF4）表达于 DC、B 细胞及巨噬细胞。OX40 可以通过共刺激信号的激活来提高细胞增殖、存活、效应功能及迁移。OX40 激活性抗体治疗可以使记忆 T 细胞再次活化。早期动物实验显示，在小鼠接种肿瘤后早期注射抗 OX40 抗体可使20%~80%的肿瘤得到治愈，不同的肿瘤模型效果有所差别（Weinberg et al，2000）。后续研究进一步提示，抗 OX40 抗体会使肿瘤内的 Treg 细胞失活，从而间接促进效应 T 细胞发挥功能。在一些小鼠模型中，抗 OX40 激活性抗体可以发挥对 Treg 的删除作用，这种作用与抗体特异性有关，并依赖于 Fc 受体介导的 ADCC 作用。在许多人类恶性肿瘤中都发现有 OX40$^+$T 细胞的浸润，这使得抗 OX40 抗体的临床转化成为可能。

目前已有多个抗 OX40 激动性抗体进入临床开发阶段。一项使用鼠源 IgG$_1$ 型抗人 OX40 抗体联合标准治疗方案治疗前列腺癌病人的临床试验显示，治疗后外周血中 CD4$^+$、CD8$^+$ T 细胞及 NK 细胞的数量均有所增加，此结果验证了抗 OX40 激活性抗体促进活化 T 细胞增殖及生存能力的作用（Weinberg et al，2011）。

3. 2. 1. 3　CD40

CD40 （也称为 TNFRSF5）与上面提到的大多数表达于 T 细胞或 NK 细胞表面的受体有所不同，常常组成性表达在 DC 细胞、B 细胞、单核细胞及巨噬细胞表面。CD40 的配体是 CD40L （也被称为 CD154/TNFSF5），常表达在激活的 T 细胞、血小板及一些其他的细胞表面。抗原提呈细胞表面的 CD40 分子与配体结合后，会导致共刺激分子的表达上调，并诱导一些前炎症因子的分泌，促进对抗原的交叉提呈。在 CD4$^+$T 细胞、DCs 及 B 细胞之间的相互作用中，CD40 扮演了非常重要的角色。CD40-CD40L 双向作用对于 T 细胞依赖的体液免疫反应和细胞毒 T 细胞的产生都至关重要。CD40 与配体的结合还能够引导抗原提呈细胞向抗原特异性 CD8$^+$T 细胞提呈抗原并使之激活。CD40 在多种恶性肿瘤中的广泛表达及其本身重要的免疫刺激作用使它成为激活性抗体治疗的重要靶点。通过小鼠模型证实，激活性的抗 CD40 抗体可以逆转 T 细胞的耐受状态，从而促进对肿瘤的清除（Diehl et al，1999；French et al，1999）。

目前已有多个人源化的抗 CD40 抗体完成了 I 期临床试验的研究，正在进行 II 期临床试验的评估。Lucatumumab（以前称为 HCD122）在慢性淋巴细胞性白血病病人及多发性骨髓瘤病人中进行了两次 I 期临床试验，但是治疗后激起的免疫反应很弱（Bensinger et al，2012；Yu et al，2013）。另外一种抗 CD40 特异性抗体 Dacetuzumab（SGN-40）是一种人源化 IgG$_1$ 型单克隆抗体，可以诱导肿瘤细胞凋亡和 ADCC 效应，近期研究还显示该抗体可通过 Fc 受体诱导巨噬细胞对肿瘤的吞噬作用。Dacetuzumab 的 I 期临床试验结果显示，该抗体治疗慢性淋巴细胞性白血病及多发性骨髓瘤的临床效果较差（Furman et al，2010；Hussein et al，2010）。鉴于单独使用效果较差，目前研究者正在评估 Dacetuzumab 与硼替佐米联合应用治疗多发性骨髓瘤病人的效果。CP-870893 是唯一用于实体瘤治疗临床试验的抗 CD40 抗体。第一个单一剂量临床试验显示，黑色素瘤病人接受治疗后的部分客观缓解率为 14%（Vonderheide et al，2007）。随后的多剂量临床实验显示，26% 的病人接受治疗后病情稳定（Ruter et al，2010）。在 CP-870893 与 Tremelimumab 联合应用治疗转移性黑色素瘤病人的临床试验中，客观缓解率达到 27.3%。接受抗 CD40 抗体治疗后有 79.2% 的病人会在 24 小时内发生 1～2 级细胞因子释放综合征，这是该药物最常见的毒副反应。在小鼠模型和初步临床研究中发现，CP-870893 联合吉西他滨具有治疗活性，但是其抗肿瘤反应的发挥并不依赖于 DC 细胞和 T 细胞，而是直接作用于 CD40 阳性的的巨噬细胞（Beatty et al，2011）。此结果说明，在清除肿瘤的过程中天然免疫与适应性免疫反应都十分重要。

3.2.2　双特异性抗体

利用双特异性抗体直接刺激 T 细胞免疫是一种很有前景的治疗策略。双特异性 T 细胞衔接器（BiTE）由两段单链抗体可变区片段连接而成，其中一条臂可识别并结合 T 细胞表面的 CD3，另一端可结合肿瘤抗原如 CD19、EpCAM 或 EGFR。目前临床开发最为成熟的 BiTE 是 Blinatumomab，目前已被 FDA 批准用于治疗复发或难治性前 B 细胞急性淋巴细胞性白血病。Blinatumomab 可以识别 CD19 分子，从而使 T 细胞靶向 B 细胞。一项使用 Blinatumomab 治疗复发或难治性前 B 细胞急性淋巴细胞性白血病成年病人的单臂 II 期临床试验结果显示，有 69% 的病人达到了完全缓解或伴有部分血液学复苏的完全缓解，在发生缓解的病人中持续或微小残留病灶反应发生率为 88%。该药物最常见的不良反应为发热（Topp et al，2015）。Catumaxomab 是一种可同时靶向 CD3 和 EpCAM 的双特异性抗体，由于在治疗恶性腹水病人的开放标签 II／III 期临床试验中所观察到的抗肿瘤活性，于 2009 年在欧洲被批准用于治疗 EpCAM 阳性癌症（Heiss et al，2010）。Catumaxomab 由来源于小鼠源 IgG2a 型抗体和大鼠源的 IgG2b 型抗体的两个半抗体组成。正如预期，大多数病人都会对 Catumaxomab 产生抗小鼠抗体和抗大鼠抗体的免疫反应。出乎意料的是，这种抗抗体反应与较好的临床预后相关，比如中位生存时间的延长（Ott et al，2012）。MT III 是第三种进入临床试验的 BiTE 制剂，它主要靶向癌胚抗原。癌胚抗原是一种免疫球蛋白超家族糖蛋白，表达于多种实体瘤并存在于胃肠道。目前，利用 MTIII 治疗胃肠道腺瘤的 I 期临床试验正在进行之中。

3.2.3　免疫细胞因子

细胞因子是生理及病理过程中刺激并调节免疫反应的关键因子，目前已有多种细胞因子用于肿瘤及其他疾病的治疗。然而，细胞因子的治疗效果常常由于严重不良反应和较差的药代动力学特性而大打折扣。为解决这种问题，人们将细胞因子与抗体或抗体片段进行融合，使其可以定向投放，从而达到提高治疗效果及药代动力学特性的目的。在过去的 20 年里，全球开发了大量的抗体 – 细胞因子融合蛋白，其中最为著名的就是 hu14.8/IL-2 免疫细胞因子，它是一种抗神经节苷脂 GD2 嵌合型 IgG$_1$ 抗体和 IL-2 的融合蛋白。神经节苷脂 GD2 是一种肿瘤相关表面抗原，广泛表达于多种人类恶性肿瘤和干细胞，包括小儿胚胎性恶性肿瘤（成神经细胞瘤、成视网膜细胞瘤、脑瘤、骨肉瘤、尤文肉瘤、横纹肌肉瘤）及一些成人癌症（小细胞肺癌、黑色素瘤、软组织肉瘤）。在使用 hu14.18/IL-2 治疗难治性成神经细胞瘤和黑色素瘤儿童患者的 I 期临床试验中，没有观察到客观缓解（Osenga et al，2006）。在难治性成神经细胞瘤儿童患者中进行的 II 期临床试验结果显示，13 例具有可测量病灶的患者中有 3 例患者病情稳定，在 23 例具有可评价病灶的患者中有 5 例获得骨髓完全缓解。该药物毒副反应类似于单独应用 IL-2 时的情况（Shusterman et al，2010）。

4　抗体联合治疗

多种抗肿瘤治疗方案的联合应用已经成为缓解及治疗癌症的重要手

段。结合了免疫治疗与化疗的免疫化疗已经成为许多肿瘤的标准治疗方案。例如，利妥昔单抗与 CHOP 化疗联用的方案就已经成为 B 细胞淋巴瘤治疗的标准方案之一。PD-L1 受体的表达被认为是肿瘤免疫耐受的重要机制之一，令人兴奋的是单个免疫检查点的阻断，即可在一些肿瘤病人中产生持久的肿瘤治疗效应。在临床试验早期应用免疫调节抗体，将为肿瘤联合治疗策略打开新的视角。

4.1 抗体治疗与肿瘤常规治疗策略的联合

尽管肿瘤靶向抗体可以单独应用于肿瘤的治疗，但在大多数情况下，在临床应用时都会将这些抗体与放射治疗和（或）化疗联合使用，并且这种联合治疗与未应用抗体的传统治疗相比在临床治疗效果上展现出极大的提升。

4.1.1 肿瘤靶向抗体与化疗方案的联合治疗

氟尿嘧啶及伊立替康的两药化疗方案（FOLFIRI）或氟尿嘧啶及奥沙利铂的两药化疗方案（FOLFOX）分别与贝伐珠单抗进行联合用药已广泛用于转移性结直肠癌病人的治疗（Hurwitz et al, 2004；Saltz et al, 2008）。最近在 508 例未经治疗的转移性结直肠癌患者中进行的 Ⅲ 期临床试验中，比较了氟尿嘧啶、奥沙利铂、伊立替康三药化疗方案（FOLFO-XIRI）及氟尿嘧啶和伊立替康的两药化疗方案（FOLFIRI）分别与贝伐珠单抗进行联合用药的临床治疗效果，研究显示，贝伐珠单抗与三药化疗联合组和贝伐珠单抗与两药化疗联合组相比，无进展生存期明显延长，两组中位无进展生存期分别为 2.4 个月和 12.1 个月（Loupakis et al, 2014）。研究还显示，标准化疗方案联合抗 CD20 抗体（利妥昔单抗），可以大大改善 CD20[+] 淋巴瘤病人的预后，目前已成为标准一线治疗方案（Feugier et al, 2005；Herold et al, 2007；van Meerten and Hagenbeek, 2010）。与此类似，一线化疗方案与曲妥珠单抗联用于转移性乳腺癌的治疗，相比于单纯化疗组无进展期显著延长（分别为 7.4 个月、4.6 个月）、客观缓解率也显著提高（分别为 50%、32%）、整体存活时间更长（中位存活时间分别为 25.1 个月、20.3 个月）（Slamon et al, 2001）。曲妥珠单抗与化疗联用方案对于曲妥珠单抗单独治疗失败的乳腺癌病人也具有一定的效果（von Minckwitz et al，2009）。

传统上一般认为化疗会造成对免疫系统的抑制，但目前的观点已发生改变。在过量表达 HER2 的高危四期乳腺癌患者中联合应用曲妥珠单抗和化疗，有44%的患者可观察到增强的内源性 HER2 特异性免疫反应，并且在有临床反应的患者中更容易被观察到。化疗药物的选择及联合用药的时机都非常重要，因为许多化疗药物都作用于快速分裂的细胞。本研究组的动物实验结果显示，在抗 HER2 抗体治疗后短时间内用紫杉醇或环磷酰胺进行治疗，可能会作用于正在增殖的 T 细胞，并对抗体诱导的肿瘤特异性免疫记忆的产生造成严重干扰。然而，如果在化疗后使用抗 HER2 抗体进行治疗，化疗药物就能够增强抗体的抗肿瘤作用，并产生良好的记忆性免疫保护（Park et al，2010）。

4.1.2　肿瘤靶向性抗体与放射疗法的联合应用

放射治疗具有强大的抗增殖及诱导细胞死亡的能力，作为常规治疗手段长期应用于肿瘤治疗。近期一些临床前及临床试验的数据显示，电离辐射会造成具有免疫原性的细胞死亡，这就提示肿瘤放疗可能具有激发或调节抗肿瘤免疫反应的作用。基于这种认识，研究者开始观察放疗与免疫治疗联合应用的临床效果，如西妥昔单抗与放疗联用治疗头颈鳞癌及非小细胞肺癌。在局灶增生的头颈鳞癌患者中进行的Ⅲ期临床试验，比较了高剂量放疗合并西妥昔单抗治疗或单独使用放疗的治疗效果，结果显示西妥昔单抗合并放疗与单纯放疗相比能将中位局部控制持续时间由14.9个月延长到24.4个月，并且还能显著提高整体存活时间（分别为49.0个月、29.3个月）及无进展生存期（分别为17.1个月、12.4个月）（Bonner et al，2006）。在可手术切除的局部晚期食管癌病人中进行的多中心Ⅰb/Ⅱ期临床试验研究中，采用西妥昔单抗合并放疗和化疗，客观缓解率达62%，其中有24个病人达到完全缓解，中位存活时间达到22.7个月，两年整体存活率达49.3%。

4.1.3　免疫检查点阻断剂与常规疗法的联合治疗

常规肿瘤治疗可以导致肿瘤细胞死亡，在降低肿瘤负荷的同时释放肿瘤抗原，从而诱导 T 细胞免疫应答。因此，联合常规治疗方案可以创造一个具有免疫原性的肿瘤微环境，这将十分有利于免疫治疗抗肿瘤效果的发挥。目前有许多临床试验正在对抗CTLA-4抗体或抗 PD-1/PD-L1 抗体联合化疗、放疗或小分子抑制剂的临床治疗效果进行评估。尽管伊普单抗与维罗非尼的联用方案由于肝脏毒性被提前终止，贝伐珠单抗联合伊匹单抗的 I 期临床试验却显示出十分可喜的临床疗效，而且毒副反应也在可控范围。在该试验中，46 例转移性黑色素瘤病人接受了伊匹单抗与贝伐珠单抗的联合治疗，疾病控制率达 67.4%（Hodi et al，2014）。纳武单抗分别与舒尼替尼或帕唑帕尼联合作为肾癌病人二线治疗方案的 I 期临床试验显示，联合治疗方案比每一制剂单独应用的缓解反应率都要高。

目前还有多个抗 CTLA-4 抗体或抗 PD-1/抗 PD-L1 抗体与放疗联合应用的临床试验正在进行当中。对一个黑色素瘤病人的治疗报告显示，放疗可能是伊匹单抗联合治疗非常理想的一种选择（Postow et al，2012）。伊匹单抗联合放疗已在前列腺癌病人中进行了 I 期和 II 期临床试验，并且都显示出了良好的临床效果，而且其不良反应也在可接受范围内（Slovin et al，2013）。

伊匹单抗与化疗药物联合应用的治疗效果仍不清楚。一方面来说，标准化疗方案的抗肿瘤作用有限，另一方面，化疗可能具有破坏免疫的副作用。化疗可以造成正在增殖的淋巴细胞被清除，这会严重影响到伊匹单抗和纳武单抗的治疗效果，因为这两类单抗都是以促进肿瘤浸润淋巴细胞的激活和增殖来发挥作用的。一个开放标签的随机 II 期临床试验结果显示，伊匹单抗联合氮烯唑胺治疗相对于伊匹单抗单独应用来说具有一定的优势（疾病控制率分别为 37.1%、21.6%），但是差异不具有统计学意义（Hersh et al，2011）。在一个 III 期临床试验中，对未经治疗的转移性黑色素瘤病人进行了类似的联用和单用治疗方案的比较，结果显示，接受联合治疗的病人整体生存时间延长（分别为 11.2 个月和 9.1 个月）。相比于单独应用氮烯唑胺治疗或者安慰剂的病人来说，采用伊匹单抗联合氮烯唑胺治疗的病人一年期存活率、两年期存活率和三年期存活率都要更高（一年期存活率分别为 47.3%，36.3%；两年期存活率分别为 28.5%，17.9%；三年期存活率分别为 20.8%，12.2%）。应用伊匹单抗联合氮烯唑胺治疗的患者中有 56.3% 会发生 3～4 级的不良反应，而单用氮烯唑胺治疗或安慰剂组的患者不良反应发生率为27.5%（Robert et al，2011）。

纳武单抗与厄洛替尼（酪氨酸酶抑制剂）联合应用作为一线疗法治疗晚期EGFR突变型非小型细胞肺癌的客观缓解率达19%。纳武单抗联合帕唑帕尼或舒尼替尼治疗转移性肾细胞癌患者临床效果显著，不论在治疗前肿瘤组织中是否有PD-L1表达，缓解程度都十分类似。临床试验正在评估PD-1通路抑制剂与BRAF抑制剂如维罗非尼或达拉非尼及MEK抑制剂如曲美替尼联合应用在黑色素瘤治疗中的效果。这些研究将为未来的应用提供关于疗程安排、安全性及有效性等十分重要的信息。

4.2　多种免疫治疗方案的联合应用

使用单一种类的免疫检查点抑制剂只对部分晚期癌症患者有效，而对大多数病人没有效果。联合应用多种免疫治疗方案可以刺激或调控抗肿瘤免疫反应的不同组分，从而提高疗效。

4.2.1　多种免疫检查点阻断剂的联合应用

目前有多个临床试验将PD-1通路阻断剂与近期获批的新型制剂联合应用，以图解决单一疗法的低反应率问题。CTLA-4和PD-1通路通过不同机制来调节T细胞反应，临床前及临床研究均表明CTLA-4与PD-1抑制剂具有协同抗肿瘤作用。在一项贯序或同时使用伊匹单抗和纳武单抗治疗晚期黑色素瘤病人的Ⅰ期临床试验中发现，同时用药组比贯序用药组的客观缓解率要高（分别为40%、20%）。值得注意的是，同时用药组中有53%的病人会发生肿瘤消退，并且大多数肿瘤会消退80%以上（Weber et al，2013；Wolchok et al，2013）。在转移性肾细胞癌病人中进行的临床试验也观察到了伊匹单抗和纳武单抗联用的效果。在46例未经治疗的非小细胞肺癌病人中先同时使用伊匹单抗和纳武单抗进行治疗再持续使用纳武单抗维持治疗，结果显示，在第24周时，客观缓解率为22%，另外还有33%的病人保持病情稳定。其中，有48%的病人发生3~4级的毒副反应，还有36%的病人由于治疗引发的不良反应较为严重而停止治疗，3例病人由于用药导致死亡。

还有一些免疫检查点抑制剂的组合处于较早期的临床开发阶段，如 PD-1 通路抑制剂与抗 LAG-3 或 TIM-3 抗体的联合方案。LAG-3 与 TIM-3 也是 T 细胞衰竭的表面标志分子，并且临床前研究也证实，PD-1 通路抑制剂与 LAG-3 或 TIM-3 抑制剂联用的抗肿瘤活性。目前，比较 LAG-3 抑制剂与 LAG-3 抑制剂联合 PD-1 抑制剂对晚期实体瘤病人治疗效果的 I 期临床试验已经启动。

4.2.2　免疫检查点阻断剂与其他免疫疗法的联合应用

肿瘤免疫微环境的重要特征就是免疫抑制，目前普遍认为免疫治疗应该首选免疫检查点阻断剂而不是具有直接刺激作用的免疫刺激药物。而免疫抑制状态的解除则为直接刺激免疫反应的免疫疗法提供机会。临床前研究已经评估了大量不同的免疫治疗方案的联合策略，其中有不少方案已经进入临床试验阶段。伊匹单抗与肿瘤疫苗的联合应用是最常见的一种，使用的肿瘤疫苗包括多肽疫苗、细胞疫苗及 DNA/RNA 疫苗。伊匹单抗与 gp100 多肽疫苗的联用方案已在转移性黑色素瘤病人中进行了Ⅲ期临床试验，结果显示其治疗活性并不优于单独使用伊匹单抗（Hodi et al，2010）。但是，伊匹单抗与可分泌 GM-CSF 的同种异体胰腺瘤细胞制备的疫苗联合应用治疗未经治疗的胰腺癌病人，却显示出了不错的结果，而胰腺癌曾一直被认为不具有免疫原性（Le et al，2013）。伊匹单抗与 IL-2 的联用方案也完成了一项单臂 I / Ⅱ 期临床试验，结果显示整体缓解率达 22%，并且有 3 例病人完全缓解，但是，联用方案效果是否优于单独用药方案仍不确定（Maker et al，2005）。另外一项临床试验发现，伊匹单抗与 GM-CSF 联用相比于伊匹单抗单独使用整体存活率更高，病人耐受性也更好。

除了上述各种联合治疗方案以外，还有一些治疗方案试图在阻断抑制通路的同时提供直接免疫刺激信号，免疫刺激方案包括 ICOS、OX40 和 4-1BB 等共刺激分子的激活剂，还有肿瘤疫苗、细胞因子及溶瘤病毒等。

5　展望

抗体在肿瘤治疗中的应用是过去几十年中最成功的医学进展之一。由于肿瘤靶向抗体出色的临床疗效，使其已成为针对多种肿瘤的标准治疗方案。近年来，以免疫检查点阻断剂为代表的免疫疗法开始兴起，并逐渐成为肿瘤治疗的主要手段之一。免疫检查点阻断剂的重要代表抗 PD-1 抗体和抗 PD-L1 抗体在患有晚期黑色素瘤、霍奇金淋巴瘤、肾细胞癌、肺癌、头颈癌及其他多种肿瘤的病人中取得了前所未有的治疗效果。这是晚期癌症治疗的重大突破，也为新一代免疫调节药物及免疫联合治疗方案的开发打开了大门。

王盛典*，贾明明

中国科学院生物物理研究所科学院感染与免疫重点实验室

* e-mail：sdwang@ moon. ibp. ac. cn

参考文献：

Ahmadzadeh, M., Johnson, L. A., Heemskerk, B., Wunderlich, J. R., Dudley, M. E., White, D. E., & Rosenberg, S. A. (2009). Tumor antigen-specific CD8 T cells infiltrating the tumor express high levels of PD-1 and are functionally impaired. *Blood, 114*(8), 1537–1544.

Alinari, L., Lapalombella, R., Andritsos, L., Baiocchi, R. A., Lin, T. S., & Byrd, J. C. (2007). Alemtuzumab (Campath-1H) in the treatment of chronic lymphocytic leukemia. *Oncogene, 26*(25), 3644–3653.

Allison, J. P., Hurwitz, A. A., & Leach, D. R. (1995). Manipulation of costimulatory signals to enhance antitumor T-cell responses. *Current Opinion in Immunology, 7*(5), 682–686.

Amado, R. G., Wolf, M., Peeters, M., Van Cutsem, E., Siena, S., Freeman, D. J., Juan, T., Sikorski, R., Suggs, S., Radinsky, R., Patterson, S. D., & Chang, D. D. (2008). Wild-type KRAS is required for panitumumab efficacy in patients with metastatic colorectal cancer. *Journal of Clinical Oncology, 26*(10), 1626–1634.

Amigorena, S., & Bonnerot, C. (1999). Fc receptor signaling and trafficking: A connection for antigen processing. *Immunological Reviews, 172*, 279–284.

Ansell, S. M., Lesokhin, A. M., Borrello, I., Halwani, A., Scott, E. C., Gutierrez, M., Schuster, S. J., Millenson, M. M., Cattry, D., Freeman, G. J., Rodig, S. J., Chapuy, B., Ligon, A. H., Zhu, L., Grosso, J. F., Kim, S. Y., Timmerman, J. M., Shipp, M. A., & Armand, P. (2015). PD-1 blockade with nivolumab in relapsed or refractory Hodgkin's lymphoma. *The New England Journal of Medicine, 372*(4), 311–319.

Ascierto, P. A., Simeone, E., Sznol, M., Fu, Y. X., & Melero, I. (2010). Clinical experiences with anti-CD137 and anti-PD1 therapeutic antibodies. *Seminars in Oncology, 37*(5), 508–516.

Ascierto, P. A., Simeone, E., Sileni, V. C., Pigozzo, J., Maio, M., Altomonte, M., Del Vecchio, M., Di Guardo, L., Marchetti, P., Ridolfi, R., Cognetti, F., Testori, A., Bernengo, M. G., Guida, M., Marconcini, R., Mandala, M., Cimminiello, C., Rinaldi, G., Aglietta, M., & Queirolo, P. (2014). Clinical experience with ipilimumab 3 mg/kg: Real-world efficacy and safety data from an expanded access programme cohort. *Journal of Translational Medicine, 12*, 116.

Awan, F. T., Lapalombella, R., Trotta, R., Butchar, J. P., Yu, B., Benson, D. M., Jr., Roda, J. M., Cheney, C., Mo, X., Lehman, A., Jones, J., Flynn, J., Jarjoura, D., Desjarlais, J. R., Tridandapani, S., Caligiuri, M. A., Muthusamy, N., & Byrd, J. C. (2010). CD19 targeting of chronic lymphocytic leukemia with a novel Fc-domain-engineered monoclonal antibody. *Blood, 115*(6), 1204–1213.

Bang, Y. J., Van Cutsem, E., Feyereislova, A., Chung, H. C., Shen, L., Sawaki, A., Lordick, F., Ohtsu, A., Omuro, Y., Satoh, T., Aprile, G., Kulikov, E., Hill, J., Lehle, M., Ruschoff, J., & Kang, Y. K. (2010). Trastuzumab in combination with chemotherapy versus chemotherapy alone for treatment of HER2-positive advanced gastric or gastro-oesophageal junction cancer (ToGA): A phase 3, open-label, randomised controlled trial. *Lancet, 376*(9742), 687–697.

Barber, D. L., Wherry, E. J., Masopust, D., Zhu, B., Allison, J. P., Sharpe, A. H., Freeman, G. J., & Ahmed, R. (2006). Restoring function in exhausted CD8 T cells during chronic viral infection. *Nature, 439*(7077), 682–687.

Barth, M. J., Hernandez-Ilizaliturri, F. J., Mavis, C., Tsai, P. C., Gibbs, J. F., Deeb, G., & Czuczman, M. S. (2012). Ofatumumab demonstrates activity against rituximab-sensitive and -resistant cell lines, lymphoma xenografts and primary tumour cells from patients with B-cell lymphoma. *British Journal of Haematology, 156*(4), 490–498.

Baselga, J., Gelmon, K. A., Verma, S., Wardley, A., Conte, P., Miles, D., Bianchi, G., Cortes, J., McNally, V. A., Ross, G. A., Fumoleau, P., & Gianni, L. (2010). Phase II trial of pertuzumab and trastuzumab in patients with human epidermal growth factor receptor 2-positive metastatic breast cancer that progressed during prior trastuzumab therapy. *Journal of Clinical Oncology, 28*(7), 1138–1144.

Baselga, J., Cortes, J., Kim, S. B., Im, S. A., Hegg, R., Im, Y. H., Roman, L., Pedrini, J. L., Pienkowski, T., Knott, A., Clark, E., Benyunes, M. C., Ross, G., & Swain, S. M. (2012). Pertuzumab plus trastuzumab plus docetaxel for metastatic breast cancer. *The New England Journal of Medicine, 366*(2), 109–119.

Beatty, G. L., Chiorean, E. G., Fishman, M. P., Saboury, B., Teitelbaum, U. R., Sun, W., Huhn, R. D., Song, W., Li, D., Sharp, L. L., Torigian, D. A., O'Dwyer, P. J., & Vonderheide, R. H. (2011). CD40 agonists alter tumor stroma and show efficacy against pancreatic carcinoma in mice and humans. *Science, 331*(6024), 1612–1616.

Bensinger, W., Maziarz, R. T., Jagannath, S., Spencer, A., Durrant, S., Becker, P. S., Ewald, B., Bilic, S., Rediske, J., Baeck, J., & Stadtmauer, E. A. (2012). A phase 1 study of lucatumumab, a fully human anti-CD40 antagonist monoclonal antibody administered intravenously to patients with relapsed or refractory multiple myeloma. *British Journal of Haematology, 159*(1), 58–66.

Bonavida, B. (2007). Rituximab-induced inhibition of antiapoptotic cell survival pathways: Implications in chemo/immunoresistance, rituximab unresponsiveness, prognostic and novel therapeutic interventions. *Oncogene, 26*(25), 3629–3636.

Bonner, J. A., Harari, P. M., Giralt, J., Azarnia, N., Shin, D. M., Cohen, R. B., Jones, C. U., Sur, R., Raben, D., Jassem, J., Ove, R., Kies, M. S., Baselga, J., Youssoufian, H., Amellal, N., Rowinsky, E. K., & Ang, K. K. (2006). Radiotherapy plus cetuximab for squamous-cell carcinoma of the head and neck. *The New England Journal of Medicine, 354*(6), 567–578.

Borghaei, H., Paz-Ares, L., Horn, L., Spigel, D. R., Steins, M., Ready, N. E., Chow, L. Q., Vokes, E. E., Felip, E., Holgado, E., Barlesi, F., Kohlhaufl, M., Arrieta, O., Burgio, M. A., Fayette, J., Lena, H., Poddubskaya, E., Gerber, D. E., Gettinger, S. N., Rudin, C. M., Rizvi, N., Crino, L., Blumenschein, G. R., Jr., Antonia, S. J., Dorange, C., Harbison, C. T., Graf Finckenstein, F., & Brahmer, J. R. (2015). Nivolumab versus docetaxel in advanced nonsquamous non-small-cell lung cancer. *The New England Journal of Medicine, 373*(17), 1627–1639.

Brahmer, J. R., Drake, C. G., Wollner, I., Powderly, J. D., Picus, J., Sharfman, W. H., Stankevich, E., Pons, A., Salay, T. M., McMiller, T. L., Gilson, M. M., Wang, C., Selby, M., Taube, J. M., Anders, R., Chen, L., Korman, A. J., Pardoll, D. M., Lowy, I., & Topalian, S. L. (2010). Phase I study of single-agent anti-programmed death-1 (MDX-1106) in refractory solid tumors: Safety, clinical activity, pharmacodynamics, and immunologic correlates. *Journal of Clinical Oncology, 28*(19), 3167–3175.

Brahmer, J. R., Tykodi, S. S., Chow, L. Q., Hwu, W. J., Topalian, S. L., Hwu, P., Drake, C. G., Camacho, L. H., Kauh, J., Odunsi, K., Pitot, H. C., Hamid, O., Bhatia, S., Martins, R., Eaton, K., Chen, S., Salay, T. M., Alaparthy, S., Grosso, J. F., Korman, A. J., Parker, S. M., Agrawal,

S., Goldberg, S. M., Pardoll, D. M., Gupta, A., & Wigginton, J. M. (2012). Safety and activity of anti-PD-L1 antibody in patients with advanced cancer. *The New England Journal of Medicine, 366*(26), 2455–2465.

Brignone, C., Escudier, B., Grygar, C., Marcu, M., & Triebel, F. (2009). A phase I pharmacokinetic and biological correlative study of IMP321, a novel MHC class II agonist, in patients with advanced renal cell carcinoma. *Clinical Cancer Research, 15*(19), 6225–6231.

Burgdorf, S., Lukacs-Kornek, V., & Kurts, C. (2006). The mannose receptor mediates uptake of soluble but not of cell-associated antigen for cross-presentation. *Journal of Immunology, 176* (11), 6770–6776.

Cang, S., Mukhi, N., Wang, K., & Liu, D. (2012). Novel CD20 monoclonal antibodies for lymphoma therapy. *Journal of Hematology & Oncology, 5*, 64.

Carthon, B. C., Wolchok, J. D., Yuan, J., Kamat, A., Ng Tang, D. S., Sun, J., Ku, G., Troncoso, P., Logothetis, C. J., Allison, J. P., & Sharma, P. (2010). Preoperative CTLA-4 blockade: Tolerability and immune monitoring in the setting of a presurgical clinical trial. *Clinical Cancer Research, 16*(10), 2861–2871.

Cartron, G., Dacheux, L., Salles, G., Solal-Celigny, P., Bardos, P., Colombat, P., & Watier, H. (2002). Therapeutic activity of humanized anti-CD20 monoclonal antibody and polymorphism in IgG Fc receptor FcgammaRIIIa gene. *Blood, 99*(3), 754–758.

Chao, M. P., Alizadeh, A. A., Tang, C., Myklebust, J. H., Varghese, B., Gill, S., Jan, M., Cha, A. C., Chan, C. K., Tan, B. T., Park, C. Y., Zhao, F., Kohrt, H. E., Malumbres, R., Briones, J., Gascoyne, R. D., Lossos, I. S., Levy, R., Weissman, I. L., & Majeti, R. (2010). Anti-CD47 antibody synergizes with rituximab to promote phagocytosis and eradicate non-Hodgkin lymphoma. *Cell, 142*(5), 699–713.

Chao, M. P., Weissman, I. L., & Majeti, R. (2012). The CD47-SIRPalpha pathway in cancer immune evasion and potential therapeutic implications. *Current Opinion in Immunology, 24* (2), 225–232.

Chen, J. S., Lan, K., & Hung, M. C. (2003). Strategies to target HER2/neu overexpression for cancer therapy. *Drug Resistance Updates, 6*(3), 129–136.

Cheson, B. D. (2010). Ofatumumab, a novel anti-CD20 monoclonal antibody for the treatment of B-cell malignancies. *Journal of Clinical Oncology, 28*(21), 3525–3530.

Cobleigh, M. A., Vogel, C. L., Tripathy, D., Robert, N. J., Scholl, S., Fehrenbacher, L., Wolter, J. M., Paton, V., Shak, S., Lieberman, G., & Slamon, D. J. (1999). Multinational study of the efficacy and safety of humanized anti-HER2 monoclonal antibody in women who have HER2-overexpressing metastatic breast cancer that has progressed after chemotherapy for metastatic disease. *Journal of Clinical Oncology, 17*(9), 2639–2648.

Coiffier, B., Lepage, E., Briere, J., Herbrecht, R., Tilly, H., Bouabdallah, R., Morel, P., Van Den Neste, E., Salles, G., Gaulard, P., Reyes, F., Lederlin, P., & Gisselbrecht, C. (2002). CHOP chemotherapy plus rituximab compared with CHOP alone in elderly patients with diffuse large-B-cell lymphoma. *The New England Journal of Medicine, 346*(4), 235–242.

Coiffier, B., Lepretre, S., Pedersen, L. M., Gadeberg, O., Fredriksen, H., van Oers, M. H., Wooldridge, J., Kloczko, J., Holowiecki, J., Hellmann, A., Walewski, J., Flensburg, M., Petersen, J., & Robak, T. (2008). Safety and efficacy of ofatumumab, a fully human monoclonal anti-CD20 antibody, in patients with relapsed or refractory B-cell chronic lymphocytic leukemia: A phase 1-2 study. *Blood, 111*(3), 1094–1100.

Coppin, C., Kollmannsberger, C., Le, L., Porzsolt, F., & Wilt, T. J. (2011). Targeted therapy for advanced renal cell cancer (RCC): A cochrane systematic review of published randomised trials. *BJU International, 108*(10), 1556–1563.

Couzin-Frankel, J. (2013). Breakthrough of the year. Cancer immunotherapy. *Science, 342*(6165), 1432–1433.

Cragg, M. S., & Glennie, M. J. (2004). Antibody specificity controls in vivo effector mechanisms of anti-CD20 reagents. *Blood, 103*(7), 2738–2743.

Croft, M. (2009). The role of TNF superfamily members in T-cell function and diseases. *Nature Reviews Immunology, 9*(4), 271–285.

Czuczman, M. S., Hess, G., Gadeberg, O. V., Pedersen, L. M., Goldstein, N., Gupta, I., Jewell, R. C., Lin, T. S., Lisby, S., Strange, C., Windfeld, K., & Viardot, A. (2012). Chemoimmunotherapy with ofatumumab in combination with CHOP in previously untreated follicular lymphoma. *British Journal of Haematology, 157*(4), 438–445.

Dasanu, C. A., Sethi, N., & Ahmed, N. (2012). Immune alterations and emerging immunotherapeutic approaches in lung cancer. *Expert Opinion on Biological Therapy, 12*(7), 923–937.

Davies, A. J., Rohatiner, A. Z., Howell, S., Britton, K. E., Owens, S. E., Micallef, I. N., Deakin, D. P., Carrington, B. M., Lawrance, J. A., Vinnicombe, S., Mather, S. J., Clayton, J., Foley, R., Jan, H., Kroll, S., Harris, M., Amess, J., Norton, A. J., Lister, T. A., & Radford, J. A. (2004). Tositumomab and iodine I 131 tositumomab for recurrent indolent and transformed B-cell non-Hodgkin's lymphoma. *Journal of Clinical Oncology, 22*(8), 1469–1479.

Dhodapkar, K. M., Krasovsky, J., Williamson, B., & Dhodapkar, M. V. (2002). Antitumor monoclonal antibodies enhance cross-presentation ofcCellular antigens and the generation of myeloma-specific killer T cells by dendritic cells. *The Journal of Experimental Medicine, 195*(1), 125–133.

Diehl, L., den Boer, A. T., Schoenberger, S. P., van der Voort, E. I., Schumacher, T. N., Melief, C. J., Offringa, R., & Toes, R. E. (1999). CD40 activation in vivo overcomes peptide-induced peripheral cytotoxic T-lymphocyte tolerance and augments anti-tumor vaccine efficacy. *Nature Medicine, 5*(7), 774–779.

Dosio, F., Stella, B., Cerioni, S., Gastaldi, D., & Arpicco, S. (2014). Advances in anticancer antibody-drug conjugates and immunotoxins. *Recent Patents on Anti-Cancer Drug Discovery, 9*(1), 35–65.

Ellis, L. M., & Hicklin, D. J. (2008). VEGF-targeted therapy: Mechanisms of anti-tumour activity. *Nature Reviews Cancer, 8*(8), 579–591.

Escudier, B., Pluzanska, A., Koralewski, P., Ravaud, A., Bracarda, S., Szczylik, C., Chevreau, C., Filipek, M., Melichar, B., Bajetta, E., Gorbunova, V., Bay, J. O., Bodrogi, I., Jagiello-Gruszfeld, A., & Moore, N. (2007). Bevacizumab plus interferon alfa-2a for treatment of metastatic renal cell carcinoma: A randomised, double-blind phase III trial. *Lancet, 370*(9605), 2103–2111.

Fan, Q. W., Cheng, C. K., Gustafson, W. C., Charron, E., Zipper, P., Wong, R. A., Chen, J., Lau, J., Knobbe-Thomsen, C., Weller, M., Jura, N., Reifenberger, G., Shokat, K. M., & Weiss, W. A. (2013). EGFR phosphorylates tumor-derived EGFRvIII driving STAT3/5 and progression in glioblastoma. *Cancer Cell, 24*(4), 438–449.

Ferrajoli, A., O'Brien, S., & Keating, M. J. (2001). Alemtuzumab: A novel monoclonal antibody. *Expert Opinion on Biological Therapy, 1*(6), 1059–1065.

Ferris, R. L., Jaffee, E. M., & Ferrone, S. (2010). Tumor antigen-targeted, monoclonal antibody-based immunotherapy: Clinical response, cellular immunity, and immunoescape. *Journal of Clinical Oncology, 28*(28), 4390–4399.

Feugier, P., Van Hoof, A., Sebban, C., Solal-Celigny, P., Bouabdallah, R., Ferme, C., Christian, B., Lepage, E., Tilly, H., Morschhauser, F., Gaulard, P., Salles, G., Bosly, A., Gisselbrecht, C., Reyes, F., & Coiffier, B. (2005). Long-term results of the R-CHOP study in the treatment of elderly patients with diffuse large B-cell lymphoma: A study by the Groupe d'Etude des Lymphomes de l'Adulte. *Journal of Clinical Oncology, 23*(18), 4117–4126.

Fourcade, J., Sun, Z., Benallaoua, M., Guillaume, P., Luescher, I. F., Sander, C., Kirkwood, J. M., Kuchroo, V., & Zarour, H. M. (2010). Upregulation of Tim-3 and PD-1 expression is associated with tumor antigen-specific CD8+ T cell dysfunction in melanoma patients. *The Journal of Experimental Medicine, 207*(10), 2175–2186.

Franklin, M. C., Carey, K. D., Vajdos, F. F., Leahy, D. J., de Vos, A. M., & Sliwkowski, M. X. (2004). Insights into ErbB signaling from the structure of the ErbB2-pertuzumab complex. *Cancer Cell, 5*(4), 317–328.

French, R. R., Chan, H. T., Tutt, A. L., & Glennie, M. J. (1999). CD40 antibody evokes a cytotoxic T-cell response that eradicates lymphoma and bypasses T-cell help. *Nature Medicine, 5*(5), 548–553.

Frigola, X., Inman, B. A., Lohse, C. M., Krco, C. J., Cheville, J. C., Thompson, R. H., Leibovich, B., Blute, M. L., Dong, H., & Kwon, E. D. (2011). Identification of a soluble form of B7-H1 that retains immunosuppressive activity and is associated with aggressive renal cell carcinoma. *Clinical Cancer Research, 17*(7), 1915–1923.

Furman, R. R., Forero-Torres, A., Shustov, A., & Drachman, J. G. (2010). A phase I study of dacetuzumab (SGN-40, a humanized anti-CD40 monoclonal antibody) in patients with chronic lymphocytic leukemia. *Leukemia and Lymphoma, 51*(2), 228–235.

Galizia, G., Lieto, E., De Vita, F., Orditura, M., Castellano, P., Troiani, T., Imperatore, V., & Ciardiello, F. (2007). Cetuximab, a chimeric human mouse anti-epidermal growth factor receptor monoclonal antibody, in the treatment of human colorectal cancer. *Oncogene, 26* (25), 3654–3660.

Gangadhar, T. C., & Vonderheide, R. H. (2014). Mitigating the toxic effects of anticancer immunotherapy. *Nature Reviews Clinical Oncology, 11*(2), 91–99.

Gao, Q., Wang, X. Y., Qiu, S. J., Yamato, I., Sho, M., Nakajima, Y., Zhou, J., Li, B. Z., Shi, Y. H., Xiao, Y. S., Xu, Y., & Fan, J. (2009). Overexpression of PD-L1 significantly associates with tumor aggressiveness and postoperative recurrence in human hepatocellular carcinoma. *Clinical Cancer Research, 15*(3), 971–979.

Gianni, L., Pienkowski, T., Im, Y. H., Roman, L., Tseng, L. M., Liu, M. C., Lluch, A., Staroslawska, E., de la Haba-Rodriguez, J., Im, S. A., Pedrini, J. L., Poirier, B., Morandi, P., Semiglazov, V., Srimuninnimit, V., Bianchi, G., Szado, T., Ratnayake, J., Ross, G., & Valagussa, P. (2012). Efficacy and safety of neoadjuvant pertuzumab and trastuzumab in women with locally advanced, inflammatory, or early HER2-positive breast cancer (NeoSphere): A randomised multicentre, open-label, phase 2 trial. *The Lancet Oncology, 13* (1), 25–32.

Grillo-Lopez, A. J., Hedrick, E., Rashford, M., & Benyunes, M. (2002). Rituximab: Ongoing and future clinical development. *Seminars in Oncology, 29*(1 Suppl 2), 105–112.

Gupta, I. V., & Jewell, R. C. (2012). Ofatumumab, the first human anti-CD20 monoclonal antibody for the treatment of B cell hematologic malignancies. *The Annals of the New York Academy of Sciences, 1263*, 43–56.

Hallek, M. (2013). Signaling the end of chronic lymphocytic leukemia: New frontline treatment strategies. *Blood, 122*(23), 3723–3734.

Hamanishi, J., Mandai, M., Iwasaki, M., Okazaki, T., Tanaka, Y., Yamaguchi, K., Higuchi, T., Yagi, H., Takakura, K., Minato, N., Honjo, T., & Fujii, S. (2007). Programmed cell death 1 ligand 1 and tumor-infiltrating CD8+ T lymphocytes are prognostic factors of human ovarian cancer. *Proceedings of the National Academy of Sciences of the United States of America, 104* (9), 3360–3365.

Hamid, O., Schmidt, H., Nissan, A., Ridolfi, L., Aamdal, S., Hansson, J., Guida, M., Hyams, D. M., Gomez, H., Bastholt, L., Chasalow, S. D., & Berman, D. (2011). A prospective phase II trial exploring the association between tumor microenvironment biomarkers and clinical activity of ipilimumab in advanced melanoma. *Journal of Translational Medicine, 9*, 204.

Hamid, O., Robert, C., Daud, A., Hodi, F. S., Hwu, W. J., Kefford, R., Wolchok, J. D., Hersey, P., Joseph, R. W., Weber, J. S., Dronca, R., Gangadhar, T. C., Patnaik, A., Zarour, H., Joshua, A. M., Gergich, K., Elassaiss-Schaap, J., Algazi, A., Mateus, C., Boasberg, P., Tumeh, P. C., Chmielowski, B., Ebbinghaus, S. W., Li, X. N., Kang, S. P., & Ribas, A. (2013). Safety and tumor responses with lambrolizumab (anti-PD-1) in melanoma. *The New England Journal of Medicine, 369*(2), 134–144.

Harari, P. M., Allen, G. W., & Bonner, J. A. (2007). Biology of interactions: Antiepidermal growth factor receptor agents. *Journal of Clinical Oncology, 25*(26), 4057–4065.

Heiss, M. M., Murawa, P., Koralewski, P., Kutarska, E., Kolesnik, O. O., Ivanchenko, V. V., Dudnichenko, A. S., Aleknaviciene, B., Razbadauskas, A., Gore, M., Ganea-Motan, E., Ciuleanu, T., Wimberger, P., Schmittel, A., Schmalfeldt, B., Burges, A., Bokemeyer, C., Lindhofer, H., Lahr, A., & Parsons, S. L. (2010). The trifunctional antibody catumaxomab for the treatment of malignant ascites due to epithelial cancer: Results of a prospective randomized phase II/III trial. *International Journal of Cancer, 127*(9), 2209–2221.

Herold, M., Haas, A., Srock, S., Neser, S., Al-Ali, K. H., Neubauer, A., Dolken, G., Naumann, R., Knauf, W., Freund, M., Rohrberg, R., Hoffken, K., Franke, A., Ittel, T., Kettner, E., Haak, U., Mey, U., Klinkenstein, C., Assmann, M., & von Grunhagen, U. (2007). Rituximab added to first-line mitoxantrone, chlorambucil, and prednisolone chemotherapy followed by interferon maintenance prolongs survival in patients with advanced follicular lymphoma: An East German Study Group Hematology and Oncology Study. *Journal of Clinical Oncology, 25* (15), 1986–1992.

Hersh, E. M., O'Day, S. J., Powderly, J., Khan, K. D., Pavlick, A. C., Cranmer, L. D., Samlowski, W. E., Nichol, G. M., Yellin, M. J., & Weber, J. S. (2011). A phase II multicenter study of ipilimumab with or without dacarbazine in chemotherapy-naive patients with advanced melanoma. *Investigational New Drugs, 29*(3), 489–498.

Hilchey, S. P., Hyrien, O., Mosmann, T. R., Livingstone, A. M., Friedberg, J. W., Young, F., Fisher, R. I., Kelleher, R. J., Jr., Bankert, R. B., & Bernstein, S. H. (2009). Rituximab immunotherapy results in the induction of a lymphoma idiotype-specific T-cell response in patients with follicular lymphoma: Support for a "vaccinal effect" of rituximab. *Blood, 113* (16), 3809–3812.

Hirano, F., Kaneko, K., Tamura, H., Dong, H., Wang, S., Ichikawa, M., Rietz, C., Flies, D. B., Lau, J. S., Zhu, G., Tamada, K., & Chen, L. (2005). Blockade of B7-H1 and PD-1 by monoclonal antibodies potentiates cancer therapeutic immunity. *Cancer Research, 65*(3), 1089–1096.

Hirschi, K. K., Rohovsky, S. A., & D'Amore, P. A. (1998). PDGF, TGF-beta, and heterotypic cell-cell interactions mediate endothelial cell-induced recruitment of 10T1/2 cells and their differentiation to a smooth muscle fate. *The Journal of Cell Biology, 141*(3), 805–814.

Hodi, F. S., Mihm, M. C., Soiffer, R. J., Haluska, F. G., Butler, M., Seiden, M. V., Davis, T., Henry-Spires, R., MacRae, S., Willman, A., Padera, R., Jaklitsch, M. T., Shankar, S., Chen, T. C., Korman, A., Allison, J. P., & Dranoff, G. (2003). Biologic activity of cytotoxic T lymphocyte-associated antigen 4 antibody blockade in previously vaccinated metastatic melanoma and ovarian carcinoma patients. *Proceedings of the National Academy of Sciences of the United States of America, 100*(8), 4712–4717.

Hodi, F. S., O'Day, S. J., McDermott, D. F., Weber, R. W., Sosman, J. A., Haanen, J. B., Gonzalez, R., Robert, C., Schadendorf, D., Hassel, J. C., Akerley, W., van den Eertwegh, A. J., Lutzky, J., Lorigan, P., Vaubel, J. M., Linette, G. P., Hogg, D., Ottensmeier, C. H., Lebbe, C., Peschel, C., Quirt, I., Clark, J. I., Wolchok, J. D., Weber, J. S., Tian, J., Yellin, M. J., Nichol, G. M., Hoos, A., & Urba, W. J. (2010). Improved survival with ipilimumab in patients with metastatic melanoma. *The New England Journal of Medicine, 363*(8), 711–723.

Hodi, F. S., Lawrence, D., Lezcano, C., Wu, X., Zhou, J., Sasada, T., Zeng, W., Giobbie-Hurder, A., Atkins, M. B., Ibrahim, N., Friedlander, P., Flaherty, K. T., Murphy, G. F., Rodig, S., Velazquez, E. F., Mihm, M. C., Jr., Russell, S., DiPiro, P. J., Yap, J. T., Ramaiya, N., Van den Abbeele, A. D., Gargano, M., & McDermott, D. (2014). Bevacizumab plus ipilimumab in patients with metastatic melanoma. *Cancer Immunol Research, 2*(7), 632–642.

Hudis, C. A. (2007). Trastuzumab – Mechanism of action and use in clinical practice. *The New England Journal of Medicine, 357*(1), 39–51.

Hughes, B. (2010). Antibody-drug conjugates for cancer: Poised to deliver? *Nature Reviews Drug Discovery, 9*(9), 665–667.

Hurwitz, H., Fehrenbacher, L., Novotny, W., Cartwright, T., Hainsworth, J., Heim, W., Berlin, J., Baron, A., Griffing, S., Holmgren, E., Ferrara, N., Fyfe, G., Rogers, B., Ross, R., & Kabbinavar, F. (2004). Bevacizumab plus irinotecan, fluorouracil, and leucovorin for metastatic colorectal cancer. *The New England Journal of Medicine, 350*(23), 2335–2342.

Hussein, M., Berenson, J. R., Niesvizky, R., Munshi, N., Matous, J., Sobecks, R., Harrop, K., Drachman, J. G., & Whiting, N. (2010). A phase I multidose study of dacetuzumab (SGN-40; humanized anti-CD40 monoclonal antibody) in patients with multiple myeloma. *Haematologica, 95*(5), 845–848.

Jiang, J., Zhu, Y., Wu, C., Shen, Y., Wei, W., Chen, L., Zheng, X., Sun, J., Lu, B., & Zhang, X. (2010). Tumor expression of B7-H4 predicts poor survival of patients suffering from gastric cancer. *Cancer Immunology, Immunotherapy, 59*(11), 1707–1714.

Jones, B. (2013). Haematological cancer: Rituximab maintenance improves the outcome of elderly patients with FL. *Nature Reviews. Clinical Oncology, 10*(11), 607.

Kaminski, M. S., Zasadny, K. R., Francis, I. R., Milik, A. W., Ross, C. W., Moon, S. D., Crawford, S. M., Burgess, J. M., Petry, N. A., Butchko, G. M., et al. (1993). Radioimmunotherapy of B-cell lymphoma with [131I]anti-B1 (anti-CD20) antibody. *The New England Journal of Medicine, 329*(7), 459–465.

Katz, J., Janik, J. E., & Younes, A. (2011). Brentuximab vedotin (SGN-35). *Clinical Cancer Research, 17*(20), 6428–6436.

Kim, R. (2009). Cetuximab and panitumumab: Are they interchangeable? *The Lancet Oncology, 10*(12), 1140–1141.

Kim, P. S., Armstrong, T. D., Song, H., Wolpoe, M. E., Weiss, V., Manning, E. A., Huang, L. Q., Murata, S., Sgouros, G., Emens, L. A., Reilly, R. T., & Jaffee, E. M. (2008). Antibody association with HER-2/neu-targeted vaccine enhances CD8 T cell responses in mice through Fc-mediated activation of DCs. *The Journal of Clinical Investigation, 118*(5), 1700–1711.

Kohler, G., & Milstein, C. (1975). Continuous cultures of fused cells secreting antibody of predefined specificity. *Nature, 256*(5517), 495–497.

Krambeck, A. E., Thompson, R. H., Dong, H., Lohse, C. M., Park, E. S., Kuntz, S. M., Leibovich, B. C., Blute, M. L., Cheville, J. C., & Kwon, E. D. (2006). B7-H4 expression in renal cell carcinoma and tumor vasculature: Associations with cancer progression and survival. *Proceedings of the National Academy of Sciences of the United States of America, 103*(27), 10391–10396.

Le, D. T., Lutz, E., Uram, J. N., Sugar, E. A., Onners, B., Solt, S., Zheng, L., Diaz, L. A., Jr., Donehower, R. C., Jaffee, E. M., & Laheru, D. A. (2013). Evaluation of ipilimumab in combination with allogeneic pancreatic tumor cells transfected with a GM-CSF gene in previously treated pancreatic cancer. *Journal of Immunotherapy, 36*(7), 382–389.

Le, D. T., Uram, J. N., Wang, H., Bartlett, B. R., Kemberling, H., Eyring, A. D., Skora, A. D., Luber, B. S., Azad, N. S., Laheru, D., Biedrzycki, B., Donehower, R. C., Zaheer, A., Fisher, G. A., Crocenzi, T. S., Lee, J. J., Duffy, S. M., Goldberg, R. M., de la Chapelle, A., Koshiji, M., Bhaijee, F., Huebner, T., Hruban, R. H., Wood, L. D., Cuka, N., Pardoll, D. M., Papadopoulos, N., Kinzler, K. W., Zhou, S., Cornish, T. C., Taube, J. M., Anders, R. A., Eshleman, J. R., Vogelstein, B., & Diaz, L. A., Jr. (2015). PD-1 blockade in tumors with mismatch-repair deficiency. *The New England Journal of Medicine, 372*(26), 2509–2520.

Lebbe, C., Weber, J. S., Maio, M., Neyns, B., Harmankaya, K., Hamid, O., O'Day, S. J., Konto, C., Cykowski, L., McHenry, M. B., & Wolchok, J. D. (2014). Survival follow-up and ipilimumab retreatment of patients with advanced melanoma who received ipilimumab in prior phase II studies. *Annals of Oncology, 25*(11), 2277–2284.

Li, S., Schmitz, K. R., Jeffrey, P. D., Wiltzius, J. J., Kussie, P., & Ferguson, K. M. (2005). Structural basis for inhibition of the epidermal growth factor receptor by cetuximab. *Cancer Cell, 7*(4), 301–311.

Li, D., Ji, H., Zaghlul, S., McNamara, K., Liang, M. C., Shimamura, T., Kubo, S., Takahashi, M., Chirieac, L. R., Padera, R. F., Scott, A. M., Jungbluth, A. A., Cavenee, W. K., Old, L. J., Demetri, G. D., & Wong, K. K. (2007). Therapeutic anti-EGFR antibody 806 generates responses in murine de novo EGFR mutant-dependent lung carcinomas. *The Journal of Clinical Investigation, 117*(2), 346–352.

Long, E. O. (2008). Negative signaling by inhibitory receptors: The NK cell paradigm. *Immunological Reviews, 224*, 70–84.

Loo, D., Alderson, R. F., Chen, F. Z., Huang, L., Zhang, W., Gorlatov, S., Burke, S., Ciccarone, V., Li, H., Yang, Y., Son, T., Chen, Y., Easton, A. N., Li, J. C., Rillema, J. R., Licea, M., Fieger, C., Liang, T. W., Mather, J. P., Koenig, S., Stewart, S. J., Johnson, S., Bonvini, E., & Moore, P. A.

(2012). Development of an Fc-enhanced anti-B7-H3 monoclonal antibody with potent antitumor activity. *Clinical Cancer Research, 18*(14), 3834–3845.

LoRusso, P. M., Weiss, D., Guardino, E., Girish, S., & Sliwkowski, M. X. (2011). Trastuzumab emtansine: A unique antibody-drug conjugate in development for human epidermal growth factor receptor 2-positive cancer. *Clinical Cancer Research, 17*(20), 6437–6447.

Loupakis, F., Cremolini, C., Masi, G., Lonardi, S., Zagonel, V., Salvatore, L., Cortesi, E., Tomasello, G., Ronzoni, M., Spadi, R., Zaniboni, A., Tonini, G., Buonadonna, A., Amoroso, D., Chiara, S., Carlomagno, C., Boni, C., Allegrini, G., Boni, L., & Falcone, A. (2014). Initial therapy with FOLFOXIRI and bevacizumab for metastatic colorectal cancer. *The New England Journal of Medicine, 371*(17), 1609–1618.

Lynch, T. J., Bondarenko, I., Luft, A., Serwatowski, P., Barlesi, F., Chacko, R., Sebastian, M., Neal, J., Lu, H., Cuillerot, J. M., & Reck, M. (2012). Ipilimumab in combination with paclitaxel and carboplatin as first-line treatment in stage IIIB/IV non-small-cell lung cancer: Results from a randomized, double-blind, multicenter phase II study. *Journal of Clinical Oncology, 30*(17), 2046–2054.

Maker, A. V., Phan, G. Q., Attia, P., Yang, J. C., Sherry, R. M., Topalian, S. L., Kammula, U. S., Royal, R. E., Haworth, L. R., Levy, C., Kleiner, D., Mavroukakis, S. A., Yellin, M., & Rosenberg, S. A. (2005). Tumor regression and autoimmunity in patients treated with cytotoxic T lymphocyte-associated antigen 4 blockade and interleukin 2: A phase I/II study. *Annals of Surgical Oncology, 12*(12), 1005–1016.

Marzec, M., Zhang, Q., Goradia, A., Raghunath, P. N., Liu, X., Paessler, M., Wang, H. Y., Wysocka, M., Cheng, M., Ruggeri, B. A., & Wasik, M. A. (2008). Oncogenic kinase NPM/ALK induces through STAT3 expression of immunosuppressive protein CD274 (PD-L1, B7-H1). *Proceedings of the National Academy of Sciences of the United States of America, 105*(52), 20852–20857.

Matsuzaki, J., Gnjatic, S., Mhawech-Fauceglia, P., Beck, A., Miller, A., Tsuji, T., Eppolito, C., Qian, F., Lele, S., Shrikant, P., Old, L. J., & Odunsi, K. (2010). Tumor-infiltrating NY-ESO-1-specific CD8+ T cells are negatively regulated by LAG-3 and PD-1 in human ovarian cancer. *Proceedings of the National Academy of Sciences of the United States of America, 107*(17), 7875–7880.

Melero, I., Shuford, W. W., Newby, S. A., Aruffo, A., Ledbetter, J. A., Hellstrom, K. E., Mittler, R. S., & Chen, L. (1997). Monoclonal antibodies against the 4-1BB T-cell activation molecule eradicate established tumors. *Nature Medicine, 3*(6), 682–685.

Morrison, S. L., Johnson, M. J., Herzenberg, L. A., & Oi, V. T. (1984). Chimeric human antibody molecules: Mouse antigen-binding domains with human constant region domains. *Proceedings of the National Academy of Sciences of the United States of America, 81*(21), 6851–6855.

Mullard, A. (2013). Maturing antibody-drug conjugate pipeline hits 30. *Nature Reviews Drug Discovery, 12*(5), 329–332.

Osenga, K. L., Hank, J. A., Albertini, M. R., Gan, J., Sternberg, A. G., Eickhoff, J., Seeger, R. C., Matthay, K. K., Reynolds, C. P., Twist, C., Krailo, M., Adamson, P. C., Reisfeld, R. A., Gillies, S. D., & Sondel, P. M. (2006). A phase I clinical trial of the hu14.18-IL2 (EMD 273063) as a treatment for children with refractory or recurrent neuroblastoma and melanoma: A study of the Children's Oncology Group. *Clinical Cancer Research, 12*(6), 1750–1759.

Ott, M. G., Marme, F., Moldenhauer, G., Lindhofer, H., Hennig, M., Spannagl, R., Essing, M. M., Linke, R., & Seimetz, D. (2012). Humoral response to catumaxomab correlates with clinical outcome: Results of the pivotal phase II/III study in patients with malignant ascites. *International Journal of Cancer, 130*(9), 2195–2203.

Park, S., Jiang, Z., Mortenson, E. D., Deng, L., Radkevich-Brown, O., Yang, X., Sattar, H., Wang, Y., Brown, N. K., Greene, M., Liu, Y., Tang, J., Wang, S., & Fu, Y. X. (2010). The therapeutic effect of anti-HER2/neu antibody depends on both innate and adaptive immunity. *Cancer Cell, 18*(2), 160–170.

Parsa, A. T., Waldron, J. S., Panner, A., Crane, C. A., Parney, I. F., Barry, J. J., Cachola, K. E., Murray, J. C., Tihan, T., Jensen, M. C., Mischel, P. S., Stokoe, D., & Pieper, R. O. (2007). Loss of tumor suppressor PTEN function increases B7-H1 expression and immunoresistance in glioma. *Nature Medicine, 13*(1), 84–88.

Pawluczkowycz, A. W., Beurskens, F. J., Beum, P. V., Lindorfer, M. A., van de Winkel, J. G., Parren, P. W., & Taylor, R. P. (2009). Binding of submaximal C1q promotes complement-dependent cytotoxicity (CDC) of B cells opsonized with anti-CD20 mAbs ofatumumab (OFA) or rituximab (RTX): Considerably higher levels of CDC are induced by OFA than by RTX. *Journal of Immunology, 183*(1), 749–758.

Paz-Ares, L., Mezger, J., Ciuleanu, T. E., Fischer, J. R., von Pawel, J., Provencio, M., Kazarnowicz, A., Losonczy, G., de Castro, G., Jr., Szczesna, A., Crino, L., Reck, M., Ramlau, R., Ulsperger, E., Schumann, C., Miziara, J. E., Lessa, A. E., Dediu, M., Balint, B., Depenbrock, H., Soldatenkova, V., Kurek, R., Hirsch, F. R., Thatcher, N., & Socinski, M. A. (2015). Necitumumab plus pemetrexed and cisplatin as first-line therapy in patients with stage IV non-squamous non-small-cell lung cancer (INSPIRE): An open-label, randomised, controlled phase 3 study. *The Lancet Oncology, 16*(3), 328–337.

Peggs, K. S., Quezada, S. A., Chambers, C. A., Korman, A. J., & Allison, J. P. (2009). Blockade of CTLA-4 on both effector and regulatory T cell compartments contributes to the antitumor activity of anti-CTLA-4 antibodies. *The Journal of Experimental Medicine, 206*(8), 1717–1725.

Peipp, M., Lammerts van Bueren, J. J., Schneider-Merck, T., Bleeker, W. W., Dechant, M., Beyer, T., Repp, R., van Berkel, P. H., Vink, T., van de Winkel, J. G., Parren, P. W., & Valerius, T. (2008). Antibody fucosylation differentially impacts cytotoxicity mediated by NK and PMN effector cells. *Blood, 112*(6), 2390–2399.

Pickup, M., Novitskiy, S., & Moses, H. L. (2013). The roles of TGFbeta in the tumour microenvironment. *Nature Reviews Cancer, 13*(11), 788–799.

Porter, D. L., Levine, B. L., Kalos, M., Bagg, A., & June, C. H. (2011). Chimeric antigen receptor-modified T cells in chronic lymphoid leukemia. *The New England Journal of Medicine, 365*(8), 725–733.

Postow, M. A., Callahan, M. K., Barker, C. A., Yamada, Y., Yuan, J., Kitano, S., Mu, Z., Rasalan, T., Adamow, M., Ritter, E., Sedrak, C., Jungbluth, A. A., Chua, R., Yang, A. S., Roman, R. A., Rosner, S., Benson, B., Allison, J. P., Lesokhin, A. M., Gnjatic, S., & Wolchok, J. D. (2012). Immunologic correlates of the abscopal effect in a patient with melanoma. *The New England Journal of Medicine, 366*(10), 925–931.

Prieto, P. A., Yang, J. C., Sherry, R. M., Hughes, M. S., Kammula, U. S., White, D. E., Levy, C. L., Rosenberg, S. A., & Phan, G. Q. (2012). CTLA-4 blockade with ipilimumab: Long-term follow-up of 177 patients with metastatic melanoma. *Clinical Cancer Research, 18*(7), 2039–2047.

Pro, B., Advani, R., Brice, P., Bartlett, N. L., Rosenblatt, J. D., Illidge, T., Matous, J., Ramchandren, R., Fanale, M., Connors, J. M., Yang, Y., Sievers, E. L., Kennedy, D. A., & Shustov, A. (2012). Brentuximab vedotin (SGN-35) in patients with relapsed or refractory systemic anaplastic large-cell lymphoma: Results of a phase II study. *Journal of Clinical Oncology, 30*(18), 2190–2196.

Racila, E., Link, B. K., Weng, W. K., Witzig, T. E., Ansell, S., Maurer, M. J., Huang, J., Dahle, C., Halwani, A., Levy, R., & Weiner, G. J. (2008). A polymorphism in the complement component C1qA correlates with prolonged response following rituximab therapy of follicular lymphoma. *Clinical Cancer Research, 14*(20), 6697–6703.

Recher, C., Coiffier, B., Haioun, C., Molina, T. J., Ferme, C., Casasnovas, O., Thieblemont, C., Bosly, A., Laurent, G., Morschhauser, F., Ghesquieres, H., Jardin, F., Bologna, S., Fruchart, C., Corront, B., Gabarre, J., Bonnet, C., Janvier, M., Canioni, D., Jais, J. P., Salles, G., & Tilly, H. (2011). Intensified chemotherapy with ACVBP plus rituximab versus standard CHOP plus rituximab for the treatment of diffuse large B-cell lymphoma (LNH03-2B): An open-label randomised phase 3 trial. *Lancet, 378*(9806), 1858–1867.

Reck, M., Bondarenko, I., Luft, A., Serwatowski, P., Barlesi, F., Chacko, R., Sebastian, M., Lu, H., Cuillerot, J. M., & Lynch, T. J. (2013). Ipilimumab in combination with paclitaxel and carboplatin as first-line therapy in extensive-disease-small-cell lung cancer: Results from a randomized, double-blind, multicenter phase 2 trial. *Annals of Oncology, 24*(1), 75–83.

Ribas, A., Kefford, R., Marshall, M. A., Punt, C. J., Haanen, J. B., Marmol, M., Garbe, C., Gogas, H., Schachter, J., Linette, G., Lorigan, P., Kendra, K. L., Maio, M., Trefzer, U., Smylie, M., McArthur, G. A., Dreno, B., Nathan, P. D., Mackiewicz, J., Kirkwood, J. M., Gomez-Navarro, J., Huang, B., Pavlov, D., & Hauschild, A. (2013). Phase III randomized clinical trial comparing tremelimumab with standard-of-care chemotherapy in patients with advanced melanoma. *Journal of Clinical Oncology, 31*(5), 616–622.

Rini, B. I., Halabi, S., Rosenberg, J. E., Stadler, W. M., Vaena, D. A., Ou, S. S., Archer, L., Atkins, J. N., Picus, J., Czaykowski, P., Dutcher, J., & Small, E. J. (2008). Bevacizumab plus interferon alfa compared with interferon alfa monotherapy in patients with metastatic renal cell carcinoma: CALGB 90206. *Journal of Clinical Oncology, 26*(33), 5422–5428.

Rizvi, N. A., Hellmann, M. D., Snyder, A., Kvistborg, P., Makarov, V., Havel, J. J., Lee, W., Yuan, J., Wong, P., Ho, T. S., Miller, M. L., Rekhtman, N., Moreira, A. L., Ibrahim, F., Bruggeman, C., Gasmi, B., Zappasodi, R., Maeda, Y., Sander, C., Garon, E. B., Merghoub, T., Wolchok, J. D., Schumacher, T. N., & Chan, T. A. (2015). Cancer immunology. Mutational landscape determines sensitivity to PD-1 blockade in non-small cell lung cancer. *Science, 348*(6230), 124–128.

Robert, N., Leyland-Jones, B., Asmar, L., Belt, R., Ilegbodu, D., Loesch, D., Raju, R., Valentine, E., Sayre, R., Cobleigh, M., Albain, K., McCullough, C., Fuchs, L., & Slamon, D. (2006). Randomized phase III study of trastuzumab, paclitaxel, and carboplatin compared with trastuzumab and paclitaxel in women with HER-2-overexpressing metastatic breast cancer. *Journal of Clinical Oncology, 24*(18), 2786–2792.

Robert, C., Thomas, L., Bondarenko, I., O'Day, S., Weber, J., Garbe, C., Lebbe, C., Baurain, J. F., Testori, A., Grob, J. J., Davidson, N., Richards, J., Maio, M., Hauschild, A., Miller, W. H., Jr., Gascon, P., Lotem, M., Harmankaya, K., Ibrahim, R., Francis, S., Chen, T. T., Humphrey, R., Hoos, A., & Wolchok, J. D. (2011). Ipilimumab plus dacarbazine for previously untreated metastatic melanoma. *The New England Journal of Medicine, 364*(26), 2517–2526.

Robert, C., Ribas, A., Wolchok, J. D., Hodi, F. S., Hamid, O., Kefford, R., Weber, J. S., Joshua, A. M., Hwu, W. J., Gangadhar, T. C., Patnaik, A., Dronca, R., Zarour, H., Joseph, R. W., Boasberg, P., Chmielowski, B., Mateus, C., Postow, M. A., Gergich, K., Elassaiss-Schaap, J., Li, X. N., Iannone, R., Ebbinghaus, S. W., Kang, S. P., & Daud, A. (2014). Anti-programmed-death-receptor-1 treatment with pembrolizumab in ipilimumab-refractory advanced melanoma: A randomised dose-comparison cohort of a phase 1 trial. *Lancet, 384*(9948), 1109–1117.

Roopenian, D. C., & Akilesh, S. (2007). FcRn: The neonatal Fc receptor comes of age. *Nature Reviews Immunology, 7*(9), 715–725.

Ruter, J., Antonia, S. J., Burris, H. A., Huhn, R. D., & Vonderheide, R. H. (2010). Immune modulation with weekly dosing of an agonist CD40 antibody in a phase I study of patients with advanced solid tumors. *Cancer Biology and Therapy, 10*(10), 983–993.

Saenger, Y. M., & Wolchok, J. D. (2008). The heterogeneity of the kinetics of response to ipilimumab in metastatic melanoma: Patient cases. *Cancer Immunity, 8*, 1.

Sakuishi, K., Apetoh, L., Sullivan, J. M., Blazar, B. R., Kuchroo, V. K., & Anderson, A. C. (2010). Targeting Tim-3 and PD-1 pathways to reverse T cell exhaustion and restore anti-tumor immunity. *The Journal of Experimental Medicine, 207*(10), 2187–2194.

Saltz, L. B., Clarke, S., Diaz-Rubio, E., Scheithauer, W., Figer, A., Wong, R., Koski, S., Lichinitser, M., Yang, T. S., Rivera, F., Couture, F., Sirzen, F., & Cassidy, J. (2008). Bevacizumab in combination with oxaliplatin-based chemotherapy as first-line therapy in metastatic colorectal cancer: A randomized phase III study. *Journal of Clinical Oncology, 26*(12), 2013–2019.

Sandler, A., Gray, R., Perry, M. C., Brahmer, J., Schiller, J. H., Dowlati, A., Lilenbaum, R., & Johnson, D. H. (2006). Paclitaxel-carboplatin alone or with bevacizumab for non-small-cell lung cancer. *The New England Journal of Medicine, 355*(24), 2542–2550.

Scalapino, K. J., & Daikh, D. I. (2008). CTLA-4: A key regulatory point in the control of autoimmune disease. *Immunological Reviews, 223*, 143–155.

Schadendorf, D., Hodi, F. S., Robert, C., Weber, J. S., Margolin, K., Hamid, O., Patt, D., Chen, T. T., Berman, D. M., & Wolchok, J. D. (2015). Pooled analysis of long-term survival data from phase II and phase III trials of ipilimumab in unresectable or metastatic melanoma. *Journal of Clinical Oncology, 33*(17), 1889–1894.

Schoeberl, B., Pace, E. A., Fitzgerald, J. B., Harms, B. D., Xu, L., Nie, L., Linggi, B., Kalra, A., Paragas, V., Bukhalid, R., Grantcharova, V., Kohli, N., West, K. A., Leszczyniecka, M., Feldhaus, M. J., Kudla, A. J., & Nielsen, U. B. (2009). Therapeutically targeting ErbB3: A key node in ligand-induced activation of the ErbB receptor-PI3K axis. *Science Signaling, 2* (77), ra31.

Schumacher, T. N., & Schreiber, R. D. (2015). Neoantigens in cancer immunotherapy. *Science, 348*(6230), 69–74.

Scott, S. D. (1998). Rituximab: A new therapeutic monoclonal antibody for non-Hodgkin's lymphoma. *Cancer Practice, 6*(3), 195–197.

Scott, A. M., Lee, F. T., Tebbutt, N., Herbertson, R., Gill, S. S., Liu, Z., Skrinos, E., Murone, C., Saunder, T. H., Chappell, B., Papenfuss, A. T., Poon, A. M., Hopkins, W., Smyth, F. E., MacGregor, D., Cher, L. M., Jungbluth, A. A., Ritter, G., Brechbiel, M. W., Murphy, R., Burgess, A. W., Hoffman, E. W., Johns, T. G., & Old, L. J. (2007). A phase I clinical trial with monoclonal antibody ch806 targeting transitional state and mutant epidermal growth factor receptors. *Proceedings of the National Academy of Sciences of the United States of America, 104*(10), 4071–4076.

Seidman, A., Hudis, C., Pierri, M. K., Shak, S., Paton, V., Ashby, M., Murphy, M., Stewart, S. J., & Keefe, D. (2002). Cardiac dysfunction in the trastuzumab clinical trials experience. *Journal of Clinical Oncology, 20*(5), 1215–1221.

Shen, J., Vil, M. D., Prewett, M., Damoci, C., Zhang, H., Li, H., Jimenez, X., Deevi, D. S., Iacolina, M., Kayas, A., Bassi, R., Persaud, K., Rohoza-Asandi, A., Balderes, P., Loizos, N., Ludwig, D. L., Tonra, J., Witte, L., & Zhu, Z. (2009). Development of a fully human anti-PDGFRbeta antibody that suppresses growth of human tumor xenografts and enhances antitumor activity of an anti-VEGFR2 antibody. *Neoplasia, 11*(6), 594–604.

Shuford, W. W., Klussman, K., Tritchler, D. D., Loo, D. T., Chalupny, J., Siadak, A. W., Brown, T. J., Emswiler, J., Raecho, H., Larsen, C. P., Pearson, T. C., Ledbetter, J. A., Aruffo, A., & Mittler, R. S. (1997). 4-1BB costimulatory signals preferentially induce CD8+ T cell prolifer-ation and lead to the amplification in vivo of cytotoxic T cell responses. *The Journal of Experimental Medicine, 186*(1), 47–55.

Shuptrine, C. W., Surana, R., & Weiner, L. M. (2012). Monoclonal antibodies for the treatment of cancer. *Seminars in Cancer Biology, 22*(1), 3–13.

Shusterman, S., London, W. B., Gillies, S. D., Hank, J. A., Voss, S. D., Seeger, R. C., Reynolds, C. P., Kimball, J., Albertini, M. R., Wagner, B., Gan, J., Eickhoff, J., DeSantes, K. B., Cohn, S. L., Hecht, T., Gadbaw, B., Reisfeld, R. A., Maris, J. M., & Sondel, P. M. (2010). Antitumor activity of hu14.18-IL2 in patients with relapsed/refractory neuroblastoma: A Children's Oncology Group (COG) phase II study. *Journal of Clinical Oncology, 28*(33), 4969–4975.

Sia, D., Alsinet, C., Newell, P., & Villanueva, A. (2014). VEGF signaling in cancer treatment. *Current Pharmaceutical Design, 20*(17), 2834–2842.

Sievers, E. L., & Senter, P. D. (2013). Antibody-drug conjugates in cancer therapy. *Annual Review of Medicine, 64*, 15–29.

Slamon, D. J., Leyland-Jones, B., Shak, S., Fuchs, H., Paton, V., Bajamonde, A., Fleming, T., Eiermann, W., Wolter, J., Pegram, M., Baselga, J., & Norton, L. (2001). Use of chemotherapy plus a monoclonal antibody against HER2 for metastatic breast cancer that overexpresses HER2. *The New England Journal of Medicine, 344*(11), 783–792.

Slovin, S. F., Higano, C. S., Hamid, O., Tejwani, S., Harzstark, A., Alumkal, J. J., Scher, H. I., Chin, K., Gagnier, P., McHenry, M. B., & Beer, T. M. (2013). Ipilimumab alone or in combination with radiotherapy in metastatic castration-resistant prostate cancer: Results from an open-label, multicenter phase I/II study. *Annals of Oncology, 24*(7), 1813–1821.

Snyder, A., Makarov, V., Merghoub, T., Yuan, J., Zaretsky, J. M., Desrichard, A., Walsh, L. A., Postow, M. A., Wong, P., Ho, T. S., Hollmann, T. J., Bruggeman, C., Kannan, K., Li, Y., Elipenahli, C., Liu, C., Harbison, C. T., Wang, L., Ribas, A., Wolchok, J. D., & Chan, T. A. (2014). Genetic basis for clinical response to CTLA-4 blockade in melanoma. *The New England Journal of Medicine, 371*(23), 2189–2199.

Spranger, S., Spaapen, R. M., Zha, Y., Williams, J., Meng, Y., Ha, T. T., & Gajewski, T. F. (2013). Up-regulation of PD-L1, IDO, and T(regs) in the melanoma tumor microenvironment is driven by CD8(+) T cells. *Science Translational Medicine, 5*(200), 200ra116.

Spratlin, J. (2011). Ramucirumab (IMC-1121B): Monoclonal antibody inhibition of vascular endothelial growth factor receptor-2. *Current Oncology Reports, 13*(2), 97–102.

Stagg, J., Loi, S., Divisekera, U., Ngiow, S. F., Duret, H., Yagita, H., Teng, M. W., & Smyth, M. J. (2011). Anti-ErbB-2 mAb therapy requires type I and II interferons and synergizes with anti-PD-1 or anti-CD137 mAb therapy. *Proceedings of the National Academy of Sciences of the United States of America, 108*(17), 7142–7147.

Steidl, C., Shah, S. P., Woolcock, B. W., Rui, L., Kawahara, M., Farinha, P., Johnson, N. A., Zhao, Y., Telenius, A., Neriah, S. B., McPherson, A., Meissner, B., Okoye, U. C., Diepstra, A., van den Berg, A., Sun, M., Leung, G., Jones, S. J., Connors, J. M., Huntsman, D. G., Savage, K. J., Rimsza, L. M., Horsman, D. E., Staudt, L. M., Steidl, U., Marra, M. A., & Gascoyne, R. D. (2011). MHC class II transactivator CIITA is a recurrent gene fusion partner in lymphoid cancers. *Nature, 471*(7338), 377–381.

Sullivan, L. A., & Brekken, R. A. (2010). The VEGF family in cancer and antibody-based strategies for their inhibition. *MAbs, 2*(2), 165–175.

Tamura, K., Shimizu, C., Hojo, T., Akashi-Tanaka, S., Kinoshita, T., Yonemori, K., Kouno, T., Katsumata, N., Ando, M., Aogi, K., Koizumi, F., Nishio, K., & Fujiwara, Y. (2011). FcgammaR2A and 3A polymorphisms predict clinical outcome of trastuzumab in both neoadjuvant and metastatic settings in patients with HER2-positive breast cancer. *Annals of Oncology, 22*(6), 1302–1307.

Taube, J. M., Klein, A., Brahmer, J. R., Xu, H., Pan, X., Kim, J. H., Chen, L., Pardoll, D. M., Topalian, S. L., & Anders, R. A. (2014). Association of PD-1, PD-1 ligands, and other features of the tumor immune microenvironment with response to anti-PD-1 therapy. *Clinical Cancer Research, 20*(19), 5064–5074.

Taylor, C., Hershman, D., Shah, N., Suciu-Foca, N., Petrylak, D. P., Taub, R., Vahdat, L., Cheng, B., Pegram, M., Knutson, K. L., & Clynes, R. (2007). Augmented HER-2 specific immunity during treatment with trastuzumab and chemotherapy. *Clinical Cancer Research, 13*(17), 5133–5143.

Teeling, J. L., French, R. R., Cragg, M. S., van den Brakel, J., Pluyter, M., Huang, H., Chan, C., Parren, P. W., Hack, C. E., Dechant, M., Valerius, T., van de Winkel, J. G., & Glennie, M. J. (2004). Characterization of new human CD20 monoclonal antibodies with potent cytolytic activity against non-Hodgkin lymphomas. *Blood, 104*(6), 1793–1800.

Thompson, R. H., Kuntz, S. M., Leibovich, B. C., Dong, H., Lohse, C. M., Webster, W. S., Sengupta, S., Frank, I., Parker, A. S., Zincke, H., Blute, M. L., Sebo, T. J., Cheville, J. C., & Kwon, E. D. (2006). Tumor B7-H1 is associated with poor prognosis in renal cell carcinoma patients with long-term follow-up. *Cancer Research, 66*(7), 3381–3385.

Thompson, R. H., Dong, H., Lohse, C. M., Leibovich, B. C., Blute, M. L., Cheville, J. C., & Kwon, E. D. (2007). PD-1 is expressed by tumor-infiltrating immune cells and is associated with poor outcome for patients with renal cell carcinoma. *Clinical Cancer Research, 13*(6), 1757–1761.

Topalian, S. L., Hodi, F. S., Brahmer, J. R., Gettinger, S. N., Smith, D. C., McDermott, D. F., Powderly, J. D., Carvajal, R. D., Sosman, J. A., Atkins, M. B., Leming, P. D., Spigel, D. R., Antonia, S. J., Horn, L., Drake, C. G., Pardoll, D. M., Chen, L., Sharfman, W. H., Anders, R. A., Taube, J. M., McMiller, T. L., Xu, H., Korman, A. J., Jure-Kunkel, M., Agrawal, S., McDonald, D., Kollia, G. D., Gupta, A., Wigginton, J. M., & Sznol, M. (2012). Safety, activity, and immune correlates of anti-PD-1 antibody in cancer. *The New England Journal of Medicine, 366*(26), 2443–2454.

Topalian, S. L., Sznol, M., McDermott, D. F., Kluger, H. M., Carvajal, R. D., Sharfman, W. H., Brahmer, J. R., Lawrence, D. P., Atkins, M. B., Powderly, J. D., Leming, P. D., Lipson, E. J., Puzanov, I., Smith, D. C., Taube, J. M., Wigginton, J. M., Kollia, G. D., Gupta, A., Pardoll, D. M., Sosman, J. A., & Hodi, F. S. (2014). Survival, durable tumor remission, and long-term safety in patients with advanced melanoma receiving nivolumab. *Journal of Clinical Oncology, 32*(10), 1020–1030.

Topp, M. S., Kufer, P., Gokbuget, N., Goebeler, M., Klinger, M., Neumann, S., Horst, H. A., Raff, T., Viardot, A., Schmid, M., Stelljes, M., Schaich, M., Degenhard, E., Kohne-Volland, R., Bruggemann, M., Ottmann, O., Pfeifer, H., Burmeister, T., Nagorsen, D., Schmidt, M., Lutterbuese, R., Reinhardt, C., Baeuerle, P. A., Kneba, M., Einsele, H., Riethmuller, G., Hoelzer, D., Zugmaier, G., & Bargou, R. C. (2011). Targeted therapy with the T-cell-engaging antibody blinatumomab of chemotherapy-refractory minimal residual disease in B-lineage acute lymphoblastic leukemia patients results in high response rate and prolonged leukemia-free survival. *Journal of Clinical Oncology, 29*(18), 2493–2498.

Topp, M. S., Gokbuget, N., Stein, A. S., Zugmaier, G., O'Brien, S., Bargou, R. C., Dombret, H., Fielding, A. K., Heffner, L., Larson, R. A., Neumann, S., Foa, R., Litzow, M., Ribera, J. M., Rambaldi, A., Schiller, G., Bruggemann, M., Horst, H. A., Holland, C., Jia, C., Maniar, T., Huber, B., Nagorsen, D., Forman, S. J., & Kantarjian, H. M. (2015). Safety and activity of blinatumomab for adult patients with relapsed or refractory B-precursor acute lymphoblastic leukaemia: A multicentre, single-arm, phase 2 study. *The Lancet Oncology, 16*(1), 57–66.

Tumeh, P. C., Harview, C. L., Yearley, J. H., Shintaku, I. P., Taylor, E. J., Robert, L., Chmielowski, B., Spasic, M., Henry, G., Ciobanu, V., West, A. N., Carmona, M., Kivork, C., Seja, E., Cherry, G., Gutierrez, A. J., Grogan, T. R., Mateus, C., Tomasic, G., Glaspy, J. A., Emerson, R. O., Robins, H., Pierce, R. H., Elashoff, D. A., Robert, C., & Ribas, A. (2014). PD-1 blockade induces responses by inhibiting adaptive immune resistance. *Nature, 515* (7528), 568–571.

Vaickus, L., & Foon, K. A. (1991). Overview of monoclonal antibodies in the diagnosis and therapy of cancer. *Cancer Investigation, 9*(2), 195–209.

Van Cutsem, E., Peeters, M., Siena, S., Humblet, Y., Hendlisz, A., Neyns, B., Canon, J. L., Van Laethem, J. L., Maurel, J., Richardson, G., Wolf, M., & Amado, R. G. (2007). Open-label phase III trial of panitumumab plus best supportive care compared with best supportive care alone in patients with chemotherapy-refractory metastatic colorectal cancer. *Journal of Clinical Oncology, 25*(13), 1658–1664.

Van Cutsem, E., Kohne, C. H., Hitre, E., Zaluski, J., Chang Chien, C. R., Makhson, A., D'Haens, G., Pinter, T., Lim, R., Bodoky, G., Roh, J. K., Folprecht, G., Ruff, P., Stroh, C., Tejpar, S., Schlichting, M., Nippgen, J., & Rougier, P. (2009). Cetuximab and chemotherapy as initial treatment for metastatic colorectal cancer. *The New England Journal of Medicine, 360*(14), 1408–1417.

Van Cutsem, E., Kohne, C. H., Lang, I., Folprecht, G., Nowacki, M. P., Cascinu, S., Shchepotin, I., Maurel, J., Cunningham, D., Tejpar, S., Schlichting, M., Zubel, A., Celik, I., Rougier, P., & Ciardiello, F. (2011). Cetuximab plus irinotecan, fluorouracil, and leucovorin as first-line treatment for metastatic colorectal cancer: Updated analysis of overall survival according to tumor KRAS and BRAF mutation status. *Journal of Clinical Oncology, 29*(15), 2011–2019.

van Meerten, T., & Hagenbeek, A. (2010). CD20-targeted therapy: The next generation of antibodies. *Seminars in Hematology, 47*(2), 199–210.

van Zelm, M. C., van der Burg, M., de Ridder, D., Barendregt, B. H., de Haas, E. F., Reinders, M. J., Lankester, A. C., Revesz, T., Staal, F. J., & van Dongen, J. J. (2005). Ig gene rearrangement steps are initiated in early human precursor B cell subsets and correlate with specific transcription factor expression. *Journal of Immunology, 175*(9), 5912–5922.

Verma, S., Miles, D., Gianni, L., Krop, I. E., Welslau, M., Baselga, J., Pegram, M., Oh, D. Y., Dieras, V., Guardino, E., Fang, L., Lu, M. W., Olsen, S., & Blackwell, K. (2012). Trastuzumab emtansine for HER2-positive advanced breast cancer. *The New England Journal of Medicine, 367*(19), 1783–1791.

Vermorken, J. B., Trigo, J., Hitt, R., Koralewski, P., Diaz-Rubio, E., Rolland, F., Knecht, R., Amellal, N., Schueler, A., & Baselga, J. (2007). Open-label, uncontrolled, multicenter phase II study to evaluate the efficacy and toxicity of cetuximab as a single agent in patients with recurrent and/or metastatic squamous cell carcinoma of the head and neck who failed to respond to platinum-based therapy. *Journal of Clinical Oncology, 25*(16), 2171–2177.

Vermorken, J. B., Mesia, R., Rivera, F., Remenar, E., Kawecki, A., Rottey, S., Erfan, J., Zabolotnyy, D., Kienzer, H. R., Cupissol, D., Peyrade, F., Benasso, M., Vynnychenko, I., De Raucourt, D., Bokemeyer, C., Schueler, A., Amellal, N., & Hitt, R. (2008). Platinum-based chemotherapy plus cetuximab in head and neck cancer. *The New England Journal of Medicine, 359*(11), 1116–1127.

Vey, N., Bourhis, J. H., Boissel, N., Bordessoule, D., Prebet, T., Charbonnier, A., Etienne, A., Andre, P., Romagne, F., Benson, D., Dombret, H., & Olive, D. (2012). A phase 1 trial of the anti-inhibitory KIR mAb IPH2101 for AML in complete remission. *Blood, 120*(22), 4317–4323.

Vogel, C. L., Cobleigh, M. A., Tripathy, D., Gutheil, J. C., Harris, L. N., Fehrenbacher, L., Slamon, D. J., Murphy, M., Novotny, W. F., Burchmore, M., Shak, S., Stewart, S. J., & Press, M. (2002). Efficacy and safety of trastuzumab as a single agent in first-line treatment of HER2-overexpressing metastatic breast cancer. *Journal of Clinical Oncology, 20*(3), 719–726.

von Minckwitz, G., du Bois, A., Schmidt, M., Maass, N., Cufer, T., de Jongh, F. E., Maartense, E., Zielinski, C., Kaufmann, M., Bauer, W., Baumann, K. H., Clemens, M. R., Duerr, R., Uleer, C., Andersson, M., Stein, R. C., Nekljudova, V., & Loibl, S. (2009). Trastuzumab beyond progression in human epidermal growth factor receptor 2-positive advanced breast cancer: A german breast group 26/breast international group 03-05 study. *Journal of Clinical Oncology, 27*(12), 1999–2006.

Vonderheide, R. H., Flaherty, K. T., Khalil, M., Stumacher, M. S., Bajor, D. L., Hutnick, N. A., Sullivan, P., Mahany, J. J., Gallagher, M., Kramer, A., Green, S. J., O'Dwyer, P. J., Running, K. L., Huhn, R. D., & Antonia, S. J. (2007). Clinical activity and immune modulation in cancer patients treated with CP-870,893, a novel CD40 agonist monoclonal antibody. *Journal of Clinical Oncology, 25*(7), 876–883.

Walter, R. B. (2014). Biting back: BiTE antibodies as a promising therapy for acute myeloid leukemia. *Expert Review of Hematology, 7*(3), 317–319.

Wang, S., & Chen, L. (2004). Co-signaling molecules of the B7-CD28 family in positive and negative regulation of T lymphocyte responses. *Microbes and Infection, 6*(8), 759–766.

Wang-Gillam, A., Plambeck-Suess, S., Goedegebuure, P., Simon, P. O., Mitchem, J. B., Hornick, J. R., Sorscher, S., Picus, J., Suresh, R., Lockhart, A. C., Tan, B., & Hawkins, W. G. (2013). A phase I study of IMP321 and gemcitabine as the front-line therapy in patients with advanced pancreatic adenocarcinoma. *Investigational New Drugs, 31*(3), 707–713.

Weber, J. S., O'Day, S., Urba, W., Powderly, J., Nichol, G., Yellin, M., Snively, J., & Hersh, E. (2008). Phase I/II study of ipilimumab for patients with metastatic melanoma. *Journal of Clinical Oncology, 26*(36), 5950–5956.

Weber, J. S., Kudchadkar, R. R., Yu, B., Gallenstein, D., Horak, C. E., Inzunza, H. D., Zhao, X., Martinez, A. J., Wang, W., Gibney, G., Kroeger, J., Eysmans, C., Sarnaik, A. A., & Chen, Y. A. (2013). Safety, efficacy, and biomarkers of nivolumab with vaccine in ipilimumab-refractory or -naive melanoma. *Journal of Clinical Oncology, 31*(34), 4311–4318.

Weinberg, A. D., Rivera, M. M., Prell, R., Morris, A., Ramstad, T., Vetto, J. T., Urba, W. J., Alvord, G., Bunce, C., & Shields, J. (2000). Engagement of the OX-40 receptor in vivo enhances antitumor immunity. *Journal of Immunology, 164*(4), 2160–2169.

Weinberg, A. D., Morris, N. P., Kovacsovics-Bankowski, M., Urba, W. J., & Curti, B. D. (2011). Science gone translational: The OX40 agonist story. *Immunological Reviews, 244*(1), 218–231.

Weiner, L. M., Belldegrun, A. S., Crawford, J., Tolcher, A. W., Lockbaum, P., Arends, R. H., Navale, L., Amado, R. G., Schwab, G., & Figlin, R. A. (2008). Dose and schedule study of panitumumab monotherapy in patients with advanced solid malignancies. *Clinical Cancer Research, 14*(2), 502–508.

Whiteside, T. L., Stanson, J., Shurin, M. R., & Ferrone, S. (2004). Antigen-processing machinery in human dendritic cells: Up-regulation by maturation and down-regulation by tumor cells. *Journal of Immunology, 173*(3), 1526–1534.

Wierda, W. G., Padmanabhan, S., Chan, G. W., Gupta, I. V., Lisby, S., & Osterborg, A. (2011). Ofatumumab is active in patients with fludarabine-refractory CLL irrespective of prior rituximab: Results from the phase 2 international study. *Blood, 118*(19), 5126–5129.

Witzig, T. E., Gordon, L. I., Cabanillas, F., Czuczman, M. S., Emmanouilides, C., Joyce, R., Pohlman, B. L., Bartlett, N. L., Wiseman, G. A., Padre, N., Grillo-Lopez, A. J., Multani, P., & White, C. A. (2002). Randomized controlled trial of yttrium-90-labeled ibritumomab tiuxetan radioimmunotherapy versus rituximab immunotherapy for patients with relapsed or refractory low-grade, follicular, or transformed B-cell non-Hodgkin's lymphoma. *Journal of Clinical Oncology, 20*(10), 2453–2463.

Wolchok, J. D., Hoos, A., O'Day, S., Weber, J. S., Hamid, O., Lebbe, C., Maio, M., Binder, M., Bohnsack, O., Nichol, G., Humphrey, R., & Hodi, F. S. (2009). Guidelines for the evaluation of immune therapy activity in solid tumors: Immune-related response criteria. *Clinical Cancer Research, 15*(23), 7412–7420.

Wolchok, J. D., Kluger, H., Callahan, M. K., Postow, M. A., Rizvi, N. A., Lesokhin, A. M., Segal, N. H., Ariyan, C. E., Gordon, R. A., Reed, K., Burke, M. M., Caldwell, A., Kronenberg, S. A., Agunwamba, B. U., Zhang, X., Lowy, I., Inzunza, H. D., Feely, W., Horak, C. E., Hong, Q., Korman, A. J., Wigginton, J. M., Gupta, A., & Sznol, M. (2013). Nivolumab plus ipilimumab in advanced melanoma. *The New England Journal of Medicine, 369*(2), 122–133.

Wu, Y., Zhong, Z., Huber, J., Bassi, R., Finnerty, B., Corcoran, E., Li, H., Navarro, E., Balderes, P., Jimenez, X., Koo, H., Mangalampalli, V. R., Ludwig, D. L., Tonra, J. R., & Hicklin, D. J. (2006). Anti-vascular endothelial growth factor receptor-1 antagonist antibody as a therapeutic agent for cancer. *Clinical Cancer Research, 12*(21), 6573–6584.

Yang, J. C., Hughes, M., Kammula, U., Royal, R., Sherry, R. M., Topalian, S. L., Suri, K. B., Levy, C., Allen, T., Mavroukakis, S., Lowy, I., White, D. E., & Rosenberg, S. A. (2007). Ipilimumab (anti-CTLA4 antibody) causes regression of metastatic renal cell cancer associated with enteritis and hypophysitis. *Journal of Immunotherapy, 30*(8), 825–830.

Yarden, Y., & Sliwkowski, M. X. (2001). Untangling the ErbB signalling network. *Nature Reviews Molecular Cell Biology, 2*(2), 127–137.

Yeung, Y. A., Leabman, M. K., Marvin, J. S., Qiu, J., Adams, C. W., Lien, S., Starovasnik, M. A., & Lowman, H. B. (2009). Engineering human IgG1 affinity to human neonatal Fc receptor: Impact of affinity improvement on pharmacokinetics in primates. *Journal of Immunology, 182* (12), 7663–7671.

Younes, A., Bartlett, N. L., Leonard, J. P., Kennedy, D. A., Lynch, C. M., Sievers, E. L., & Forero-Torres, A. (2010). Brentuximab vedotin (SGN-35) for relapsed CD30-positive lymphomas. *The New England Journal of Medicine, 363*(19), 1812–1821.

Younes, A., Gopal, A. K., Smith, S. E., Ansell, S. M., Rosenblatt, J. D., Savage, K. J., Ramchandren, R., Bartlett, N. L., Cheson, B. D., de Vos, S., Forero-Torres, A., Moskowitz, C. H., Connors, J. M., Engert, A., Larsen, E. K., Kennedy, D. A., Sievers, E. L., & Chen, R. (2012). Results of a pivotal phase II study of brentuximab vedotin for patients with relapsed or refractory Hodgkin's lymphoma. *Journal of Clinical Oncology, 30*(18), 2183–2189.

Yu, B., Mao, Y., Bai, L. Y., Herman, S. E., Wang, X., Ramanunni, A., Jin, Y., Mo, X., Cheney, C., Chan, K. K., Jarjoura, D., Marcucci, G., Lee, R. J., Byrd, J. C., Lee, L. J., & Muthusamy, N. (2013). Targeted nanoparticle delivery overcomes off-target immunostimulatory effects of oligonucleotides and improves therapeutic efficacy in chronic lymphocytic leukemia. *Blood, 121*(1), 136–147.

Zang, X., Thompson, R. H., Al-Ahmadie, H. A., Serio, A. M., Reuter, V. E., Eastham, J. A., Scardino, P. T., Sharma, P., & Allison, J. P. (2007). B7-H3 and B7x are highly expressed in human prostate cancer and associated with disease spread and poor outcome. *Proceedings of the National Academy of Sciences of the United States of America, 104*(49), 19458–19463.

Zhang, W., Gordon, M., Schultheis, A. M., Yang, D. Y., Nagashima, F., Azuma, M., Chang, H. M., Borucka, E., Lurje, G., Sherrod, A. E., Iqbal, S., Groshen, S., & Lenz, H. J. (2007). FCGR2A and FCGR3A polymorphisms associated with clinical outcome of epidermal growth factor receptor expressing metastatic colorectal cancer patients treated with single-agent cetuximab. *Journal of Clinical Oncology, 25*(24), 3712–3718.

Zou, W., & Chen, L. (2008). Inhibitory B7-family molecules in the tumour microenvironment. *Nature Reviews Immunology, 8*(6), 467–477.

第二章 生物反应调节剂与肿瘤免疫治疗

摘要：生物反应调节剂（biological response modifiers，BRMs）作为一类新型生物制剂正逐步被用于增强肿瘤免疫疗效。新近研究证实，细胞因子、Toll 样受体（TLR）信号和非编码 RNA 具有调控抗肿瘤免疫应答、肿瘤相关炎症的重要作用，其相关 BRMs 正在探索中。目前 IFN-α、IL-2 等细胞因子及一些 TLR 激动剂如 BCG、MPL 和 Imiquimod 已获批准用于一些恶性肿瘤患者的治疗，同时，首个人工合成的小分子非编码 RNA 模拟物，MXR34 也已进入肝癌的临床 I 期试验，显示出重要的临床应用价值。本章根据大量的原始数据，将对 TLR 信号、一些非编码 RNA 和部分重要的细胞因子在肿瘤及肿瘤相关免疫应答中的调节作用，以及相关肿瘤治疗的临床案例进行介绍及讨论。

1 引言

生物反应调节剂（BRMs）是一类免疫应答修饰剂，可以用于增强免疫系统的活跃性从而增加机体对肿瘤等疾病的天然防御，BRMs 也被用于降低一些疾病治疗引发的副作用。凡是可以通过刺激或替代一个或多个免疫系统组分，以修饰免疫系统功能的成分均可被称为 BRMs，通常也可称为免疫调节剂和免疫增强剂。BRMs 包括多种细胞因子、单克隆抗体、化学合成的药物分子及一些具有潜在免疫调节功能的小分子，他们可被分为两大类，包括单克隆抗体等特异性 BRMs，其可激活抗原特异性免疫反应，以及细胞因子等非特异性 BRMs，其可对免疫系统的刺激不具有抗原特异性。此外，采用杂交瘤和遗传工程技术，可以产生大量的 BRMs，以用于肿瘤及其他疾病的治疗。

细胞因子是经典的非特异性 BRMs 之一，大量研究已经证实细胞因子是行使抗肿瘤免疫的主要介质。目前，一些细胞因子如 IL-2 和 IFN-γ 已经通过 FDA 批准用于肿瘤治疗，IL-7、IL-12、IL-15、IL-18 和 IL-21 等细胞因子也逐步进入临床试验。然而，最近研究证实细胞因子在肿瘤发病、进展及预后中发挥多效性作用，其不仅可直接刺激免疫效应细胞，增强其杀伤效应，也可以促进肿瘤的生长及浸润、转移。因此，深入理解细胞因子与肿瘤之间的作用关系将为提高细胞因子为基础的肿瘤生物治疗提供新的思路。

除了细胞因子外，大量研究表明 Toll 样受体（Toll like receptor，TLR）信号和非编码 RNA 也在抗肿瘤免疫应答中具有重要调控作用，具有辅助肿瘤生物治疗的潜在价值。其中，TLR 信号可被病原体相关分子模式（pathogen-associated molecular patterns，PAMPs）或类似激动剂启动，进而激活下游信号，诱导免疫应答以清除病原体，而非编码 RNA，特别是 microRNA 和长链非编码 RNA 在肿瘤及肿瘤相关免疫细胞中往往异常表达，其可调控肿瘤组织中浸润的白细胞的发育、分化和活化。鉴于 TLR 信号和非编码 RNA 在启动和调节固有免疫及适应性应答中的关键作用，目前，靶向 TLR 信号或非编码 RNA 作为一种新型抗肿瘤治疗策略备受瞩目。一些临床试验正在致力于利用 TLR 激动剂在肿瘤治疗中将抑制免疫性逆转为抗肿瘤免疫，同时，一些人工合成的 micro RNA 模拟物也已经用于改善免疫细胞的功能，如肿瘤特异性 T 细胞（CTLs）的细胞毒性。

本章我们将介绍和综述 TLR 信号、非编码 RNA 及一些关键细胞因子在肿瘤及肿瘤相关免疫应答中的调节作用，并对相关肿瘤治疗的临床案例进行详细讨论。

2 Toll 样受体信号与激动剂

2.1 Toll 样受体

Toll 样受体（TLR）是一类 I 型跨膜蛋白，由于其结构与果蝇 Toll 蛋白类似，故名 Toll 样受体（Kawai and Akira，2010）。自 1994 年首次发现人 Toll 样受体以来，已经发现十种 Toll 样受体，分别命名为 TLR1 至

TLR10，而在小鼠发现了除 TLR10 以外 TLR1 到 TLR13 十二种具有功能的 Toll 样受体（Kawai and Akira，2010）。每种 Toll 样受体可分别识别相应的病原体相关分子模式（PAMP）分子，PAMP 是一类来源于微生物进化保守的分子，能够诱导机体产生针对入侵病原微生物的免疫应答（Song and Lee，2012）（表 2-1）。Toll 样受体包括三个部分：胞外域、跨膜区和 Toll-IL-1 受体（TIR）结构域（Jin and Lee，2008）。富含亮氨酸重复序列的胞外域是识别 PAMP 的主要部分，受配体结合后引起胞质部分的 TIR 结构域触发下游信号传导，通过招募接头分子的 MyD88 和 TRIF，最终引起转录因子入核和炎性细胞因子表达（Jin and Lee，2008）。Toll 样受体高表达于巨噬细胞和树突状细胞等抗原提呈细胞（APC），活化巨噬细胞 Toll 样受体可促进其向 M1 型极化及 IFN 激活基因的转录表达（Kawai and Akira，2011）。此类效应可诱导机体产生抗肿瘤免疫应答，故许多临床试验正致力于将 Toll 样受体激动剂用于肿瘤的免疫治疗。

表 2-1　人体内 TLR 和 TLR 激动剂的分类和表达

	细胞类型	分布	自然配体	被研究的配体
TLR1	单核细胞，mDC，B 细胞，NK 细胞，中性粒细胞，嗜碱性粒细胞	细胞膜	三酰基脂肽	
TLR2	单核细胞，肥大细胞，mDC	细胞膜	三酰基脂肽，脂磷壁酸，酵母聚糖，孔蛋白，巨噬细胞活化脂肽，细菌肽聚糖，脂阿拉伯甘露聚糖	BCG AS15
TLR3	mDC	内体膜	dsDNA	PolyICLC
TLR4	单核细胞，巨噬细胞，mDC，肥大细胞，嗜碱性粒细胞	细胞膜	LPS，甘露聚糖，磷脂，包膜蛋白	AS15 BCG
TLR5	mDC，单核细胞，NK 细胞，T 细胞	细胞膜	鞭毛蛋白	CBLB502
TLR6	单核细胞，肥大细胞，mDC	细胞膜	三酰基脂肽，脂磷壁酸，酵母聚糖，孔蛋白，巨噬细胞活化脂肽，细菌肽聚糖，脂阿拉伯甘露聚糖	

续表

	细胞类型	分布	自然配体	被研究的配体
TLR7	pDC，嗜酸性粒细胞	内体膜	ssRNA（病毒）	Imiquimod
				Resiquimod
TLR8	mDC，T 细胞，B 细胞，嗜酸性粒细胞，单核细胞	内体膜	ssRNA（病毒）	Resiquimod
				VTX-2337
TLR9	pDC，B 细胞，嗜碱性粒细胞，嗜酸性粒细胞	内体膜	DNA（细菌、病毒）	SD-101
				AS15
				VTX-2337
				GNKG168
				MGN1703
TLR10	pDC，中性粒细胞，B 细胞，嗜碱性粒细胞	细胞膜	未知	

pDC，浆细胞样 DC；mDC，髓样 DC

2.2 Toll 样受体激动剂及下游信号

各 Toll 样受体识别相应的病毒、细菌、真菌、支原体和寄生虫等来源的 PAMP（Song and Lee，2012）。Toll 样受体位于细胞膜或细胞内的膜结构，所以可以广泛地被细胞外或细胞内的 PAMP 所激活，例如，TLR1/2 可被细胞外细菌的脂蛋白激活，而 TLR9 则可被胞内病毒来源的核酸激活。通常，Toll 样受体激动剂包括脂蛋白（TLR1、TLR2 和 TLR6），双链 RNA（TLR3），脂多糖（TLR4），鞭毛蛋白（TLR5），单链 RNA（TLR7 和 TLR8），DNA（TLR9）（Kawai and Akira，2010）。

Toll 样受体以同源二聚体或异源二聚体的形式发挥功能，此外还依赖于其他共受体，如 TLR4 识别脂多糖需要 MD-2、CD14 和 LBP 等共受体的参与（Kawai and Akira，2011）。在 PAMP 的识别过程中，Toll 样受体的胞外结构域在识别相应受体后的构象变化可引起胞内 TIR 域的二聚化，并以此作为下游接头分子的结合位点（Kang and Lee，2011）。这些下游接头蛋白同样具有 TIR 结构域，并可通过 TIR-TIR 相互作用的形式被招募至 Toll 样受体二聚体区域（Kang and Lee，2011）。被招募至 Toll 样受体处的接头蛋白主要为髓样分化初级应答蛋白 88（myeloid differentiation primary response protein 88，MYD88）或含 TIR 结构域的接头蛋白诱导干扰素 β（TIR-domain-containing adapter-inducing interferon-β，TRIF）（Kawai and Akira，2010）。以此 Toll 样受体信号传导通路可分为两个不同的途径，即 MyD88 依赖途径和 TRIF 依赖途径（图 2-1）。

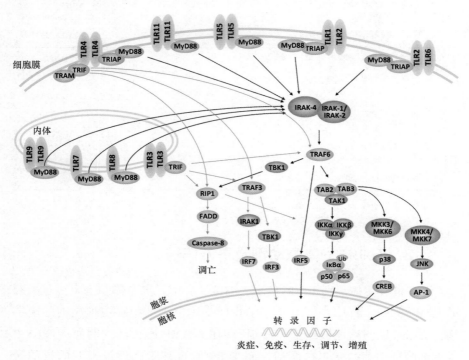

图 2-1　Toll 样受体信号通路概览

受到外界刺激后，TLR 样受体可激活两条信号通路，其中涉及髓系分化反应性蛋白（mye-loid differentiation factor 88，MyD88）（黑色线）和含有 TIR 结构域的接头蛋白诱导 IFN-β（TIR domain-containing adaptor inducing interferon-β，TRIF）（蓝色线）两条信号通路

2.2.1　MyD88 依赖途径

除 TLR3 外，几乎所有 Toll 样受体皆可激活 MyD88 依赖途径，进而可引起丝裂原活化蛋白激酶（mitogen-activated protein kinase，MAPK）和 NF-κB 通路活化（Kawai and Akira，2011）。Toll 样受体与其相应的激动剂结合，导致 Toll 样受体的构象变化并招募接头分子 MyD88 至受体胞内侧结合位点，而触发 Toll 样受体下游信号转导（Medzhitov et al，1998）。

MyD88 进 一 步 募 集 IRAK1、IRAK2（Kawagoe et al，2008）、IRAK4
（Kawai and Akira，2010）等其他蛋白。而后，IRAK 分子通过磷酸化修饰
TRAF6 导致其泛素化酶活性激活（Kawai and Akira，2010）。TRAF6 泛素
化修饰 TAK1 引起其活化。然后，IKK-α 可通过 TAK1 导致 IκB 的磷酸
化，引起 IκB 降解并促进 NF-κB 入核，由此激活 NF-κB 的转录功能，导
致炎性细胞因子和趋化因子表达（Kawai and Akira，2010）。

2.2.2　TRIF 依赖途径

目前，仅发现 TLR3 和 TLR4 激动剂可激活 TRIF 依赖性途径。以
TLR3 信号传导途径为例，病毒来源的 dsRNA 可激活 TLR3 并导致受体的
构象变化（Kang and Lee，2011）。然后衔接分子 TRIF 被募集至受体位
点，进一步招募并活化 TBK1、RIPK1 等激酶，并以此引发下游信号分支
（Kawai and Akira，2010）。TRIF/ TBK1 复合物引起 IRF3 磷酸化并促进其
转位入核，从而促进 I 型干扰素的表达（Fitzgerald et al，2003）。另一方
面，活化 RIPK1 可引起类似于 MyD88 依赖性途径的 TAK1 泛素化及
NF-κB转位入核（Kawai and Akira，2010）。

免疫反应的精确性有赖于 Toll 样受体信号通路调控的众多基因的表
达。在癌症中，引起 Toll 样受体信号通路激活的因素及所产生的效应尚
不明了，但对免疫细胞而言，Toll 样受体激动剂可诱导产生抗肿瘤效应，
从而有望通过 Toll 样受体激动剂打破肿瘤免疫耐受诱导抗肿瘤免疫应答。

2.3　Toll 样受体激动剂在肿瘤中的作用

TLR 激动剂在肿瘤中的作用具有两面性。一方面，Toll 样受体激动剂
可以促进宿主免疫系统的抗肿瘤免疫应答或者产生直接的肿瘤细胞毒性，
从而有效抑制肿瘤的生长和迁移。另一方面，Toll 样受体激动剂也可以通
过多种机制促进肿瘤的发生发展。

2.3.1　Toll 样受体激动剂的抗肿瘤效应

免疫细胞和肿瘤细胞都可被 Toll 样受体激动剂激活，所产生的效应
取决于靶细胞本身和 Toll 样受体激动剂的特性。越来越多的证据表明，
激活不同 Toll 样受体可诱导不同的免疫应答。Toll 样受体激动剂在抗原提

呈细胞（antigen presenting cells，APCs）所诱导的效应包括促进 APC 的成熟并进一步诱导抗肿瘤效应细胞的扩增，使得 Toll 样受体激动剂可作为理想的免疫佐剂而被用于抗肿瘤免疫疗法，尤其是树突状细胞（dendritic cells，DCs）相关的免疫治疗。TLR3 激动剂 dsRNA 可诱导 DCs 表达 I 型干扰素，引起肿瘤细胞凋亡与肿瘤细胞毒性（Jelinek et al，2011）。TLR4 激动剂可作用于单核细胞来源 DCs，通过 MyD88 依赖性途径上调 IL-12 和 IL-18 的表达，从而促进初始 T 细胞向 Th1 分化（Fang et al，2014；Krummen et al，2010）。TLR4 激动剂还可以通过 TRIF 依赖性途径上调共刺激分子的表达，进而促进 T 细胞增殖（Shen et al，2008）。TLR5 激动剂同样显示促 Th1 细胞样效应，但其促进细胞毒性 T 细胞分化增殖的能力相对较（Didierlaurent et al，2004）。表达于浆细胞样 DCs 内体的 TLR7 和 TLR9 可通过 MyD88 依赖途径促进白介素的分泌，引起初始 T 细胞向 Th1 分化（Nierkens et al，2011；Spranger et al，2010）。咪喹莫特作用于 TLR7 可诱导固有免疫和适应性免疫，可减弱肿瘤局部的免疫抑制并促进肿瘤细胞特异性细胞凋亡（Prins et al，2006）。TLR7、TLR8 和 TLR9 的激动剂还可促进抗原的交叉提呈、细胞毒性 T 细胞的活化，例如，TLR7/8激动剂瑞喹莫德（Resiquimod）能够促进 IL-12 和 TNF-α 的分泌，并抑制调节性 T 细胞的功能（Prins et al，2006）。

　　Toll 样受体也表达于 T 细胞，最近的研究表明 Toll 样受体激动剂能够直接作用于 T 细胞。一种 TLR1/2 激动剂细菌脂蛋白，可促进肿瘤特异性 CTL 功能并同时抑制调节性 T 细胞的功能而减缓肿瘤生长（Zhang et al，2011b）。TLR5 激动剂可诱导人 T 细胞分泌细胞因子（Tremblay et al，2014）。通过靶向 TLR8 也可抑制调节性 T 细胞的功能（Peng et al，2005）。此外，最近的研究显示，某些 Toll 样受体激动剂能够直接诱导肿瘤细胞死亡。一种合成的 dsRNA 可作为 TLR3 激动剂，诱导人乳腺癌细胞凋亡，其中涉及 TRIF 依赖性途径和 I 型 IFN 自分泌过程（Salaun et al，2006）。一种细菌的 DNA 类似物 CpG 可被 TLR9 识别，由于其免疫刺激功能及可直接诱导几种肿瘤细胞凋亡的能力，有望用于临床治疗（Arunkumar et al，2013；Zhang et al，2014a）。

　　Toll 样受体激动剂所诱导产生的效应包括 I 型干扰素、趋化因子和促炎因子的表达，以此可被用于癌症的免疫治疗。然而，Toll 样受体激动剂所诱导抗炎作用也不应忽视，如 IL-10 和 TGF-β 的表达，诱导产生的免疫抑制细胞因子可促进肿瘤进展，这一方面的效应也是 Toll 样受体激动剂用于肿瘤临床治疗受限的原因之一（Saraiva and O'Garra，2010）。所幸这一效应可通过选择性抑制 Toll 受体下游通路避免，在 Toll 样受体激动剂刺激 DCs 后，通过阻断 MAPK 或 PI3K 途径可以抑制产生抗炎因子 IL10 和 TGF-β 的表达（Marshall et al，2012）。此外，研究显示，阻断 mTOR 信号可下调在人 DCs 的 IL-10 的表达（Weichhart et al，2011）。因此，通过重塑靶细胞信号转导通路使 Toll 样受体激动剂诱导抗肿瘤效应是其应用于肿瘤免疫治疗的理想解决方案之一。

2.3.2　Toll 样受体激动剂的促肿瘤效应

Toll 样受体激动剂诱导肿瘤细胞产生多种细胞因子和趋化因子，通过直接或间接的作用促进肿瘤细胞的侵袭、生长和转移。在肿瘤免疫微环境中，Toll 样受体激动剂通过上调 NF-κB 信号通路，促进促炎细胞因子、趋化因子和抗凋亡蛋白产生，进而直接辅助肿瘤细胞的生长和增殖（Huang et al，2007）。同时，Toll 样受体激动剂招募大量免疫细胞进入肿瘤局部以上调机体的抗肿瘤免疫应答，但这一效应刺激肿瘤细胞释放多种促血管生成因子和生长因子用于抵抗淋巴细胞攻击，从而实现免疫逃逸（Basith et al，2012）。

在过去的几十年中，Toll 样受体激动剂促肿瘤效应已被广泛报道。瘤内注射单核细胞增多性李斯特菌（TLR2 激动剂）促肝肿瘤细胞生长（Huang et al，2007）。同时，TLR3 激动剂刺激并不会引起肝肿瘤细胞凋亡（Yoneda et al，2008），而会诱导乳腺癌细胞的生长和迁移（Gonzalez-Reyes et al，2010）。TLR4 激动剂 LPS 可直接上调 NF-κB 介导的 β1 整联蛋白依赖的肿瘤血管内皮细胞黏附、肿瘤细胞外基质黏附和侵袭。结果肿瘤转移发生率在小鼠荷瘤模型中显著增加（Wang et al，2003）。TLR4 激动剂活化肿瘤细胞表面 TLR4 分子有效促进卵巢癌、前列腺癌和结直肠癌的生长、抗凋亡和化疗抵抗（Hua et al，2009；Kelly et al，2006；Killeen et al，2009）。此外，TLR4 激动剂 LPS 还可促进肿瘤细胞产生多种促炎因子、抑制性因子和其他小分子，如一氧化氮、GM-CSF、VEGF、IL-6、IL-8 和 IL-12。这些因子共同构成了一个炎性、抑制性的微环境，导致肿瘤细胞有效抵抗杀伤性 T 细胞和 NK 细胞的攻击，从而成功逃脱免疫监视（Huang et al，2005；Szczepanski et al，2009）。近年来研究发现，TLR4 或 TLR3 激动剂诱导细胞自噬，通过促 TRaF6（TNF 受体相关因子6，E3 泛素连接酶）泛素化上调多种细胞因子的产生，从而加速肺癌细胞的侵袭和转移（Zhan et al，2014）。此外，人肺癌细胞表达 TLR7 和TLR8，当利用 TLR7 和 TLR8 激动剂刺激时，NF-κB 通路将被活化，进而上调 BCL-2 这一抗凋亡蛋白，从而有效促进肿瘤细胞的生长和化疗抵抗（Cherfils-Vicini et al，2010）。在骨髓瘤细胞中，TLR7 和 TLR8 激动剂诱导肿瘤细胞分泌 IL-6，以促进肿瘤细胞的扩散和抵抗常规治疗手段（Jego et al，2006）。在多种肿瘤中，TLR9 激动剂通过 TNF 抑制细胞凋亡。在乳腺癌和前列腺癌中，TLR9 激动剂 CpG ODNs 显著上调 MMP13 以促进肿瘤细胞侵袭（Ilvesaro et al.，2007）。

在 LPS 诱导的肿瘤模型中，LPS 激活宿主细胞表面的 TLR4 信号通路，上调 TNF 水平，进而上调 NF-κB 相关的多种抗凋亡因子，如 cIAP1、cIAP2 和 BCL-XL 在肿瘤细胞中的表达水平（Luo et al.，2004）。此外，因为肿瘤细胞对 TNF-α 诱导的凋亡敏感性较低，所以 LPS 和 CpG ODN 有效刺激前列腺上皮细胞促进肿瘤细胞增殖（Kundu et al，2008）。

除了肿瘤细胞和宿主细胞，Toll 样受体还表达于免疫细胞中，既包括固有免疫细胞，又包括适应性免疫细胞。近年来，多个课题组报道，TLR2激动剂促进调节性 T 细胞（Tregs）增殖和抑制功能，因此有效阻碍了抗肿瘤免疫效应的发挥（Kabelitz，2007；Liu et al，2006；Sutmuller et al，2006）。此外，Toll 样受体激动剂刺激还可诱导脾脏中的 DCs 细胞产生吲哚胺-2，3-双加氧酶以降解效应性 T 细胞所必需的色氨酸，从而下调抗肿瘤免疫应答，甚至促进肿瘤生长（Mellor et al，2005；Wingender et al，2006）。

2.4　Toll 样受体激动剂增强免疫治疗

2.4.1　Toll 样受体激动剂联合疫苗增强脑胶质瘤免疫治疗

以神经胶质瘤为例。胶质瘤是源自中枢神经系统（CNS）常见的肿瘤，并且被认为是人类肿瘤中恶性程度最高的肿瘤之一（Preusser et al，2011）。胶质母细胞瘤（GBM）为 WHO 分类Ⅳ级胶质瘤，是胶质瘤中恶性程度最高的类型，在进行治疗干预情况下，GBM 患者的中位生存期仅为 12 个月（Tanaka et al，2013）。Toll 样受体激动剂可通过促炎因子的分泌以促进适应性免疫应答，以及 Toll 样受体在参与中枢神经系统免疫监视的髓系细胞大量表达，故 Toll 样受体激动剂有望用于胶质瘤免疫治疗。

中枢神经系统曾经被认为是免疫豁免区域，免疫细胞进入中枢神经系统的方式途径在过去几十年里一直不甚明了，此外还由于存在血脑屏障（blood brain barrier，BBB）（Ousman and Kubes，2012）。更重要的是，中枢神经系统组织中 MHC 分子呈低表达水平，以及免疫抑制性微环境和组织中缺乏捕获抗原后能够迁移回血液循环的抗原提呈细胞（Ousman and Kubes，2012）。所有这些特点导致先前对 CNS 免疫的误解。目前的研究已揭示 CNS 免疫具有独特机制，例如，在炎症和肿瘤进展的情况下，血脑屏障功能是受到破坏的（Hawkins and Davis，2005）。最近的报道已证实，CNS 存在淋巴引流系统（Louveau et al，2015），在炎症等病理状态下，CNS 组织中的小胶质细胞可以通过 Toll 样受体配体激活，成为有效的抗原提呈细胞（Olson and Miller，2004）。此外，虽然巨噬细胞很少存在于脑实质中，但其在蛛网膜下腔、脉络丛上皮和血管周围的腔隙中广泛分布，可作为有效的抗原提呈细胞监测并捕获脑脊液中的异常抗原（Ousman and Kubes，2012）。上述提及的 CNS 免疫的生物学特征，为 Toll 样受体激动剂用于胶质瘤免疫治疗提供了可能。

胶质瘤抗原被抗原提呈细胞捕获和提呈后，胶质瘤特异性效应 T 细胞能够在外周淋巴器官被诱导（Lampron et al，2013）。而后肿瘤局部的胶质瘤特异性 T 细胞浸润水平可有所升高。然而，肿瘤局部免疫抑制微环境阻碍了浸润 T 细胞发挥抗肿瘤功能（Lowther and Hafler，2012）。胶质瘤之所以能够摆脱免疫监视，部分是因为肿瘤细胞能够分泌免疫抑制细胞因子，如 TGF-β2（Eisele et al，2006）。因此，包括利用 Toll 样受体激动剂在内的各种治疗策略，都是将改善免疫抑制微环境并诱导抗肿瘤免疫应答作为目标。在鼠神经胶质瘤模型中，已观察到 Toll 样受体激动剂可引起免疫细胞亚群的分布或各种细胞因子/趋化因子水平的变化，这些改变能够引起肿瘤消退或抑制肿瘤的进展。参与抗胶质瘤免疫反应的主要细胞亚群是 CD8[+]T 细胞。然而，在某些条件下效应细胞并不局限于 CD8[+]T 细胞，NK 细胞也参与消灭肿瘤，这取决于激动剂的类型和使用方式。在一定条件下，Toll 样受体激动剂的使用也可引起免疫抑制相关细胞因子/趋化因子的分泌，因此有必要对其产生的效应进行全面评价。

Toll 样受体激动剂引起的关键效应包括促进 CD8$^+$T 细胞生成和下调T 细胞在肿瘤局部或全身性的数量。在鼠 GL261 胶质瘤模型中，结合TLR1/2 激动剂细菌脂蛋白和肿瘤特异性 T 细胞过继转输的治疗策略可使荷瘤小鼠获得长期生存，并能够诱导有效的免疫记忆（Zhang et al，2014b）。激动剂通过促进肿瘤浸润 CD8$^+$T 细胞的生存和增殖提高肿瘤局部 CD8$^+$T 细胞的数量。此外，由于胶质瘤局部免疫抑制微环境获得改善，故能够有效促进浸润 T 细胞的抗肿瘤功能（Zhang et al，2014b）。一种神经胶质瘤特异性抗原疫苗与 TLR3 激动剂 poly-ICLC 联合治疗策略，能有效促进肿瘤疫苗的治疗效果（Zhu et al，2007）。这种组合策略促进全身性诱导胶质瘤特异性杀伤性 T 淋巴细胞（CTL），并上调其与归巢至CNS 相关的晚期活化抗原（VLA-4）的表达水平，促进胶质瘤特异性CTLs 迁移至肿瘤局部（Zhu et al，2007）。此外，该组合策略可增强肿瘤浸润的 CTLs 的 IFN-γ 表达，并最终延长胶质瘤小鼠的存活。在鼠脑胶质瘤模型中，于肿瘤局部使用 TLR7/8 激动剂咪喹莫特，能够有效清除颅内肿瘤（Xiong and Ohlfest，2011）。在咪喹莫特处理的小鼠中，外周血液循环的 CD4$^+$ 和 CD8$^+$T 细胞的数量有所下降，然而，这些细胞的频率在颈部引流淋巴结和脑中是升高的。更重要的是，咪喹莫特的使用显著降低了调节性 T 细胞在肿瘤部位的水平。所有这些效应促进抗胶质瘤免疫反应从而抑制颅内肿瘤生长。值得注意的是，咪喹莫特处理的小鼠同样可以获得抗胶质瘤免疫记忆，有研究表明，其他 TLR7/8 激动剂也具有一定的抗胶质瘤的免疫活性（Scheel et al，2006）。研究发现，稳定合成的RNA 寡核苷酸和受保护的 mRNA 可通过 TLR7/8 依赖性的方式发挥免疫刺激作用。瘤内注射鱼精蛋白稳定的 mRNA 可能促进肿瘤消退并建立长期的抗胶质瘤免疫记忆。此外，RNA 注射可引起肿瘤内 CD8$^+$T 细胞的浸润水平升高（Scheel et al，2006）。已有研究证实，TLR9 激动剂 CpG 联合肿瘤裂解物疫苗和效应 T 细胞转输疗法能够有效抑制胶质瘤生长（Wu et al，2007）。CpG 处理组肿瘤部位 CD8$^+$ 效应 T 细胞与调节性 T 细胞比率有所升高，CpG 处理后能够在颈部引流淋巴结等外周免疫器官中观察到肿瘤抗原诱导的 CD4$^+$ 和 CD8$^+$T 细胞活化现象。胶质瘤浸润的能够分泌 IFN-γ 的 CD4$^+$ 和 CD8$^+$ T 细胞数量增加是评价 Toll 样受体激动剂治疗有效性的另一个关键标志。在 TLR1/ 2、TLR7/ 8 和 TLR9 激动剂的临床前研究已观察到胶质瘤浸润 CD8$^+$ T 细胞具有增强的肿瘤反应性，主要表现为肿瘤依赖性的脱颗粒和 IFN-γ 分泌（Xiong and Ohlfest，2011；Zhang et al，2014a；Zhang et al，2014b）。

TLR1/2 激动剂细菌脂蛋白可以降低髓系来源免疫抑制性细胞（MDSC）在肿瘤局部的浸润水平，从而改善胶质瘤微环境，促进效应的免疫细胞发挥抗肿瘤作用（Zhang et al，2014b）。此外，在胶质瘤细胞为主导的免疫抑制性环境的情况下，Toll 样受体激动剂作用于 DCs 可诱导产生抗肿瘤免疫应答。胶质瘤细胞来源的 TLR2 激动剂 HMGB1 能够活化 DCs 和增强综合治疗的效果（Curtin et al，2009）。通过使用这种治疗策略，大约一半的脑胶质瘤模型小鼠可获得长期存活并建立免疫记忆。研究表明，TLR2 激动剂可以通过诱导 T 细胞的共刺激信号促进 T 细胞的克隆增殖（Zhang et al，2011b）。胶质瘤模型小鼠中，细菌脂蛋白和 HMGB1 能够诱导神经胶质瘤抗原特异性 T 细胞的扩增，并且产生的 T 细胞能够对肿瘤抗原产生反应（Curtin et al，2009；Zhang et al，2014b）。在临床试验中，GBM 患者每 2 周注射一次肿瘤裂解物致敏的 DCs，结合咪喹莫特或 poly-ICLC 作为佐剂进行三次注射（Prins et al，2011）。该组合策略可以促进 DCs 提呈肿瘤抗原从而促进抗肿瘤免疫反应。有研究表明，包含 Toll 样受体激动剂 poly（I∶C）或 R848 的混合物刺激 DCs，可引起 DCs 上调 MHC Ⅱ类分子和 IL-12 的表达，此外，使用含 Poly I∶C 或 R848 的混合物刺激的 DCs 同时表现出对 TGF-β2 的抵抗能力（Grauer et al，2007）。这些结果表明，Toll 样受体激动剂诱导的成熟 DCs 具有多种特性，诸如保持其分泌 IL-12 能力并能够抵抗 TGF-β2 刺激，因此是有望用于包括 DC 疫苗在内的胶质瘤临床治疗。TLR9 激动剂 CpG 能够延长荷瘤小鼠生存（Alizadeh et al，2010）。值得注意的是，单次高剂量注射 CpG ODN 导致的 MD-SCs 在肿瘤部位的浸润显著增加。这种效应限制其用于胶质瘤的治疗，而研究表明，小剂量多次注射 CpG 可以增强抗肿瘤免疫应答而不促进 MD-SCs 在肿瘤部位浸润（Alizadeh et al，2010）。此外，使用 CpG ODN 似乎能够改善小胶质细胞的抗原提呈功能（Ravindran et al，2010）。有报道指出，Toll 样受体激动剂可通过 TLR2、TLR3、TLR4 直接作用于胶质瘤细胞，增强其 MHC Ⅰ类分子表达并诱导 IL-6 的分泌（Grauer et al, 2008）。可溶性咪喹莫特以 TLR7 非依赖方式直接抑制 GL261 细胞增殖（Xiong and Ohlfest, 2011）。TLR9 激动剂 CpG 也已在体内外实验中证实可诱导胶质瘤细胞凋亡（El Andaloussi et al, 2006）。

目前，Toll 样受体激动剂相关的神经胶质瘤的临床试验致力于通过 Toll 样受体激动剂改善免疫抑制性肿瘤微环境，并诱导抗肿瘤免疫应答来抑制肿瘤进展。因此众多试验利用 Toll 样受体激动剂并与经典的化疗和放疗相结合，或将 Toll 样受体激动剂与其他免疫疗法如基于 DC 疫苗及肿瘤抗原疫苗等治疗策略相结合。TLR3、TLR7 和 TLR9 相关 Toll 样受体激动剂是最常见的用于胶质瘤临床试验的制剂，在临床应用中，对这些 Toll 样受体激动剂研究不仅是开发此类激动剂在胶质瘤治疗的潜在价值，同时需要尽可能的降低其产生的不良反应。

2.4.2   Toll 样受体激动剂单独增强免疫治疗

Toll 样受体激动剂作用于多种 T 淋巴细胞，进而上调 T 细胞介导的抗肿瘤免疫效应，因此，Toll 样受体激动剂的应用被认为是一种有效的优化抗肿瘤免疫治疗效应的策略。初始 T 细胞表达较低水平的 Toll 样受体，但是 Toll 样受体激动剂可有效上调 Toll 样受体的 mRNA 和蛋白水平（Sobek et al, 2004）。因为 Toll 样受体激动剂在初始 T 细胞上效应较弱，故 T 细胞上 Toll 样受体的共刺激效应主要依赖于 TCR 的作用（Asprodites et al, 2008）。几乎所有的 Toll 样受体激动剂都被发现可以刺激 T 细胞活化，促进抗肿瘤免疫治疗。

TLR2 激动剂既促进刺激 $CD8^+CTLs$ 和 $CD4^+Th$ 细胞活化增殖，又调节 $Foxp3^+Tregs$ 细胞功能，因此被认为是诱导抗肿瘤免疫应答最有效的 Toll 样受体激动剂。TLR1/2 激动剂促进 $CD8^+CTLs$ 分泌 IFN-γ、TNF-α 和 IL-2（Cottalorda et al, 2006；Lu et al, 2011；McCarron and Reen, 2009）。而且，TLR2 激动剂可上调 $CD8^+CTLs$ 产生颗粒酶 B 和穿孔素，以实现 CTLs 对肿瘤细胞的杀伤（Geng et al, 2010）。T 细胞耐受是阻碍抗肿瘤效应发挥最主要的障碍之一。Tregs 通过分泌 IL-10 和 TGF-α 形成最强的免疫抑制环境，而 TLR2 激动剂作用于 Tregs 可直接削弱 Tregs 的抑制功能，从而促进 $CD8^+CTLs$ 和 $CD4^+Th$ 细胞增殖和功能（Rahman et al, 2009）。

细菌脂蛋白（bacterial lipoprotein，BLP）是一种 TLR1/2 激动剂，具有广谱的抗肿瘤特性。在我们的前期研究中发现（Zhang et al，2011b），给予 Lewis 肺癌荷瘤小鼠腹腔注射 BLP，可有效促进肿瘤消退，延长荷瘤小鼠生存时间。且 BLP 治疗组的荷瘤小鼠产生了针对母本肿瘤的免疫记忆。BLP 的这一抗肿瘤效应具有普适性，其对黑色素瘤 F10 和红白血病 FBL3 均有不同程度的生长抑制作用。BLP 的抗肿瘤机制有赖于其对 CTLs 和 Tregs 的作用，而非其对肿瘤细胞的直接作用。体内外实验表明，BLP 促进 CTLs 的细胞因子分泌、增殖和杀伤功能，同时下调 Tregs 的 Foxp3 表达并阻断 Tregs 诱导的增殖抑制，进一步上调 CTLs 活性，且这一效应具有 TLR2 依赖的特点。

TLR3 激动剂作用于 CD4$^+$ T 细胞时，促进 NF-κB 依赖的细胞存活，且高表达抗凋亡蛋白 BCL-xL（Gelman et al，2004）。类似的研究表明，TLR3 激动剂 poly（I∶C）促进 CD8$^+$ T 细胞增殖并上调其功能（Seki et al，2002）。此外，TLR3 激动剂促进记忆性 T 细胞的产生，进而延长 T 细胞的存活时间（Hervas-Stubbs et al，2007）。这些研究结果为 TLR3 激动剂应用于肿瘤免疫生物治疗提供理论基础。

TLR7 和 TLR8 激动剂诱导高水平的 IFN-α 和 IFN-β，以逆转 Tregs 细胞的抑制功能，进而促进 CD4$^+$ 效应性 T 细胞的增殖（Peng et al，2005）。此外，TLR8 激动剂 Poly-G10 体内给药可通过下调免疫抑制产生增强的抗肿瘤免疫效应（Peng et al，2005）。TLR7/8 激动剂 R-848 活化 TLR7 和 TLR8 后显著促进 IFN-γ、IL-2 和 IL-10 的分泌，同时也直接促进 Th 细胞的增殖（Caron et al，2005）。

许多研究结果已经表明，TLR9 激动剂作用于 T 细胞促进其生存和增殖。深入研究其机制发现，这一过程依赖于 NF-κB 信号，并且与抗凋亡蛋白 BCL-xL 上调表达相关（Gelman et al，2004）。一个有趣的研究发现，TLR9 激动剂 CpG-ODN 作用于 CD4$^+$ T 细胞可持续抵抗 Tregs 介导的免疫抑制效应（Chiffoleau et al，2007）。此外，TLR9 激动剂还可以通过增加 IL-2 的产生和 CD25 的表达来有效促进 CD4$^+$ 和 CD8$^+$ T 细胞比例。更为重要的是，在 CD28 分子缺失时，TLR9 激动剂仍可有效活化 T 细胞，提示 TLR9 分子可能提供共刺激信号（Bendigs et al，1999）。这些研究表明，TLR9 激动剂具有应用于肿瘤免疫生物治疗的可能。

Toll 样受体分子表达于多种肿瘤细胞，并可被相应的激动剂激活，通过诱导凋亡、增敏化疗等多种机制影响肿瘤生长。

虽然包括我们课题组在内的多个研究小组已经发现，TLR2 激动剂并不能通过肿瘤细胞表面的 TLR2 分子产生效应（Seif et al，2009；Zhang et al，2011b），但也仍然有多个研究提示，TLR2 激动剂直接抑制膀胱癌细胞株，从而发挥抗肿瘤效应。这其中的机制包括 NF-κB 的核转位、JNK 活化、多种因子（NO、IL-1β、IL-6 和 IL-8）的产生、上调 MHC 和共刺激分子表达，以及诱导肿瘤细胞凋亡和坏死（Adams，2009；Chen et al，2013；Shimizu et al，2004）。

TLR3 表达于多种肿瘤细胞，如乳腺癌、肠癌、肺癌、咽癌、膀胱癌和头颈癌。在乳腺癌、肠癌和肺癌中，TLR3 激动剂通过 caspase 诱导肿瘤细胞凋亡（Salaun et al，2006）。在膀胱癌中，TLR3 激动剂 poly I：C 促进 CXCL10 和其他趋化 CTLs 细胞因子产生以募集更多的 CTLs 进入肿瘤局部（Muthuswamy et al，2015）。在头颈癌中，TLR3 激动剂 poly（I：C）抑制肿瘤转移（Rydberg et al，2009）。

TLR5 激动剂抑制乳腺癌、头颈癌和肠癌细胞生长。在乳腺癌中，TLR5 激动剂 flagellin 通过调节自噬蛋白 MAP1S 抑制肿瘤细胞增殖（Shi et al，2014）。在头颈癌中，TLR5 激动剂下调肿瘤细胞活性并促其凋亡（Rydberg et al，2009）。同样在肠癌中，TLR5 激动剂促进肿瘤细胞坏死，从而抑制肿瘤细胞生长（Rhee et al，2008）。

在脑胶质瘤中，TLR9 激动剂联合放疗可通过 NF-κB 和 NO 诱导细胞周期阻滞，以抑制肿瘤细胞增殖。此外，TLR9 激动剂 CpG-ODN 作用于神经母细胞瘤细胞，可抑制其增殖、上调 caspase 依赖的凋亡，进而延长荷瘤小鼠的生存时间（Deng et al，2014）。

2.5 Toll 样受体激动剂肿瘤免疫治疗的临床试验

2.5.1 TLR3 激动剂：poly-ICLC

聚胞苷酸 poly（I：C）是一种双链 RNA 类似物，由一条 ploy（I）链和一条 ploy（C）链组成。Poly-ICLC 是用聚左 – 赖氨酸和羧甲基纤维素将 poly（I：C）稳定化而产生的衍生物。Poly（I：C）和 poly-ICLC 均为

TLR3 的配体，其对 TLR3 的激活被美国国家癌症研究所列为最具有潜力的免疫制剂和免疫疗法之一（Cheever，2008）。

Poly-ICLC 已被广泛用于恶性神经胶质瘤的治疗研究，具有临床安全性和可行性。一项 II 期临床研究已证实其安全性和有效性（Rosenfeld et al，2010），在这项研究中，新诊断的脑胶质瘤患者接受放疗和替莫唑胺（TMZ）联合治疗，并通过肌内注射 poly-ICLC 辅以治疗，结果表明，poly-ICLC 能够改善放化疗的效果，脑胶质瘤患者（18~70 岁）中位生存期达 18.3 个月（95% CI：15.9~19.8 个月），较通常报道的 14.6 个月（95% CI：13.2~16.8）大幅延长，且未见明显的毒副反应。另一项针对儿童患者的 II 期临床研究也得到类似的结果（Hartman et al，2014），47 例不同分型的患者接受了 poly-ICLC 治疗，10 例低级别脑胶质瘤（low-grade glioma，LGG）患者中有 5 例得到缓解，4 例疾病稳定期达 18~24 个月。基于其低毒性和有效性，poly-ICLC 可能成为脑胶质瘤生物个体化治疗的单一制剂或佐剂。

目前，多种基于 poly-ICLC 的策略已被应用于肿瘤治疗研究，以最大限度地提高抗肿瘤免疫的刺激。Prins（Prins et al，2011）等人在脑胶质瘤中的研究发现，poly-ICLC 可促进 DC 疫苗的治疗效果，显著延长患者的总生存率，该研究中患者中位总生存期达 31.4 个月，而仅接受 DC 疫苗的患者生存期仅 21.4 个月（Wheeler et al，2008）。Sabbatini（Sabbatini et al，2012）等人也发现，重叠长肽（overlapping long peptides，OLP）疫苗与 poly-ICLC 同时接种具有较强的抗原特异性，他们发现 NY-ESO-1 阳性的卵巢癌患者接受 NY-ESO-1 OLP 和佐剂 poly-ICLC 治疗后疾病进展时间（time to disease progression，TTP）显著延长。大规模的临床试验目前正在进行这些单一制剂的安全性研究，以及 poly-ICLC 前瞻性组合疫苗研究。

Poly（I∶C）和 poly-ICLC 可作为癌症疫苗的免疫刺激元件，有效促进宿主抗肿瘤反应。Poly（I∶C）和 poly-ICLC 与相应元件的结合还可阻断免疫抑制分子及其他危险信号，进一步改善癌症疫苗的效果。临床前和临床试验中 poly-ICLC 还被用作疫苗佐剂，治疗淋巴瘤、黑色素瘤和其他肿瘤。虽然 poly-ICLC 的长期有效性尚未报道，但其免疫学活性已在多个临床试验中被证实，是一种具有良好应用前景的肿瘤辅助治疗药。

2.5.2　TLR7 激动剂：Imiquimod

咪喹莫特（Imiquimod）是一种人工合成的小分子化合物，可激活 TLR-7，对 TLR-8 也具有微弱的激活作用。1997 年，3M 公司生产的 Aldara® 药膏被美国 FDA 批准用于外部生殖器疣的治疗，近期又被批准用于治疗浅表性基底细胞癌（superficial basal cell carcinoma，SBCC）。

Gollnick 等人研究报道，局部使用 Imiquimod 药膏，外部生殖器疣完全清除率达 70%，光化性角化病有效率达 57%，基底细胞癌疗效达 90%（Gollnick et al，2008）。此外，一个在 26 个中心进行的随机双盲 Ⅲ 期临床研究表明，Imiquimod 5% 乳膏每周用药 7 次，连续使用 6 周，可有效治疗 SBCC，且无安全性问题，Imiquimod 组患者清除率达 77%，而对照组仅 6%，差异有统计学意义（Schulze et al，2005）。最新研究报道（Chun-Guang et al，2014）外用 Imiquimodcm 5% 乳膏成功治疗 2 例巨大型（> 5cm）BCC，两个巨大的肿瘤（6cm×8cm，5.2cm×4.2cm）均使用咪喹莫特 5% 乳膏治疗，2~3 天/周，12 周后临床表现和病理证据均显示肿瘤治愈，一例随访 6 年，另一例随访 3.5 年。在一个 2013 年的多中心临床试验中，601 例 SBCC 患者接受 Imiquimod 治疗，完全治愈率达 83.4%（78.2~88.9），高于氟尿嘧啶［80.1%（74.7~85.9）］和 MAL-PDT［72.8%（66.8~79.4）］，可作为 SBCC 的首选治疗药（Arits et al，2013）。Imiquimod 5% 乳膏的推荐使用方案为，每周 5 次，该用药方案副作用最小、临床疗效和安全性最佳（Micali et al，2014）。

Imiquimod 发挥作用的确切机制现在还不明确，可能是通过促进炎性因子的释放（IFN-α、IL-6 和 TNF-α）激活免疫细胞（树突状细胞、自然杀伤细胞、巨噬细胞和 B 淋巴细胞），或者通过促进 Toll 样受体相关趋化因子的释放来增强抗肿瘤免疫效应。有证据表明，Imiquimod 可导致朗格汉斯细胞的激活，其随后迁移至局部淋巴结并激活适应性免疫应答。除了免疫刺激，Imiquimod 还具有抗血管生成的作用，也可以刺激固有免疫细胞的凋亡（Smith et al，2007）。Imiquimod 已经被证明在光化性角化病、皮肤转移乳腺癌和恶性黑色素瘤中具有治疗效果（Hesling et al，2004）。乳腺癌皮肤转移患者的 Ⅱ 期临床试验（Adams et al，2012）表明，严重和难治的乳腺癌皮肤转移患者对 Imiquimod 的回应率达 20%，应答的患者显示出组织学肿瘤消退，肿瘤局部浸润的淋巴细胞数量和细胞因子分泌也受到影响，该结果表明 Imiquimod 可改善乳腺癌患者的肿瘤微环境。Henrique（Henriques et al，2014）最近也报道了 1 例化疗、放疗几个疗程均宣告失败的乳腺癌皮肤转移患者，该患者使用 Imiquimod 治疗后显著好转，皮肤转移及疼痛显著减少。Imiquimod 与其他治疗方案的组合还在进一步的临床试验阶段。

2.5.3　TLR7/8 激动剂：瑞喹莫德

瑞喹莫德（Resiquimod，R848 或 S28463 或 VML600）[1-（2-甲基丙基）-1H-咪唑并（4，5-c）喹啉-4-胺]是一种小分子化合物，可激活 TLR 7 和 TLR8 的免疫调节剂，并具有抗病毒和抗肿瘤作用。Resiquimod 在化学结构上与 Imiquimod 类似，但比 Imiquimod 的免疫激活作用更强，在小鼠、大鼠及人外周血单核细胞中更大限度地诱导细胞因子的表达（Kwissa et al，2012）。80 年代早期，美国 3M 制药公司在研究 HSV-2 的核苷酸类似物抑制剂的过程中发现了 Resiquimod，但由于临床疗效不佳研究被终止。直到 2010 年，Spirig 制药公司 imiquimod 相关的药物才得到许可，被进一步研究，用于晒伤的皮肤病治疗。

Resiquimod 是分子量极小的化合物（314.4 Da），能够渗透到皮肤表皮。局部用药即可诱导细胞因子的产生，但由于用药方式所限，不会导致全身性细胞因子的产生（Meyer et al，2013）。在一项安慰剂研究中，健康受试者在局部使用 0.25%，0.05% 或 0.01% 的 Resiquimod，每组 8 人，仅在一个最高剂量受试者（0.25% Resiquimod 使用 8 小时，每周 2 次，超过 3 周）的血清中检测到 Resiquimod 或它的代谢产物 S28371（0.23 毫微克/毫升，在最后一次给药后 8 小时）（Sauder et al，2003）。

大量临床研究结果表明，Resiquimod 在单纯疱疹病毒（Fife et al，2008）等引起的皮肤损伤（Szeimies et al，2008）治疗中具有良好的治疗效果，也可作为佐剂增强疫苗的疗效（Tomai et al，2007）。此外，由于 Resiquimod 能够激活 I 型干扰素生产的激活固有免疫应答，在肿瘤治疗方面也颇具成效。Vacchelli（Vacchelli et al，2013）等人正在对 Resiquimod 在皮肤 T 细胞淋巴瘤（CTCL）和结节性基底细胞癌（NBCC）中的安全性和免疫刺激性进行评估，在该研究中 Resiquimod 局部用药作为一个独立的治疗性干预因素，复发或晚期黑色素瘤患者进行 resiquimod 或 HIV-1 衍生肽作为 melan-A（MLANA）靶向性疫苗的替代佐剂。Sabado（Sabado et al, 2015）将 Resiquimod 作为 NY-ESO-1 蛋白疫苗的免疫佐剂接种高风险的黑色素瘤患者（Sabado et al, 2015），手术切除的黑色素瘤患者进行 NY-ESO-1 疫苗接种后在接种部位涂抹 0.2% 的 Resiquimod 凝胶，该研究证实 Resiquimod 的使用具有安全性，并能够在大多数患者中诱导抗体的产生和 CD4$^+$ T 细胞应答。在 TLR7 SNP rs179008 的患者中可检测到更强的 NY-ESO-1 特异性的 CD8$^+$T 细胞应答。该课题组类似针对神经胶质瘤患者的临床研究也正在进行中。

基于这些临床研究，Resiquimod 能够协同激活 DCs，是一个潜在的疫苗佐剂。Resiquimod 与抗原联合、与其他 Toll 样受体激动剂联合或与共刺激因子联合应用可能会具有更强的免疫激活效果。

2.5.4　TLR8 激动剂：Motolimod

Motolimod（VTX-2337），一种特异性结合并激活 TLR8 的小分子化合物，是 TLR8 特异性的激动剂，不能激活 Toll 样受体家族的其他成员。此外，由于 Motolimod 并非核苷酸结构的化合物，故不会干扰机体的嘌呤代谢，也不会与嘌呤受体相结合。

TLR8 激动剂是固有免疫强有力的活化剂，TLR8 主要表达于人单核细胞和 mDCs 的内质网膜。这与 TLR7 和 TLR9 之间有明显的区别，TLR7 和 TLR9 主要表达于人 pDCs 的内膜上，因此它们的激活会产生不同的表型和生物学功能。Motolimod 对固有免疫的活化与 TLR7 和 TLR9 激动剂不同，Motolimod 能够直接活化 mDCs、单核细胞和 NK 细胞，导致适应性抗肿瘤免疫应答的产生和细胞因子的分泌，如 TNF-α、IL-12 和 IFN-γ。Motolimod 通过活化 mDCs 和其他抗原提呈细胞，有效地将肿瘤抗原提呈给 T 细胞。Motolimod 还可以活化 NK 细胞，在多种肿瘤中促进 IFN-γ 和单克隆抗体的分泌，从而增强 ADCC 作用。

近期 Gregory N Dietsch（Dietsch et al, 2015）等人的研究证实了晚期癌症患者对 Motolimod 具有高度敏感性，这些晚期实体瘤和淋巴瘤患者接受 Motolimod 治疗后，血浆中 Th1 型细胞因子（IL-6、G-CSF、MCP-1 及 MIP1-β）显著上升，且与 Motolimod 的给药剂量存在一定的相关性，提示晚期实体瘤患者依然具备对 Motolimod 的反应性。Motolimod 药代动力学评估也进入了临床试验阶段，其药效学反应、安全性及耐受性在晚期肿瘤患者进行了测试（Northfelt et al, 2014）。这项研究的数据表明，晚期癌症患者中剂量依赖性药理学和全身免疫激活与预期相符，仅有短暂的不良事件。Motolimod 能够诱导促炎细胞因子和趋化因子的分泌，是 TLR8 信号通路活化的可靠生物标志，并对 Motolimod 的生物活性剂量进行了评估。Motolimod 能够调节固有免疫反应来提高癌症患者的免疫力，与其他抗癌药物的联合应用价值正在进一步研究。

2.5.5 TLR9 激动剂：MGN1703

细胞内受体 TLR9 广泛表达于抗原提呈细胞，并且识别未甲基化的胞嘧啶 - 鸟嘌呤（CpG），即细菌和病毒 DNA 的二核苷酸。TLR9 激动剂能够诱导 DCs 和 B 细胞的活化，从而引发免疫反应，如细胞因子和趋化因子的分泌，NK 细胞的活化和抗原的提呈。因此，TLR9 已成为恶性肿瘤治疗的研究热点。

迄今为止，PF-3512676 一直是最广泛研究的 CpG-ODN TLR9 激动剂。PF-3512676 是一种人工合成的寡脱氧核苷酸（ODN），其结构模拟非甲基化 CpG ssDNA。在不同类型的肿瘤中，PF-3512676 单一疗法效果差异甚大（Kim et al，2010；Pashenkov et al，2006）。Thompson 等人已证实 PF-3512676 在晚期 RCC 中的疗效和安全性（Thompson et al，2009）。在另一项临床 Ⅱ 期试验试验中，41 例慢性淋巴细胞性白血病患者接受 PF-3512676 治疗，静脉输注（1.05mg/kg）或皮下注射（0.45mg/kg），但未观察到任何反应（Zent et al，2012）。在晚期非小细胞肺癌患者中，PF-3512676 与标准化疗方案的结合也未能改善患者的预后和生存（Manegold et al，2012；Wittig et al.，2015）。因此，目前还没有 CpG-ODN 药物被批准用于治疗肿瘤。

MGN1703 是一个含有 116 个核苷酸的小 DNA 分子，是新一代用于癌症治疗的 TLR9 激动剂。在一项 Weihrauch 等的临床 Ⅰ/Ⅱ 期研究中，将 MGN1703 与疫苗和化疗结合治疗转移性 CRC（Weihrauch et al.，2015）。17 例患者接受了上述治疗，其中 5 例患者（29%）达到 CR（4 例接种 MGN1703 疫苗），1 例 PR（6%），5 例 SD（29%）和 6 例 PD（36%）（4 例接种 MGN1703 疫苗）。接种该疫苗的耐受性良好，仅伴有轻微和短暂的副作用，如局部皮肤反应或短期体温升高。另一项双盲 Ⅱ 期临床试验（Schmoll et al，2014）对 MGN1703 在转移性 CRC 患者中的作用进行了评估，57 例转移性 CRC 患者接受标准一线治疗后，被随机以 2：1 的比例分组，进行皮下 MGN1703（60mg）或等量的安慰剂，每周给药 2次，直到疾病进展。从治疗开始时计算 PFS，MGN1703 组与安慰剂组 PFS分别为 2.8 个月（95% CI：2.8～4.1）和 2.6 个月（95% CI：2.5～2.8），差异具有统计学意义。该结果表明，与安慰剂相比，MGN1703 可改善晚期 CRC 患者的 PFS，在该研究中 MGN1703 同样表现出良好的耐受性。MGN1703 由自然的（即非修饰）DNA 组成，没有显著的全身毒性反应，是目前肿瘤治疗研究中备受关注的 TLR9 激动剂。

2.6　小结

如上所述，Toll 样受体激动剂能够有效地激活固有免疫和炎症应答，Toll 样受体靶向的方案对人类癌症的治疗具有广阔的前景。然而，迄今为止，只有少数的 Toll 样受体激动剂对癌症的治疗得到国际管理机构的批准和许可，包括卡介苗、MPL、咪喹莫特（美国 FDA 批准）和溶链菌（日本卫生部批准）。近年来，Toll 样受体激动剂在肿瘤适应证及安全性相关的临床试验数量稳步减少，这可能是受到 Toll 样受体激动剂临床效果局限性的影响，促使学术研究人员把重点放在替代型化合物。此外，Toll 样受体广泛表达在人细胞中，大部分的 Toll 样受体激动剂激活的不仅仅是免疫效应细胞，恶性肿瘤细胞信号转导级联通路也同时被激活。胞内外多种信号通路的激活产生的治疗效果很大程度上取决于患者本身，可能 Toll 样受体激动剂的免疫治疗仅在特定的患者亚群有效，但这仍然需要进一步证明。将来的免疫刺激剂的疗效可能不仅取决于它们在细胞水平精确的信号传导途径，还取决于肿瘤患者自身，因此获得有效的临床生物标志物对患者预后的预测和 Toll 样受体受体激动剂用药指导具有重大意义。

3　非编码 RNA 与肿瘤免疫治疗

3.1　非编码 RNA 简介

非编码 RNA 指不编码蛋白的 RNA。这些 RNA 一开始被认为是"废品 RNA"，但研究人员后来发现，非编码 RNA 可通过修饰染色体，募集转录因子，通过位阻效应阻碍转录，阻止转录因子入核，阻碍 mRNA 翻译或导致 mRNA 降解（与其他因子共同作用）等机制来调控编码蛋白基因。

非编码 RNA 可分为管家型非编码 RNA 与调节型非编码 RNA 两种。前者包括核糖体 RNA（rRNA）、转运 RNA（tRNA）、小核 RNA（snR-NA）及核仁小 RNA（snoRNA）等。这些 RNA 在一切细胞组成性表达。后者可以根据它们的长度进一步划分，较短的包括 microRNA（miRNA）、小片段干扰 RNA（siRNA）及 Piwi 相关 RNA（piRNA）；较长的统称为长链非编码 RNA（lncRNA）。关于更详细的非编码 RNA 分类信息请参阅 Zhou 等人的综述（Zhou et al，2010）。在这一章中，我们主要介绍一下 microRNA 与 lncRNA。

3.1.1　microRNA

MicroRNA（miRNA，miR）长度约 22 碱基。大多数情况下，它们的基因离其他基因较远，表明它们作为独立的单位受调控与表达。也有许多 miR 基因位于其他基因的内含子里。例如，miR-126 位于编码基因 *EG-FL7* 的内含子里，受它的启动子调控（Liu et al，2015）。有的 miR 基因聚集成簇，受同一个启动子调控。例如 miR-15a 与 miR-16-1 成簇位于非编码 RNA Dleu2 的基因的内含子，并受这个"宿主基因"的启动子调控（Lerner et al，2009）。在亲缘关系较近的物种间，大部分 miR 序列保守，有的 miR 甚至与其宿主基因的关系也保守。

miR 在转录后水平调控它们的靶基因。成熟 miR 会嵌入进 RISC（RNA-induced silencing complex）中。RISC 的一些亚基有解旋酶功能，可以将双链解开，留下一条链与 RISC 结合，另一条则被降解。留下的那条链通常结合到靶 mRNA 的 3′UTR，导致翻译抑制（通常在哺乳动物中）或 mRNA 降解。值得注意的是，miRNA 的第二到第八个碱基十分重要，只有这些碱基与靶 mRNA 高度匹配，miR 才能有效发挥抑制作用。在靶 mRNA 3′UTR 与这些碱基互补部位的任何改变，都会大大削弱抑制效率。有很多 miR 相关的实验就利用了这点，有意在 3′UTR 引入突变，以确定该 mRNA 是否为某 miR 的靶 mRNA。物种间，miR 的该特殊序列区，以及与该特殊区互补的靶 mRNA 相应区域均很保守。miR 的这段特殊序列区称为"种子序列"。

被 RNA 聚合酶Ⅱ转录出来后，前体 miR 要经过几步加工才能变为成熟 miR（图 2-2）。miR 基因的原始转录本称为 pri-miR。Pri-miR 内有多个发卡结构（pre-miR），长度较长。转录后，它们会被一个名叫 Drosha 的 RNase Ⅲ内切酶剪切，释放出多个茎环结构的中间产物。这些中间物叫 pre-miR，会被 Ran-GTPase 与 Exportin-5 运出细胞核。在细胞质，pre-miR 遇到另外一种内切酶叫 Dicer。Dicer 将环状结构以及末端几个碱基对切除，形成一个在两个末端都有两个碱基突出的双链 RNA。这些双链 RNA 就是成熟 miR，可以嵌入 DISC，抑制靶基因的表达。

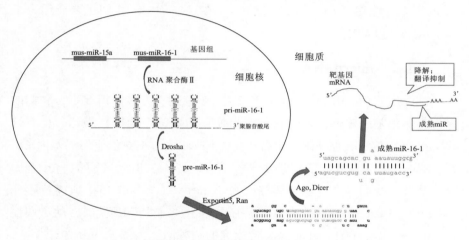

图 2-2　microRNA 的生物合成

从基因组转录后，带有多个发卡结构的 pri-miR 被 Drosha 切割，成为单个发卡结构的 pre-miR。Pre-miR 会被运出细胞核，进一步被 Dicer 处理，切去环状结构，成为两端均由单链突出的成熟 miR。但成熟 miR 嵌入 RISC，抑制靶 mRNA 时，只有其中一条链发挥作用。miR 可以抑制靶 mRNA 的翻译或者促进 mRNA 的降解

3.1.2　长链非编码 RNA（lncRNA）

长链非编码 RNA（lncRNA）长度超过 200 碱基。当 lncRNA 的基因刚好与另一个转录本基因重叠，根据转录 lncRNA 的 DNA 链不同，其可被称作"正义"lncRNA（在同一条链被转录）或"反义"lncRNA（在不同链被转录）。根据 lncRNA 的基因相对于另一个基因的位置，其可被称作"双向"（起始位点一样，在不同链转录）lncRNA，"内含子内"（位于另一个基因的内含子内）lncRNA 与"基因间"（位于两个基因之间）

lncRNA（Ponting et al，2009）。

由于为长链非编码 RNA 转录通常是或者靠近其他基因的启动子，或者起始于其他基因的外显子或内含子而被转录，它们是通过"顺式作用"行使调节功能的。不像 miR，它们的加工类似普通 mRNA。

与在翻译水平行使调控功能的 miR 不同，lncRNA 主要在转录水平发挥基因表达调控作用。另一点与 miR 不同的是，miR 只作为靶基因的抑制物，而 lncRNA 可能作为靶基因的促进物或抑制物。众多关于 lncRNA 如何作用的机制已被报道，在 Pointing 等的综述中，至少有九种机制（Ponting et al，2009）：

• lncRNA 的启动子靠近靶基因的启动子，而且该 lncRNA 的转录通过了靶基因，从而阻止了靶基因的转录。

• lncRNA 的启动子靠近靶基因启动子，但不阻碍靶基因的转录。相反，lncRNA 的转录改变了染色体的结构，使得转录因子更容易靠近启动子，从而促进靶基因转录。

• lncRNA 结合靶基因的启动子与转录因子，导致起始复合物的脱落。在这种机制中，lncRNA 由靶基因上游的一个小启动子转录，所以是顺式调控靶基因的。

• lncRNA 结合 RNA 结合蛋白并导致其结构改变，RNA 结合蛋白与组蛋白去乙酰化酶作用，抑制靶基因的转录。

• lncRNA 与其他因子相互作用，形成核糖核酸蛋白复合物，激活靶基因的增强子。

• lncRNA 促进热休克蛋白的多聚化，然后进一步与翻译因子形成复合物，促进靶基因表达。

• lncRNA 与 importin 结合，阻止转录因子入核。

• 一系列 lncRNA 可以包裹一簇基因，然后以此为核心，招募表观遗传的调节因子，抑制基因簇的表达。

• lncRNA 与其他因子作用，导致基因簇的甲基化与表达抑制，此时该 lncRNA 通过"反式作用"来调控。

3.2 肿瘤中的非编码 RNA 表达失调

关于 RNA 的研究之前一直聚焦在编码蛋白质的 RNA 上，然而，非编码 RNA 领域的进展不断改变着我们根深蒂固的生物学理论和想象。越来越多的证据表明，非编码 RNA 是生物体内重要的调控分子（Huarte and Rinn，2010）。日益增多的研究发现，非编码 RNA 参与细胞的生长发育及分化等多个生物学过程。虽然非编码 RNA 调控生物学过程的具体机制还不是十分清楚，但是新的研究表明，非编码 RNA 的失调与多种癌症有关。非编码 RNA 的异常表达是某些肿瘤发生的潜在机制（Hansen et al，2013；Lee and Dutta，2009）。因此，这也预示着癌症治疗新时代的到来。本部分对近年来报道的在某些癌症中失调的非编码 RNA 进行了总结（表 2-2）。

表 2-2　肿瘤中失调表达的非编码 RNA

肿瘤类型	肿瘤中失调表达的非编码 RNA		
	上调的		下调的
结直肠癌	miR-21	miR-25	LET
	miR-31	miR-19	GAS5
	miR-181b		miR-23b
	HULC		miR-133b
	HOTAIR		miR-145
	miR-135b		
	miR-92		
	miR-106a		
慢性淋巴瘤白血病	miR-128a		miR-15a
	miR-146		miR-16-1
	miR-155		miR-223
	miR-195		miR-29
	miR-21		miR-150
肝细胞癌	MALAT1	MVIH	MEG3
	HOTAIR	miR-21	hDreh
	HULC	miR-221	LET
	TUC338	miR-224	let-7a
	H19		miR-199a
	HEIH		miR-122a

续表

肿瘤类型	肿瘤中失调表达的非编码 RNA	
	上调的	下调的
乳腺癌	miR-155	let-7（a，b，c，d）
	miR-17 ~ 92	miR-29a，b，c
	miR-21	GAS5（83）
	HOTAIR	miR-125a
		Mir-125b
肺癌	miR-155	let-7（a，b，c，d）
	MALAT1	miR-29a，b，c
	miR-191	linc-p21
	miR-19a	
	miR-21	
	MVIH	
前列腺癌	ANRIL	miR-15a/miR-16
	PRNCR1	miR-143
	PCAT-1	miR-145
	miR-21	
成胶质细胞瘤	miR-221	miR-128
	miR-10b	miR-181b
		miR-181a

3.2.1　非编码 RNA 的肿瘤抑制作用与促进作用

根据非编码 RNA 在肿瘤发生发展中的作用，他们可以被分为促肿瘤非编码 RNA 和抑肿瘤非编码 RNA。非编码 RNA 在肿瘤中的作用主要取决于其所调控的靶基因及相关信号（Deng and Sui，2013）。根据已有研究报道，我们发现，非编码 RNA 几乎参与肿瘤进程的各个方面，比如肿瘤血管生成、侵袭/转移，以及不良预后等。非编码 RNA 的序列分析也揭示了其促肿瘤及抑肿瘤作用（Deng and Sui，2013；Finoux and Chartrand，2008；Volinia et al，2006）。

当某个非编码 RNA 的缺失导致了正常细胞的癌变，那么该非编码 RNA 则被认为是肿瘤抑制分子。最早证实 microRNA 参与癌症的报道来自于对淋巴细胞白血病患者的研究，发现大多数患者表现出 miR-15a/16 的表达下调（Calin et al，2002）。MiR-15a/16 主要通过抑制其靶基因 BCL-2 的表达发挥抑癌作用。随着研究的深入，越来越多的 microRNA 被证实具有抑癌作用，比如 let-7 家族在肺癌与乳腺乳腺癌中下调（Hansen et al，2013）；miR-34a 在非小细胞肺癌中下调等（Yanaihara et al，2006）。大量的 microRNA 表达谱分析也证实了这一点。在食管癌患者中，miR-126 表达显著下调，miR-126 通过 ADAM-EGFR-AKT 信号通路调控食管癌细胞增长分化（Liu et al，2015）。长非编码 RNA 也是重要的抑癌基因。BM742401 的缺失或下调会提高胃癌的发病率。linRNA-p21 通过调控 P53 信号通路发挥抑癌的作用。此外，MEG3、GAS5 等其他众多长链非编码 RNA 被认为发挥抑制肿瘤的作用（Zhang et al，2010）。

相比于发挥抑癌作用的非编码 RNA，发挥促癌作用的非编码 RNA 数量相对较少，但它们作为促癌基因的证据非常确凿。MiR-17-92 是最早发现的促癌 microRNA，其位于人体 13q31.3 染色体上，过表达 c-myc 的转基因小鼠中 miR-17-92 过表达可引起 B 细胞淋巴瘤（Danielson et al，2015）。研究证实，miR-17-92 在多种肿瘤中高表达。MiR-17-92 在这些癌症中上调有两种机制。MiR-155 也是早期被发现的促癌 microRNA，miR-155 位于染色体 21q23 上，主要嵌合在 B 细胞融合簇非编码 RNA 中。在 B 细胞恶性肿瘤中，miR-155 高表达（Metzler et al，2004）；MiR-21 由 IL-6 信号通路活化，其几乎在所有癌症中都上调表达（Slaby et al，2007）。长非编码 RNA-PCGEM1 被认为与前列腺癌有关。近期有研究报道，长非编码 RNA-HOTAIR 在结肠癌病人中高表达并与结肠癌的预后相关（Ifere and Ananaba，2009）。

然而，非编码 RNA 发挥促癌还是抑癌作用并不是绝对的，有些非编码 RNA 既发挥抑癌作用又发挥抑癌作用。以 miR-15a/16 为例子，其在淋巴细胞白血病中，发挥抑癌作用，但在严重肢体缺血病人中其发挥促进作用。非编码 RNA 发挥促癌还是抑癌作用与其调控的靶基因关系十分密切，在不同肿瘤中可能发挥的作用也有所不同（Spinetti et al，2013）。

3.2.2 非编码 RNA 作为肿瘤标志物

非编码 RNA 可以用作诊断或者预后的工具，非编码 RNA 的表达谱能反映肿瘤的起源、肿瘤进展及其他病理学特征。由于非编码 RNA 表达相对稳定并且不易被 RNA 酶降解，所以非编码 RNA 适合作为肿瘤标志物。有研究表明，在福尔马林固定的石蜡标本中能够检测 miR 的表达。许多基因表达谱的研究证实，在结肠癌组织中，miR 表达有显著变化。而且 miR 表达量的变化与病人的临床诊断结果相符，从而证明了 miR 具有预后价值（Peters et al, 2013）。在结肠癌早期，miR-21 表达上调，let-7、miR-143 表达下调；在结肠癌晚期 miR-34a-c 表达下调。MiR-192 能够抑制细胞增殖，在结肠癌病人中 miR-192 表达下调，被认为可以作为结肠癌的诊断标志（Zarate et al, 2012）。MiR-15a/16 基因簇被报道调控胰腺癌的发生发展。De'sire'e Bonci 等报道在有些胰腺癌病例中，miR-15a/16 缺失表达，即使在早期也有缺失表达的情况（Spinetti et al, 2013）。随着长非编码 RNA 在肿瘤中作用的研究越来越多，将长非编码 RNA 作为新型的肿瘤标志物研究也越来越多。不同的长非编码 RNA 肿瘤发生发展不同的阶段有不同的表达。长非编码 RNA SRA、KRASP1 是细胞增殖信号的肿瘤标志；lincRNA-21、ANRIL 是肿瘤细胞逃脱抑制机制的标志；HOTAIR、HULC、ncR-upAR 等是肿瘤转移侵袭的标志；tie-1AS、ncR-uPAR 是血管生成的标志；PINC、PANDA 是肿瘤细胞永生化的标志（Gutschner and Diederichs, 2012）。关于非编码 RNA 作为肿瘤标志的研究越来越多，找到合适特异性的非编码 RNA 作为肿瘤标志对于肿瘤的诊断与预后有重要意义。

3.3 非编码 RNA 与免疫调节

非编码 RNA 除了在肿瘤中具有广泛作用外，大量研究报道显示，miRNA 和 lncRNA 等内源性非编码 RNA 可调控固有及适应性免疫应答的相关基因表达，进而调节肿瘤局部免疫微环境，这种作用可能用于提高肿瘤治疗（Okada et al, 2010；Raisch et al, 2013）。miR 不仅被证实可调节肿瘤相关巨噬细胞（Squadrito et al, 2013）、骨髓来源的抑制性细胞（Chen et al, 2015）和效应 T 细胞（Amado et al, 2015）的分化、发育和活化，还被认为是调控肿瘤相关炎症应答、慢性炎症诱导的肿瘤形成的重要分子（Fernandes et al, 2015）。此外，一些 miR 可以作为肿瘤生物治疗中 DC 疫苗的新型调控分子，调控其抗肿瘤效应（Holmstrom et al,

2010），而一些 lncRNA 也已经被证实可调控免疫细胞应答（Fitzgerald and Caffrey，2014；Heward and Lindsay，2014）。由于免疫细胞可从机体中分离得到，给予体外处理后可再回输到病人体内，因此被认为是未来用于发展非编码 RNA 依赖的肿瘤生物治疗较有前景的靶细胞。本部分我们将介绍新近关于 miRs（表 2-3）和 lncRNA（表 2-4）在免疫调控中作用的研究发现，这可能有助于推进肿瘤免疫及免疫治疗领域的发展。

表 2-3 微小非编码 RNA（microRNA）与免疫细胞发育和抗肿瘤免疫应答

细胞	微小非编码 RNA	功　　能	靶点
肿瘤相关巨噬细胞（TAM）	miR-155	维持 M1 表型；促进炎性因子产生	SCOS1，Ship1
	miR-511-3p	抑制巨噬细胞的替代激活	IRF4
	miR-146a	减弱 TLR 信号；减少促炎细胞因子产生	RAK1，TRAF6
	miR-223	抑制 LPS 诱导的促炎细胞因子的产生，如 IL-1β，IL-6 和 TNF-α	Pknox1
	miR-187	促进 LPS 诱导的促炎细胞因子的产生，如 IL-6 和 IL-12p40	NFKBIZ
	miR-125b	对促进 M1 细胞激活、抑制 M2 细胞激活非常重要	IRF4
	miR-378-3p	抑制 IL-4 诱导的 M2 细胞激活	CYP2E1
	miR-21	抑制过度炎症；维持 IL-4 诱导的替代激活	PDCD4
骨髓来源的抑制性细胞（MDSC）	miR-494	促进 MDSC 在肿瘤组织的浸润，由此促进肿瘤侵袭与转移	PTEN
	MiR-155	促进 STAT3 在 MDSC 的激活	SHIP-1
	miR-21	促进 STAT3 在 MDSC 的激活	PTEN
	miR-223	抑制来自骨髓的 MDSCs 的分化	MEF2C
	MiR-101	增强 MDSC 诱导的肿瘤细胞成球能力，由此增加肿瘤发生以及肿瘤向肝脏的转移	CtBP2
	miR-17-5p	调节 STAT3 介导的 MDSC 抑制性功能	STAT3
	MiR-690	可能介导功能性 MDSC 的扩增；维持 MDSCs 未成熟的，免疫抑制的状态	C/EBPα

续表

细胞	微小非编码 RNA	功　　能	靶点
T 细胞	miR-23a	与病人 CTL 抗肿瘤能力削弱相关；其敲减可增加粒酶 B 的表达	BLMP-1
	miRNA-15b	抑制 CD8 $^+$ T 细胞的活化；导致这些 T 细胞对肿瘤失去反应	DEDD
	miR-222 和 -339	介导肿瘤细胞对杀伤性 T 细胞的敏感性	ICAM-1
	miR-29	可能通过调控 B7-H3 蛋白表达，介导免疫逃逸	B7-H3
	miR-21	通过促进癌细胞聚集成团，介导免疫逃逸，促进肿瘤生长	FasL
	miR-181a	增强 T 细胞对多肽抗原 TCR 介导反应的敏感性	PTPN22，DUSP5，DUSP6

表 2-4　长链非编码 RNA（lncRNA）在免疫细胞分化和免疫应答中的调控作用

长链非编码 RNA	调控方式
多种长链非编码 RNA	多种长链非编码 RNA 与染色体多样性、变异相关并参与抗体 V（D）J 链的重排
LincRNA-Cox2	LincRNA-Cox2 调控小鼠巨噬细胞基因表达
PACER	PACER 调控人单核细胞中 COX-2 的表达
HOTAIRM1	HOTAIRM1 在髓系来源的细胞中特异性表达
Lnc-DC	Lnc-DC 调控人树突状细胞的分化
IL-1β-RBT46 和 IL-1β-eRNA	IL-1β-RBT46 和 IL1β-eRNA 调控 IL-1β 和 CXCL8 的表达
多种长链非编码 RNA	100 多种长链非编码 RNA 在 CD8 $^+$ T 细胞活化过程中表达不同
NeST/Tmevpg1	NeST/Tmevpg1 诱导 T 细胞中 INF-γ 的表达
LincR-Ccr2-5′AS	lincR-Ccr2-5′AS 调控 Th2 细胞向肺的迁移
NRON	NRON 调控静息的 T 细胞中 NFAT 的核转位
AK020764	AK020764 在 CD8 $^+$ T 细胞中表达与 miR-142 共同发挥作用
	Lef1as 在幼稚 CD8 $^+$ T 细胞表达可能抑制 Lef1

3.3.1 microRNA 调控肿瘤相关巨噬细胞的极化及激活

肿瘤相关巨噬细胞（tumor-associated macrophages，TAMs）在瘤变组织中大量聚集，被认为是肿瘤炎症微环境中的主要组分，影响肿瘤的各个方面，诸如血管生成、浸润及转移，因此 TAMs 可能有助于发展新型肿瘤诊断及治疗策略（Qian and Pollard，2010；Squadrito and De Palma，2011）。TAMs 可被分成两个亚类，包括经典活化的 M1 型和选择性活化的 M2 型巨噬细胞（Sica and Bronte，2007）。基于小鼠模型的大量研究结果表明，肿瘤中的 M1 型和 M2 型巨噬细胞分别发挥抗肿瘤和促肿瘤的作用。除了一些信号分子、转录因子外，miR 也已被证实是调控巨噬细胞活化及其两型极化的重要分子（Mantovani and Locati，2013）。近期研究报道了单核及巨噬细胞中的 miR 表达谱，其中巨噬细胞在不同的激动剂刺激下会特异性呈现出不同 miR 表达谱（Cobos Jimenez et al，2014）。同时，miR 也可调控巨噬细胞对环境信号的应答及调控巨噬细胞极化相关基因的表达，其中众多 miR 在激活的巨噬细胞中的表达改变迅速，包括 miR-155、miR-125a/b、miR-146a、miR-21 和 let-7e。一些 miR 可靶向 M1 型巨噬细胞活化的关键调控分子，而另一些 miR，如 miR-187、miR378-3p 和 miR-511-3p 在 M2 型巨噬细胞激活中被诱导表达（Holmstrom et al，2010）。

miR-155 可维持巨噬细胞的 M1 表型，而 miR-511-3p 可影响 M2 表型。我们的前期研究发现，在 LPS 激活的巨噬细胞中，miR-155 可以被 NF-κB 上调表达，过表达 miR-155 可通过下调炎症应答抑制分子而促进巨噬细胞炎症因子的产生，如下调炎症信号抑制分子 SOCS1（Jiang et al，2012；Zheng et al，2012）。除此之外，近期结果显示，给予过量的 miR-155 处理可对活化的 M2 型巨噬细胞重编程为促炎的 M1 表型，表现为 TNF-α 分泌增加，选择性激活基因 Arg-1 的降低（Bala et al，2011；He et al，2009）。一致的是，来自 Huffaker TB 关于 miR 调控抗肿瘤免疫应答的研究显示，miR-155 可通过靶向抑制 Ship1 而促进 IFN-γ 分泌，进而降低体内实体肿瘤的生长。在 miR-155⁻ᐟ⁻ 的小鼠中，肿瘤的生长得到促进，因此，miR-155 主要是促使巨噬细胞朝向 M1 表型发展，不利于肿瘤的生长（Huffaker et al，2012）。不同于 miR-155，定位于宿主基因 MRC1 并与 MRC1 共表达的

miR-511-3p，在小鼠和人的巨噬细胞选择性活化时均上调表达（Huffaker et al，2012）。而上调表达的 miR-511-3p 可抑制 TAMs 中选择性活化相关基因的表达，进而抑制肿瘤生长。进一步，外源性给予的 miR-511-3p 也可直接靶向促进巨噬细胞选择性激活的转录因子 IRF4 的表达，削弱选择性激活的 TAMs 的促肿瘤功能（Squadrito et al，2012）。其他 miR，如 miR-223、miR-146a、miR-21 和 miR-378-3p 也可参与调控 TAM 活化。MiR-378-3p 在选择型激活剂 IL-4 刺激后的巨噬细胞中上调表达，其上调后可抑制通过负向调控 AKT1 信号而抑制 IL-4 诱导的 Arg1 的表达，从而限制巨噬细胞的选择性活化（Ruckerl et al，2012）。在激活的巨噬细胞中，miR-21 上调表达并可抑制 PDCD4 的表达，从而促使 IL-10 的产生，以及维持 IL-4 诱导的选择性活化（Sheedy et al，2010）。MiR-125b 在骨髓来源的巨噬细胞（BMDMs）中过表达，可通过靶向 M2 型活化相关分子，IRF4 而促进 M1 表型（Chaudhuri et al，2011）。MiR-223 缺陷的 BMDMs 表达高水平的 LPS 诱导的炎性细胞因子，如 IL-1β、IL-6 和 TNFα（Zhuang et al，2012），而 NF-kB 活化诱导的 miR-146 可反向抑制 IRAK1 和 TRAF6 的表达，进而下调 Toll 样受体信号，削弱促炎因子的释放（Taganov et al，2006）。

除了调控 TAMs 的激活及极化外，最近的证据显示，miR 可作为 TAMs 和癌细胞之间信息传递分子，这主要依赖于 miR-包含型微泡（MVs）或者外泌体。当 TAMs 产生的 MVs 从 TAM 传递到受体癌细胞，并与癌细胞膜相融合时，其中包含的 miRNA 可被释放进入癌细胞内，调控肿瘤相关基因的表达（Holmstrom et al，2010）。一项体外研究表明，活化的巨噬细胞可通过分泌 MVs，介导 TAM 中的 miR-223 传递到乳腺癌细胞，下调其中 MEF2C 的表达，促进 β-catenin 的核定位，进而增加癌细胞的浸润（Holmstrom et al，2010）。然而，也有研究表明，TAM 的促转移功能也可以被肿瘤来源的 MVs 中的 miRNA 所修饰。由癌细胞产生的 miR-21、miR-29b 包含型 MVs 到达 TAMs 后，可结合细胞内 Tolls 样受体，进而激活 TAMs 促炎及促转移的功能（Fabbri et al，2012；Pucci and Pittet，2013）。

目前，通过 miR 干预可调节两型巨噬细胞功能相关基因表达，而对细胞的活化状态进行重编程。值得一提的例子是，LV-based miR-511-3p 已经被用于修饰 TAMs（Squadrito et al，2012）。

3.3.2　microRNA 影响骨髓来源的抑制性细胞的扩增及其对肿瘤细胞干性的调控

骨髓来源的抑制性细胞（myeloid-derived suppressor cells，MDSCs）在促进肿瘤浸润和转移中发挥重要作用。MDSCs 负向调控抗肿瘤免疫应答，下调宿主免疫监视，利于肿瘤细胞浸润和血管形成（Serafini et al，2006）。MDSCs 代表一类异质性幼稚分化的骨髓细胞群，在小鼠中可通过 CD11b 和 Gr-1 表达鉴定该类群，在人体中则被定义为 Lin$^-$ HLA$^-$ DR$^-$ CD33$^+$ 或 CD11b$^+$ CD14$^-$ CD33$^+$ 细胞群。MDSCs 分为粒细胞样 MDSCs（CD11b$^+$ Ly6C^{low} Ly6G^{high}）和单核细胞样 MDSCs（CD11b$^+$ Ly6G^{low} Ly6C^{high}）两个亚群（Gabrilovich and Nagaraj，2009）。MDSCs 的免疫抑制活性可通过多种机制实现，包括：通过产生精氨酸酶 1/ARG1 消耗淋巴细胞所需营养物质，进而导致抗原激活 T 细胞增殖抑制；通过产生活性氧和活性氮，诱发氧化应激而致使 TCR ζ 链表达丢失及 IL-2 受体信号下调；通过表达整合素和金属蛋白酶结构域蛋白 17，半乳糖凝集素 9 等干扰 T 淋巴细胞的聚集及归巢；通过 CD40-CD40L 相互作用或分泌 IFN-γ、IL-10 和 TGF-β 等细胞因子，促使 Tregs 的增殖。来自于肿瘤细胞、间质细胞及其他活化的免疫细胞的多种介质可通过激活 STAT 等信号，促进 MDSCs 的扩增（Gabrilovich and Nagaraj，2009；Serafini et al，2006）。因此，理解调控 MDSCs 趋化及免疫功能相关的信号分子网络，有助于拓展 MDSCs 为基础的肿瘤治疗。近期研究发现，miR-17-5p、miR-20a、miR-223、miR-21、miR-155、miR-494、miR-690 和 miR-101 等 miR 在调控 MDSCs 扩增及功能中发挥作用（Chen et al，2015）。

MiR-494 在 MDSCs 上调表达，上调的 miR-494 不仅增强 MDSCs 在肿瘤局部的浸润，进而通过靶向 PTEN，激活 PI3K/AKT 信号，上调 MMPs，促进肿瘤的浸润及转移。MiR-494 缺失后体内 MDSCs 减少，原位肿瘤生长及转移受到抑制（Liu et al，2012）。从荷瘤小鼠中分离出的 MDSCs 高表达 miR-155 和 miR-21，二者分别通过靶向 SHIP-1 和 PTEN 促进 STAT3（Li et al，2014a）。然而，miR-17-5p 和 miR-20a 则通过靶向 STAT3 下调 MDSCs 对抗原特异性 T 细胞的抑制能力（Zhang et al，2011a）。因此，通过修饰 STAT3 信号，miR 可能作为重要的免疫调控者，并可能作为克服

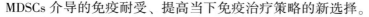

MDSCs 介导的免疫耐受、提高当下免疫治疗策略的新选择。

对乳腺癌、结肠癌、前列腺癌、食管癌及胃癌病人的临床研究表明，MDSCs 在肿瘤组织局部高表达可能作为预后的独立预测指标。值得一提的是，来自于 Cui TX 的一篇报道显示，肿瘤相关 MDSCs 可促进人卵巢癌细胞的干细胞样表型（Cui et al，2013）。在机制方面，作者发现与 MDSCs 共孵育后卵巢癌细胞中 miR-101 表达增加，增加的 miR-101 可通过靶向 CtBP2 促进癌细胞的干性（Cui et al，2013）。该项研究具有重要的意义，其提示我们 MDSCs 也可作为外源信号通过调控单一 miR，miR-101 而直接影响肿瘤细胞。此外，作者还发现，高水平的 miR-101 与卵巢癌下降的整体生存相关。抑制 miR-101 可阻断 MDSC 诱导的肿瘤细胞成球，而过表达 miR-101 则刺激肿瘤细胞成球，进而增加肿瘤发生率及肝转移（Cui et al，2013），表明靶向 miR-101 可能限制 MDSCs 与肿瘤细胞及干细胞之间的相互作用，以增加治疗效果，减少治疗耐受。

3.3.3 microRNA 调节 T 细胞介导的肿瘤免疫监视

CTLs 具有强大的抗肿瘤作用，因此在肿瘤免疫治疗中备受关注。CTLs 在免疫治疗中的应用往往由于体外扩增的 CTLs 在免疫抑制性微环境中易失去功能而受到限制（Franks et al，2012）。报道显示，通过 miRNA 修饰可能有助于增强 CTLs 的杀伤力及免疫抑制活性。例如，miR-23a 在肺癌患者癌组织中浸润的 CTLs 中上调表达，并与患者 CTLs 抗肿瘤能力的受损成正相关（Lin et al，2014）。功能性缺失 CTLs 中 miR-23a 增强颗粒酶素 B 表达，并且在荷瘤小鼠中，仅使用少量肿瘤特异性，但是 miR-23a 低表达的 CTLs 进行免疫治疗就可大幅度限制肿瘤进展，转录因子 BLMP-1 作为 miR-23a 的一个靶基因参与其中（Lin et al，2014）。不同于 miR-23a，miR-15b 可通过抑制 IL-2 和 IFN-γ 的分泌及 CD69 的表达，抑制 CD8$^+$T 细胞的活性，尽管其在 Lewis 肺癌小鼠的脾脏 CD8$^+$T 细胞中较健康组高表达（Zhong et al，2013）。

快速的肿瘤生长总是和低效的肿瘤免疫监视相关，肿瘤细胞往往显示较低的免疫原性或诱导免疫细胞凋亡以减少细胞毒性对其生长的抑制。在此过程中，miR 也发挥重要作用。例如，miR-222 和 miR-339 在肿瘤细胞中下调细胞间黏附分子（ICAM-1）表达，进而调控肿瘤细胞对 CTLs 的敏感度，证实了 miRNA 在肿瘤免疫监视中具有调控作用（Ueda et al，2009）。MiR-29a 被发现可直接靶向在肿瘤组织中偏向表达的表面免疫调节糖蛋白——B7-H3，进而抑制 T 细胞。MiR-29 对 B7-H3 的表达调控有望改善 T 细胞介导的免疫治疗及 B7-H3-特异性抗体 8H9 依赖的靶向治疗方案（Xu et al，2009）。除此之外，肿瘤表面过表达 Fsa L 可通过激活 Fas/FasL 信号，诱导肿瘤特异性 CTLs 凋亡。在人的乳腺癌细胞中，FasL 被证实是 miR-21 的一个直接靶基因（Wu et al，2014）。上调乳腺癌细胞 MCF-7 细胞中 miR-21 的表达后，Fas/FasL 介导的 Jurkat T 淋巴细胞的凋亡减少（Wu et al，2014），这可能是提高抗肿瘤免疫的一种新方法。

3.3.4　microRNA 链接炎症与肿瘤

早在 19 世纪，研究者就意识到恶性肿瘤与炎症是密切相关的。当下，基于体内外大量的研究，越来越多的报道聚焦并强调了炎症与肿瘤的联系。在慢性炎症过程中，多种炎症细胞和介质创造了一个对肿瘤生长有利的微环境，其中也包括 miRNA 的调节（Raisch et al，2013）。

在肝细胞癌形成过程中，HNF4α-miRNA 炎症反馈环可调控肿瘤形成（Hatziapostolou et al，2011）。HNF4α 是肝上皮生长所必不可少，也是与炎症相关的分子，HNF4α 基因被认证为是溃疡性结肠炎（ulcerative colitis，UC）的易感基因。来自 Hatziapostolou M 的报道显示，抑制 HNF4α 可起肝细胞转化，其主要通过由 miR-124、IL6R、STAT3、miR-24 和 miR-629 组成的 miRNA-炎症的反馈环路实现（Hatziapostolou et al，2011）。miR-21、miR-125 和 miR-155 通常在机体感染情况下被诱导表达，因此在感染相关试剂诱导的肿瘤发生中具有潜在作用。已报道，miR-21 和 miR-182 与 HPV 相关肿瘤的发生相关（Hatziapostolou et al，2011）。

慢性炎症也是诱导胃肠道肿瘤的重要因素，其机制涉及组织损伤和微生物菌群的改变。STAT3 由 IL-6 激活，可直接激活 miR-181b-1 和 miR-21，miR-181b-1 和 miR-21 可分别抑制 CYLD 和 PTEN，导致 NF-κB 的活化（Iliopoulos et al，2010）。STAT3 介导的调控环对肿瘤的恶性转化及移植瘤的生长至关重要，在肠腺癌中已被证实。另外的证据表明，miR-124 在 UC 患者的肠组织中特异性下调，并可直接靶向 STAT3 的 mRNA。而且，miR-124 在活动期 UC 或者肠炎相关肿瘤（colitis associated cancer，

CAC）患者肠组织中的表达均比其他疾病患者或正常对照组较高，且与疾病的进展相关（Koukos et al，2013）。MiR-214 的化学抑制剂可降低小鼠葡聚糖硫酸钠（dextran sulfate sodium salt，DSS）诱导的肠炎的严重程度，以及削弱氧化偶氮甲烷（azoxymethane，AOM）及 DSS 诱导的小鼠肿瘤的大小和数目（Koukos et al，2013）。抑制 miR-214 可通过上调 PD-LIM2 和 PTEN 水平，缓解肠道炎症，IL-6 可诱导 STAT3 介导的肠组织中miR-214 的转录，进而诱导 PDLIM2 和 PTEN 的表达，这一调控环的活化与溃疡性结肠炎患者的疾病活动性相关（Koukos et al，2013）。

　　在近期的研究中，我们发现，miR-15/16（Huang et al，2015）在 DSS 诱导的肠炎及其恶性转化中失调。删除 miR-15/16 可促进肠癌相关肠癌（CAC）的进展，其中伴有 Tregs 及 B 细胞的比例增加，以及 CD8$^+$ T 细胞在肠组织中的比例减少。MiR-15/16 已经被报道可以促进 CD5$^+$ B 细胞的增殖，靶向 BCL-2 抑制 B 细胞的凋亡（图 2-3）。近期研究显示，IgA 阳性表达的 B 细胞具有免疫抑制功能，并限制人前列腺癌 T 细胞依赖的化疗，消除这些细胞可以促使奥沙利铂对前列腺癌细胞的根除（Shalapour et al，2015）。

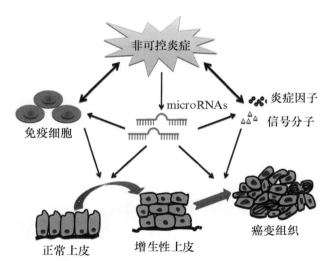

图 2-3　microRNA 调控网络在炎症性肠病恶性转化中的作用

在炎症性肠病中持续性的炎症刺激可导致 microRNA 表达谱失调。这些失调的 microRNA 一方面可能通过直接靶向癌基因或抑癌基因，调控肠上皮细胞的生长，诱导上皮增生；另一方面，其可能通过调节局部炎症应答的强度影响上皮的恶性转化，其中的机制可能涉及 microRNA 对恶变组织局部关键免疫细胞增殖、分化及活性的调控，或者对关键炎症因子及下游信号的调控

3.3.5   lncRNA 调控免疫细胞分化及免疫应答

像 miR 一样，lncRNA 也通过多样的机制参与调控多种生物学过程。免疫调节失调可导致多种疾病的发生。肿瘤的免疫治疗已经成为近年来的研究热点。关于 miR 对于免疫应答调控的研究已经较为成熟。最近的研究表明，先天性免疫反应及适应性免疫应答都伴随着 lncRNA 表达的变化。这些 lncRNA 调控重要的免疫反应，比如炎症介质的产生和细胞的分化与迁移等（Carpenter et al，2013）。

迄今为止，关于 lncRNA 的研究主要集中在 lncRNA 与癌症的关系（Deng and Sui，2013；Gutschner and Diederichs，2012）。但 lncRNA 在免疫细胞的分化过程中也发挥重要的调节作用。RNA 测序已经证实，在单核细胞、巨噬细胞、DCs 活化过程中，lncRNA 的表达量均有差别。受到 LPS 刺激的 CD11c$^+$DCs 会表达 lncRNA（Guttman et al，2009）。急性呼吸道病毒感染的小鼠 CD4$^+$T 细胞表达多种 lncRNA。CD8$^+$T 细胞表达数百种长非编码 RNA，这些长非编码 RNA 参与淋巴细胞分化和激活的调节；NeST/Tmevpg1 诱导 T 细胞中 IFN-γ 的表达（Gomez et al，2013）；LincR-Ccr2-5′AS 调控小鼠 Th2 细胞在肺癌中的转移（Krawczyk and Emerson，2014）；LinRNA-Cox2 通过与核蛋白 A/B 相互作用激活骨髓来源的巨噬细胞（Krawczyk and Emerson，2014）；Lnc-DC 调控人单核细胞向 DC 细胞分化（Wang et al，2014）。

长链非编码 RNA 参与固有免疫应答的第一个证据是由 Guttman 等发现的，他们发现用 LPS 刺激小鼠骨髓来源的树突状细胞能诱导产生 20 种长链非编码 RNA（Guttman et al，2009）。LincRNA-Cox2 调控小鼠巨噬细胞基因的表达。LincRNA-Cox2 抑制骨髓来源的巨噬细胞中 787 个基因的表达及诱导 713 个基因的表达。这些基因参与了 CCL5 和 IL-6 的表达等免疫调节过程，但是调节的具体机制还不是十分清楚，但多数报道认为，lincRNA-cox2 通过与核蛋白 A/B 相互作用发挥作用（Krawczyk and Emerson，2014）。THRIL 也被认为通过与核蛋白相互作用调控人单核细胞 TNF-α 的分泌（Li et al，2014b）。基因表达谱证明，LOC645638 参与调控单核细胞向 DC 细胞分化，所以更名为 Lnc-DC。Lnc-DC 缺陷会影响 DC 细胞的抗原提呈功能，减少 CD4$^+$T 细胞的产生，Lnc-DC 通过激活 STAT3

调控 DC 细胞分化（Wang et al，2014）。

　　最近研究证实，一类长非编码 RNA 在哺乳动物初始 CD8$^+$T 淋巴细胞和记忆性 T 淋巴细胞中优先表达（Pang et al，2009）。超过 1000 多种长非编码 RNA 在小鼠及人中表达具有细胞特异性和阶段特异性。尤其是证明在淋巴细胞中有 96 种特异表达的长非编码 RNA。有趣的是，29 种长非编码 RNA 在 CD8$^+$T 细胞中特异性表达；21 种长非编码 RNA 是调控 T 细胞分化过程的重要 RNA；81 种上调的长非编码 RNA 调控 T 细胞的活化（Pang et al，2009）。有些长非编码 RNA，比如 NeST 选择性地在 Th2 和 Th17 中表达，它们的表达依赖于 Th1 特异性的转录因子 STAT4 和 Tbet（Pagani et al，2013）。NeST 能够结合 WDR5 从而调控 CD8$^+$T 细胞中 IFN-γ 表达（Gomez et al，2013）。在 Th2 细胞中，沉默 lincR-Ccr2-5′AS 会引起 CCR1、CCR2、CCR3 和 CCR5 的高表达，这些趋化因子受体参与 Th2 细胞的肺转移（Hu et al，2013）。另外有少数的 LncRNA 以多个小 RNA 形式存在，这些 LncRNA 通过这些更小的 RNA 来发挥功能。LncRNA（Ak020764）参与调控 Treg 中 Foxp3 的表达，主要是通过 miR-142-5p 和 miR-142-3p 发挥作用，这两个 microRNA 在 lncRNA（Ak020764）第一个内含子上（Pang et al，2009）。长非编码 RNA 还可以通过调控蛋白质的运输调控免疫细胞各种生命活动。NRON 在多种淋巴组织中高表达，比如淋巴结和胸腺等。NRON 通过与多种蛋白相互作用干扰 NFAT 的功能。关于长非编码 RNA 在 B 细胞调控中的作用报道较少，有研究报道在前 B 细胞重组过程中，有多种长非编码 RNA 参与重链 V 区与相邻部位 DJ 区环形成的过程（Bolland et al，2004）。表 2-4 总结了长非编码 RNA 在免疫细胞分化和免疫应答中的调控作用。

　　实现免疫系统功能的正常，需要对细胞的发育、分化严格调控。免疫失调是癌症发生的重要因素。越来越多的证据表明，长非编码 RNA 像 microRNA 一样参与调控免疫应答。通过芯片和 RNA 测序等手段检测长非编码 RNA 的异常表达是否与自身免疫性疾病及多种肿瘤相关。长非编码 RNA 调控免疫应答的具体机制将是未来研究的重点，探讨长非编码 RNA 在免疫调控中的作用对于免疫治疗具有深远意义。

3.4 靶向非编码 RNA 的肿瘤疗法

3.4.1 体内释放 siRNA、microRNA 与 anti-microRNA 的方法及案例研究

鉴于 miR 在多种疾病中起关键作用，探索如何调节 miR 的体内水平，以改良传统方法疗效的研究受到关注。通过使用 miR 的类似物或阻遏物可初步实现这一目的。如果相关信号通路已知，也可以采用特意靶向某分子 mRNA 的 siRNA。当 miR 在体内过度表达时，可以通过阻遏 miR 而消除其抑制作用；当 miR 在某疾病表达过低，可以人为提高 miR 的水平。根据核酸给药的途径不同，可以分为肿瘤注射给药或静脉注射给药。前者需要相对简单的药物包装体系，而且由于非特异扩散至其他器官引起的副作用也较轻；后者需要较复杂的包装系统，以避免激活免疫系统，降低毒性，降低在其他器官的累积等。由于 RNA 在血液中半衰期短（主要因为血清中 RNase 含量丰富），它们需要经过化学修饰以抵抗降解。由于裸 RNA 带负电荷，分子质量大，它们很难通过细胞膜。为了提高转染效率及对 RNase 的抗性，也为了避免引发免疫反应，给药还需要特别的载体。目前许多给药系统已被研发，其特性各异（Scomparin et al，2015）。

何种寡核苷酸片段被用于体内治疗依赖于该治疗需要是抑制疗法还是补偿疗法。anti-miRNA oligonucleotides（AMO）、miR sponge 与 miR mask 用于抑制疗法。AMO 利用体内 RNAi 机制，阻止 miR 与 RISC 或 RISC 与靶 mRNA 的结合。miR sponge 是一种质粒，可转录出含有大量 miR 靶序列的转录物，从而消耗 RISC，保护靶 mRNA。miRNA mask 是可以结合靶序列并保护靶 mRNA 的核酸。与前两种方法相比，miRNA mask 特异性地保护一条信号通路，其他通路不受影响。在 miR 补偿疗法中最常用的是类似成熟 miR 但经过化学修饰以提高稳定性的核酸。与单链 RNA 相比，转染双链 RNA 效果更佳（Bader et al，2011）。

在 Zhang 等人的综述中（Zhang et al，2013），化学修饰的寡核苷酸包括含硫代磷酸寡核苷酸、2-氧 – 甲基（2-O-Me）或 2-氧 – 甲氧乙基（2-0-MOE）寡核酸、锁核酸（LNA）、肽核酸（PNA）、氟衍生物（FA-NA 和 2′-F）等。在含硫代磷酸寡核苷酸，磷酸基团的一个氧原子被硫原子取代。这修饰可以提高核酸对 RNase 的抗性，提高 Rnase H 降解靶核酸

的活性，还可以促进核酸结合到血浆或细胞的蛋白，促进细胞对核酸的吸收。但它的缺点是半衰期短，对 mRNA 亲和力低，阻碍细胞生长。在核糖添加 2-O-Me 或 2-0-MOE 修饰，可以延长半衰期，减轻抑制活性。LNA 中，每个核糖的 2′氧原子与 4′碳原子互联。此构型可以提高 LNA-RNA 的热稳定性，增强特异性，避免错配（Kurreck et al，2002）。一种基于 LNA 的治疗方法，Miravirsen（又名 SPC3649），已进入二期临床试验，用于治疗慢性 HCV 基因型 1 感染的病人。Miravirsen 是 anti-miR 核酸，靶向 miR-122。miR-122 对 HCV 的稳定性和繁殖十分重要。PNA 是 RNA 类似物，但骨架由类似肽链的多聚物取代。PNA 不带电荷，有利于进入细胞而不需载体辅助。PNA 很特异，稳定性好，毒性低（Fabani et al，2010）。

为提高转染效率，已研发出多种核酸释放材料，主要包括脂质体与基于多聚物的释放材料。虽然在体外实验，脂质体被广泛采用，它们可能不适用于体内治疗，因其有毒性，吸收的组织特异性差，还可能引起免疫反应（Lv et al，2006；Zhang et al，2013）。有研究者试图修饰脂质体使其效果更好，并在小鼠实验取得一些成功。例如，带有特异靶向肿瘤的单链抗体片段（scFv）的 liposome-polycation-hyaluronic acid（LPH）被静脉注射进 B16F10 黑色素瘤肺部转移的小鼠体内，释放 miR-34a 与靶向多种癌基因的 siRNA，导致肿瘤明显减少，伴有癌细胞出现凋亡，一些癌基因被下调，此处 miR-34a 与 siRNA 发挥了协同作用（Chen et al，2010）。因为脂质体的毒性归因于其带有正电荷，研究者尝试使用中性脂质体。Trang P 等人用中性脂质乳剂（neutral lipid emulsion，NLE）作为载体，通过尾静脉注射向 Kras-activated autochthonous 非小细胞肺癌小鼠模型释放 miR-34a 与 let-7 的类似物。治疗上调了 miR-34a 与 let-7 在肺的水平，显著缩小了肿瘤（Trang et al，2011）。在去除了脏器的外周血后，人们发现 NLE 释放的 miR 特异性在肺脏累积。此特点有利于 NLE 在肺癌方面的应用，但不利于其用在其他疾病上。

研究者开发了许多基于多聚物的释放材料。根据 Anna Scomparin et al 与 Y. Zhang et al（Scomparin et al，2015；Zhang et al，2013），它们至少包括了 poly（lactide-co-glycolide）（PLGA）、聚乙烯亚胺（polyethyle-neimine，PEI）、树状聚物（dendrimers）、几丁聚糖（Chitosan）、聚乙二醇（PEG）、聚胺酸和聚甲基丙烯酸酯。简要介绍其特点与应用如下。

● PEI 由两个亚甲基与一个氨基重复出现构成，可以线性也可以分支。由于其具有毒性，应用时需要化学修饰。如 polyurethane-short branch polyethylenimine（PU-PEI）被用于向肺癌与脑胶质瘤来源的肿瘤干细胞释放 miR-145。（Chiou et al，2012；Yang et al，2012）。PU-PEI-miR 单独使用可抑制肿瘤生长，与放疗化疗联用效果更佳。当连接了 RVG（狂犬病病毒糖蛋白，rabies virus glycoprotein）并与甘露醇联用，PEI-RVG 可通过血脑屏障，特异性向神经元释放 miR（Hwang do et al，2011；Maiorano and Mallamaci，2009）。

● 树状聚物结构多分支，所以分子的表面积和体积比大。但尚未有体内实验的报道。一些体外实验提示树状聚物可能是体内治疗的有力候选（Ren et al，2010a；Ren et al，2010b）。

● 几丁聚糖是来源于壳质的一类多糖（Ballarin-Gonzalez et al，2014）。核酸与带正电荷的氨基（来自几丁聚糖本身或化学修饰）的静电作用有利于形成复合物，释放到细胞，而几丁聚糖带正电荷的骨架有利于复合物黏附并穿过黏膜系统，暗示几丁聚糖可用于口服或鼻腔用药（Kim et al，2007）。几丁聚糖释放体系已被用于静脉注射或肿瘤注射的治疗。例如，几丁聚糖水凝胶被用于向肿瘤（黑色素瘤或乳腺癌）释放 anti-TG2 siRNA。处理后肿瘤生长减缓，与无 siRNA 对照相比，肿瘤中的 TG2 明显下调。Marimprey 等（de Martimprey et al，2008）用几丁聚糖包被的异丁基氰丙烯酸盐多聚物纳米颗粒，肿瘤内注射接种了成纤维细胞瘤（经 ret/PHC1 基因改造）的小鼠，释放靶向 ret/PHC1 的 siRNA。在乳头状甲状腺癌中，ret 与 H4 基因重排（ret/PHC1）常常发生。此疗法显著下调肿瘤内 ret/PHC1 水平，抑制肿瘤生长。基于几丁聚糖的释放体系同样适用于全身（血液）释放。几丁聚糖包被的 isohexylcyanoacrylate 多聚物纳米颗粒被用于包裹靶向 RhoA 的 siRNA，并静脉注射进带有强侵袭性乳腺癌异种移植物（MDA-MB-231）的小鼠（Pille et al，2006）。治疗使肿瘤体积缩减 90%，而体重、肝病标志物、肾脏功能等指标正常，表明该疗法的毒性很低。含有靶向 ret-PTC1 的 siRNA 几丁聚糖包被 isobutylcyanoacrylate 与 isohexylcyanoacrylate 多聚物纳米颗粒被用于治疗接种了 RP1 细胞（经 ret-PTC1 基因改造）的小鼠（de Martimprey et al，2010）。治疗几乎完全阻遏肿瘤生长，效果为裸 siRNA 所远远不及。基于几丁聚糖的释放体系尚未被用于释放 miR 类似物，但其低毒性与高效率使它成为很有希望的候选者。

● 经特别改造后（de Martimprey et al，2010），PLGA 可以获得很高的包被效率，可用于长时间释放。Babar 等制备出一种在脾脏、骨髓高表达 miR-155 的转基因小鼠。这些小鼠患有前 B 细胞淋巴瘤。小鼠被静脉注射包有 anti-miR155 PNA 的 PLGA 多聚物纳米颗粒为增加转染效率，纳米颗粒表面还通过聚乙二醇链接了一种细胞穿透肽（penetratin）。聚乙二醇可延长 PLGA-miR-155 在血液中的寿命。研究表明，纳米颗粒可显著减缓肿瘤生长，所需 miR 用量也远比裸 miR 治疗少（Babar et al，2012）。

3.4.2　临床试验：anti-miR-122 LNA 与 miR-34a

Miravirsen 是一种 15nt 的锁核酸。在 2010 年 9 月，Mirvirsen 进入临床 II 期测试，测试其抗 HCV 的抗病毒功效（Janssen et al，2013）。HCV 已被证明可以利用肝脏中丰富的 miR-155 来保护自身。miR-155 可以结合到 HCV 基因组的 5′UTR 保护其免受核酸酶的攻击与固有免疫系统的清除。Miravirsen 可以结合到 miR-155 的 5′区域并将其捕获。测试招募了 36 位病人并将其分组。每组含 9 例病人，按不同剂量给药［0mg（安慰剂），3mg/kg，5mg/kg，7mg/kg］。病人皮下注射 Miravirsen，一周 1 次，总共 5 周。5 周过后，病人情况会被跟踪了解，直至第 18 周。结果显示，Miravirsen 可以降低病人体内 HCV 的 RNA 水平，而且呈剂量依赖性，效果持久。HCV RNA 水平（log10 IU/ml）下降的平均值在 3mg/kg 组是 1.2，在 5mg/kg 组是 2.9，在 7mg/kg 组是 3.0，而安慰剂组只有 0.4。接受 Miravirsen 治疗的病人到第 18 周仍保持低 HCV RNA 水平。与安慰剂组相比，Miravirsen 治疗组未见更高的副作用发生率。此外，HCV 基因组的 5′UTR 显示出高度保守型，在 Miravirsen 治疗的灵长类动物或人均未见逃逸突变（Li et al，2011）。不像当前使用的蛋白酶抑制剂类药物，Miravirsen 并非细胞色素 450 的底物，所以药物间的相互作用可能不显著。以上揭示，Miravirsen 可以在治疗过程中保持效力，并可以与其他抗病毒药物联用，以获得更佳效果。一个疗程延长至 12 周的 II 期试验正在进行，以期将病毒水平保持在一个极低状态，防止复发。

另一个 miR 是 miR-34a，也进入了临床 I 期测试，治疗不可手术切除的原发性肝癌病人、癌症出现肝转移的病人与血液肿瘤病人。miR-34a 已被报道靶向多种癌基因，在人类上皮性卵巢癌、神经母细胞瘤、慢性淋巴细胞白血病与其他癌症中表达下调（Misso et al，2014）。体外与体内试验均证实 miR-34a 的抗肿瘤作用。它可以使癌细胞对化疗增敏，减少癌发生，阻止肿瘤生长，防止上皮－间质转化。此试验始于 2013 年 4 月，病人接受 MRX34 治疗。MRX34 是包裹在脂质体中的 miR-34a 类似物。采用的是静脉注射法，1 周 2 次，共 3 周，然后歇一周，或者连续注射 5 天，停药 2 周。试验将找出最高耐受剂量，最高血液内浓度与对 MRX34 起反应的病人比例。

3.4.3　非编码 RNA 在肿瘤免疫疗法中的应用：调节 DC 疫苗

自 Steinman 和 Cohn 等人在 1973 年发现 DCs（Steinman and Cohn，1973），DCs 已经显示在抗感染和抗肿瘤的免疫反应中发挥重要作用。DCs 已在许多临床试验中被用作抗肿瘤疫苗。这些 DCs 免疫疗法通常包括从病人提取外周血单核细胞或 CD34$^+$ 前体细胞；在体外用细胞因子促进其分化与成熟；对 DCs 负载癌抗原（来自肿瘤裂解物或已知的癌抗原）；转输回病人体内。但是，DC 疫苗的效能受多种因素影响，例如癌抗原的特异性，DCs 在体内的活化情况，而 miR 对后一种因素发挥重要影响。

在 Francesco de Rosa 等的综述里（de Rosa et al，2014），miR 可以影响 DCs 的可塑性，并通常发挥负向调节作用。比如 miR-155 靶向抗原处理的机制，对 DCs 成熟后抗原提呈有重要作用。MiR-148 靶向 HLA-C，调节抗原提呈。MiR-146a 与 miR-29a 分别下调共刺激分子 CD40L 与 B7-H3，降低它们激活免疫反应的能力。MiR 也可以调节 DCs 对激活信号的反应。TLR-4 可上调 miR-155，223，146 与 21，它们减少促炎细胞因子的分泌，促进抗炎细胞因子如 IL-10 的分泌。

miR 也可通过肿瘤与 DCs 的相互作用被调节。Siping Min 等报道在与癌细胞系共孵育或在带瘤小鼠淋巴结中的 DCs，miR-16-1，21，22，142，146，155，503 均上调，伴随的是 DCs 凋亡增多（Min et al，2013）。进一步研究证实这些 miR 可以影响 DCs 寿命，其抑制物可以逆转肿瘤细胞对 DCs 的促凋亡作用。至少在 CT26 结肠癌细胞系与 1D8 卵巢癌细胞系中已证实，这些上调的 miR 是通过靶向 YWHAZ 与 BCL-2 促进凋亡的。前者对生长因子下游通路的激活有重要作用，后者则是一个线粒体相关凋亡途径的抑制物。

通过调节 DCs 内的 miR 可影响 DC 疫苗的效力。根据 miR 在 DCs 内的作用，可以上调其水平或下调其水平。即便我们不调节 DC 疫苗的miR，寻找可以反映 DCs 活性水平的 miR 标志物也很有价值。Holmstrom 等对人源 DCs 做研究（Holmstrom et al，2010），来自健康供体的外周血单核细胞被 IL-4 与 GM-CSF 分化为未成熟 DCs，然后未成熟 DCs 被进一步用（或不用）IL-1β、IL-6、TNF-α 与 PEG2 促进成熟。他们发现，DCs 内的 miR-155 水平可以可靠地反映 DCs 成熟情况，其水平与 CCR7、IL-23 与 IL-12p70 水平正相关。Cubillos-Ruiz 等人向晚期原位 ID8-Defb29/Vegf-A 肿瘤的荷瘤小鼠的 DCs 转染 miR-155 前体类似物后，发现经过 CD40L 刺激后，miR-155 前体转染 DCs 能更有效地促进 T 细胞分裂，激活 T 细胞反应，促进 TNF-α、IL-12、IFN-γ、CCL5 分泌（Cubillos-Ruiz et al，2012）。这种优化后的 DC 疫苗未表现明显毒性，亦未见在其他器官观察到肿瘤转移。小鼠存活时间从 52 天被延长至 60 天。在移植亲代来源的 ID8 肿瘤的小鼠，生存率从 0 上升至 35%。该经过优化的 DC 疫苗有效时间很长，T 细胞被分选出并转输到另一只荷瘤小鼠仍能发挥效力。这些 T 细胞在 ID8-Defb29/Vegf-A 荷瘤小鼠的脾细胞被分选出，经激活 CD40 并转染 pre-miR-155mimics 后，与对照组分别接种在荷有同种肿瘤小鼠的两侧。经抗 CD40 抗体与 pre-miR-155mimics 处理的 T 细胞可以将肿瘤体积从平均 175mm^{3}缩小至 75mm^3。用 miR 来改良 DC 免疫疗法这一领域尚待探索，应进一步研究 miR 是如何调节 DC 激活的，从而为临床应用提供信息。

3.5　小结

随着越来越多的研究证实，microRNA 和 lncRNA 在肿瘤生物学及肿瘤相关免疫中的重要性，非编码 RNA 为基础的肿瘤治疗也逐渐成为热门话题，但当下非编码 RNA 应用于肿瘤治疗依旧存在巨大挑战。值得高兴的是，MRX34，第一个 miRNA 为基础的肿瘤治疗制剂已经进入了 I 期临床试验（Bouchie，2013）。近期我们在体外的研究数据也显示，外源性给予 miR-126 模拟物处理食管癌细胞，可抑制食管癌细胞的生长（Liu et al，2015），提示，借助 miR 的"补偿疗法"策略，miR-126 可能在食管癌的治疗中具有潜在的治疗性意义。然而，考虑到一些挑战，尤其是技术的限制，如怎样提高其在肿瘤局部的聚集及平衡治疗的安全性和有效性，非编码 RNA 为基础的肿瘤治疗实际上还需要未来更多的探索。

4　细胞因子与肿瘤免疫治疗

4.1　细胞因子简介

最早有关于细胞因子的描述可以追溯到 20 世纪 70 年代，在古希腊语中，"cyto" 是细胞的意思而 "kinos" 意味着运动。细胞因子以多肽、蛋白质、糖蛋白的形式存在，包括白细胞介素、干扰素、间叶细胞生长因子、趋化因子家族、肿瘤坏死因子家族和脂肪因子等众多小分子蛋白。细胞因子作用的发挥取决于细胞因子的浓度、细胞因子受体的表达及靶细胞中信号通路的传导等因素。细胞因子参与细胞间信号的传导并可刺激免疫细胞向机体炎症、创伤、感染及肿瘤部位迁移（Akdis et al，2011；Arango Duque and Descoteaux，2014；Sahoo and Im，2010）。在肿瘤微环境中，细胞因子在肿瘤的发生、发展及预后过程中发挥着多效性的作用。细胞因子既可以直接激活免疫效应细胞并加强效应细胞杀伤肿瘤的能力，也可促进肿瘤细胞的生长、侵袭和转移。大量的研究也表明，细胞因子在抗肿瘤的免疫反应中扮演着重要的角色（Christian and Hunter，2012；Smyth et al，2004）。一些细胞因子比如 IL-2 和 IFN-α 已被美国 FDA 批准用于临床肿瘤的治疗，其他一些细胞因子如 IL-7、IL-12、IL-15、IL-18 及 IL-21 也已进入了临床试验。此外，前期临床研究还证实，针对一些具有免疫抑制作用的细胞因子如 IL-10 和 TGF-β 的中和治疗可加强机体的抗肿瘤免疫反应（Ardolino et al，2015；Ngiow et al，2013；Smyth et al，2004；Yeung et al，2013）。深入了解细胞因子与肿瘤之间的相互关系将为改善癌症免疫治疗提供新的方法。

4.2　细胞因子与肿瘤发生

4.2.1　细胞因子与免疫微环境

肿瘤微环境包括除肿瘤细胞外其他所有细胞分泌的细胞因子，这些细胞因子可促进肿瘤细胞增殖和分化。最近的研究表明，白介素联合趋化因子在肿瘤发生中发挥着重要的作用（Drexler and Yazdi，2013；Voronov et al，2014；Zarogoulidis et al，2014）。肿瘤组织周围存在大量 Th17 细胞分泌的细胞因子（Bailey et al，2014），Qian 等人发现，肿瘤组织中有大量维持 Th17 细胞分化的 IL-23，另外肿瘤分泌的前列腺素 E2（PGE2）诱导肿瘤细胞分泌的 IL-23 可以促进 Th17 细胞增殖（Qian et al，2013）。另一项研究表明，Th17 浸润肿瘤组织，促进肿瘤组织培养基中 CD154、粒细胞 – 集落刺激因子（G-CSG）、CXCL1、IL-6、IL-8 和巨噬细胞抑制因子（MIF）高表达（Li et al，2012a），并且，肿瘤组织微环境中 Th1 和 Th2 分泌的细胞因子也与肿瘤发生相关。IL-12 联合乙型肝炎病毒 x 蛋白（HBx）可通过诱导肝癌细胞的凋亡，促进肿瘤组织中 CD8$^+$T 细胞、巨噬细胞和树突状细胞的增殖，降低血管生成，从而防止肝癌病情恶化（He et al，2012）。此外，Th2 细胞因子 IL-4 和 IL-13 也发挥着调控功能，它们通过与受体 IL-4Rα 和 IL-13Rα1 结合调控免疫微环境。细胞因子和其受体介导肿瘤增殖、细胞生存、细胞粘附和转移。因此，临床研究也开始针对受体作为靶标进行治疗（Suzuki et al，2015），另外，滤泡 T 细胞（follicular T helper cell，Tfh）相关的 IL-21 在巨细胞血症中促进恶性细胞的增值，而在骨髓微环境中，B 细胞表达的 IL-21 与其受体可通过 JAK-STAT3 信号通路促进 IgM 分泌（Hodge et al，2012）。

4.2.2 细胞因子与肿瘤干细胞

细胞因子可以介导肿瘤干细胞（cancer stem cell，CSC）的分化和生存。Th17 细胞在肿瘤免疫微环境中发挥着复杂而有争议的作用，而 IL-1β、IL-6、IL-17 和 IL-22 等在促进 CSC 生长中发挥重要作用。IL-1β 有助于 CSC 再生，最终促进肠癌生长和侵袭。同时在体外，IL-1β 促进肠癌细胞丢失黏附因子 E-cadherin，上调 Zeb1 分子，从而导致上皮 – 间质转化（epithelial-mesenchymal transition，EMT）（Li et al，2012b）。IL-6 也可以诱导人 CSC 发生，体外研究表明，人头颈部鳞状癌（human head and neck squamous cell carcinomas，HNSCC）内皮细胞来源的 IL-6 促进细胞成球和 p-STAT3 的活化、生存，以及人 CSC 的自我更新。Xie 等人提供证据表明，IL-6 能通过诱导上皮样 T47D 乳腺癌细胞生成干细胞样 CD44$^+$细胞

（Krishnamurthy et al，2014；Xie et al，2012）。Xiang 等人研究表明，IL-17 促进卵巢癌 CD133$^+$ 肿瘤干细胞再生，该作用可能被（NF）-κB 和 MAPK 信号通路介导（Xiang et al，2015）。在肠癌中，IL-22 促进转录因子 STAT3 的活化和组蛋白 H3 第 79 赖氨酸（H3K79）转移酶 DOT1L 的表达。DOT1L 复合体可诱导核心干细胞基因 NANOG、SOX2 和 Pou5F1，促进肿瘤多能性和肿瘤再生特性。因此，IL-22$^+$ 细胞通过调控负性影响病情的多能性基因促进肿瘤细胞多能性（Kryczek et al，2014）。

4.2.3　细胞因子与 microRNA

microRNA 调控包括肿瘤相关细胞因子等多种编码蛋白的 mRNA。例如，IL-1β 上调 miR-425，miR-425 的表达可靶向磷酸酶张力蛋白 3′UTR 负性调控其表达，从而促进胃癌细胞增殖（Kryczek et al，2014）；MicroRNA-127-5p 抑制了 IL-1β 诱导的 MMP-13 形成及激活了含有人类 MMP-13 信使 RNA 3′UTR 端的报告结构。此外，miR-127-5p 结合在 MMP-13 信使 RNA 3′UTR 端位点的突变摧毁了 miR-127-5p 介导的报告结构的激活。相反，外源性给予抗 miR-127-5p 则增强了报告结构的激活，并且 MMP-13 在人软骨中的表达与关节炎的形成有光（Park et al，2013）。同样的，miR-205 作用在 IL-24 启动子上直接抑制了 KB 口腔癌细胞和前列腺癌细胞的增殖（Kim et al，2013；Majid et al，2010）。miR-204、miR-211 和 miR-379 等 microRNA 结合在一些负调性细胞因子，比如 IL-1β 和 IL-11 的 3′UTR 端，发挥了调节作用（Majid et al，2010）。

4.2.4　细胞因子与上皮间质转化

上皮 – 间质转化（epithelial-mesenchymal transition，EMT）是一种上皮细胞失去细胞极性和细胞 – 细胞间接触获得间质特性的过程，比如细胞迁移和侵袭，细胞因子影响 EMT 环境（Steinestel et al，2014）。在肺癌中，自分泌的 IL-8 和 VEGF 通过 p38/JNK-ATF-2 轴介导上皮 – 间质转化，这些变化都伴随肿瘤细胞侵袭增加（Desai et al，2013）。IL-6 也被认为是 EMT 的诱导因子，Miao 表明，子宫鳞癌组织中高表达 IL-6 受体和 STAT3，这可以明显促进细胞生长并改变细胞形态（Miao et al，2014）。另外，Th2/Th17 极化的炎症诱导支气管 EMT，IL-4 和 IL-17A 协同 TGF-β1

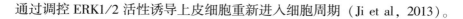

通过调控 ERK1/2 活性诱导上皮细胞重新进入细胞周期（Ji et al，2013）。

4.2.5　细胞因子与自噬

自噬是一种降解失能细胞器的天然机制，它可以通过调节过程降解和再循环利用这些细胞器。细胞因子通过抑制或促进自噬在肿瘤发生中发挥双重作用。IL-2 本身在肿瘤不同的发展过程中可诱导自噬或抑制自噬（Buchser et al，2012）。在大部分肿瘤微环境中，肿瘤细胞通过增加 IL-2 维持同一水平的自噬。相反，黑色素瘤和肾癌病人注射 IL-2 抑制自噬（Liang et al，2012）。另外，用 IL-1β 处理胰细胞 AR42J 可通过细胞内钙流变化诱导胰蛋白酶活化（Xu et al，2014）。

4.2.6　细胞因子与 DNA 甲基化

最新的研究表明，DNA 甲基化与肿瘤发生有关。例如，Tekpli 等人发现非小细胞肺癌中 IL-1β、IL-6 和 IL-8 启动子区域中有 DNA 甲基化形成。肺癌细胞和组织比起正常人气道上皮细胞和相邻组织有着不同的 DNA 甲基化程度和 RNA 水平。细胞因子的高 DNA 甲基化水平促进肺癌细胞和组织的发展和低 RNA 水平有关（Tekpli et al，2013）。此外，在结肠癌中，IL-6 促进了 HCT116 和 SW480 细胞的 CYP1B1 和 CYP2E1 基因表达。IL-6 通过甲基化等途径下调了 CYP1B1 靶向的 miR-27b 表达，导致了致癌物的活化和 DNA 受损，因此促进了结肠癌的发生（Patel et al，2014）。在口腔癌中，IL-6 促进了长散在重复序列的低甲基化促进了肿瘤的形成（Gasche et al，2011）。相反的，IL-10 家族成员 IL-20 及它的受体 IL-20RB 和 IL-22R1 均在非小细胞性肺癌中高表达。IL-20 和它的受体均被组蛋白翻译后修饰和 DNA CpG 岛的甲基化修饰。给予外源性 IL-20 会导致 VEGF 家族 mRNA 水平的降低（Baird et al，2011）。

4.3　细胞因子在肿瘤免疫治疗中的应用

4.3.1　干扰素

干扰素是由 NK 细胞和 T 细胞在遇到细菌、病毒及肿瘤细胞等抗原时合成并分泌的一组信号分子。根据他们结合的受体不同，干扰素可分为

Ⅰ型、Ⅱ型和Ⅲ型（De Andrea et al，2002）。

目前在临床肿瘤免疫治疗中被寄予厚望的是Ⅰ型干扰素。包括干扰素-α 和干扰素-β。Ⅰ型干扰素可诱导肿瘤细胞表达 MHC-Ⅰ类分子，并促进树突状细胞的成熟。同时Ⅰ型干扰素还能活化 NK 细胞、CTLs 和抗原提呈细胞（Jewett and Bonavida，1995；Siegal et al，1999）。除了具有刺激免疫系统的作用外，Ⅰ型干扰素还能减缓肿瘤细胞的生长、促进肿瘤细胞凋亡及抑制肿瘤血管生成。

干扰素-α 目前已经被 FDA 批准用于治疗黑色素瘤、艾滋病引起的卡波西肉瘤及一些血液病。在晚期肾癌患者的治疗中，干扰素-α 和贝伐珠单抗被联合用于抗肿瘤血管生成。同时，干扰素-α 还被认为是治疗慢性粒细胞白血病和毛细胞白血病的有效药物。按体表面积计算，使用200 万单位每平方米的剂量对毛细胞白血病的患者进行治疗，皮下注射，每周3次给药，患者总体应答率达到了77%。但治疗后的复发也比较常见（Lee and Margolin，2011）。

干扰素-α 的副作用与使用的剂量具有相关性，通常包括疲劳、发热、头痛、肌肉酸痛及一些肠胃不适。这些副作用比较常见，通常 80% 的病人接受治疗后都会出现。此外有部分病人还会出现比较严重的精神疾病，如抑郁和躁狂。

干扰素-β 经临床前的实验证明，它对自身免疫性疾病具有缓解作用。临床前的动物实验证明，在抑制细胞生长的作用上，干扰素-β 比干扰素-α 的作用更强。但其较低的生物学活性及发热等副作用限制了其在临床的应用（Lee and Margolin，2011）。

干扰素-γ 是Ⅱ型干扰素中唯一的成员，它能促进抗原提呈细胞表面MHC 分子及共刺激分子的表达，在抗肿瘤血管生成方面发挥重要作用。同时对白介素-12 和白介素-2 的抗肿瘤作用具有协同效应。然而其目前在临床上的应用有限，因而除抗肿瘤效应外，干扰素-γ 能够诱导产生色氨酸代谢酶，环境中的色氨酸代谢以后将使 T 细胞等失去抗肿瘤效应。同时色氨酸的耗竭还会增加髓系来源的抑制性细胞的抑制功能（Taylor and Feng，1991）。

4.3.2　白介素-2

1976 年白介素-2 的发现开启了免疫学研究的新篇章。它主要由 CD4$^+$T 细胞分泌，以自分泌和旁分泌的方式发挥作用，并被当做 T 细胞生长因子。白介素-2 主要通过转录因子 STAT5 发挥作用，最主要的功能就是调节 T 细胞和 NK 细胞的存活、增殖和分化。19 世纪 80 年代重组 IL-2 的出现使免疫学家在体外长时间培养 T 细胞和 NK 细胞成为了可能。

美国 FDA 批准白介素-2 作为治疗黑色素瘤和转移性肾癌的细胞因子。使用高剂量的白介素-2（10000 ~ 72000IU/kg）联合 LAK（lymphokine activated killer）或者干扰素对晚期黑色素瘤患者进行治疗，应答率为 5% ~ 27%。而单独使用白介素-2 的只有 5% ~ 7%。转移性肾癌患者接受高剂量白介素-2 治疗后应答率与黑色素瘤患者相似。

因为白介素-2 在激活 NK 和 T 细胞的作用上效果十分显著，它被用于 LAK 细胞的联合治疗。美国国立癌症研究院有多项临床研究将肿瘤浸润的淋巴细胞与白介素-2 一起用于联合治疗肿瘤病人，在转移性黑色素瘤病人上取得了良好的效果。该种联合治疗方式的有效率可达 50%。甚至有的病人在治疗后长达 8 年的时间里体内均没复发（Sim and Radvanyi，2014）。

尽管白介素-2 与肿瘤浸润的淋巴细胞联合治疗取得了令人鼓舞的治疗效果，白介素-2 在体外培养的过程中对肿瘤浸润的淋巴细胞的表型影响也不容忽视，它可以诱导调节性 T 细胞的产生并且维持它的活性（de la Rosa et al，2004），这些不足可能会影响它在临床上的使用。

白介素-2 的不良反应主要与毛细血管渗漏综合征相关。血浆迅速从血管渗透到组织间隙，引起全身性水肿，也可能引起瘙痒、呕吐、腹泻、电解质失衡及高热、畏寒等症状，还可能引起心律失常、心肌炎、肝肾功能失调、肺水肿、血小板减少及贫血等。罕见的不良反应如意识模糊、产生幻觉等也可能会发生。目前针对白介素-2 的改进方式有很多种，包括改变剂量及给药途径、修饰白介素-2 的结构或者将其与一些抗炎或抗血管生成的药物相连。但目前均没有收到很好的效果，需要进一步进行尝试（Sim and Radvanyi，2014）。

4.3.3 白介素-2 相关的细胞因子（IL-7，IL-15，IL-21）

白介素-2 受体具有 β 和 γ 三个亚基。对白介素-2 信号通路的研究促进了其他具有共同 γ 亚基的细胞因子的发现，如白介素-7、白介素-15 和白介素-21 等。他们和白介素-2 有着协同或者拮抗效应，共同调控免疫应答。

白介素-7 属于由基质细胞和上皮细胞等非造血细胞产生的造血细胞生长因子。正常淋巴细胞不产生白介素-7。它在淋巴细胞的分化和归巢中发挥重要作用。重组的白介素-7 目前已经进入临床试验用于治疗黑色素瘤及一些转移性肉瘤患者。在一些难治性非血液肿瘤患者中，隔天皮下注射重组的白介素-7 两周后，脾和淋巴结出现了轻微肿大，并呈现一个剂量依赖的效应（Capitini et al，2009）。

白介素-15 主要由巨噬细胞合成，对促进 NK 细胞和 T 细胞的存活及抑制他们的凋亡均有重要作用，且能促进 CD8$^+$T 细胞产生干扰素-γ。白介素-15 与利妥昔单抗等连用能通过抗体介导的细胞依赖的细胞毒作用来增强抗肿瘤效应（Croce et al，2012）。

白介素-21 是白介素-2 家族的另外一个细胞因子，既能调节固有免疫也能调节适应性免疫。鉴于它能增强 CD8$^+$T 细胞产生干扰素-γ 的能力，目前正被开发用于肿瘤免疫治疗。白介素-21 与白介素-15 联合使用能使黑色素瘤患者肿瘤消退（Croce et al，2015）。

4.3.4 其他细胞因子（IL-12，IL-18，GM-CSF）

白介素-12 是调节 Th1 型免疫反应的重要细胞因子，主要来源是激活抗原提呈细胞。它能调节 T 细胞与 NK 细胞的生长和增殖及肿瘤坏死因子-α 和干扰素-γ 的分泌。临床前的实验表明，白介素-12 是一个很有潜力的肿瘤疫苗佐剂。然而其可能造成肌肉坏死等不良反应也需引起高度重视。通过改良降低白介素-12 的副作用将会是促进白介素-12 使用的一大策略（Lasek et al，2014）。

白介素-18 是白介素-1 家族的分子之一。它的主要来源是巨噬细胞和树突状细胞。白介素-18 既能调节固有免疫也能调节适应性免疫。在黑色素瘤患者身上已经证明其具有一定的有效性。将白介素-18 与单抗或者疫苗联用能增强其治疗效果（Palma et al，2013）。

粒细胞–巨噬细胞刺激因子（GM-CSF）又称为集落刺激因子 2。它能激活巨噬细胞和树突状细胞，已经被用于肿瘤的免疫治疗，充当佐剂。粒细胞–巨噬细胞刺激因子同时能促进树突状细胞的成熟。美国 FDA 已经批准其用于化疗后白细胞减少的治疗。同时基于粒细胞–巨噬细胞刺激因子的肿瘤疫苗也引起了业界高度的关注（Thorne，2013）。

4.4　肿瘤免疫综合治疗

虽然肿瘤的免疫治疗在过去的几十年中取得了积极的疗效，但由于肿瘤的异质性及肿瘤免疫反应的差异性，肿瘤免疫治疗的功效非常受限。由于这些原因，联合的肿瘤免疫治疗可能是提高肿瘤免疫治疗效果的理想方案。在肿瘤的联合免疫治疗方案中，细胞因子不仅对于体外抗肿瘤疫苗及转输细胞的培养十分重要，同时也能提高肿瘤免疫治疗在体内的持续时间和效用（Lee and Margolin，2011）。树突状细胞疫苗是临床肿瘤免疫治疗的一个有效方案，IL-4 和 GM-CSF 可促进外周血中树突状细胞的生长及增殖，IL-1 可触及树突状细胞在体外的分化成熟（Ridgway，2003；Trepiakas et al，2009）。在临床治疗中，树突状细胞疫苗联合 IL-2 可有效降低肾癌和乳腺癌病人体内 TGF-β 和 CD4$^+$CD25$^+$T 细胞的水平并上调 IL-12 的表达，从而加强肿瘤抗原特异性的免疫反应（Baek et al，2011）。此外，IL-2、IL-7、IL-21 及 IL-15 是体外扩增 T 细胞的重要细胞因子，并且体内转输 T 细胞联合使用剂量的 IL-2 可有效维持体内转输 T 细胞的活性（Yee et al，2002）。IL-5 联合 mTOR 抑制剂依维莫司的治疗可有效增加 CD4$^+$T 细胞和 NK 细胞的比例，并抑制乳腺癌的转移（Zhao et al，2013）。IL-12 联合酪氨酸 DNA 疫苗及环磷酰胺的联合方案对于 B16-F10 小鼠的黑色素瘤的治疗效果显著（Denies et al，2014）。这些临床及实验室的研究揭示了细胞因子在肿瘤免疫的综合治疗的运用前景。

然而，细胞因子在肿瘤综合治疗中也可能产生一些反作用及副作用。比如 IL-2 是效应性 T 细胞重要的活化因子，同时高剂量的 IL-2 也可激活调节性 T 细胞从而抑制肿瘤的免疫反应并促进肿瘤的免疫逃逸（Sakaguchi，2000）。此外，在与化疗药物的联合治疗过程中，细胞因子也可能增加化疗药物的毒性。由于大多数化疗药物都在肝脏中代谢，高浓度的促炎因子可降低细胞色素氧化酶 P450 及其辅酶在肝脏中的活性从而影响化疗药物在肝脏中的代谢（Harvey and Morgan，2014）。而另外一些化疗药物相关的器官毒性也和细胞因子的表达水平密切相关。比如，顺铂导致的肾脏损伤与 TNF-α 的表达水平密切相关，而博来霉素所致的肺脏毒性与 TGFβ1、IL-1、IL-6 及 TNF-α 的增加相关（Della Latta et al，2015；Miller et al，2010；Wargo et al，2015）。所以，在选择细胞因子相关的免疫综合治疗方案时，各种联合因素的生物学特性及毒性效应是因该慎重考虑的。

4.5　小结

作为肿瘤微环境中的重要组成部分，细胞因子由包括肿瘤细胞在内的多种细胞分泌，并且与肿瘤干细胞、肿瘤细胞中 miRNA 的表达、上皮间质转化、细胞的自噬及 DNA 甲基化密切相关。所以，细胞因子在肿瘤的免疫治疗中扮演着重要角色，并且细胞因子相关的免疫治疗不管是在试验研究中还是在临床运用中都取得了可喜的效果。肿瘤免疫的复杂性决定了细胞因子相关的肿瘤免疫治疗的综合方案。未来细胞因子相关的肿瘤免疫治疗将在提升抗肿瘤免疫反应抑制负性免疫调节的作用以外降低相关的治疗毒性。当然，对于不同细胞因子与肿瘤细胞间相互作用的分子通路及机制的深入了解，是细胞因子相关的免疫治疗发展的关键。毫无疑问，细胞因子仍将继续在不断发展的肿瘤免疫治疗中扮演着重要角色。

5　结语与展望

研究表明，Toll 样受体信号、细胞因子、非编码 RNA 在起始及调控固有和适应性抗肿瘤免疫应答中十分关键，也在调控炎症相关肿瘤中发挥功能。当下，发展其相关 BRMs，应用于肿瘤治疗的临床研究也在进行中。除了 IFN-α 和 IL-2 等细胞因子已经被 FDA 批准分别应用于治疗黑色素瘤、血液系统肿瘤、艾滋病、卡波济肉瘤肿瘤患者，或者转移性黑色素瘤和肾细胞癌患者外，诸如 BCG、MPL、imiquimod and picibanil 等的 Toll 样受体激动剂目前也被国际监管机构批准用于治疗肿瘤患者。此外，2012 年首个人工合成的 MiR-34a 模拟物——MXR34 也进入了 I 期临床试验，用于治疗不能手术切除的原发性肝癌晚期并取得了较好的疗效。

　　当然，目前深远发展 BRM 为基础肿瘤生物治疗还存在一些阻碍，尤其是技术水平的限制，如怎样削弱病人治疗引起的副作用，提高其在靶组织中的特异性，平衡安全性和有效性。因此，深入理解这些潜在 BRMs 调控抗肿瘤免疫应答的机制，并在技术水平上取得突破，将有助于拓展 BRM 及其在肿瘤生物治疗的应用。

刘荣花，骆菲菲，刘小明，汪路曼，杨　姣，邓宇婷，黄恩宇，钱嘉文，陆　舟，蒋学超，张　丹，储以微*
　　复旦大学基础医学院免疫学系　复旦大学生物治疗研究中心
　　*e-mail：yiweichu@ fudan. edu. cn
骆菲菲
　　复旦大学生物治疗研究中心　复旦大学附属华山医院消化科
刘小明
　　复旦大学基础医学院免疫学系
　　北京大学深圳医院皮肤科

参考文献：

Adams, S. (2009). Toll-like receptor agonists in cancer therapy. *Immunotherapy, 1*, 949–964.

Adams, S., Kozhaya, L., Martiniuk, F., Meng, T. C., Chiriboga, L., Liebes, L., Hochman, T., Shuman, N., Axelrod, D., Speyer, J., et al. (2012). Topical TLR7 agonist imiquimod can induce immune-mediated rejection of skin metastases in patients with breast cancer. *Clinical Cancer Research: An Official Journal of the American Association for Cancer Research, 18*, 6748–6757.

Akdis, M., Burgler, S., Crameri, R., Eiwegger, T., Fujita, H., Gomez, E., Klunker, S., Meyer, N., O'Mahony, L., Palomares, O., et al. (2011). Interleukins, from 1 to 37, and interferon-gamma: Receptors, functions, and roles in diseases. *The Journal of Allergy and Clinical Immunology, 127*, 701–721.e701–770.

Alizadeh, D., Zhang, L., Brown, C. E., Farrukh, O., Jensen, M. C., & Badie, B. (2010). Induction of anti-glioma natural killer cell response following multiple low-dose intracerebral CpG therapy. *Clinical Cancer Research: An Official Journal of the American Association for Cancer Research, 16*, 3399–3408.

Amado, T., Schmolka, N., Metwally, H., Silva-Santos, B., & Gomes, A. Q. (2015). Cross-regulation between cytokine and microRNA pathways in T cells. *European Journal of Immunology, 45*, 1584–1595.

Arango Duque, G., & Descoteaux, A. (2014). Macrophage cytokines: Involvement in immunity and infectious diseases. *Frontiers in Immunology, 5*, 491.

Ardolino, M., Hsu, J., & Raulet, D. H. (2015). Cytokine treatment in cancer immunotherapy. *Oncotarget, 6*, 19346–19347.

Arits, A. H., Mosterd, K., Essers, B. A., Spoorenberg, E., Sommer, A., De Rooij, M. J., van Pelt, H. P., Quaedvlieg, P. J., Krekels, G. A., van Neer, P. A., et al. (2013). Photodynamic therapy versus topical imiquimod versus topical fluorouracil for treatment of superficial basal-cell carcinoma: A single blind, non-inferiority, randomised controlled trial. *The Lancet Oncology, 14*, 647–654.

Arunkumar, N., Liu, C., Hang, H., & Song, W. (2013). Toll-like receptor agonists induce apoptosis in mouse B-cell lymphoma cells by altering NF-kappaB activation. *Cellular & Molecular Immunology, 10*, 360–372.

Asprodites, N., Zheng, L., Geng, D., Velasco-Gonzalez, C., Sanchez-Perez, L., & Davila, E. (2008). Engagement of Toll-like receptor-2 on cytotoxic T-lymphocytes occurs in vivo and augments antitumor activity. *FASEB Journal: Official Publication Federation American Societies for Experimental Biology, 22*, 3628–3637.

Babar, I. A., Cheng, C. J., Booth, C. J., Liang, X., Weidhaas, J. B., Saltzman, W. M., & Slack, F. J. (2012). Nanoparticle-based therapy in an in vivo microRNA-155 (miR-155)-dependent mouse model of lymphoma. *Proceedings of the National Academy of Sciences of the United States of America, 109*, E1695–E1704.

Bader, A. G., Brown, D., Stoudemire, J., & Lammers, P. (2011). Developing therapeutic microRNAs for cancer. *Gene Therapy, 18*, 1121–1126.

Baek, S., Kim, C. S., Kim, S. B., Kim, Y. M., Kwon, S. W., Kim, Y., Kim, H., & Lee, H. (2011). Combination therapy of renal cell carcinoma or breast cancer patients with dendritic cell vaccine and IL-2: Results from a phase I/II trial. *Journal of Translational Medicine, 9*, 178.

Bailey, S. R., Nelson, M. H., Himes, R. A., Li, Z., Mehrotra, S., & Paulos, C. M. (2014). Th17 cells in cancer: The ultimate identity crisis. *Frontiers in Immunology, 5*, 276.

Baird, A. M., Gray, S. G., & O'Byrne, K. J. (2011). IL-20 is epigenetically regulated in NSCLC and down regulates the expression of VEGF. *European Journal of Cancer, 47*, 1908–1918.

Bala, S., Marcos, M., Kodys, K., Csak, T., Catalano, D., Mandrekar, P., & Szabo, G. (2011). Up-regulation of microRNA-155 in macrophages contributes to increased tumor necrosis factor {alpha} (TNF{alpha}) production via increased mRNA half-life in alcoholic liver disease. *Journal of Biological Chemistry, 286*, 1436–1444.

Ballarin-Gonzalez, B., Ebbesen, M. F., & Howard, K. A. (2014). Polycation-based nanoparticles for RNAi-mediated cancer treatment. *Cancer Letters, 352*, 66–80.

Basith, S., Manavalan, B., Yoo, T. H., Kim, S. G., & Choi, S. (2012). Roles of toll-like receptors in cancer: A double-edged sword for defense and offense. *Archives of Pharmacal Research, 35*, 1297–1316.

bCui, T. X., Kryczek, I., Zhao, L., Zhao, E., Kuick, R., Roh, M. H., Vatan, L., Szeliga, W., Mao, Y., Thomas, D. G., et al. (2013). Myeloid-derived suppressor cells enhance stemness of cancer cells by inducing microRNA101 and suppressing the corepressor CtBP2. *Immunity, 39*, 611–621.

Bendigs, S., Salzer, U., Lipford, G. B., Wagner, H., & Heeg, K. (1999). CpG-oligodeoxynucleotides co-stimulate primary T cells in the absence of antigen-presenting cells. *European Journal of Immunology, 29*, 1209–1218.

Blum, J. S., & Saltzman, W. M. (2008). High loading efficiency and tunable release of plasmid DNA encapsulated in submicron particles fabricated from PLGA conjugated with poly-L-lysine. *Journal of Controlled Release: Official Journal of the Controlled Release Society, 129*, 66–72.

Bolland, D. J., Wood, A. L., Johnston, C. M., Bunting, S. F., Morgan, G., Chakalova, L., Fraser, P. J., & Corcoran, A. E. (2004). Antisense intergenic transcription in V(D)J recombination. *Nature Immunology, 5*, 630–637.

Bouchie, A. (2013). First microRNA mimic enters clinic. *Nature Biotechnology, 31*, 577.

Buchser, W. J., Laskow, T. C., Pavlik, P. J., Lin, H. M., & Lotze, M. T. (2012). Cell-mediated autophagy promotes cancer cell survival. *Cancer Research, 72*, 2970–2979.

Calin, G. A., Dumitru, C. D., Shimizu, M., Bichi, R., Zupo, S., Noch, E., Adler, H., Rattan, S., Keating, M., Rai, K., et al. (2002). Frequent deletions and down-regulation of micro- RNA genes miR15 and miR16 at 13q14 in chronic lymphocytic leukemia. *Proceedings of the National Academy of Sciences of the United States of America, 99*, 15524–15529.

Capitini, C. M., Chisti, A. A., & Mackall, C. L. (2009). Modulating T-cell homeostasis with IL-7: Preclinical and clinical studies. *Journal of Internal Medicine, 266*, 141–153.

Caron, G., Duluc, D., Fremaux, I., Jeannin, P., David, C., Gascan, H., & Delneste, Y. (2005). Direct stimulation of human T cells via TLR5 and TLR7/8: Flagellin and R-848 up-regulate proliferation and IFN-gamma production by memory CD4+ T cells. *Journal of Immunology (Baltimore, Md.: 1950), 175*, 1551–1557.

Carpenter, S., Aiello, D., Atianand, M. K., Ricci, E. P., Gandhi, P., Hall, L. L., Byron, M., Monks, B., Henry-Bezy, M., Lawrence, J. B., et al. (2013). A long noncoding RNA mediates both activation and repression of immune response genes. *Science (New York, NY), 341*, 789–792.

Chaudhuri, A. A., So, A. Y., Sinha, N., Gibson, W. S., Taganov, K. D., O'Connell, R. M., & Baltimore, D. (2011). MicroRNA-125b potentiates macrophage activation. *Journal of Immunology, 187*, 5062–5068.

Cheever, M. A. (2008). Twelve immunotherapy drugs that could cure cancers. *Immunological Reviews, 222*, 357–368.

Chen, Y., Zhu, X., Zhang, X., Liu, B., & Huang, L. (2010). Nanoparticles modified with tumor-targeting scFv deliver siRNA and miRNA for cancer therapy. *Molecular Therapy: The Journal of the American Society of Gene Therapy, 18*, 1650–1656.

Chen, M. H., Li, W. S., Lue, Y. S., Chu, C. L., Pan, I. H., Ko, C. H., Chen, D. Y., Lin, C. H., Lin, S. H., Chang, C. P., et al. (2013). Clitocybe nuda activates dendritic cells and acts as a DNA vaccine adjuvant. *Evidence-Based Complementary Alternative Medicine: eCAM, 2013*, 761454.

Chen, S., Zhang, Y., Kuzel, T. M., & Zhang, B. (2015). Regulating tumor myeloid-derived suppressor cells by MicroRNAs. Cancer Cell Microenvironment 2, 761454.

Cherfils-Vicini, J., Platonova, S., Gillard, M., Laurans, L., Validire, P., Caliandro, R., Magdeleinat, P., Mami-Chouaib, F., Dieu-Nosjean, M. C., Fridman, W. H., et al. (2010). Triggering of TLR7 and TLR8 expressed by human lung cancer cells induces cell survival and chemoresistance. *The Journal of Clinical Investigation, 120*, 1285–1297.

Chiffoleau, E., Heslan, J. M., Heslan, M., Louvet, C., Condamine, T., & Cuturi, M. C. (2007). TLR9 ligand enhances proliferation of rat CD4+ T cell and modulates suppressive activity mediated by CD4+ CD25+ T cell. *International Immunology, 19*, 193–201.

Chiou, G. Y., Cherng, J. Y., Hsu, H. S., Wang, M. L., Tsai, C. M., Lu, K. H., Chien, Y., Hung, S. C., Chen, Y. W., Wong, C. I., et al. (2012). Cationic polyurethanes-short branch PEI-mediated delivery of Mir145 inhibited epithelial-mesenchymal transdifferentiation and cancer stem-like properties and in lung adenocarcinoma. *Journal of Controlled Release: Official Journal of the Controlled Release Society, 159*, 240–250.

Christian, D. A., & Hunter, C. A. (2012). Particle-mediated delivery of cytokines for immuno-therapy. *Immunotherapy, 4*, 425–441.

Chun-Guang, M., Qi-Man, L., Yu-Yun, Z., Li-Hua, C., Cheng, T., & Jian-De, H. (2014). Success-ful treatment of giant basal cell carcinoma with topical imiquimod 5% cream with long term follow-up. *Indian Journal of Dermatology, 59*, 575–578.

Cobos Jimenez, V., Bradley, E. J., Willemsen, A. M., van Kampen, A. H., Baas, F., & Kootstra, N. A. (2014). Next-generation sequencing of microRNAs uncovers expression signatures in polarized macrophages. *Physiological Genomics, 46*, 91–103.

Cottalorda, A., Verschelde, C., Marcais, A., Tomkowiak, M., Musette, P., Uematsu, S., Akira, S., Marvel, J., & Bonnefoy-Berard, N. (2006). TLR2 engagement on CD8 T cells lowers the threshold for optimal antigen-induced T cell activation. *European Journal of Immunology, 36*, 1684–1693.

Croce, M., Orengo, A. M., Azzarone, B., & Ferrini, S. (2012). Immunotherapeutic applications of IL-15. *Immunotherapy, 4*, 957–969.

Croce, M., Rigo, V., & Ferrini, S. (2015). IL-21: A pleiotropic cytokine with potential applications in oncology. *Journal of Immunology Research, 2015*, 696578.

Cubillos-Ruiz, J. R., Baird, J. R., Tesone, A. J., Rutkowski, M. R., Scarlett, U. K., Camposeco-Jacobs, A. L., Anadon-Arnillas, J., Harwood, N. M., Korc, M., Fiering, S. N., et al. (2012). Reprogramming tumor-associated dendritic cells in vivo using miRNA mimetics triggers protective immunity against ovarian cancer. *Cancer Research, 72*, 1683–1693.

Curtin, J. F., Liu, N., Candolfi, M., Xiong, W., Assi, H., Yagiz, K., Edwards, M. R., Michelsen, K. S., Kroeger, K. M., Liu, C., et al. (2009). HMGB1 mediates endogenous TLR2 activation and brain tumor regression. *PLoS Medicine, 6*, e10.

Cutler, A., & Brombacher, F. (2005). Cytokine therapy. *Annals of the New York Academy of Sciences, 1056*, 16–29.

Danielson, L. S., Reavie, L., Coussens, M., Davalos, V., Castillo-Martin, M., Guijarro, M. V., Coffre, M., Cordon-Cardo, C., Aifantis, I., Ibrahim, S., et al. (2015). Limited miR-17-92 overexpression drives hematologic malignancies. *Leukemia Research, 39*, 335–341.

De Andrea, M., Ravera, R., Gioia, D., Gariglio, M., & Landolfo, S. (2002). The interferon system: An overview. *European Journal of Paediatric Neurology: EJPN: Official Journal European Paediatric Neurology Society, 6*(Suppl A), A41–A46; discussion A55-48.

de la Rosa, M., Rutz, S., Dorninger, H., & Scheffold, A. (2004). Interleukin-2 is essential for CD4 +CD25+ regulatory T cell function. *European Journal of Immunology, 34*, 2480–2488.

de Martimprey, H., Bertrand, J. R., Fusco, A., Santoro, M., Couvreur, P., Vauthier, C., & Malvy, C. (2008). siRNA nanoformulation against the ret/PTC1 junction oncogene is efficient in an in vivo model of papillary thyroid carcinoma. *Nucleic Acids Research, 36*, e2.

de Martimprey, H., Bertrand, J. R., Malvy, C., Couvreur, P., & Vauthier, C. (2010). New core-shell nanoparticles for the intravenous delivery of siRNA to experimental thyroid papillary carcinoma. *Pharmaceutical Research, 27*, 498–509.

de Rosa, F., Fanini, F., Guidoboni, M., Vannini, I., Amadori, D., Ridolfi, R., Ridolfi, L., & Fabbri, M. (2014). MicroRNAs and dendritic cell-based vaccination in melanoma patients. *Melanoma Research, 24*, 181–189.

Della Latta, V., Cecchettini, A., Del Ry, S., & Morales, M. A. (2015). Bleomycin in the setting of lung fibrosis induction: From biological mechanisms to counteractions. *Pharmacological Research, 97*, 122–130.

Deng, G., & Sui, G. (2013). Noncoding RNA in oncogenesis: A new era of identifying key players. *International Journal of Molecular Sciences, 14*, 18319–18349.

Deng, S., Zhu, S., Qiao, Y., Liu, Y. J., Chen, W., Zhao, G., & Chen, J. (2014). Recent advances in the role of toll-like receptors and TLR agonists in immunotherapy for human glioma. *Protein & Cell, 5*, 899–911.

Denies, S., Cicchelero, L., Van Audenhove, I., & Sanders, N. N. (2014). Combination of interleukin-12 gene therapy, metronomic cyclophosphamide and DNA cancer vaccination directs all arms of the immune system towards tumor eradication. *Journal of Controlled Release: Official Journal of the Controlled Release Society, 187*, 175–182.

Desai, S., Laskar, S., & Pandey, B. N. (2013). Autocrine IL-8 and VEGF mediate epithelial-mesenchymal transition and invasiveness via p38/JNK-ATF-2 signalling in A549 lung cancer cells. *Cellular Signalling, 25*, 1780–1791.

Didierlaurent, A., Ferrero, I., Otten, L. A., Dubois, B., Reinhardt, M., Carlsen, H., Blomhoff, R., Akira, S., Kraehenbuhl, J. P., & Sirard, J. C. (2004). Flagellin promotes myeloid differentiation factor 88-dependent development of Th2-type response. *Journal of Immunology, 172*, 6922–6930.

Dietsch, G. N., Randall, T. D., Gottardo, R., Northfelt, D. W., Ramanathan, R. K., Cohen, P. A., Manjarrez, K. L., Newkirk, M., Bryan, J. K., & Hershberg, R. M. (2015). Late stage cancer patients remain highly responsive to immune activation by the selective TLR8 agonist motolimod (VTX-2337). *Clinical Cancer Research: An Official Journal of the American Association for Cancer Research, 21,* 5445–5452.

Drexler, S. K., & Yazdi, A. S. (2013). Complex roles of inflammasomes in carcinogenesis. *Cancer Journal, 19,* 468–472.

Eisele, G., Wischhusen, J., Mittelbronn, M., Meyermann, R., Waldhauer, I., Steinle, A., Weller, M., & Friese, M. A. (2006). TGF-beta and metalloproteinases differentially suppress NKG2D ligand surface expression on malignant glioma cells. *Brain: A Journal of Neurology, 129,* 2416–2425.

El Andaloussi, A., Sonabend, A. M., Han, Y., & Lesniak, M. S. (2006). Stimulation of TLR9 with CpG ODN enhances apoptosis of glioma and prolongs the survival of mice with experimental brain tumors. *Glia, 54,* 526–535.

Fabani, M. M., Abreu-Goodger, C., Williams, D., Lyons, P. A., Torres, A. G., Smith, K. G., Enright, A. J., Gait, M. J., & Vigorito, E. (2010). Efficient inhibition of miR-155 function in vivo by peptide nucleic acids. *Nucleic Acids Research, 38,* 4466–4475.

Fabbri, M., Paone, A., Calore, F., Galli, R., Gaudio, E., Santhanam, R., Lovat, F., Fadda, P., Mao, C., Nuovo, G. J., et al. (2012). MicroRNAs bind to Toll-like receptors to induce prometastatic inflammatory response. *Proceedings of the National Academy of Sciences of the United States of America, 109,* E2110–E2116.

Fang, H., Ang, B., Xu, X., Huang, X., Wu, Y., Sun, Y., Wang, W., Li, N., Cao, X., & Wan, T. (2014). TLR4 is essential for dendritic cell activation and anti-tumor T-cell response enhancement by DAMPs released from chemically stressed cancer cells. *Cellular & Molecular Immunology, 11,* 150–159.

Fernandes, J. V., Cobucci, R. N., Jatoba, C. A., Fernandes, T. A., de Azevedo, J. W., & de Araujo, J. M. (2015). The role of the mediators of inflammation in cancer development. *Pathology and Oncology Research, 21,* 527–534.

Fife, K. H., Meng, T. C., Ferris, D. G., & Liu, P. (2008). Effect of resiquimod 0.01 % gel on lesion healing and viral shedding when applied to genital herpes lesions. *Antimicrobial Agents and Chemotherapy, 52,* 477–482.

Finoux, A. L., & Chartrand, P. (2008). Oncogenic and tumour suppressor microRNAs. *Medicine Sciences: M/S, 24,* 1049–1054.

Fitzgerald, K. A., & Caffrey, D. R. (2014). Long noncoding RNAs in innate and adaptive immunity. *Current Opinion in Immunology, 26,* 140–146.

Fitzgerald, K. A., McWhirter, S. M., Faia, K. L., Rowe, D. C., Latz, E., Golenbock, D. T., Coyle, A. J., Liao, S. M., & Maniatis, T. (2003). IKKepsilon and TBK1 are essential components of the IRF3 signaling pathway. *Nature Immunology, 4,* 491–496.

Franks, H. A., Wang, Q., & Patel, P. M. (2012). New anticancer immunotherapies. *Anticancer Research, 32,* 2439–2453.

Gabrilovich, D. I., & Nagaraj, S. (2009). Myeloid-derived suppressor cells as regulators of the immune system. *Nature Reviews Immunology, 9,* 162–174.

Gasche, J. A., Hoffmann, J., Boland, C. R., & Goel, A. (2011). Interleukin-6 promotes tumorigenesis by altering DNA methylation in oral cancer cells. *International Journal of Cancer, 129,* 1053–1063.

Gelman, A. E., Zhang, J., Choi, Y., & Turka, L. A. (2004). Toll-like receptor ligands directly promote activated CD4+ T cell survival. *Journal of Immunology (Baltimore, Md.: 1950), 172,* 6065–6073.

Geng, D., Zheng, L., Srivastava, R., Asprodites, N., Velasco-Gonzalez, C., & Davila, E. (2010). When toll-like receptor and T-cell receptor signals collide: A mechanism for enhanced CD8 T-cell effector function. *Blood, 116,* 3494–3504.

Gollnick, H., Barona, C. G., Frank, R. G., Ruzicka, T., Megahed, M., Maus, J., & Munzel, U. (2008). Recurrence rate of superficial basal cell carcinoma following treatment with imiquimod 5% cream: Conclusion of a 5-year long-term follow-up study in Europe. *European Journal of Dermatology: EJD, 18*, 677–682.

Gomez, J. A., Wapinski, O. L., Yang, Y. W., Bureau, J. F., Gopinath, S., Monack, D. M., Chang, H. Y., Brahic, M., & Kirkegaard, K. (2013). The NeST long ncRNA controls microbial susceptibility and epigenetic activation of the interferon-gamma locus. *Cell, 152*, 743–754.

Gonzalez-Reyes, S., Marin, L., Gonzalez, L., Gonzalez, L. O., del Casar, J. M., Lamelas, M. L., Gonzalez-Quintana, J. M., & Vizoso, F. J. (2010). Study of TLR3, TLR4 and TLR9 in breast carcinomas and their association with metastasis. *BMC Cancer, 10*, 665.

Grauer, O., Poschl, P., Lohmeier, A., Adema, G. J., & Bogdahn, U. (2007). Toll-like receptor triggered dendritic cell maturation and IL-12 secretion are necessary to overcome T-cell inhibition by glioma-associated TGF-beta2. *Journal of Neuro-Oncology, 82*, 151–161.

Grauer, O. M., Molling, J. W., Bennink, E., Toonen, L. W., Sutmuller, R. P., Nierkens, S., & Adema, G. J. (2008). TLR ligands in the local treatment of established intracerebral murine gliomas. *Journal of Immunology, 181*, 6720–6729.

Gutschner, T., & Diederichs, S. (2012). The hallmarks of cancer: A long non-coding RNA point of view. *RNA Biology, 9*, 703–719.

Guttman, M., Amit, I., Garber, M., French, C., Lin, M. F., Feldser, D., Huarte, M., Zuk, O., Carey, B. W., Cassady, J. P., et al. (2009). Chromatin signature reveals over a thousand highly conserved large non-coding RNAs in mammals. *Nature, 458*, 223–227.

Hansen, T. B., Kjems, J., & Damgaard, C. K. (2013). Circular RNA and miR-7 in cancer. *Cancer Research, 73*, 5609–5612.

Hartman, L. L., Crawford, J. R., Makale, M. T., Milburn, M., Joshi, S., Salazar, A. M., Hasenauer, B., VandenBerg, S. R., MacDonald, T. J., & Durden, D. L. (2014). Pediatric phase II trials of poly-ICLC in the management of newly diagnosed and recurrent brain tumors. *Journal of Pediatric Hematology/Oncology, 36*, 451–457.

Harvey, R. D., & Morgan, E. T. (2014). Cancer, inflammation, and therapy: Effects on cytochrome p450-mediated drug metabolism and implications for novel immunotherapeutic agents. *Clinical Pharmacology and Therapeutics, 96*, 449–457.

Hatziapostolou, M., Polytarchou, C., Aggelidou, E., Drakaki, A., Poultsides, G. A., Jaeger, S. A., Ogata, H., Karin, M., Struhl, K., Hadzopoulou-Cladaras, M., et al. (2011). An HNF4alpha-miRNA inflammatory feedback circuit regulates hepatocellular oncogenesis. *Cell, 147*, 1233–1247.

Hawkins, B. T., & Davis, T. P. (2005). The blood-brain barrier/neurovascular unit in health and disease. *Pharmacological Reviews, 57*, 173–185.

He, M., Xu, Z., Ding, T., Kuang, D. M., & Zheng, L. (2009). MicroRNA-155 regulates inflammatory cytokine production in tumor-associated macrophages via targeting C/EBPbeta. *Cellular & Molecular Immunology, 6*, 343–352.

He, H., Fan, P., Yin, T., Chen, Q., Shi, H., Liu, S., Li, H., Jing, Q., Yan, Y., Zhang, H., et al. (2012). Local delivery of recombinant adenovirus expressing hepatitis B virus X protein and interleukin-12 results in antitumor effects via inhibition of hepatoma cell growth and intervention of tumor microenvironment. *International Journal of Molecular Medicine, 30*, 599–605.

Henriques, L., Palumbo, M., Guay, M. P., Bahoric, B., Basik, M., Kavan, P., & Batist, G. (2014). Imiquimod in the treatment of breast cancer skin metastasis. *Journal of Clinical Oncology: Official Journal of the American Society of Clinical Oncology, 32*, e22–e25.

Hervas-Stubbs, S., Olivier, A., Boisgerault, F., Thieblemont, N., & Leclerc, C. (2007). TLR3 ligand stimulates fully functional memory CD8+ T cells in the absence of CD4+ T-cell help. *Blood, 109*, 5318–5326.

Hesling, C., D'Incan, M., Mansard, S., Franck, F., Corbin-Duval, A., Chevenet, C., Dechelotte, P., Madelmont, J. C., Veyre, A., Souteyrand, P., et al. (2004). In vivo and in situ modulation of the expression of genes involved in metastasis and angiogenesis in a patient treated with topical imiquimod for melanoma skin metastases. *The British Journal of Dermatology, 150*, 761–767.

Heward, J. A., & Lindsay, M. A. (2014). Long non-coding RNAs in the regulation of the immune response. *Trends in Immunology, 35*, 408–419.

Hodge, L. S., Ziesmer, S. C., Yang, Z. Z., Secreto, F. J., Gertz, M. A., Novak, A. J., & Ansell, S. M. (2012). IL-21 in the bone marrow microenvironment contributes to IgM secretion and proliferation of malignant cells in Waldenstrom macroglobulinemia. *Blood, 120*, 3774–3782.

Holmstrom, K., Pedersen, A. W., Claesson, M. H., Zocca, M. B., & Jensen, S. S. (2010). Identification of a microRNA signature in dendritic cell vaccines for cancer immunotherapy. *Human Immunology, 71*, 67–73.

Hua, D., Liu, M. Y., Cheng, Z. D., Qin, X. J., Zhang, H. M., Chen, Y., Qin, G. J., Liang, G., Li, J. N., Han, X. F., et al. (2009). Small interfering RNA-directed targeting of Toll-like receptor 4 inhibits human prostate cancer cell invasion, survival, and tumorigenicity. *Molecular Immunology, 46*, 2876–2884.

Huang, B., Zhao, J., Li, H., He, K. L., Chen, Y., Chen, S. H., Mayer, L., Unkeless, J. C., & Xiong, H. (2005). Toll-like receptors on tumor cells facilitate evasion of immune surveillance. *Cancer Research, 65*, 5009–5014.

Huang, B., Zhao, J., Shen, S., Li, H., He, K. L., Shen, G. X., Mayer, L., Unkeless, J., Li, D., Yuan, Y., et al. (2007). Listeria monocytogenes promotes tumor growth via tumor cell toll-like receptor 2 signaling. *Cancer Research, 67*, 4346–4352.

Huang, E., Liu, R., & Chu, Y. (2015). miRNA-15a/16: As tumor suppressors and more. *Future Oncology, 11*, 2351–2363.

Huarte, M., & Rinn, J. L. (2010). Large non-coding RNAs: Missing links in cancer? *Human Molecular Genetics, 19*, R152–R161.

Huffaker, T. B., Hu, R., Runtsch, M. C., Bake, E., Chen, X., Zhao, J., Round, J. L., Baltimore, D., & O'Connell, R. M. (2012). Epistasis between microRNAs 155 and 146a during T cell-mediated antitumor immunity. *Cell Reports, 2*, 1697–1709.

Hwang do, W., Son, S., Jang, J., Youn, H., Lee, S., Lee, D., Lee, Y. S., Jeong, J. M., Kim, W. J., & Lee, D. S. (2011). A brain-targeted rabies virus glycoprotein-disulfide linked PEI nanocarrier for delivery of neurogenic microRNA. *Biomaterials, 32*, 4968–4975.

Ifere, G. O., & Ananaba, G. A. (2009). Prostate cancer gene expression marker 1 (PCGEM1): A patented prostate- specific non-coding gene and regulator of prostate cancer progression. *Recent Patents on DNA & Gene Sequences, 3*, 151–163.

Iliopoulos, D., Jaeger, S. A., Hirsch, H. A., Bulyk, M. L., & Struhl, K. (2010). STAT3 activation of miR-21 and miR-181b-1 via PTEN and CYLD are part of the epigenetic switch linking inflammation to cancer. *Molecular Cell, 39*, 493–506.

Ilvesaro, J. M., Merrell, M. A., Swain, T. M., Davidson, J., Zayzafoon, M., Harris, K. W., & Selander, K. S. (2007). Toll like receptor-9 agonists stimulate prostate cancer invasion in vitro. *The Prostate, 67*, 774–781.

Janssen, H. L., Reesink, H. W., Lawitz, E. J., Zeuzem, S., Rodriguez-Torres, M., Patel, K., van der Meer, A. J., Patick, A. K., Chen, A., Zhou, Y., et al. (2013). Treatment of HCV infection by targeting microRNA. *The New England Journal of Medicine, 368*, 1685–1694.

Jego, G., Bataille, R., Geffroy-Luseau, A., Descamps, G., & Pellat-Deceunynck, C. (2006). Pathogen-associated molecular patterns are growth and survival factors for human myeloma cells through Toll-like receptors. *Leukemia, 20*, 1130–1137.

Jelinek, I., Leonard, J. N., Price, G. E., Brown, K. N., Meyer-Manlapat, A., Goldsmith, P. K., Wang, Y., Venzon, D., Epstein, S. L., & Segal, D. M. (2011). TLR3-specific double-stranded RNA oligonucleotide adjuvants induce dendritic cell cross-presentation, CTL responses, and antiviral protection. *Journal of Immunology, 186*, 2422–2429.

Jewett, A., & Bonavida, B. (1995). Interferon-alpha activates cytotoxic function but inhibits interleukin-2-mediated proliferation and tumor necrosis factor-alpha secretion by immature human natural killer cells. *Journal of Clinical Immunology, 15*, 35–44.

Ji, X., Li, J., Xu, L., Wang, W., Luo, M., Luo, S., Ma, L., Li, K., Gong, S., He, L., et al. (2013). IL4 and IL-17A provide a Th2/Th17-polarized inflammatory milieu in favor of TGF-beta1 to induce bronchial epithelial-mesenchymal transition (EMT). *International Journal of Clinical and Experimental Pathology, 6*, 1481–1492.

Jiang, P., Liu, R., Zheng, Y., Liu, X., Chang, L., Xiong, S., & Chu, Y. (2012). MiR-34a inhibits lipopolysaccharide-induced inflammatory response through targeting Notch1 in murine macrophages. *Experimental Cell Research, 318*, 1175–1184.

Jin, M. S., & Lee, J. O. (2008). Structures of the toll-like receptor family and its ligand complexes. *Immunity, 29*, 182–191.

Kabelitz, D. (2007). Expression and function of Toll-like receptors in T lymphocytes. *Current Opinion in Immunology, 19*, 39–45.

Kang, J. Y., & Lee, J. O. (2011). Structural biology of the Toll-like receptor family. *Annual Review of Biochemistry, 80*, 917–941.

Kawagoe, T., Sato, S., Matsushita, K., Kato, H., Matsui, K., Kumagai, Y., Saitoh, T., Kawai, T., Takeuchi, O., & Akira, S. (2008). Sequential control of Toll-like receptor-dependent responses by IRAK1 and IRAK2. *Nature Immunology, 9*, 684–691.

Kawai, T., & Akira, S. (2010). The role of pattern-recognition receptors in innate immunity: Update on toll-like receptors. *Nature Immunology, 11*, 373–384.

Kawai, T., & Akira, S. (2011). Toll-like receptors and their crosstalk with other innate receptors in infection and immunity. *Immunity, 34*, 637–650.

Kelly, M. G., Alvero, A. B., Chen, R., Silasi, D. A., Abrahams, V. M., Chan, S., Visintin, I., Rutherford, T., & Mor, G. (2006). TLR-4 signaling promotes tumor growth and paclitaxel chemoresistance in ovarian cancer. *Cancer Research, 66*, 3859–3868.

Killeen, S. D., Wang, J. H., Andrews, E. J., & Redmond, H. P. (2009). Bacterial endotoxin enhances colorectal cancer cell adhesion and invasion through TLR-4 and NF-kappaB-dependent activation of the urokinase plasminogen activator system. *British Journal of Cancer, 100*, 1589–1602.

Kim, T.-H., Jiang, H.-L., Jere, D., Park, I.-K., Cho, M.-H., Nah, J.-W., Choi, Y.-J., Akaike, T., & Cho, C.-S. (2007). Chemical modification of chitosan as a gene carrier in vitro and in vivo. *Progress in Polymer Science, 32*, 726–753.

Kim, Y. H., Girardi, M., Duvic, M., Kuzel, T., Link, B. K., Pinter-Brown, L., & Rook, A. H. (2010). Phase I trial of a Toll-like receptor 9 agonist, PF-3512676 (CPG 7909), in patients with treatment-refractory, cutaneous T-cell lymphoma. *Journal of the American Academy of Dermatology, 63*, 975–983.

Kim, J. S., Yu, S. K., Lee, M. H., Park, M. G., Park, E., Kim, S. G., Lee, S. Y., Kim, C. S., Kim, H. J., Chun, H. S., et al. (2013). MicroRNA-205 directly regulates the tumor suppressor, interleukin-24, in human KB oral cancer cells. *Molecules and Cells, 35*, 17–24.

Kirigin, F. F., Lindstedt, K., Sellars, M., Ciofani, M., Low, S. L., Jones, L., Bell, F., Pauli, F., Bonneau, R., Myers, R. M., et al. (2012). Dynamic microRNA gene transcription and processing during T cell development. *Journal of Immunology (Baltimore, Md.: 1950), 188*, 3257–3267.

Koukos, G., Polytarchou, C., Kaplan, J. L., Morley-Fletcher, A., Gras-Miralles, B., Kokkotou, E., Baril-Dore, M., Pothoulakis, C., Winter, H. S., & Iliopoulos, D. (2013). MicroRNA-124 regulates STAT3 expression and is down-regulated in colon tissues of pediatric patients with ulcerative colitis. *Gastroenterology, 145*, 842–852.e842.

Krawczyk, M., & Emerson, B. M. (2014). p50-associated COX-2 extragenic RNA (PACER) activates COX-2 gene expression by occluding repressive NF-kappaB complexes. *eLife, 3*, e01776.

Krishnamurthy, S., Warner, K. A., Dong, Z., Imai, A., Nor, C., Ward, B. B., Helman, J. I., Taichman, R. S., Bellile, E. L., McCauley, L. K., et al. (2014). Endothelial interleukin-6 defines the tumorigenic potential of primary human cancer stem cells. *Stem Cells, 32*, 2845–2857.

Krummen, M., Balkow, S., Shen, L., Heinz, S., Loquai, C., Probst, H. C., & Grabbe, S. (2010). Release of IL-12 by dendritic cells activated by TLR ligation is dependent on MyD88 signaling, whereas TRIF signaling is indispensable for TLR synergy. *Journal of Leukocyte Biology, 88*, 189–199.

Kryczek, I., Lin, Y., Nagarsheth, N., Peng, D., Zhao, L., Zhao, E., Vatan, L., Szeliga, W., Dou, Y., Owens, S., et al. (2014). IL-22(+)CD4(+) T cells promote colorectal cancer stemness via STAT3 transcription factor activation and induction of the methyltransferase DOT1L. *Immunity, 40*, 772–784.

Kundu, S. D., Lee, C., Billips, B. K., Habermacher, G. M., Zhang, Q., Liu, V., Wong, L. Y., Klumpp, D. J., & Thumbikat, P. (2008). The toll-like receptor pathway: A novel mechanism of infection-induced carcinogenesis of prostate epithelial cells. *The Prostate, 68*, 223–229.

Kuroki, M., Miyamoto, S., Morisaki, T., Yotsumoto, F., Shirasu, N., Taniguchi, Y., & Soma, G. (2012). Biological response modifiers used in cancer biotherapy. *Anticancer Research, 32*, 2229–2233.

Kurreck, J., Wyszko, E., Gillen, C., & Erdmann, V. A. (2002). Design of antisense oligonucleotides stabilized by locked nucleic acids. *Nucleic Acids Research, 30*, 1911–1918.

Kwissa, M., Nakaya, H. I., Oluoch, H., & Pulendran, B. (2012). Distinct TLR adjuvants differentially stimulate systemic and local innate immune responses in nonhuman primates. *Blood, 119*, 2044–2055.

Lampron, A., Elali, A., & Rivest, S. (2013). Innate immunity in the CNS: Redefining the relationship between the CNS and its environment. *Neuron, 78*, 214–232.

Lasek, W., Zagozdzon, R., & Jakobisiak, M. (2014). Interleukin 12: Still a promising candidate for tumor immunotherapy? *Cancer Immunology, Immunotherapy: CII, 63*, 419–435.

Lee, Y. S., & Dutta, A. (2009). MicroRNAs in cancer. *Annual Review of Pathology, 4*, 199–227.

Lee, S., & Margolin, K. (2011). Cytokines in cancer immunotherapy. *Cancers, 3*, 3856–3893.

Lerner, M., Harada, M., Loven, J., Castro, J., Davis, Z., Oscier, D., Henriksson, M., Sangfelt, O., Grander, D., & Corcoran, M. M. (2009). DLEU2, frequently deleted in malignancy, functions as a critical host gene of the cell cycle inhibitory microRNAs miR-15a and miR-16-1. *Experimental Cell Research, 315*, 2941–2952.

Li, Y. P., Gottwein, J. M., Scheel, T. K., Jensen, T. B., & Bukh, J. (2011). MicroRNA-122 antagonism against hepatitis C virus genotypes 1-6 and reduced efficacy by host RNA insertion or mutations in the HCV 5′ UTR. *Proceedings of the National Academy of Sciences of the United States of America, 108*, 4991–4996.

Li, J., Mo, H. Y., Xiong, G., Zhang, L., He, J., Huang, Z. F., Liu, Z. W., Chen, Q. Y., Du, Z. M., Zheng, L. M., et al. (2012a). Tumor microenvironment macrophage inhibitory factor directs the accumulation of interleukin-17-producing tumor-infiltrating lymphocytes and predicts favorable survival in nasopharyngeal carcinoma patients. *Journal of Biological Chemistry, 287*, 35484–35495.

Li, Y., Wang, L., Pappan, L., Galliher-Beckley, A., & Shi, J. (2012b). IL-1beta promotes stemness and invasiveness of colon cancer cells through Zeb1 activation. *Molecular Cancer, 11*, 87.

Li, L., Zhang, J., Diao, W., Wang, D., Wei, Y., Zhang, C. Y., & Zen, K. (2014a). MicroRNA-155 and MicroRNA-21 promote the expansion of functional myeloid-derived suppressor cells. *Journal of Immunology (Baltimore, Md.: 1950), 192*, 1034–1043.

Li, Z., Chao, T. C., Chang, K. Y., Lin, N., Patil, V. S., Shimizu, C., Head, S. R., Burns, J. C., & Rana, T. M. (2014b). The long noncoding RNA THRIL regulates TNFalpha expression through its interaction with hnRNPL. *Proceedings of the National Academy of Sciences of the United States of America, 111*, 1002–1007.

Liang, X., De Vera, M. E., Buchser, W. J., Romo de Vivar Chavez, A., Loughran, P., Beer Stolz, D., Basse, P., Wang, T., Van Houten, B., Zeh, H. J., 3rd, et al. (2012). Inhibiting systemic autophagy during interleukin 2 immunotherapy promotes long-term tumor regression. *Cancer Research, 72*, 2791–2801.

Lin, R., Chen, L., Chen, G., Hu, C., Jiang, S., Sevilla, J., Wan, Y., Sampson, J. H., Zhu, B., & Li, Q. J. (2014). Targeting miR-23a in CD8+ cytotoxic T lymphocytes prevents tumor-dependent immunosuppression. *Journal of Clinical Investigation, 124*, 5352–5367.

Lindsay, M. A. (2008). microRNAs and the immune response. *Trends in Immunology, 29*, 343–351.

Liu, H., Komai-Koma, M., Xu, D., & Liew, F. Y. (2006). Toll-like receptor 2 signaling modulates the functions of CD4+ CD25+ regulatory T cells. *Proceedings of the National Academy of Sciences of the United States of America, 103*, 7048–7053.

Liu, Y., Lai, L., Chen, Q., Song, Y., Xu, S., Ma, F., Wang, X., Wang, J., Yu, H., Cao, X., et al. (2012). MicroRNA-494 is required for the accumulation and functions of tumor-expanded myeloid-derived suppressor cells via targeting of PTEN. *Journal of Immunology (Baltimore, Md.: 1950), 188*, 5500–5510.

Liu, R., Gu, J., Jiang, P., Zheng, Y., Liu, X., Jiang, X., Huang, E., Xiong, S., Xu, F., Liu, G., et al. (2015). DNMT1-microRNA126 epigenetic circuit contributes to esophageal squamous cell carcinoma growth via ADAM9-EGFR-AKT signaling. *Clinical Cancer Research: Official Journal of the American Association for Cancer Research, 21*, 854–863.

Louveau, A., Smirnov, I., Keyes, T. J., Eccles, J. D., Rouhani, S. J., Peske, J. D., Derecki, N. C., Castle, D., Mandell, J. W., Lee, K. S., et al. (2015). Structural and functional features of central nervous system lymphatic vessels. *Nature, 523*, 337–341.

Lowther, D. E., & Hafler, D. A. (2012). Regulatory T cells in the central nervous system. *Immunological Reviews, 248*, 156–169.

Lu, H., Yang, Y., Gad, E., Wenner, C. A., Chang, A., Larson, E. R., Dang, Y., Martzen, M., Standish, L. J., & Disis, M. L. (2011). Polysaccharide krestin is a novel TLR2 agonist that mediates inhibition of tumor growth via stimulation of CD8 T cells and NK cells. *Clinical Cancer Research: Official Journal of the American Association for Cancer Research, 17*, 67–76.

Luo, J. L., Maeda, S., Hsu, L. C., Yagita, H., & Karin, M. (2004). Inhibition of NF-kappaB in cancer cells converts inflammation- induced tumor growth mediated by TNFalpha to TRAIL-mediated tumor regression. *Cancer Cell, 6*, 297–305.

Lv, H., Zhang, S., Wang, B., Cui, S., & Yan, J. (2006). Toxicity of cationic lipids and cationic polymers in gene delivery. *Journal of Controlled Release: Official Journal of the Controlled Release Society, 114*, 100–109.

Maiorano, N. A., & Mallamaci, A. (2009). Promotion of embryonic cortico-cerebral neuronogenesis by miR-124. *Neural Development, 4*, 40.

Majid, S., Dar, A. A., Saini, S., Yamamura, S., Hirata, H., Tanaka, Y., Deng, G., & Dahiya, R. (2010). MicroRNA-205-directed transcriptional activation of tumor suppressor genes in prostate cancer. *Cancer, 116*, 5637–5649.

Manegold, C., van Zandwijk, N., Szczesna, A., Zatloukal, P., Au, J. S., Blasinska-Morawiec, M., Serwatowski, P., Krzakowski, M., Jassem, J., Tan, E. H., et al. (2012). A phase III randomized study of gemcitabine and cisplatin with or without PF-3512676 (TLR9 agonist) as first-line treatment of advanced non-small-cell lung cancer. *Annals of Oncology: Official Journal European Society Medical Oncology/ESMO, 23*, 72–77.

Mantovani, A., & Locati, M. (2013). Tumor-associated macrophages as a paradigm of macrophage plasticity, diversity, and polarization: Lessons and open questions. *Arteriosclerosis, Thrombosis, and Vascular Biology, 33*, 1478–1483.

Marshall, N. A., Galvin, K. C., Corcoran, A. M., Boon, L., Higgs, R., & Mills, K. H. (2012). Immunotherapy with PI3K inhibitor and Toll-like receptor agonist induces IFN-gamma+IL-17 + polyfunctional T cells that mediate rejection of murine tumors. *Cancer Research, 72*, 581–591.

McCarron, M., & Reen, D. J. (2009). Activated human neonatal CD8+ T cells are subject to immunomodulation by direct TLR2 or TLR5 stimulation. *Journal of Immunology (Baltimore, Md.: 1950), 182*, 55–62.

Medzhitov, R., Preston-Hurlburt, P., Kopp, E., Stadlen, A., Chen, C., Ghosh, S., & Janeway, C. A., Jr. (1998). MyD88 is an adaptor protein in the hToll/IL-1 receptor family signaling pathways. *Molecular Cell, 2*, 253–258.

Mellor, A. L., Baban, B., Chandler, P. R., Manlapat, A., Kahler, D. J., & Munn, D. H. (2005). Cutting edge: CpG oligonucleotides induce splenic CD19+ dendritic cells to acquire potent indoleamine 2,3-dioxygenase-dependent T cell regulatory functions via IFN Type 1 signaling. *Journal of Immunology (Baltimore, Md.: 1950), 175*, 5601–5605.

Metzler, M., Wilda, M., Busch, K., Viehmann, S., & Borkhardt, A. (2004). High expression of precursor microRNA-155/BIC RNA in children with Burkitt lymphoma. *Genes, Chromosomes & Cancer, 39*, 167–169.

Meyer, T., Surber, C., French, L. E., & Stockfleth, E. (2013). Resiquimod, a topical drug for viral skin lesions and skin cancer. *Expert Opinion on Investigational Drugs, 22*, 149–159.

Miao, J. W., Liu, L. J., & Huang, J. (2014). Interleukin-6-induced epithelial-mesenchymal transition through signal transducer and activator of transcription 3 in human cervical carcinoma. *International Journal of Oncology, 45*, 165–176.

Micali, G., Lacarrubba, F., Nasca, M. R., Ferraro, S., & Schwartz, R. A. (2014). Topical pharmacotherapy for skin cancer: Part II. Clinical applications. *Journal of the American Academy of Dermatology, 70*, 979. e971-912; quiz 9912; quiz 9912.

Miller, R. P., Tadagavadi, R. K., Ramesh, G., & Reeves, W. B. (2010). Mechanisms of cisplatin nephrotoxicity. *Toxins, 2*, 2490–2518.

Min, S., Liang, X., Zhang, M., Zhang, Y., Mei, S., Liu, J., Liu, J., Su, X., Cao, S., Zhong, X., et al. (2013). Multiple tumor-associated microRNAs modulate the survival and longevity of dendritic cells by targeting YWHAZ and Bcl2 signaling pathways. *Journal of Immunology, 190*, 2437–2446.

Misso, G., Di Martino, M. T., De Rosa, G., Farooqi, A. A., Lombardi, A., Campani, V., Zarone, M. R., Gulla, A., Tagliaferri, P., Tassone, P., et al. (2014). Mir-34: A new weapon against cancer? *Molecular Therapy Nucleic Acids, 3*, e194.

Muthuswamy, R., Wang, L., Pitteroff, J., Gingrich, J. R., & Kalinski, P. (2015). Combination of IFNalpha and poly-I:C reprograms bladder cancer microenvironment for enhanced CTL attraction. *Journal for Immunotherapy of Cancer, 3*, 6.

Ngiow, S. F., Teng, M. W., & Smyth, M. J. (2013). A balance of interleukin-12 and -23 in cancer. *Trends in Immunology, 34*, 548–555.

Nierkens, S., den Brok, M. H., Garcia, Z., Togher, S., Wagenaars, J., Wassink, M., Boon, L., Ruers, T. J., Figdor, C. G., Schoenberger, S. P., et al. (2011). Immune adjuvant efficacy of CpG oligonucleotide in cancer treatment is founded specifically upon TLR9 function in plasmacytoid dendritic cells. *Cancer Research, 71*, 6428–6437.

Northfelt, D. W., Ramanathan, R. K., Cohen, P. A., Von Hoff, D. D., Weiss, G. J., Dietsch, G. N., Manjarrez, K. L., Randall, T. D., & Hershberg, R. M. (2014). A phase I dose-finding study of the novel toll-like receptor 8 agonist VTX-2337 in adult subjects with advanced solid tumors or lymphoma. *Clinical Cancer Research: Official Journal of the American Association for Cancer Research, 20*, 3683–3691.

Okada, H., Kohanbash, G., & Lotze, M. T. (2010). MicroRNAs in immune regulation – opportunities for cancer immunotherapy. *International Journal of Biochemistry & Cell Biology, 42*, 1256–1261.

Olson, J. K., & Miller, S. D. (2004). Microglia initiate central nervous system innate and adaptive immune responses through multiple TLRs. *Journal of Immunology, 173*, 3916–3924.

Ousman, S. S., & Kubes, P. (2012). Immune surveillance in the central nervous system. *Nature Neuroscience, 15*, 1096–1101.

Pagani, M., Rossetti, G., Panzeri, I., de Candia, P., Bonnal, R. J., Rossi, R. L., Geginat, J., & Abrignani, S. (2013). Role of microRNAs and long-non-coding RNAs in CD4(+) T-cell differentiation. *Immunological Reviews, 253*, 82–96.

Palma, G., Barbieri, A., Bimonte, S., Palla, M., Zappavigna, S., Caraglia, M., Ascierto, P. A., Ciliberto, G., & Arra, C. (2013). Interleukin 18: Friend or foe in cancer. *Biochimica et Biophysica Acta, 1836*, 296–303.

Pang, K. C., Dinger, M. E., Mercer, T. R., Malquori, L., Grimmond, S. M., Chen, W., & Mattick, J. S. (2009). Genome-wide identification of long noncoding RNAs in CD8+ T cells. *Journal of Immunology (Baltimore, Md.: 1950), 182*, 7738–7748.

Park, S. J., Cheon, E. J., Lee, M. H., & Kim, H. A. (2013). MicroRNA-127-5p regulates matrix metalloproteinase 13 expression and interleukin-1beta-induced catabolic effects in human chondrocytes. *Arthritis and Rheumatism, 65*, 3141–3152.

Pashenkov, M., Goess, G., Wagner, C., Hormann, M., Jandl, T., Moser, A., Britten, C. M., Smolle, J., Koller, S., Mauch, C., et al. (2006). Phase II trial of a toll-like receptor 9-activating oligonucleotide in patients with metastatic melanoma. *Journal of Controlled Release: Official Journal of the Controlled Release Society, 24*, 5716–5724.

Patel, S. A., Bhambra, U., Charalambous, M. P., David, R. M., Edwards, R. J., Lightfoot, T., Boobis, A. R., & Gooderham, N. J. (2014). Interleukin-6 mediated upregulation of CYP1B1 and CYP2E1 in colorectal cancer involves DNA methylation, miR27b and STAT3. *British Journal of Cancer, 111*, 2287–2296.

Peng, G., Guo, Z., Kiniwa, Y., Voo, K. S., Peng, W., Fu, T., Wang, D. Y., Li, Y., Wang, H. Y., & Wang, R. F. (2005). Toll-like receptor 8-mediated reversal of CD4+ regulatory T cell function. *Science (New York, NY), 309*, 1380–1384.

Peschansky, V. J., & Wahlestedt, C. (2014). Non-coding RNAs as direct and indirect modulators of epigenetic regulation. *Epigenetics: Official Journal of the DNA Methylation Society, 9*, 3–12.

Peters, U., Jiao, S., Schumacher, F. R., Hutter, C. M., Aragaki, A. K., Baron, J. A., Berndt, S. I., Bezieau, S., Brenner, H., Butterbach, K., et al. (2013). Identification of genetic susceptibility loci for colorectal tumors in a genome-wide meta-analysis. *Gastroenterology, 144*, 799–807. e724.

Petrella, T., Quirt, I., Verma, S., Haynes, A. E., Charette, M., Bak, K., & Melanoma Disease Site Group of Cancer Care Ontario's Program in Evidence-based, C. (2007). Single-agent interleukin-2 in the treatment of metastatic melanoma: A systematic review. *Cancer Treatment Reviews, 33*, 484–496.

Pille, J. Y., Li, H., Blot, E., Bertrand, J. R., Pritchard, L. L., Opolon, P., Maksimenko, A., Lu, H., Vannier, J. P., Soria, J., et al. (2006). Intravenous delivery of anti-RhoA small interfering RNA loaded in nanoparticles of chitosan in mice: Safety and efficacy in xenografted aggressive breast cancer. *Human Gene Therapy, 17*, 1019–1026.

Ponting, C. P., Oliver, P. L., & Reik, W. (2009). Evolution and functions of long noncoding RNAs. *Cell, 136*, 629–641.

Preusser, M., de Ribaupierre, S., Wohrer, A., Erridge, S. C., Hegi, M., Weller, M., & Stupp, R. (2011). Current concepts and management of glioblastoma. *Annals of Neurology, 70*, 9–21.

Prins, R. M., Craft, N., Bruhn, K. W., Khan-Farooqi, H., Koya, R. C., Stripecke, R., Miller, J. F., & Liau, L. M. (2006). The TLR-7 agonist, imiquimod, enhances dendritic cell survival and promotes tumor antigen-specific T cell priming: Relation to central nervous system antitumor immunity. *Journal of Immunology, 176*, 157–164.

Prins, R. M., Soto, H., Konkankit, V., Odesa, S. K., Eskin, A., Yong, W. H., Nelson, S. F., & Liau, L. M. (2011). Gene expression profile correlates with T-cell infiltration and relative survival in glioblastoma patients vaccinated with dendritic cell immunotherapy. *Clinical Cancer Research: Official Journal of the American Association for Cancer Research, 17*, 1603–1615.

Pucci, F., & Pittet, M. J. (2013). Molecular pathways: Tumor-derived microvesicles and their interactions with immune cells in vivo. *Clinical Cancer Research, 19*, 2598–2604.

Qian, B. Z., & Pollard, J. W. (2010). Macrophage diversity enhances tumor progression and metastasis. *Cell, 141*, 39–51.

Qian, X., Gu, L., Ning, H., Zhang, Y., Hsueh, E. C., Fu, M., Hu, X., Wei, L., Hoft, D. F., & Liu, J. (2013). Increased Th17 cells in the tumor microenvironment is mediated by IL-23 via tumor-secreted prostaglandin E2. *Journal of Immunology, 190*, 5894–5902.

Rahman, A. H., Taylor, D. K., & Turka, L. A. (2009). The contribution of direct TLR signaling to T cell responses. *Immunologic Research, 45*, 25–36.

Raisch, J., Darfeuille-Michaud, A., & Nguyen, H. T. (2013). Role of microRNAs in the immune system, inflammation and cancer. *World Journal of Gastroenterology, 19*, 2985–2996.

Ravindran, C., Cheng, Y. C., & Liang, S. M. (2010). CpG-ODNs induces up-regulated expression of chemokine CCL9 in mouse macrophages and microglia. *Cellular Immunology, 260*, 113–118.

Ren, Y., Kang, C. S., Yuan, X. B., Zhou, X., Xu, P., Han, L., Wang, G. X., Jia, Z., Zhong, Y., Yu, S., et al. (2010a). Co-delivery of as-miR-21 and 5-FU by poly(amidoamine) dendrimer attenuates human glioma cell growth in vitro. *Journal of Biomaterials Science Polymer Edition, 21*, 303–314.

Ren, Y., Zhou, X., Mei, M., Yuan, X. B., Han, L., Wang, G. X., Jia, Z. F., Xu, P., Pu, P. Y., & Kang, C. S. (2010b). MicroRNA-21 inhibitor sensitizes human glioblastoma cells U251 (PTEN-mutant) and LN229 (PTEN-wild type) to taxol. *BMC Cancer, 10*, 27.

Rhee, S. H., Im, E., & Pothoulakis, C. (2008). Toll-like receptor 5 engagement modulates tumor development and growth in a mouse xenograft model of human colon cancer. *Gastroenterology, 135*, 518–528.

Ridgway, D. (2003). The first 1000 dendritic cell vaccinees. *Cancer Investigation, 21*, 873–886.

Robertson, M. J., Kline, J., Struemper, H., Koch, K. M., Bauman, J. W., Gardner, O. S., Murray, S. C., Germaschewski, F., Weisenbach, J., Jonak, Z., et al. (2013). A dose-escalation study of recombinant human interleukin-18 in combination with rituximab in patients with non-Hodgkin lymphoma. *Journal of Immunotherapy (Hagerstown, Md: 1997), 36*, 331–341.

Rosenfeld, M. R., Chamberlain, M. C., Grossman, S. A., Peereboom, D. M., Lesser, G. J., Batchelor, T. T., Desideri, S., Salazar, A. M., & Ye, X. (2010). A multi-institution phase II study of poly-ICLC and radiotherapy with concurrent and adjuvant temozolomide in adults with newly diagnosed glioblastoma. *Neuro-Oncology, 12*, 1071–1077.

Ruckerl, D., Jenkins, S. J., Laqtom, N. N., Gallagher, I. J., Sutherland, T. E., Duncan, S., Buck, A. H., & Allen, J. E. (2012). Induction of IL-4Ralpha-dependent microRNAs identifies PI3K/Akt signaling as essential for IL-4-driven murine macrophage proliferation in vivo. *Blood, 120*, 2307–2316.

Rydberg, C., Mansson, A., Uddman, R., Riesbeck, K., & Cardell, L. O. (2009). Toll-like receptor agonists induce inflammation and cell death in a model of head and neck squamous cell carcinomas. *Immunology, 128*, e600–e611.

Sabado, R. L., Pavlick, A., Gnjatic, S., Cruz, C. M., Vengco, I., Hasan, F., Spadaccia, M., Darvishian, F., Chiriboga, L., Holman, R. M., et al. (2015). Resiquimod as an immunologic adjuvant for NY-ESO-1 protein vaccination in patients with high-risk melanoma. *Cancer Immunology Research, 3*, 278–287.

Sabbatini, P., Tsuji, T., Ferran, L., Ritter, E., Sedrak, C., Tuballes, K., Jungbluth, A. A., Ritter, G., Aghajanian, C., Bell-McGuinn, K., et al. (2012). Phase I trial of overlapping long peptides from a tumor self-antigen and poly-ICLC shows rapid induction of integrated immune response in ovarian cancer patients. *Clinical Cancer Research: Official Journal of the American Association for Cancer Research, 18*, 6497–6508.

Sahoo, A., & Im, S. H. (2010). Interleukin and interleukin receptor diversity: Role of alternative splicing. *International Reviews of Immunology, 29*, 77–109.

Sakaguchi, S. (2000). Regulatory T cells: Key controllers of immunologic self-tolerance. *Cell, 101*, 455–458.

Salaun, B., Coste, I., Rissoan, M. C., Lebecque, S. J., & Renno, T. (2006). TLR3 can directly trigger apoptosis in human cancer cells. *Journal of Immunology (Baltimore, Md.: 1950), 176*, 4894–4901.

Saraiva, M., & O'Garra, A. (2010). The regulation of IL-10 production by immune cells. *Nature Reviews Immunology, 10*, 170–181.

Sauder, D. N., Smith, M. H., Senta-McMillian, T., Soria, I., & Meng, T. C. (2003). Randomized, single-blind, placebo-controlled study of topical application of the immune response modulator resiquimod in healthy adults. *Antimicrobial Agents and Chemotherapy, 47*, 3846–3852.

Scheel, B., Aulwurm, S., Probst, J., Stitz, L., Hoerr, I., Rammensee, H. G., Weller, M., & Pascolo, S. (2006). Therapeutic anti-tumor immunity triggered by injections of immunostimulating single-stranded RNA. *European Journal of Immunology, 36*, 2807–2816.

Schmoll, H. J., Wittig, B., Arnold, D., Riera-Knorrenschild, J., Nitsche, D., Kroening, H., Mayer, F., Andel, J., Ziebermayr, R., & Scheithauer, W. (2014). Maintenance treatment with the immunomodulator MGN1703, a toll-like receptor 9 (TLR9) agonist, in patients with metastatic colorectal carcinoma and disease control after chemotherapy: A randomised, double-blind, placebo-controlled trial. *Journal of Cancer Research and Clinical Oncology, 140*, 1615–1624.

Schulze, H. J., Cribier, B., Requena, L., Reifenberger, J., Ferrandiz, C., Garcia Diez, A., Tebbs, V., & McRae, S. (2005). Imiquimod 5% cream for the treatment of superficial basal cell carcinoma: Results from a randomized vehicle-controlled phase III study in Europe. *The British Journal of Dermatology, 152*, 939–947.

Scomparin, A., Polyak, D., Krivitsky, A., & Satchi-Fainaro, R. (2015). Achieving successful delivery of oligonucleotides – From physico-chemical characterization to in vivo evaluation. *Biotechnology Advances, 33*, 1294–1309.

Seif, A. E., Barrett, D. M., Milone, M., Brown, V. I., Grupp, S. A., & Reid, G. S. (2009). Long-term protection from syngeneic acute lymphoblastic leukemia by CpG ODN-mediated stimulation of innate and adaptive immune responses. *Blood, 114*, 2459–2466.

Seki, E., Tsutsui, H., Tsuji, N. M., Hayashi, N., Adachi, K., Nakano, H., Futatsugi-Yumikura, S., Takeuchi, O., Hoshino, K., Akira, S., et al. (2002). Critical roles of myeloid differentiation factor 88-dependent proinflammatory cytokine release in early phase clearance of Listeria monocytogenes in mice. *Journal of Immunology (Baltimore, Md.: 1950), 169*, 3863–3868.

Serafini, P., Borrello, I., & Bronte, V. (2006). Myeloid suppressor cells in cancer: Recruitment, phenotype, properties, and mechanisms of immune suppression. *Seminars in Cancer Biology, 16*, 53–65.

Shalapour, S., Font-Burgada, J., Di Caro, G., Zhong, Z., Sanchez-Lopez, E., Dhar, D., Willimsky, G., Ammirante, M., Strasner, A., Hansel, D. E., et al. (2015). Immunosuppressive plasma cells impede T-cell-dependent immunogenic chemotherapy. *Nature, 521*, 94–98.

Sharma, S., Findlay, G. M., Bandukwala, H. S., Oberdoerffer, S., Baust, B., Li, Z., Schmidt, V., Hogan, P. G., Sacks, D. B., & Rao, A. (2011). Dephosphorylation of the nuclear factor of activated T cells (NFAT) transcription factor is regulated by an RNA-protein scaffold complex. *Proceedings of the National Academy of Sciences of the United States of America, 108*, 11381–11386.

Sheedy, F. J., Palsson-McDermott, E., Hennessy, E. J., Martin, C., O'Leary, J. J., Ruan, Q., Johnson, D. S., Chen, Y., & O'Neill, L. A. (2010). Negative regulation of TLR4 via targeting of the proinflammatory tumor suppressor PDCD4 by the microRNA miR-21. *Nature Immunology, 11*, 141–147.

Shen, H., Tesar, B. M., Walker, W. E., & Goldstein, D. R. (2008). Dual signaling of MyD88 and TRIF is critical for maximal TLR4-induced dendritic cell maturation. *Journal of Immunology, 181*, 1849–1858.

Shi, M., Yao, Y., Han, F., Li, Y., & Li, Y. (2014). MAP1S controls breast cancer cell TLR5 signaling pathway and promotes TLR5 signaling-based tumor suppression. *PLoS One, 9*, e86839.

Shimizu, T., Yokota, S., Takahashi, S., Kunishima, Y., Takeyama, K., Masumori, N., Takahashi, A., Matsukawa, M., Itoh, N., Tsukamoto, T., et al. (2004). Membrane-anchored CD14 is important for induction of interleukin-8 by lipopolysaccharide and peptidoglycan in uroepithelial cells. *Clinical and Diagnostic Laboratory Immunology, 11*, 969–976.

Sica, A., & Bronte, V. (2007). Altered macrophage differentiation and immune dysfunction in tumor development. *Journal of Clinical Investigation, 117*, 1155–1166.

Siegal, F. P., Kadowaki, N., Shodell, M., Fitzgerald-Bocarsly, P. A., Shah, K., Ho, S., Antonenko, S., & Liu, Y. J. (1999). The nature of the principal type 1 interferon-producing cells in human blood. *Science (New York, NY), 284*, 1835–1837.

Sim, G. C., & Radvanyi, L. (2014). The IL-2 cytokine family in cancer immunotherapy. *Cytokine & Growth Factor Reviews, 25*, 377–390.

Slaby, O., Svoboda, M., Fabian, P., Smerdova, T., Knoflickova, D., Bednarikova, M., Nenutil, R., & Vyzula, R. (2007). Altered expression of miR-21, miR-31, miR-143 and miR-145 is related to clinicopathologic features of colorectal cancer. *Oncology, 72*, 397–402.

Smit, E., Oberholzer, H. M., & Pretorius, E. (2009). A review of immunomodulators with reference to Canova. *Homeopathy, 98*, 169–176.

Smith, E. B., Schwartz, M., Kawamoto, H., You, X., Hwang, D., Liu, H., & Scherr, D. S. (2007). Antitumor effects of imidazoquinolines in urothelial cell carcinoma of the bladder. *The Journal of Urology, 177*, 2347–2351.

Smyth, M. J., Cretney, E., Kershaw, M. H., & Hayakawa, Y. (2004). Cytokines in cancer immunity and immunotherapy. *Immunological Reviews, 202*, 275–293.

Sobek, V., Birkner, N., Falk, I., Wurch, A., Kirschning, C. J., Wagner, H., Wallich, R., Lamers, M. C., & Simon, M. M. (2004). Direct Toll-like receptor 2 mediated co-stimulation of T cells in the mouse system as a basis for chronic inflammatory joint disease. *Arthritis Research & Therapy, 6*, R433–R446.

Song, D. H., & Lee, J. O. (2012). Sensing of microbial molecular patterns by Toll-like receptors. *Immunological Reviews, 250*, 216–229.

Spinetti, G., Fortunato, O., Caporali, A., Shantikumar, S., Marchetti, M., Meloni, M., Descamps, B., Floris, I., Sangalli, E., Vono, R., et al. (2013). MicroRNA-15a and microRNA-16 impair human circulating proangiogenic cell functions and are increased in the proangiogenic cells and serum of patients with critical limb ischemia. *Circulation Research, 112*, 335–346.

Sportes, C., Babb, R. R., Krumlauf, M. C., Hakim, F. T., Steinberg, S. M., Chow, C. K., Brown, M. R., Fleisher, T. A., Noel, P., Maric, I., et al. (2010). Phase I study of recombinant human interleukin-7 administration in subjects with refractory malignancy. *Clinical Cancer Research: Official Journal of the American Association for Cancer Research, 16*, 727–735.

Spranger, S., Javorovic, M., Burdek, M., Wilde, S., Mosetter, B., Tippmer, S., Bigalke, I., Geiger, C., Schendel, D. J., & Frankenberger, B. (2010). Generation of Th1-polarizing dendritic cells using the TLR7/8 agonist CL075. *Journal of Immunology, 185*, 738–747.

Squadrito, M. L., & De Palma, M. (2011). Macrophage regulation of tumor angiogenesis: Implications for cancer therapy. *Molecular Aspects of Medicine, 32*, 123–145.

Squadrito, M. L., Pucci, F., Magri, L., Moi, D., Gilfillan, G. D., Ranghetti, A., Casazza, A., Mazzone, M., Lyle, R., Naldini, L., et al. (2012). miR-511-3p modulates genetic programs of tumor-associated macrophages. *Cell Reports, 1*, 141–154.

Squadrito, M. L., Etzrodt, M., De Palma, M., & Pittet, M. J. (2013). MicroRNA-mediated control of macrophages and its implications for cancer. *Trends in Immunology, 34*, 350–359.

Steinestel, K., Eder, S., Schrader, A. J., & Steinestel, J. (2014). Clinical significance of epithelial-mesenchymal transition. *Clinical and Translational Medicine, 3*, 17.

Steinman, R. M., & Cohn, Z. A. (1973). Identification of a novel cell type in peripheral lymphoid organs of mice. I. Morphology, quantitation, tissue distribution. *The Journal of Experimental Medicine, 137*, 1142–1162.

Sutmuller, R. P., den Brok, M. H., Kramer, M., Bennink, E. J., Toonen, L. W., Kullberg, B. J., Joosten, L. A., Akira, S., Netea, M. G., & Adema, G. J. (2006). Toll-like receptor 2 controls expansion and function of regulatory T cells. *The Journal of Clinical Investigation, 116*, 485–494.

Suzuki, A., Leland, P., Joshi, B. H., & Puri, R. K. (2015). Targeting of IL-4 and IL-13 receptors for cancer therapy. *Cytokine, 75*, 79–88.

Szczepanski, M. J., Czystowska, M., Szajnik, M., Harasymczuk, M., Boyiadzis, M., Kruk-Zagajewska, A., Szyfter, W., Zeromski, J., & Whiteside, T. L. (2009). Triggering of Toll-like receptor 4 expressed on human head and neck squamous cell carcinoma promotes tumor development and protects the tumor from immune attack. *Cancer Research, 69*, 3105–3113.

Szeimies, R. M., Bichel, J., Ortonne, J. P., Stockfleth, E., Lee, J., & Meng, T. C. (2008). A phase II dose-ranging study of topical resiquimod to treat actinic keratosis. *The British Journal of Dermatology, 159*, 205–210.

Taganov, K. D., Boldin, M. P., Chang, K. J., & Baltimore, D. (2006). NF-kappaB-dependent induction of microRNA miR-146, an inhibitor targeted to signaling proteins of innate immune responses. *Proceedings of the National Academy of Sciences of the United States of America, 103*, 12481–12486.

Tanaka, S., Louis, D. N., Curry, W. T., Batchelor, T. T., & Dietrich, J. (2013). Diagnostic and therapeutic avenues for glioblastoma: No longer a dead end? *Nature Reviews. Clinical Oncology, 10*, 14–26.

Taylor, M. W., & Feng, G. S. (1991). Relationship between interferon-gamma, indoleamine 2,3-dioxygenase, and tryptophan catabolism. *FASEB Journal: Official Publication of the Federation of American Societies for Experimental Biology, 5*, 2516–2522.

Tekpli, X., Landvik, N. E., Anmarkud, K. H., Skaug, V., Haugen, A., & Zienolddiny, S. (2013). DNA methylation at promoter regions of interleukin 1B, interleukin 6, and interleukin 8 in non-small cell lung cancer. *Cancer Immunology, Immunotherapy, 62*, 337–345.

Thompson, J. A., Kuzel, T., Drucker, B. J., Urba, W. J., & Bukowski, R. M. (2009). Safety and efficacy of PF-3512676 for the treatment of stage IV renal cell carcinoma: An open-label, multicenter phase I/II study. *Clinical Genitourinary Cancer, 7*, E58–E65.

Thorne, S. H. (2013). The role of GM-CSF in enhancing immunotherapy of cancer. *Immunotherapy, 5*, 817–819.

Tomai, M. A., Miller, R. L., Lipson, K. E., Kieper, W. C., Zarraga, I. E., & Vasilakos, J. P. (2007). Resiquimod and other immune response modifiers as vaccine adjuvants. *Expert Review of Vaccines, 6*, 835–847.

Trang, P., Wiggins, J. F., Daige, C. L., Cho, C., Omotola, M., Brown, D., Weidhaas, J. B., Bader, A. G., & Slack, F. J. (2011). Systemic delivery of tumor suppressor microRNA mimics using a neutral lipid emulsion inhibits lung tumors in mice. *Molecular Therapy: The Journal of the American Society of Gene Therapy, 19*, 1116–1122.

Tremblay, M. M., Bilal, M. Y., & Houtman, J. C. (2014). Prior TLR5 induction in human T cells results in a transient potentiation of subsequent TCR-induced cytokine production. *Molecular Immunology, 57*, 161–170.

Trepiakas, R., Pedersen, A. E., Met, O., & Svane, I. M. (2009). Addition of interferon-alpha to a standard maturation cocktail induces CD38 up-regulation and increases dendritic cell function. *Vaccine, 27*, 2213–2219.

Ueda, R., Kohanbash, G., Sasaki, K., Fujita, M., Zhu, X., Kastenhuber, E. R., McDonald, H. A., Potter, D. M., Hamilton, R. L., Lotze, M. T., et al. (2009). Dicer-regulated microRNAs 222 and 339 promote resistance of cancer cells to cytotoxic T-lymphocytes by down-regulation of ICAM-1. *Proceedings of the National Academy of Sciences of the United States of America, 106*, 10746–10751.

Vacchelli, E., Eggermont, A., Sautes-Fridman, C., Galon, J., Zitvogel, L., Kroemer, G., & Galluzzi, L. (2013). Trial watch: Toll-like receptor agonists for cancer therapy. *Oncoimmunology, 2*, e25238.

Volinia, S., Calin, G. A., Liu, C. G., Ambs, S., Cimmino, A., Petrocca, F., Visone, R., Iorio, M., Roldo, C., Ferracin, M., et al. (2006). A microRNA expression signature of human solid tumors defines cancer gene targets. *Proceedings of the National Academy of Sciences of the United States of America, 103*, 2257–2261.

Voronov, E., Carmi, Y., & Apte, R. N. (2014). The role IL-1 in tumor-mediated angiogenesis. *Frontiers in Physiology, 5*, 114.

Wang, J. H., Manning, B. J., Wu, Q. D., Blankson, S., Bouchier-Hayes, D., & Redmond, H. P. (2003). Endotoxin/lipopolysaccharide activates NF-kappa B and enhances tumor cell adhesion and invasion through a beta 1 integrin-dependent mechanism. *Journal of Immunology (Baltimore, Md.: 1950), 170*, 795–804.

Wang, P., Xue, Y., Han, Y., Lin, L., Wu, C., Xu, S., Jiang, Z., Xu, J., Liu, Q., & Cao, X. (2014). The STAT3-binding long noncoding RNA lnc-DC controls human dendritic cell differentiation. *Science (New York, NY), 344*, 310–313.

Wargo, J. A., Reuben, A., Cooper, Z. A., Oh, K. S., & Sullivan, R. J. (2015). Immune effects of chemotherapy, radiation, and targeted therapy and opportunities for combination with immunotherapy. *Seminars in Oncology, 42*, 601–616.

Weichhart, T., Haidinger, M., Katholnig, K., Kopecky, C., Poglitsch, M., Lassnig, C., Rosner, M., Zlabinger, G. J., Hengstschlager, M., Muller, M., et al. (2011). Inhibition of mTOR blocks the anti-inflammatory effects of glucocorticoids in myeloid immune cells. *Blood, 117*, 4273–4283.

Weihrauch, M. R., Ansen, S., Jurkiewicz, E., Geisen, C., Xia, Z., Anderson, K. S., Gracien, E., Schmidt, M., Wittig, B., Diehl, V., et al. (2005). Phase I/II combined chemoimmunotherapy with carcinoembryonic antigen-derived HLA-A2-restricted CAP-1 peptide and irinotecan, 5-fluorouracil, and leucovorin in patients with primary metastatic colorectal cancer. *Clinical Cancer Research: Official Journal of the American Association for Cancer Research, 11*, 5993–6001.

Wheeler, C. J., Black, K. L., Liu, G., Mazer, M., Zhang, X. X., Pepkowitz, S., Goldfinger, D., Ng, H., Irvin, D., & Yu, J. S. (2008). Vaccination elicits correlated immune and clinical responses in glioblastoma multiforme patients. *Cancer Research, 68*, 5955–5964.

Willingham, A. T., Orth, A. P., Batalov, S., Peters, E. C., Wen, B. G., Aza-Blanc, P., Hogenesch, J. B., & Schultz, P. G. (2005). A strategy for probing the function of noncoding RNAs finds a repressor of NFAT. *Science (New York, NY), 309*, 1570–1573.

Wingender, G., Garbi, N., Schumak, B., Jungerkes, F., Endl, E., von Bubnoff, D., Steitz, J., Striegler, J., Moldenhauer, G., Tuting, T., et al. (2006). Systemic application of CpG-rich DNA suppresses adaptive T cell immunity via induction of IDO. *European Journal of Immunology, 36*, 12–20.

Wittig, B., Schmidt, M., Scheithauer, W., & Schmoll, H. J. (2015). MGN1703, an immunomodulator and toll-like receptor 9 (TLR-9) agonist: From bench to bedside. *Critical Reviews in Oncology/Hematology, 94*, 31–44.

Wu, A., Oh, S., Gharagozlou, S., Vedi, R. N., Ericson, K., Low, W. C., Chen, W., & Ohlfest, J. R. (2007). In vivo vaccination with tumor cell lysate plus CpG oligodeoxynucleotides eradicates murine glioblastoma. *Journal of Immunotherapy, 30*, 789–797.

Wu, M. F., Yang, J., Xiang, T., Shi, Y. Y., & Liu, L. J. (2014). miR-21 targets Fas ligand-mediated apoptosis in breast cancer cell line MCF-7. *Journal of Huazhong University of Science and Technology. Medical Sciences, 34*, 190–194.

Xiang, T., Long, H., He, L., Han, X., Lin, K., Liang, Z., Zhuo, W., Xie, R., & Zhu, B. (2015). Interleukin-17 produced by tumor microenvironment promotes self-renewal of CD133+ cancer stem-like cells in ovarian cancer. *Oncogene, 34*, 165–176.

Xie, G., Yao, Q., Liu, Y., Du, S., Liu, A., Guo, Z., Sun, A., Ruan, J., Chen, L., Ye, C., et al. (2012). IL-6-induced epithelial-mesenchymal transition promotes the generation of breast cancer stem-like cells analogous to mammosphere cultures. *International Journal of Oncology, 40*, 1171–1179.

Xiong, Z., & Ohlfest, J. R. (2011). Topical imiquimod has therapeutic and immunomodulatory effects against intracranial tumors. *Journal of Immunotherapy, 34*, 264–269.

Xu, B., Bai, B., Sha, S., Yu, P., An, Y., Wang, S., Kong, X., Liu, C., Wei, N., Feng, Q., et al. (2014). Interleukin-1beta induces autophagy by affecting calcium homeostasis and trypsinogen activation in pancreatic acinar cells. *International Journal of Clinical and Experimental Pathology, 7*, 3620–3631.

Yanaihara, N., Caplen, N., Bowman, E., Seike, M., Kumamoto, K., Yi, M., Stephens, R. M., Okamoto, A., Yokota, J., Tanaka, T., et al. (2006). Unique microRNA molecular profiles in lung cancer diagnosis and prognosis. *Cancer Cell, 9*, 189–198.

Yang, J. C., Topalian, S. L., Parkinson, D., Schwartzentruber, D. J., Weber, J. S., Ettinghausen, S. E., White, D. E., Steinberg, S. M., Cole, D. J., Kim, H. I., et al. (1994). Randomized comparison of high-dose and low-dose intravenous interleukin-2 for the therapy of metastatic renal cell carcinoma: An interim report. *Journal of Clinical Oncology: Official Journal of the American Society of Clinical Oncology, 12*, 1572–1576.

Yang, Y. P., Chien, Y., Chiou, G. Y., Cherng, J. Y., Wang, M. L., Lo, W. L., Chang, Y. L., Huang, P. I., Chen, Y. W., Shih, Y. H., et al. (2012). Inhibition of cancer stem cell-like properties and reduced chemoradioresistance of glioblastoma using microRNA145 with cationic polyurethane-short branch PEI. *Biomaterials, 33*, 1462–1476.

Yee, C., Thompson, J. A., Byrd, D., Riddell, S. R., Roche, P., Celis, E., & Greenberg, P. D. (2002). Adoptive T cell therapy using antigen-specific CD8+ T cell clones for the treatment of patients with metastatic melanoma: In vivo persistence, migration, and antitumor effect of transferred T cells. *Proceedings of the National Academy of Sciences of the United States of America, 99*, 16168–16173.

Yeung, Y. T., McDonald, K. L., Grewal, T., & Munoz, L. (2013). Interleukins in glioblastoma pathophysiology: Implications for therapy. *British Journal of Pharmacology, 168*, 591–606.

Yoneda, K., Sugimoto, K., Shiraki, K., Tanaka, J., Beppu, T., Fuke, H., Yamamoto, N., Masuya, M., Horie, R., Uchida, K., et al. (2008). Dual topology of functional toll-like receptor 3 expression in human hepatocellular carcinoma: Differential signaling mechanisms of TLR3-induced NF-kappaB activation and apoptosis. *International Journal of Oncology, 33*, 929–936.

Zarate, R., Boni, V., Bandres, E., & Garcia-Foncillas, J. (2012). MiRNAs and LincRNAs: Could they be considered as biomarkers in colorectal cancer? *International Journal of Molecular Sciences, 13*, 840–865.

Zarogoulidis, P., Lampaki, S., Yarmus, L., Kioumis, I., Pitsiou, G., Katsikogiannis, N., Hohenforst-Schmidt, W., Li, Q., Huang, H., Sakkas, A., et al. (2014). Interleukin-7 and interleukin-15 for cancer. *Journal of Cancer, 5*, 765–773.

Zent, C. S., Smith, B. J., Ballas, Z. K., Wooldridge, J. E., Link, B. K., Call, T. G., Shanafelt, T. D., Bowen, D. A., Kay, N. E., Witzig, T. E., et al. (2012). Phase I clinical trial of CpG oligonucleotide 7909 (PF-03512676) in patients with previously treated chronic lymphocytic leukemia. *Leukemia & Lymphoma, 53*, 211–217.

Zhan, Z., Xie, X., Cao, H., Zhou, X., Zhang, X. D., Fan, H., & Liu, Z. (2014). Autophagy facilitates TLR4- and TLR3-triggered migration and invasion of lung cancer cells through the promotion of TRAF6 ubiquitination. *Autophagy, 10*, 257–268.

Zhang, X., Gejman, R., Mahta, A., Zhong, Y., Rice, K. A., Zhou, Y., Cheunsuchon, P., Louis, D. N., & Klibanski, A. (2010). Maternally expressed gene 3, an imprinted noncoding RNA gene, is associated with meningioma pathogenesis and progression. *Cancer Research, 70*, 2350–2358.

Zhang, M., Liu, Q., Mi, S., Liang, X., Zhang, Z., Su, X., Liu, J., Chen, Y., Wang, M., Zhang, Y., et al. (2011a). Both miR-17-5p and miR-20a alleviate suppressive potential of myeloid-derived suppressor cells by modulating STAT3 expression. *Journal of Immunology, 186*, 4716–4724.

Zhang, Y., Luo, F., Cai, Y., Liu, N., Wang, L., Xu, D., & Chu, Y. (2011b). TLR1/TLR2 agonist induces tumor regression by reciprocal modulation of effector and regulatory T cells. *Journal of Immunology (Baltimore, Md.: 1950), 186*, 1963–1969.

Zhang, C., Bai, D. S., Huang, X. Y., Shi, G. M., Ke, A. W., Yang, L. X., Yang, X. R., Zhou, J., & Fan, J. (2013a). Prognostic significance of capn4 overexpression in intrahepatic cholangiocarcinoma. *PLoS One, 8*, e54619.

Zhang, Y., Wang, Z., & Gemeinhart, R. A. (2013b). Progress in microRNA delivery. *Journal of Controlled Release: Official Journal of the Controlled Release Society, 172*, 962–974.

Zhang, Y., Lin, A., Sui, Q., Zhang, C., Tian, Z., & Zhang, J. (2014a). Phosphorothioate modification of the TLR9 ligand CpG ODN inhibits poly(I:C)-induced apoptosis of hepatocellular carcinoma by entry blockade. *Cancer Letters, 355*, 76–84.

Zhang, Y., Luo, F., Li, A., Qian, J., Yao, Z., Feng, X., & Chu, Y. (2014b). Systemic injection of TLR1/2 agonist improves adoptive antigen-specific T cell therapy in glioma-bearing mice. *Clinical Immunology, 154*, 26–36.

Zhao, N., Li, X., He, X., Qiu, Y., Zhu, L., & Qi, F. (2013). Interleukin-15 gene therapy and the mammalian target of rapamycin inhibitor everolimus inhibit the growth of metastatic breast cancer. *The Journal of Gene Medicine, 15*, 366–374.

Zheng, Y., Xiong, S., Jiang, P., Liu, R., Liu, X., Qian, J., Zheng, X., & Chu, Y. (2012). Glucocorticoids inhibit lipopolysaccharide-mediated inflammatory response by downregulating microRNA-155: A novel anti-inflammation mechanism. *Free Radical Biology & Medicine, 52*, 1307–1317.

Zhong, G., Cheng, X., Long, H., He, L., Qi, W., Xiang, T., Zhao, Z., & Zhu, B. (2013). Dynamically expressed microRNA-15b modulates the activities of CD8+ T lymphocytes in mice with Lewis lung carcinoma. *Journal of Translational Medicine, 11*, 71.

Zhou, H., Hu, H., & Lai, M. (2010). Non-coding RNAs and their epigenetic regulatory mechanisms. *Biology of the Cell/Under the Auspices of the European Cell Biology Organization, 102*, 645–655.

Zhu, X., Nishimura, F., Sasaki, K., Fujita, M., Dusak, J. E., Eguchi, J., Fellows-Mayle, W., Storkus, W. J., Walker, P. R., Salazar, A. M., et al. (2007). Toll like receptor-3 ligand poly-ICLC promotes the efficacy of peripheral vaccinations with tumor antigen-derived peptide epitopes in murine CNS tumor models. *Journal of Translational Medicine, 5*, 10.

Zhuang, G., Meng, C., Guo, X., Cheruku, P. S., Shi, L., Xu, H., Li, H., Wang, G., Evans, A. R., Safe, S., et al. (2012). A novel regulator of macrophage activation: miR-223 in obesity-associated adipose tissue inflammation. *Circulation, 125*, 2892–2903.

第三章 治疗性肿瘤疫苗的研究进展

摘要： 肿瘤是疾病所致死亡主要原因之一。预防和治疗肿瘤是降低肿瘤发病率和延长患者生命的主要途径。肿瘤免疫治疗在经历无数的失败之后，近来对肿瘤治疗所展示的良好治疗效果引起了人们的高度重视。在基因组学和蛋白组学对肿瘤抗原解析的基础上，针对各种抗原而设计的疫苗开始了在动物或人体的临床试验，结果发现有些治疗性肿瘤疫苗单独或与常规肿瘤治疗联合使用在临床前和临床期试验中获得了令人惊喜的疗效，体现了巨大的潜在临床应用价值。随着对肿瘤免疫调控的进一步研究，有效的、可控的和长效的肿瘤疫苗治疗将在治疗肿瘤、防止肿瘤复发，延长患者生存期及肿瘤预防方面发挥更大的作用。本文主要综述了治疗性肿瘤疫苗近年来的一系列研究成果和临床实践，同时对肿瘤疫苗研发存在的问题和如何提高肿瘤疫苗的疗效进行了探讨。

1 前言

肿瘤疫苗 (cancer vaccines) 属于肿瘤免疫治疗 (cancer immuno-therapy) 的方法之一，可分为预防性肿瘤疫苗 (prophylactic cancer vaccines) 和治疗性肿瘤疫苗 (therapeutic cancer vaccines) (Chang et al, 2000; Lollini et al, 2006; Villa et al, 2005)。预防性肿瘤疫苗是指用与肿瘤发生有关物质制备的疫苗，诱导机体产生对肿瘤的免疫，辅助治疗肿瘤或防止肿瘤发生，如靶向 HBV/HCV (hepatitis B/C virus) 和 HPV (human P papillomavirus) 的疫苗。与用于健康人群的预防性疫苗不同的

是，肿瘤疫苗直接用于癌症患者。通过增强患者的抗肿瘤免疫能力，尤其激活肿瘤细胞特异性 CD8$^+$ 毒性 T 细胞反应来杀灭肿瘤细胞（Guo et al，2013）。因此，本章主要聚焦治疗性肿瘤疫苗，简称肿瘤疫苗。近年来，诸多对肿瘤疫苗的深入研究，揭示了许多较为理想的靶点，包括肿瘤特异性新抗原（tumor specific neo-antigen）、上皮 – 间质转换（epithelial-mesenchymal transition，EMT）相关因子和特异性蛋白、肿瘤干细胞（cancer/tumor stem cell，CSC/TSC）和肿瘤微环境（tumor microenvironment，TME）相关因子等（Schlom et al，2014）。树突状细胞（dendritic cell，DC）疫苗在肿瘤免疫治疗中发挥着重要作用，通过体外激活 DC 细胞，再回输患者体内，使之能在体内激活 T 细胞反应，从而抑制和杀灭肿瘤细胞。同时肿瘤疫苗与其他疗法联合应用在癌症的治疗中发挥了巨大的潜力。此外，CAR-T（chimeric antigen receptor T Cell）细胞和免疫检查点抑制剂等其他肿瘤免疫疗法在临床上取得的明显疗效，对肿瘤疫苗研发和应用也具有巨大借鉴和推动作用（Ledford，2015）。因此，有必要对肿瘤疫苗的相关研究进展进行系统性回顾和展望。

2　治疗性肿瘤疫苗的靶点

肿瘤疫苗的疗效主要取决于疫苗的免疫原性、肿瘤抗原的表达特异性、机体对肿瘤疫苗的耐受性及肿瘤疫苗的传输方式等多种因素（Schlom et al，2014）。选择肿瘤疫苗靶点是肿瘤疫苗研究中关键性的第一步。常见的肿瘤疫苗靶点包括过表达肿瘤抗原、癌胚抗原、突变抗原、癌睾丸抗原、病毒型抗原、肿瘤微环境相关因子等（Kemp et al，2008；Li et al，2006；Xiang et al，2008）。肿瘤靶点概况见表 3-1。

表 3-1　部分肿瘤疫苗靶点

靶点类型	具体实例	参考文献
肿瘤睾丸抗原	MAGE-A3，NY-ESO	Destexhe et al，2015；Odunsi et al，2014
过表达抗原	MUC1-C，HER2/Neu	Kufe，2009；Rojan et al，2013；Schlom et al，2014

靶点类型	具体实例	参考文献
分化抗原	MelanA/MART-1, Tyrosinase, gp100/Pmel 17, PSA, PAP	Doehn et al, 2008；Schlom et al, 2014
癌胚抗原	CEA, AFP	Aurisicchio et al, 2015；Kufe, 2009
基因点突变或融合抗原	P53, ras, B-Raf	Abrams et al, 1996；Schlom et al, 2014
肿瘤微环境因子	VEGF/VEGFR, FAP, CTGF, legumain	Cheng et al, 2008；Loeffler et al, 2006；Niethammer et al, 2002
致癌病毒抗原	HPV, HCV	Kemp et al, 2008；Kemp et al, 2011

CEA：癌胚抗原；CTGF：结缔组织生长因子；FAP：成纤维细胞活化蛋白；gp100：糖蛋白100；HCV：丙型肝炎病毒；HPV：人乳头瘤病毒；MAGE-A3：黑色素瘤相关抗原-A3；MUC-1：黏蛋白1；NY-ESO，纽约食管癌抗原1；PAP：前列腺酸性磷酸酶；PSA：前列腺特异性抗原；VEGF：血管内皮生长因子；VEGFR：血管内皮生长因子受体

2.1 过表达抗原

与正常组织细胞相比，肿瘤细胞在发生发展过程中累积了大量 DNA、RNA 或蛋白的异常表达（Lawrence et al, 2013）。当此类基因产物仅在肿瘤细胞中表达时则称为肿瘤特异性抗原（tumor specific antigen, TSA），而在正常细胞中也同时有较低表达则称为肿瘤相关抗原（tumor associated antigen, TAA）（Herlyn and Birebent, 1999）。自 1991 年首次报道了黑色素瘤相关抗原-1（melanoma-associated antigen 1, MAGE-1）以来，多种肿瘤相关抗原已经被发现，研究较多的有直肠癌相关的癌胚抗原（carcinoembryonic antigen, CEA）、前列腺癌特异性抗原（prostate specific antigen, PSA）、乳腺癌的上皮生长因子受体 2（human epidermal growth factor receptor-2, HER2）、黑色素瘤相关的糖蛋白 100（glycoprotein 100, gp100）和 MUC-1（Mucin 1）等抗原（Guo et al, 2013；van der Bruggen et al, 1991）。尽管发现了这些肿瘤抗原，但肿瘤细胞在发生发展过程中，通过自身可塑性和产生抑制免疫的物质而逃逸机体的免疫监视和杀灭（Arum et al, 2010；Dunn et al, 2002）。因此，在肿瘤疫苗的设计过程中需考虑

以下两点：一是如何保持肿瘤疫苗引起的肿瘤免疫，避免引起免疫耐受；二是肿瘤疫苗引起的肿瘤免疫强度，过强可能对低表达相关抗原的正常细胞造成伤害，太弱可能对肿瘤细胞作用不明显。因此，结合多个肿瘤相关抗原一起来有效地调节免疫过程已成为改善肿瘤疫苗疗效的研究热点。

2.2 基因突变和基因融合蛋白抗原

在肿瘤细胞和正常细胞间差异性表达的蛋白是潜在的和理想的肿瘤疫苗靶点。与肿瘤相关抗原相比，肿瘤特异性抗原是肿瘤治疗的首选（Brichard and Lejeune，2008）。此类抗原主要来自肿瘤细胞的基因突变和特异性基因融合。比如，在大多数肿瘤组织中，*p53* 基因都存在点突变和表达异常情况，*ras* 和 *B-Raf* 基因突变在多种肿瘤中也普遍存在（Eser et al，2014；Helias-Rodzewicz et al，2015；Muller and Vousden，2014）。因此，研究人员一直在尝试开发靶向上述基因表达产物的肿瘤特异性抗原疫苗（Brichard and Lejeune，2008；Vogelstein et al，2013）。但由于肿瘤的异质性，尤其不同细胞间存在同一个基因的不同点突变和融合形式给疫苗的设计带来困难。除此之外，突变点的检测除了具有一定技术上的难度外，还给肿瘤疫苗的研究增加成本（Easwaran et al，2014；Kandoth et al，2013；Meacham and Morrison，2013）。但毫无疑问，肿瘤细胞特异错义突变抗原（Amino Acid Substitutions，AAS）为肿瘤疫苗的靶点选择提供了新的思路（Carreno et al，2015）。

2.3 肿瘤微环境中的相关因子

肿瘤微环境由免疫细胞、间质细胞和各种细胞或组织因子等组成，在肿瘤细胞的各种病理过程中都起着重要的作用，如肿瘤细胞的免疫逃逸。肿瘤疫苗的主要作用就是通过增强机体的免疫反应对肿瘤细胞进行杀灭。在这个过程中，CD8$^+$ T 细胞和（或）CD4$^+$ T 细胞数量或活性增强，这进一步改变了肿瘤微环境（Ding et al，2012）。随着研究的深入，研究人员逐渐认识到肿瘤微环境中的巨噬细胞、纤维细胞甚至粒细胞都在肿瘤免疫中起着一定的作用。因此，靶向内皮细胞相关因子 VEGFR

（Vascular Endothelial Growth Factor Receptor）、巨噬细胞相关因子 leguma-in、纤维细胞相关因子 FAP（Fibroblast Activating Protein）和 CTGF（Connective Tissue Growth Factor）的肿瘤疫苗也被研究开发，并展现出显著的临床应用价值（Ding et al，2012）。此外，靶向肿瘤干细胞和 EMT 相关因子的肿瘤疫苗除了能有效增强机体肿瘤免疫外，还可能进一步防止肿瘤细胞的转移复发，有助于彻底消除体内肿瘤细胞（Dhodapkar et al，2010；Dhodapkar and Dhodapkar，2011；Polyak and Weinberg，2009）。有研究表明，肿瘤细胞在一定的微环境下处于静息状态或自发去分化形成肿瘤干细胞，该现象给肿瘤疫苗的应用带来一定的困难（Chaffer et al，2011；Yi et al，2013）。此外，肿瘤微环境中免疫抑制性细胞的作用也是肿瘤疫苗等免疫治疗的另一主要障碍。研究发现，采用 anti-CD11b 抗体去除肿瘤微环境中的免疫抑制性巨噬细胞（tumor associated macrophages，TAMs）和髓源性抑制细胞（myeloid-derived suppressor cells，MDSCs）能有效提高肿瘤疫苗 MIS416 对 MOSEC-IE9 细胞小鼠移植瘤的疗效。此外，靶向去除肿瘤微环境中 MDSCs 的小分子抑制剂 Sunitinib 也能提高肿瘤疫苗 SFVeE6，7 对 TC-1 肿瘤细胞小鼠移植瘤的治疗效果（图 3-1）（Bubenik，2006；Khan et al，2015）。因此，去除肿瘤微环境中 TAM 细胞和 MDSC 细胞等免疫抑制性细胞的靶向治疗能提高肿瘤疫苗的疗效。

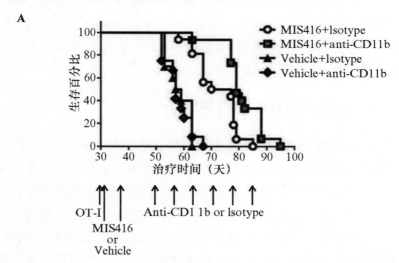

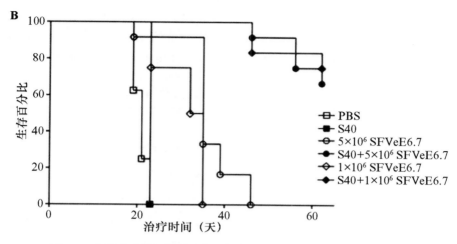

图3-1 去除肿瘤微环境中的免疫抑制性细胞能提高肿瘤疫苗的疗效

A：anti-CD11b 抗体去除肿瘤微环境中的 TAMs 和 MDSCs 能有效提高肿瘤疫苗 MIS416 对 MOSEC-IE9 细胞小鼠移植瘤的疗效。B：靶向去除肿瘤微环境中 MDSCs 的小分子抑制剂 sunitinib 也能提高肿瘤疫苗 SFVeE6，7 对 TC-1 肿瘤细胞小鼠移植瘤的治疗效果（引自 Bubenik，2006；Khan et al，2015）

2.4 佐剂

1891 年，William Coley 医生尝试瘤内注射灭活的病菌来增强患者的免疫反应。当时由于伦理问题，该方法广受质疑甚至被禁止。随着对肿瘤免疫的深入理解，我们开始赞赏 William Coley 医生当初的大胆和远见，现在肿瘤疫苗的作用机制与当初的想法是多么相似（McCarthy，2006）。当今广泛应用的 BCG（bacillus calmette-guerin）佐剂就是采用上述原理进行免疫刺激的（Lamm et al，1991；Wishahi et al，1994）。另外，细胞因子 GM-CSF（granulocyte-macrophage colony stimulating factor）、TLR（Toll-like receptor）激活剂 IMO 等也广泛用于肿瘤疫苗。除了免疫抗原刺激之外，免疫佐剂对肿瘤疫苗的传输和保护也起着重要作用。近来，纳米材料在肿瘤疫苗中的应用成为了研究热点（Gregory et al，2013；Scheinberg et al，2013）。研究发现，纳米材料具有以下显著特点：①材料本身的免疫原性。可以进一步刺激机体的免疫反应。②表面物理性质可控性。抗原的表面电荷和亲疏水性质均能影响抗原提呈细胞（antigen presenting cell，APC）对抗原的提呈。③外形可控。纳米材料能有效地模拟病原体各种特性，包括大小、形态等。④运载能力。纳米材料能同时实现抗原和增强剂的运输。因此，纳米材料在肿瘤疫苗的应用中具有很好的开发应用前景（Schijns et al，2014）。已获批的人用肿瘤疫苗佐剂见表3-2。

表 3-2　获批的人肿瘤疫苗佐剂

名称	组成	应用	状态
明矾	铝盐	HPV、HBV、HAV、流感、白喉	美国、欧洲、亚洲获批
MF59	油包水乳液	流行性感冒（H5N1、H1N1）	欧洲、亚洲、加拿大获批
MPL	单磷酰脂质 A	HBV、HPV	美国、欧洲获批
ASO3	油包水乳液和生育酚	流行性感冒	欧洲、亚洲、加拿大获批
ASO4	单磷酰脂质 A 和明矾	HPV、HBV	美国、欧洲获批
BCG	卡介苗	结核病和癌症	欧洲获批
DETOX	单磷酰脂质 A 和微生物细胞壁骨架	癌症	加拿大获批
VLP	自组装病毒颗粒蛋白	HBV、HPV	欧洲、亚洲获批
CTB	霍乱毒素 B 亚基	霍乱、鼠疫	欧洲、加拿大获批
脂质体	脂蛋白体	HAV、流感	欧洲、亚洲和南美获批
Pam3Cys	脂蛋白和 TLR-2 激动剂	莱姆病、癌症、HPV	美国获批

　　HAV：甲肝病毒；HBV：乙肝病毒；HPV：人乳头瘤病毒；MPL：单磷酰脂 A；BCG：卡介苗；CTB：霍乱毒素 B 亚单位；VLP：病毒样颗粒

　　上述内容来自参考文献 Banday et al，2015；Lim，2015

3　治疗性肿瘤疫苗类型

影响肿瘤疫苗疗效的因素除了合适的靶点外，肿瘤疫苗的作用形式也很重要。常见的肿瘤疫苗有蛋白/多肽疫苗、细胞疫苗（包括肿瘤细胞和免疫细胞）和基因疫苗（包括 DNA 和 RNA）等（Srivastava，2006）。

3.1　多肽/蛋白疫苗

多肽/蛋白疫苗是肿瘤疫苗的最常见形式。在佐剂的辅助下，蛋白疫苗能有效地被 APC 细胞识别、捕获并提呈,进一步激活特异 CD8$^+$ T 细胞对表达抗原蛋白的肿瘤细胞进行清除。在制备肿瘤疫苗过程中,通过电脑预测并扫描出 MHC-Ⅰ 可识别的有效肽段,可加快多肽/蛋白疫苗的制备。与蛋白疫苗相比,多肽疫苗具有序列清晰、制备相对经济简便的优势。不足之处,往往由于序列长度不够,仅包含部分肿瘤相关抗原的表达序列而无法获得理想的 CD8$^+$ T 细胞诱导反应。而蛋白疫苗往往含有能诱导 CD8$^+$ T 细胞和 CD4$^+$ T 细胞反应的序列,在适当佐剂的辅助下,能更有效地增强 CD8$^+$ T 细胞应答 (Dzutsev et al,2007;Hodge et al,2005;Hou et al,2008)。但由于个体之间的 HLA (human leukocyte antigen) 差异和肿瘤异质性等因素,多肽/蛋白疫苗的疗效受到很大影响。

3.2 肿瘤细胞疫苗

早期研究发现,灭活的肿瘤细胞能有效地激活小鼠的免疫应答,这正是肿瘤细胞疫苗发展的起因 (Morris and Ribas,2007;Ward and Dalgleish,2007)。肿瘤细胞疫苗可分为自体肿瘤细胞疫苗和异体肿瘤细胞疫苗 (Berger et al,2007)。同种异体肿瘤细胞疫苗一般由几种细胞组成,与自体肿瘤细胞疫苗相比,具有细胞制备简便和临床数据分析可靠等优点 (Guo et al,2013)。典型的同种异体肿瘤细胞疫苗如 G-Vax 在临床前研究和 Ⅱ 期临床研究中都展示出较好的应用前景,但在后期研究中未能产生良好的结果 (Dranoff,2002)。因此,研究人员也在尝试将 G-Vax 疫苗和其他免疫疗法进行联合应用开发 (Leach et al,1996)。异体肿瘤细胞疫苗的应用还受个体性差异的影响。目前,研究人员正在尝试用自体肿瘤细胞制备疫苗,以便有效地克服个体性差异对疗效的干扰。自体肿瘤细胞疫苗来源于自体肿瘤组织,肿瘤细胞数量是制备的关键。解决这个问题可以通过使 DC 细胞表达自体肿瘤细胞相关抗原,从而制备成 DC 细胞疫苗。

肿瘤干细胞被认为是肿瘤复发转移和治疗失败的重要因素,因此靶向肿瘤干细胞的肿瘤疫苗近来备受关注。2012 年,张叔人等研究了类肿瘤干细胞的耐药性慢周期肿瘤细胞 (slow-cycling tumor cell) 成为疫苗的可能性。他们首先用 DiI 染料从结肠癌细胞株 CT-26 中分选出小部分耐药的慢周期肿瘤细胞,发现这类细胞肿瘤源性强,对化疗药物 5-氟尿嘧

啶（5-fluorouracil）更具耐药性，并具有肿瘤干细胞的特性。用丝裂霉素
C（MMC）对化疗药物处理过和没处理过的 CT-26 细胞进行灭活，并制成
肿瘤细胞疫苗用于动物实验。结果显示，与未进行化疗药物处理过的普
通 CT-26 细胞相比，耐药处理后的慢周期 CT-26 细胞能更好地诱导脾脏细
胞 IFN-γ 细胞因子的释放，延长小鼠生存期（图 3-2）（Sun et al，2012）。

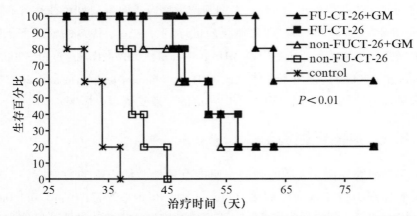

图 3-2 化疗药物氟尿嘧啶处理后富集的 CT-26 肿瘤细胞（FU-CT-26）疫苗及与
GM-CSF 联合应用（FU-CT-26 + GM）对 Balb/C 小鼠 CT-26 肿瘤细胞模
型的治疗效果

　　未经氟尿嘧啶处理的 CT-26 细胞疫苗（non-FUCT-26），以及联合 GM-CSF 治疗组（non-
FUCT-26 + GM）和未治疗组（control）为对照。Kaplan-Meier 生存分析表明：与其他治疗组相比，
FU-CT-26 肿瘤细胞疫苗联合 GM-CSF 治疗能显著延长小鼠生存期（$P < 0.01$）。试验重复至少三
次。（引自 Sun et al，2012）

3.3 DC 细胞疫苗

　　DC 细胞是人体中最强大的抗原提呈细胞。DC 细胞疫苗主要通过电
转染或病毒转染将相应的肿瘤抗原表达在 DC 细胞表面，使之激活淋巴细
胞（Banchereau and Palucka，2005）。Provenge 疫苗于 2010 年获得美国
FDA 批准用于前列腺癌的治疗，它是通过将 DC 细胞与前列腺癌抗原 PAP
（prostatic acid phosphatase）和 GM-CSF 融合蛋白共培养 24 小时制备而成
（Cheever and Higano，2011）。Provenge 疫苗的成功引发了 DC 细胞疫苗的
研究热潮。研究人员采用单抗原或多种抗原联合其他治疗方式探索新型
DC 细胞疫苗，如靶向细胞周期蛋白、靶向肿瘤干细胞及联合化疗药物或

其他抑制剂等的尝试（Chen et al，2015；Mac Keon et al，2015；Qiu et al，2015；Xi et al，2015）。同时，研究人员对 DC 细胞疫苗的作用机制也进行了深入探索，发现靶向肿瘤细胞错义突变的 DC 细胞疫苗能有效引起机体对肿瘤细胞 AAS 和其他新型抗原（neo-antigen）的免疫应答（Carreno et al，2015），抑制 GSK3β（glycogen synthase kinase-3β）信号通路、去除肿瘤微环境中 MDSCs 细胞和释放细胞因子 CCL3［chemokine（C-C motif）ligand3］等均能提高 DC 细胞疫苗的作用（Mitchell et al，2015；Noh et al，2015；Zhang et al，2014）。从而说明，DC 细胞疫苗能够从广度和强度上提高肿瘤新型抗原特异性的免疫反应。值得注意的是，DC 细胞疫苗的不足之处是制备过程比较繁琐，要通过白细胞分离法获得足够量的 DC 细胞。

前不久，Lin Lu 等人也报道了靶向肿瘤干细胞的 DC 细胞疫苗的研究成果。作者首先在黑色素瘤 D5 细胞群和鳞状细胞癌 SCC7 细胞群中分离出占5%～10%的 ALDH^{high} 的 CSCs（cancer stem cells），将这些 CSCs 细胞裂解并负载 DC 细胞制备成 CSC-DC 细胞疫苗。对照疫苗用未分选的、ALDH^{low} 的 D5 细胞和 SCC7 细胞裂解物负载的 DC 细胞制成。在对小鼠局部放疗后再进行疫苗治疗发现，与对照组相比，CSC-DC 细胞疫苗能有效地抑制肿瘤生长和肺转移，提示 CSC-DC 细胞疫苗能诱发较强的免疫反应（Lu et al，2015）。因此，靶向肿瘤干细胞的 DC 细胞疫苗治疗有望用于防止肿瘤的复发。此研究为靶向肿瘤干细胞的肿瘤疫苗研究提供了新的思路。对靶向肿瘤干细胞的肿瘤疫苗来说，不足之处是缺乏对肿瘤干细胞进行分离并扩增培养的有效方法。

3.4 DNA 疫苗

DNA 疫苗是通过向细胞注射经遗传工程技术制备的 DNA，使细胞直接产生抗原而引起免疫保护作用的（Yang et al，2014）。从疫苗的发展来看，第一代疫苗是用整个病原体，以活的、变弱的或死的形式来引起免疫反应，但存在引发疾病的危险。第二代是利用病原体的蛋白抗原。第三代疫苗也就是 DNA 与 RNA 疫苗。用重组的方法构建抗原 DNA 表达载体，通过注射或基因枪打入体内，产生分泌型或膜结合型抗原。DNA 疫苗的靶向肿瘤抗原免疫原性一般较弱，单独使用存在疗效不佳现象（Liu，

2011）。随着基因工程技术的进步，可以在载体抗原序列上加上其他一些辅助因子而促进序列有效表达。张叔人等研发了一种新型的 DNA 肿瘤疫苗，称为趋化性抗原 DNA 疫苗（chemotactic-antigen DNA vaccine，CADV），通过将肿瘤相关抗原表达序列与 SLC（secondary lymphoid-tissue chemokine）和 IgG 的 Fc 片段融合表达，SLC 可吸引 DC、T 和 B 淋巴细胞，并且 DC 细胞通过 Fc 受体可高效捕获融合抗原，促进抗原提呈的作用（Liu et al，2006；Zhang and Zhang，2008）。该研究小组利用这一技术已经成功制备靶向 HPV-16 E7、PSA-PSM-PAP、Her2/neu、p53 和 hTERT 抗原的 DNA 疫苗并在动物模型上取得较好的疗效（Li et al，2007a，b；Lin et al，2006；Qin et al，2005，2006）。

近来，纳米颗粒由于自身的诸多优点在免疫治疗中受到越来越多的关注和应用。前不久，来自中国浙江大学的研究小组报道称，用阳离子纳米颗粒包被弱活性的沙门菌，制成口服的 VEGFR2-DNA 疫苗。其原理是利用阳离子纳米颗粒使沙门菌成功逃脱机体的吞噬作用，并有效地抑制肿瘤组织血管生成、提高 $CD4^+$ T 和 $CD8^+$ T 细胞数量和 IFN-γ、IL-12 等细胞因子的分泌（Hu et al，2015）。

3.5　RNA 疫苗

早在 1990 年，Wolff 等人就提出 RNA 可用于肿瘤疫苗（Wolff et al，1990）。与 DNA 疫苗不同的是，RNA 疫苗由于本身容易降解而不易引起严重的自身免疫疾病等不良反应。正因为如此，RNA 疫苗常需要和稳定剂一起使用，比如脂质体、精蛋白（Fotin-Mleczek et al，2012；Scheel et al，2004）。也和其他佐剂一起来增强其免疫原性，比如磷硫酰。另外，有研究人员在制备 RNA 疫苗的时候，将来源于 *Semliki forest* 病毒的 RNA 复制酶基因插入到含 RNA 抗原的载体中制备能自我复制的 RNA 疫苗。这种 RNA 疫苗在一定程度上能有效地促进抗原特异性抗体的产生和 $CD8^+$ T 细胞反应（Ying et al，1999）。黑色素瘤、肾细胞癌治疗性 RNA 肿瘤疫苗现处于临床前治疗研究阶段（Weide et al.，2009）。

3.6　其他

除了上述五种肿瘤疫苗外，还存在其他类型的肿瘤疫苗。研究表明，病毒本身不仅可以发挥载体的作用，而且能通过病毒本身的免疫原性诱导机体的免疫反应（Larocca and Schlom，2011）。比如，Prostvac 疫苗采用的就是一种重组痘病毒（poxvirus）型疫苗，因其具有以下优点而被广泛用于肿瘤疫苗领域：能够容纳较大外源片段；病毒复制在细胞质中进行；表达的外源基因能同时通过 MHC-Ⅰ和 MHC-Ⅱ途径加工；较少造成宿主基因组插入突变（Moss，1996）。除重组痘病毒外，溶瘤疱疹病毒（如 T-VEC）和腺病毒（NCT00583024）也被用于肿瘤疫苗（Bartlett et al，2013；Chiocca and Rabkin，2014；Das et al，2012）。然而，病毒型疫苗也存在不足之处，比如机体很难清除病毒和病毒本身带来的副作用，病毒载体无法渗入肿瘤组织等。这些因素限制了病毒型疫苗的应用。理论上来讲，传统的放疗、化疗、消融甚至是手术等肿瘤治疗方法，在一定程度上均能起到肿瘤疫苗的作用，因为在这些治疗发挥作用的时候，死亡的肿瘤细胞会溶解并释放出激活机体免疫反应的肿瘤抗原等物质，从而以级联放大的方式充当肿瘤疫苗（Butterfield，2015；Guo et al，2013）。

4　治疗性肿瘤疫苗的辅助性技术

为了提高肿瘤疫苗的疗效，研究人员采用各种技术对肿瘤疫苗进行加工改造。

4.1　多肽修饰

多肽疫苗是肿瘤疫苗中常见的疫苗形式。鉴于肿瘤细胞相关抗原免疫原性一般较弱的问题，研究人员一直尝试各种方法来提高多肽疫苗的免疫原性（Cerezo et al，2015；Parmiani et al，2014）。提高免疫原性的主要方法：①特定氨基酸的置换并增强受体激活剂表达，即将选定的 TAA（tumor associated antigen）序列进行改造，使其与 MHC-Ⅰ复合物或者 T 细胞受体的结合能力提高，从而提高其免疫原性，如 PANVAC 和 PROST-VAC 多肽疫苗经修饰后分别含有 CEA/MUC-1 和 PSA 激活剂表位。②多肽疫苗的多靶性修饰，即通过同时靶向多个肿瘤相关抗原，来提高疫苗的免疫原性和疗效。如 PANVAC 疫苗同时靶向 CEA 和 MUC-1 并含有同时针对两个靶点的增强受体激活剂序列。③免疫细胞分子的共同表达，即将靶点 TAA 抗原序列和免疫刺激细胞因子共同表达，以增强疫苗的免疫原性（Buhrman and Slansky，2013）。如 2010 年 FDA 批准的 Provenge 疫苗就是通过前列腺癌相关抗原 PAP 和免疫刺激细胞因子 GM-CSF 融合蛋白激活 DC 细胞而制备的（Cheever and Higano，2011）。肿瘤疫苗的多肽修饰制备简单，肽段序列分明，并使免疫原性和靶向性增强。因此，多肽修饰对肿瘤疫苗的疗效非常重要。

4.2　自体肿瘤细胞的永生化

自体肿瘤细胞是患者最佳的肿瘤细胞疫苗来源。原代肿瘤细胞包含准确的生物学信息，也是个性化治疗的直接信息来源。但由于不易获取足够细胞数量而限制了自体肿瘤细胞相关疫苗的使用。因此，自体肿瘤细胞永生化，无限扩增培养是解决自体肿瘤细胞数量不足的较好途径。细胞永生化主要是通过基因转染技术将外源性永生化基因转染入目的细胞使其永生化。永生化基因主要包括端粒酶基因、病毒基因和原癌基因。研究发现，端粒酶的活性和细胞永生化有密切关系。病毒基因包括 EB（epstein-barr）、HPV（human papillomavirus）和 SV40（simian virus 40）及原癌基因包括 Myc 等。这些基因直接或者间接通过端粒酶的作用使细胞永生化。原代肿瘤细胞稳定表达人端粒酶催化亚基（human telomerase reverse transcriptase，hTERT）基因能稳定和维持端粒的长度，从而使细胞永生化（Hahn and Weinberg，2002；Katakura et al，1998；Ramboer et al，2014；Rosendahl et al，2015）。因此，通过转染技术使原代肿瘤细胞表达 hTERT 基因可能成为患者肿瘤细胞永生化的有效方法之一。

4.3　DC 细胞的培养扩增和抗原负载

DC 细胞是人体免疫系统中最有效的抗原提呈细胞。随着第一个 DC 细胞肿瘤疫苗 Provenge 在 2010 年获得 FDA 的批准，DC 细胞疫苗逐渐成为肿瘤免疫治疗的研究热点。DC 细胞扩增和抗原负载对于 DC 细胞疫苗的制备至关重要。DC 细胞在外周血单核细胞中占约 1% 的比例，数量极少，加上肿瘤患者体内的 DC 细胞功能较弱，因此，体外扩增成熟的功能性 DC 细胞是该技术的关键（Radford and Caminschi，2013；Wei et al，

2009）。传统的 DC 细胞体外诱导扩增主要是在含 GM-CSF 和肿瘤坏死因子 α（tumor necrosis factor-α，TNF-α）在内的多种细胞因子刺激下生长和增殖完成的。研究人员在上述基础上又进行了改善，先用 IL-3、IL-6、Fit3L（fms-like tyrosine kinase 3 ligand）等细胞因子诱导 DC 祖细胞增殖后，再添加了新型细胞因子 IL-4、IL-13，并与 GM-CSF 和 TNF-α 一起，分步对 DC 细胞诱导扩增。由于对 DC 细胞进行诱导扩增和抗原负载是体外完成的，DC 细胞的生物学性质或多或少会发生变化，而且需要较高的费用和技术含量及较长的时间，并存在污染概率增高等不利影响。因此，研究人员尝试在体内对 DC 细胞进行诱导负载，即用靶向 DC 细胞表面特异性抗原的抗体对肿瘤抗原疫苗进行标记，通过抗体与 DC 细胞表面抗原的相互作用对 DC 细胞进行负载（Pizzurro and Barrio，2015）。

4.4　载体改造

载体是负载抗原到免疫细胞的主要工具，对于肿瘤疫苗的疗效非常重要，并且存有很大的改善空间（Bolhassani et al，2011；Pardee et al，2015）。载体的类型包括无毒病毒、脂质体和纳米材料。对载体进行改造的基本原则是：第一，在细胞内表达活性要高；第二，通过相应的激活剂表位提高载体中抗原的表达；第三，抗原与多个免疫因子进行共表达；第四，载体可塑性要好。例如，纳米材料由于其形态和物理性质可塑性高，又能有效刺激机体免疫等优势在肿瘤疫苗中的应用备受关注（Gregory et al，2013）。最新的基因工程技术 CRISPR-Cas9 系统及新一代 CRISPR-Cpf1 系统在载体改造方面也具有重要的应用价值（Cong et al，2013；Sander and Joung，2014；Zetsche et al，2015）。

5　治疗性肿瘤疫苗：临床试验

肿瘤疫苗主要通过增强患者自身免疫反应来消除肿瘤细胞。除 Provenge 疫苗外，还有很多肿瘤疫苗正处于临床试验阶段。

5.1　临床前试验

临床前研究和试验数据对于肿瘤疫苗的开发至关重要，决定着其是否进入临床试验。

2014 年，马里兰州的研究小组报道了 PD-1（Programmed Death 1）抗体联合 TEGVAX 肿瘤疫苗治疗 B16 黑色素瘤小鼠模型的临床前结果。研究人员制备了既表达 GM-CSF 细胞因子，又表达 TLR4 和 TLR7/8 的激活剂 GLA（glucopyranosyl lipid）和 R848 的肿瘤细胞疫苗 TEGVAX。在单独用于治疗 B16 黑色素瘤小鼠模型中，发现 TEGVAX 疫苗能有效增强 DC 细胞、CTL 细胞的功能和细胞因子 IFN-γ 的分泌并抑制肿瘤的生长，但同时也引起了肿瘤细胞 PD-L1 的表达，以至于无法将肿瘤细胞完全消除。接着，研究人员联合 PD-1 抗体和 TEGVAX 疫苗对 B16 黑色素瘤小鼠模型进行治疗，发现联合治疗组的小鼠肿瘤彻底消退，并在消退后的一个月内无复发，即使在小鼠其他部位再接种 B16 黑色素瘤细胞也无法形成肿瘤组织（Fu et al, 2014）。因此，PD-1 联合 TEGVAX 疫苗的临床疗效有望进一步开展临床验证。

5.2 临床试验

肿瘤疫苗治疗已经被证实对多种肿瘤具有显著的疗效。有一系列的针对多种类型肿瘤的疫苗也已进入临床试验阶段。

5.2.1 黑色素瘤

黑色素瘤是肿瘤免疫治疗常用的研究和治疗对象，与其他类型肿瘤相比，对黑色素瘤的相关抗原靶点已有较深入的研究，包括 gp100、MAGE-A3、MART-1、BIRC5、NY-ESO-1 等。Montanide/IL-2 是靶向 gp100 抗原的肿瘤疫苗，它结合了细胞因子 IL-2 对免疫系统的刺激作用。其Ⅲ期临床试验在 185 名三级和四级黑色素瘤患者中进行。结果显示，与 IL-2 单独治疗相比，Montanide/IL-2 疫苗的反应率从 6% 上升到 16%（$P = 0.03$），无进展生存期（progression free survival，PFS）从 1.6 个月显著延长至 2.2 个月（$P = 0.008$），中位生存期（median survival time，MST）从 11.1 个月延长至 17.8 个月（$P = 0.06$）（Becker et al, 2012），展现了良好的治疗效果。但不幸的是，继 Canavaxin、Melacine 疫苗的失败后，靶向 MAGE-A3 抗原的 DERMA 疫苗在 1351 位患者临床试验中，并没有显著延长患者的生存期（Melero et al, 2014）。值得一提的是，黑色素瘤疫苗

T-VEC，全球第一个溶瘤病毒疫苗，是Ⅰ型单纯疱疹病毒经改造后的抗肿瘤疫苗 Talimogenelaherparepvec（简称 T-VEC），能选择性地在肿瘤细胞中复制并使肿瘤细胞表达 GM-CSF 因子。Ⅲ期临床试验中，436 名三期和四期黑色素瘤患者被随机分组，T-VEC 治疗组与对照 GM-CSF 治疗组相比，持续反应率显著提高（16.3% vs 2.1%，$P < 0.001$）、总体生存期也有所提高（23.3 个月 vs 18.9 个月，$P = 0.051$）。因此备受关注和期待（Andtbacka et al，2015；Johnson et al，2015）。

5.2.2　前列腺癌

前列腺癌也是肿瘤疫苗研究中比较热门的治疗目标。肿瘤疫苗 PSA-TRICOM 是由两种重组病毒载体构成，一种表达 PSA 蛋白，另一种表达三个共刺激分子，包括 T 淋巴细胞激活分子 CD80（B7）、胞内黏附分子-1（intercellular cell adhesion molecule-1，ICAM-1）及淋巴细胞功能因子-3（lymphocyte function-associated antigen-3，LFA-3）。在Ⅱ期临床试验结果中，治疗组耐药性前列腺癌（castration resistant prostate cancer，CRPC）患者较空白载体对照组患者的生存期延长了 8.5 个月。Ⅲ期临床试验正在进行中（Kantoff et al，2010；Melero et al，2014）。另一种前列腺癌疫苗 G-VAX 由两种灭活的同种异源前列腺癌细胞株组成。尽管其前期的安全性和疗效试验都展现出积极的一面，但Ⅲ期临床试验中未获得理想的疗效，因此被暂时叫停（van den Eertwegh et al，2012）。

5.2.3　肺癌

肿瘤疫苗 TG4010 由表达 MUC-1 和 IL-2 的重组牛痘病毒构成。在Ⅱ期临床试验中对招募的 148 名非小细胞肺癌（non-small cell lung cancer，NSCLC）患者的实验结果表明，TG4010 疫苗联合化疗治疗组和单独化疗治疗组的 6 个月 PSF 分别为 43%（32/74）和 35%（26/74）（$P = 0.3$），中位生存期没有显著的变化（10.7 vs 10.3 个月，$P = 0.59$）（Quoix et al，2011）。

肿瘤疫苗 GV1001 由人端粒酶逆转录酶（human telomerase reverse transcriptase，hTERT）的 16 个氨基酸活性肽段组成，与细胞因子 GM-CSF 联合使用能有效诱导 80% 晚期三期 NSCLC 患者产生特异性免疫反应。在Ⅰ~Ⅱ期临床实验中，GV1001疫苗和另一种端粒酶肽段I540联合，与无反应组患者相比，有反应组患者的中位生存期从3.5个月显著延长至19.0个月（$P < 0.001$）（Brunsvig et al，2011）。在Ⅲ期临床试验中，对GV1001疫苗有反应和无反应组的患者中位PFS时间分别为371天和182天（$P = 0.2$）。

5.3 已上市的治疗性肿瘤疫苗

5.3.1 Provenge疫苗

Provenge疫苗是FDA于2010年批准的首个DC细胞疫苗。由外周血APC细胞经前列腺癌抗原PAP和GM-CSF融合蛋白刺激培养24小时后制备而成。第一次临床试验招募到127位前列腺癌患者，其中82位接受Provenge疫苗治疗，45位接受安慰剂对照治疗，结果发现，两组患者的中位PFS期没有显著差异（12周 vs 10周，$P = 0.052$），但Provenge疫苗治疗组较对照组的中位OS（overall survival）期却显著延长（26个月 vs 21个月，$P = 0.01$）。为了进一步确认结果，接下来进行了三次临床试验，均得出类似结果。经过四次临床试验，前列腺癌患者总数达864位，其中605位患者接受Provenge疫苗治疗，259位患者接受对照治疗。Provenge疫苗治疗前列腺癌属于典型的肿瘤免疫治疗，治疗疗效可能不会像放化疗等其他治疗方式一样立竿见影，甚至在接受治疗后的短时间内肿瘤还会增大。尽管对患者PFS期没有显著影响，但对患者的OS期具有显著的延长作用（Cheever and Higano，2011；Di Lorenzo et al，2012；Gardner et al，2012）。

5.3.2 M-vax疫苗

M-vax疫苗是典型的自体肿瘤细胞改造而成的肿瘤疫苗，由美国Avax公司研制并于2005年获得FDA批准用于黑色素瘤的临床治疗。M-vax疫苗是自体肿瘤细胞经DNP（Dinitrophenyl）修饰，并和佐剂BCG共同使用的肿瘤疫苗。其治疗形式是多次皮内注射DNP修饰的肿瘤细胞和BCG佐剂的混合物。M-vax疫苗治疗转移性黑色素瘤的机制是能通过诱导T淋巴细胞的IFN-γ释放诱发肿瘤局部炎症反应。临床数据已证实，绝大部分患者在接受 M-vax 疫苗治疗后都出现 DTH（迟发型超敏反应），未经 DNP 修饰的对照肿瘤细胞没有引起 DTH 反应，说明 DNP 对 M-vax 疫苗的重要作用。M-vax 疫苗在三期黑色素瘤晚期患者的临床试验都进一步验证了 M-vax 疫苗的疗效，214 位患者中 5 年生存率由手术的20%~25% 提高至 44%（Berd，2002，2004）。

6　肿瘤疫苗联合治疗

肿瘤疫苗联合治疗是指肿瘤疫苗与其他肿瘤治疗方法联合使用的技术。其他治疗方法包括放疗、化疗和小分子抑制剂等。

6.1　肿瘤疫苗与化疗联合

化学药物治疗简称化疗，是肿瘤治疗的四大方式之一。早在 2001 年，Johns Hopkins 大学的研究小组就发现，在治疗 HER-2/neu 抗原耐受的小鼠中，用表达细胞因子 GM-CSF 的肿瘤细胞疫苗与常用化疗药物环磷酰胺（Cyclophosphamide）、阿霉素（Doxorubicin）或紫杉醇（Paclitaxel）联合应用，虽然化疗药物自身的抑制作用并未增强，但却能有效地提高肿瘤疫苗对肿瘤生长的抑制作用（Machiels et al，2001）。在 2004 年，发现化疗药物阿霉素和紫杉醇在乳腺癌小鼠模型中能够增强靶向 Her2/Neu 肿瘤疫苗诱导的 CD8$^+$ T 细胞免疫反应（Eralp et al，2004）。2008 年，Garnett 等人揭示了多西他奇（Docetaxel）能够通过增强 CD8$^+$ T 细胞反应，而不是抑制 Treg 细胞功能或者增强 CD4$^+$ T 细胞反应来促进重组痘病毒疫苗的疗效，多西他奇联合疫苗治疗的疗效优于多西他奇或者肿瘤疫苗单独治疗（Garnett et al，2008）。近来，有研究人员尝试用周期性的混合化疗药物（紫杉烷类和烷基化药物）联合 HCV 肽段和端粒逆转录酶肽段的肿瘤疫苗对肝癌小鼠模型进行治疗，发现化疗药物能通过减少 Treg 细胞的数量，并促进肿瘤疫苗的疗效（Chen et al，2010；Tagliamonte et al，2015）。由此可见，肿瘤疫苗与化疗联合治疗比单独治疗效果更好。

6.2　肿瘤疫苗与放疗联合

放疗即利用电离辐射对肿瘤进行治疗的技术，是肿瘤治疗的四大方式之一。由于放疗对免疫系统和局部损伤所造成的副作用，近年来提出与免疫治疗联合的建议，来改善放疗的副作用。在 2004 年，Mala Chakraborty 等人用 rV-CEA/TRICOM 疫苗联合局部放疗对 CEA 小鼠模型进行治疗观察，发现单独的放疗或者肿瘤疫苗治疗均无法对肿瘤起到理想的治疗效果，联合治疗能显著介导肿瘤缩小（Chakraborty et al，2004）。同时发现，Fas 阴性的细胞对此联合治疗不敏感。提示，Fas/FasL 相关信号途径可能是放疗与 rV-CEA/TRICOM 肿瘤疫苗联合治疗的作用靶点。进一步研究还发现，疫苗联合 Fas 治疗不但能提高 CEA 特异性 CD4$^+$ 和 CD8$^+$ T 细胞免疫反应，而且提高其他抗原相关（gp70、p53）的免疫反应，说明放疗能增强肿瘤细胞对肿瘤疫苗的敏感性，从而提高肿瘤疫苗对肿瘤细胞的杀伤作用（Chakraborty et al，2004）。该研究小组也尝试了用局部放疗（IR，Irradiation）联合 STxB-HPV（Shiga Toxin B）肿瘤疫苗治疗 HPV 相关的 HNSCC（head and neck squamous cell carcinoma），发现联合治疗能有效增强抗原特异性 CD8$^+$ T 细胞反应和 CD8$^+$ 记忆 T 细胞的产生（Mondini et al，2015）。此外，该联合方式可增强血管细胞的 ICAM（intercellular cell adhesion molecule）表达和周细胞（pericyte）的覆盖。所以，放疗在一定程度能有效促进肿瘤疫苗对肿瘤的治疗效果。

6.3 肿瘤疫苗与小分子靶向药物联合

小分子靶向药物通常指能够特异性地阻断肿瘤生长、增殖所依赖的信号传导通路的抑制剂。例如，诺华制药生产的用于治疗慢性粒细胞白血病和肠胃基质瘤的格列卫（Gleevec，通用名 Imitinib），阿斯利康生产的以 EGFR 为靶点用于治疗非小细胞肺癌的易瑞沙（Iressa，通用名 Gefitinib），辉瑞公司生产的以多靶点酪氨酸激酶抑制剂舒尼替尼（Sunitinib）和瑞士罗氏的特罗凯（Tarceva，通用名 Erlotinib）均属此类。OanaDraghiciu 等人研究发现，Sunitinib 能有效消除肿瘤微环境中的 MDSC 细胞，将 Sunitinib 和 HPV 病毒的 E6、E7 蛋白制成的肿瘤疫苗（SFVeE6，7）联合对小鼠模型进行治疗观察，发现 Sunitinib 能有效提高 SFVeE6，7 肿瘤疫苗诱导的 E7 特异性 T 细胞反应及降低 MDSC 细胞的数量（Draghiciu et al，2015）。除了与肿瘤疫苗（SFVeE6，7）联合外，Sunitinib 与 CEA-TRICOM 疫苗联合治疗 CEA 转基因小鼠，能有效减少 Treg、MDSC

等负调控免疫细胞的数量，并提高肿瘤特异性 T 淋巴细胞的浸润（Farsaci et al，2012）。另外，BCL-2 抑制剂与肿瘤疫苗联合能显著提高 CD8$^+$ T 与 Treg 细胞之间的比例（Draghiciu et al，2015）。上述研究提示小分子抑制剂与肿瘤疫苗联合使用的巨大应用前景。

7 展望：个性化治疗

尽管肿瘤疫苗研究取得了明显的进展，但绝大部分随机的临床试验，包括多肽疫苗、重组 DNA 或蛋白疫苗和细胞疫苗，与目前存在的治疗相比，都未能显示出对患者更加明显的疗效（Sasada et al，2010）。如何提高肿瘤疫苗疗效是目前研究的重点。同时还应该注意，早期应用肿瘤临床疫苗也可能带来负面影响。因此，在开展治疗性肿瘤疫苗时，我们需要认真思考下列问题（Ramlogan-Steel et al，2014）：

● 鉴定和靶向肿瘤特异性抗原较难。许多鉴定出的 TAA 多有较弱的免疫原性，从而限制肿瘤疫苗的效果。因此，新型抗原的鉴定和靶向多抗原有可能提高肿瘤疫苗的疗效。

● 无法有效地打破肿瘤相关抗原的免疫耐受。肿瘤微环境是个较大的免疫耐受环境。结合免疫刺激剂（细胞因子或疫苗）与检验点抑制剂（CTLA-4/PD-1 抑制抗体）的治疗有可能是抑制免疫耐受必不可少的。

● 肿瘤患者人群筛选。大部分新的免疫治疗，如肿瘤疫苗，在临床试验是对晚期有肿块的、不能手术的患者进行的。换句话说，手术切除之后再进行疫苗治疗可能会更适合和有效。应该指出的是，联合化疗和放疗的肿瘤疫苗治疗在多模式靶向肿瘤中的重要性。

● 与正常细胞相比，肿瘤细胞的基因组存在高度不稳定性，含有了成千上万的基因突变，加上个体间的差异，从而形成同种类型的肿瘤在不同个体间具有不同的临床表型，也造成同一类型肿瘤患者对同样的治疗具有不同的临床疗效（Meacham and Morrison，2013）。

因此，个性化肿瘤疫苗治疗是今后临床治疗的发展方向，属于个性化精准医疗的一个方面。主要是指通过检测患者肿瘤细胞的基因突变，筛选出相对特异的细胞表面标志物的突变基因，将突变基因插入靶向载体，转入 DC 来制备肿瘤疫苗。或通过表达差异基因，获得多肽蛋白进行免疫刺激。2012 年有人通过二代测序技术比较 B16F10 黑色素瘤细胞和正常的 C57BL/6 细胞的转录谱发现了 962 个编码区的非同义突变，其中 563 个突变得以翻译成蛋白。通过编码上述突变表位的多肽对小鼠进行免疫刺激，并和野生型多肽进行比对发现，其中 16 个基因突变具有免疫原性，其中的 11 个突变能引起特异性免疫反应（Castle et al，2012；Kreiter et al，2012）（图 3-3）。大部分具有免疫原性的突变被发现都能被 CD4$^+$ T 细胞识别。另外，研究人员通过生物信息学方法根据肿瘤特异性突变位点的表达水平及与 MHC-Ⅱ 的结合能力对其进行分级，并快速合成多表位 RNA 疫苗，同时也验证了多表位 RNA 疫苗的治疗效果（Kreiter et al，2015）。该研究有望开展临床试验。全基因组测序、转录组测序和质谱分析技术可帮助筛查肿瘤疫苗抗原（Yadav et al，2014）。总之，不是所有的肿瘤细胞突变都能成为肿瘤疫苗靶点，理想的突变靶点应该能有效地引起免疫反应，相应的疫苗也能使患者获益。

　　总之，个性化肿瘤免疫治疗基本过程包括基因检测、靶点筛选、疫苗制备和临床应用四部分。首先将肿瘤细胞中存在的基因突变通过测序技术检测出来；将检测出来的基因突变再通过进行非同义突变和免疫原性突变筛选；筛选出最佳的突变靶点后，与适当的佐剂共同制备成肿瘤疫苗；制备好的疫苗单独或者与其他治疗方式联合使用。尽管临床成功的肿瘤疫苗还不多见，但个性化肿瘤疫苗的研究已经展现美好的应用前景，已成为当今肿瘤免疫研究的一大热点（Gulley，2013）。

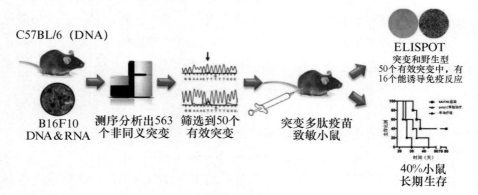

图 3-3　个性化肿瘤疫苗治疗的典型流程

　　测序技术揭示突变情况，再进一步确认能引起免疫反应的突变，据此制备相应的治疗性肿瘤疫苗，并进行疗效评估（引自 Kreiter et al，2012）

个性化肿瘤疫苗虽然能靶向具有免疫原性的突变，但是依然存在免疫耐受的问题，尤其是在负调控免疫环境中。有人尝试为个性化肿瘤疫苗治疗"创造"一个"无"负调控的环境。首先利用 PD-1、CTLA-4（cytotoxic T lymphocyte-associated antigen-4）抑制剂治疗肉瘤小鼠模型，通过测序和生物信息学方法对治疗过程中能引起 T 细胞反应的肿瘤特异性突变新型抗原进行检测，再制备靶向该突变型抗原的肿瘤疫苗，结果发现，该疫苗的疗效几乎可以与检验点抑制剂媲美（Gubin et al，2014）。因此，检验点抑制剂不但能直接靶向肿瘤微环境中的负调控因子，还能协助筛选肿瘤疫苗的靶点，并为肿瘤疫苗的制备提供了新思路。

个性化肿瘤疫苗除了在基础研究上取得了一系列重大成果外，一些个性化肿瘤疫苗已经进入了临床试验阶段（Kibe et al，2014；Takahashi et al，2013）。2015 年 4 月，Virgil 等人报道了由自体和异体肿瘤组织细胞共同组成的胶质瘤肿瘤疫苗 Gliovac 与 GM-CSF 及低剂量的环磷酰胺共同治疗复发性多形性胶质母细胞瘤。结果显示，与对照组相比，治疗组 26 周的生存率由 33% 上升到 100%，40 周的生存率由 10% 上升到了 77%（Schijns et al，2015）。目前 Gliovac 的 II 期临床试验正在进行中。

8　结　论

基于对肿瘤免疫耐受或免疫抑制机制的理解，以及对肿瘤疫苗作用的探讨，我们已经看到了未来打赢肿瘤战争的希望（图 3-4）。随着对肿瘤免疫调控的进一步研究，有效的、可控的和长效的肿瘤疫苗治疗将在治疗肿瘤、防止肿瘤复发，延长患者生存期及预防肿瘤方面发挥更大的作用。最终肿瘤疫苗将成为临床广泛应用的治疗手段。深入理解宿主和肿瘤相互作用及肿瘤逃逸的机制，进一步克服免疫耐受或通路抑制对疫苗的影响，有助于发挥肿瘤疫苗的作用。另外，由于肿瘤疫苗的在肿瘤治疗的时效性方面有一定的局限性，与传统手术、放化疗或其他免疫疗法包括检验点抑制剂的联合应用，将成为肿瘤疫苗的重要治疗形式，而个性化肿瘤疫苗的开发和应用将在精准医疗和大数据支持下得到尽快实现。

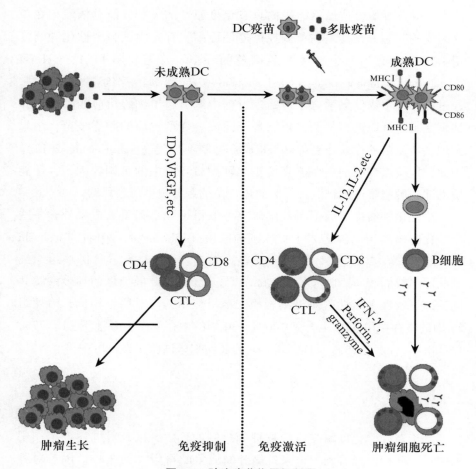

图 3-4 肿瘤疫苗作用机制图

在免疫抑制状态，未成熟的 DC 细胞通过分泌抑制性因子 IDO 等机制抑制肿瘤免疫（左）。治疗性 DC 细胞或多肽疫苗通过促进 DC 细胞成熟、B 细胞抗体分泌功能和 CTL 细胞的增殖和功能等机制提高抗肿瘤免疫反应（右）

叶真龙，李　忠，金华君*，钱其军*

第二军医大学东方肝胆外科医院基因 – 病毒治疗实验室

*e-mail：金华君 hj-jin@ hotmail. com；钱其军 qianqj@163. com

参考文献:

Abrams, S. I., Hand, P. H., Tsang, K. Y., & Schlom, J. (1996). Mutant ras epitopes as targets for cancer vaccines. *Seminars in Oncology, 23*, 118–134.

Andtbacka, R. H., Kaufman, H. L., Collichio, F., Amatruda, T., Senzer, N., Chesney, J., Delman, K. A., Spitler, L. E., Puzanov, I., Agarwala, S. S., et al. (2015). Talimogene laherparepvec improves durable response rate in patients with advanced melanoma. *Journal of Clinical Oncology: Official Journal of the American Society of Clinical Oncology, 33*, 2780–2788.

Arum, C. J., Anderssen, E., Viset, T., Kodama, Y., Lundgren, S., Chen, D., & Zhao, C. M. (2010). Cancer immunoediting from immunosurveillance to tumor escape in microvillus-formed niche: A study of syngeneic orthotopic rat bladder cancer model in comparison with human bladder cancer. *Neoplasia, 12*, 434–442.

Aurisicchio, L., Roscilli, G., Marra, E., Luberto, L., Mancini, R., La Monica, N., & Ciliberto, G. (2015). Superior immunologic and therapeutic efficacy of a xenogeneic genetic cancer vaccine targeting carcinoembryonic human antigen. *Human Gene Therapy, 26*, 386–398.

Banchereau, J., & Palucka, A. K. (2005). Dendritic cells as therapeutic vaccines against cancer. *Nature Reviews Immunology, 5*, 296–306.

Banday, A. H., Jeelani, S., & Hruby, V. J. (2015). Cancer vaccine adjuvants – recent clinical progress and future perspectives. *Immunopharmacology and Immunotoxicology, 37*, 1–11.

Bartlett, D. L., Liu, Z., Sathaiah, M., Ravindranathan, R., Guo, Z., He, Y., & Guo, Z. S. (2013). Oncolytic viruses as therapeutic cancer vaccines. *Molecular Cancer, 12*, 103.

Becker, J. C., Andersen, M. H., Hofmeister-Muller, V., Wobser, M., Frey, L., Sandig, C., Walter, S., Singh-Jasuja, H., Kampgen, E., Opitz, A., et al. (2012). Survivin-specific T-cell reactivity correlates with tumor response and patient survival: A phase-II peptide vaccination trial in metastatic melanoma. *Cancer Immunology, Immunotherapy: CII, 61*, 2091–2103.

Berd, D. (2002). M-Vax: An autologous, hapten-modified vaccine for human cancer. *Expert Opinion on Biological Therapy, 2*, 335–342.

Berd, D. (2004). M-Vax: An autologous, hapten-modified vaccine for human cancer. *Expert Review of Vaccines, 3*, 521–527.

Berger, M., Kreutz, F. T., Horst, J. L., Baldi, A. C., & Koff, W. J. (2007). Phase I study with an autologous tumor cell vaccine for locally advanced or metastatic prostate cancer. *Journal of Pharmacy & Pharmaceutical Sciences: A Publication of the Canadian Society for Pharmaceutical Sciences, Societe Canadienne des Sciences Pharmaceutiques, 10*, 144–152.

Bolhassani, A., Safaiyan, S., & Rafati, S. (2011). Improvement of different vaccine delivery systems for cancer therapy. *Molecular Cancer, 10*, 3.

Brichard, V. G., & Lejeune, D. (2008). Cancer immunotherapy targeting tumour-specific antigens: Towards a new therapy for minimal residual disease. *Expert Opinion on Biological Therapy, 8*, 951–968.

Brunsvig, P. F., Kyte, J. A., Kersten, C., Sundstrom, S., Moller, M., Nyakas, M., Hansen, G. L., Gaudernack, G., & Aamdal, S. (2011). Telomerase peptide vaccination in NSCLC: A phase II trial in stage III patients vaccinated after chemoradiotherapy and an 8-year update on a phase I/II trial. *Clinical Cancer Research: An Official Journal of the American Association for Cancer Research, 17*, 6847–6857.

Bubenik, J. (2006). Depletion of Treg cells augments the therapeutic effect of cancer vaccines. *Folia Biologica, 52*, 202–204.

Buhrman, J. D., & Slansky, J. E. (2013). Improving T cell responses to modified peptides in tumor vaccines. *Immunologic Research, 55*, 34–47.

Butterfield, L. H. (2015). Cancer vaccines. *BMJ, 350*, h988.

Carreno, B. M., Magrini, V., Becker-Hapak, M., Kaabinejadian, S., Hundal, J., Petti, A. A., Ly, A., Lie, W. R., Hildebrand, W. H., Mardis, E. R., et al. (2015). Cancer immunotherapy. A dendritic cell vaccine increases the breadth and diversity of melanoma neoantigen-specific T cells. *Science, 348*, 803–808.

Castle, J. C., Kreiter, S., Diekmann, J., Lower, M., van de Roemer, N., de Graaf, J., Selmi, A., Diken, M., Boegel, S., Paret, C., et al. (2012). Exploiting the mutanome for tumor vaccination. *Cancer Research, 72*, 1081–1091.

Cerezo, D., Pena, M. J., Mijares, M., Martinez, G., Blanca, I., & De Sanctis, J. B. (2015). Peptide vaccines for cancer therapy. *Recent Patents on Inflammation & Allergy Drug Discovery, 9*, 38–45.

Chaffer, C. L., Brueckmann, I., Scheel, C., Kaestli, A. J., Wiggins, P. A., Rodrigues, L. O., Brooks, M., Reinhardt, F., Su, Y., Polyak, K., et al. (2011). Normal and neoplastic nonstem cells can spontaneously convert to a stem-like state. *Proceedings of the National Academy of Sciences of the United States of America, 108*, 7950–7955.

Chakraborty, M., Abrams, S. I., Coleman, C. N., Camphausen, K., Schlom, J., & Hodge, J. W. (2004). External beam radiation of tumors alters phenotype of tumor cells to render them susceptible to vaccine-mediated T-cell killing. *Cancer Research, 64*, 4328–4337.

Chang, M. H., Shau, W. Y., Chen, C. J., Wu, T. C., Kong, M. S., Liang, D. C., Hsu, H. M., Chen, H. L., Hsu, H. Y., & Chen, D. S. (2000). Hepatitis B vaccination and hepatocellular carcinoma rates in boys and girls. *JAMA, 284*, 3040–3042.

Cheever, M. A., & Higano, C. S. (2011). PROVENGE (Sipuleucel-T) in prostate cancer: The first FDA-approved therapeutic cancer vaccine. *Clinical Cancer Research: An Official Journal of the American Association for Cancer Research, 17*, 3520–3526.

Chen, C. A., Ho, C. M., Chang, M. C., Sun, W. Z., Chen, Y. L., Chiang, Y. C., Syu, M. H., Hsieh, C. Y., & Cheng, W. F. (2010). Metronomic chemotherapy enhances antitumor effects of cancer vaccine by depleting regulatory T lymphocytes and inhibiting tumor angiogenesis. *Molecular Therapy: The Journal of the American Society of Gene Therapy, 18*, 1233–1243.

Chen, J., Zurawski, G., Zurawski, S., Wang, Z., Akagawa, K., Oh, S., Hideki, U., Fay, J., Banchereau, J., Song, W., et al. (2015). A novel vaccine for mantle cell lymphoma based on targeting cyclin D1 to dendritic cells via CD40. *Journal of Hematology & Oncology, 8*, 35.

Cheng, W. F., Chang, M. C., Sun, W. Z., Lee, C. N., Lin, H. W., Su, Y. N., Hsieh, C. Y., & Chen, C. A. (2008). Connective tissue growth factor linked to the E7 tumor antigen generates potent antitumor immune responses mediated by an antiapoptotic mechanism. *Gene Therapy, 15*, 1007–1016.

Chiocca, E. A., & Rabkin, S. D. (2014). Oncolytic viruses and their application to cancer immunotherapy. *Cancer Immunology Research, 2*, 295–300.

Cong, L., Ran, F. A., Cox, D., Lin, S., Barretto, R., Habib, N., Hsu, P. D., Wu, X., Jiang, W., Marraffini, L. A., et al. (2013). Multiplex genome engineering using CRISPR/Cas systems. *Science, 339*, 819–823.

Das, S. K., Sarkar, S., Dash, R., Dent, P., Wang, X. Y., Sarkar, D., & Fisher, P. B. (2012). Chapter one – cancer terminator viruses and approaches for enhancing therapeutic outcomes. *Advances in Cancer Research, 115*, 1–38.

Destexhe, E., Stannard, D., Wilby, O. K., Grosdidier, E., Baudson, N., Forster, R., Gerard, C. M., Garcon, N., & Segal, L. (2015). Nonclinical reproductive and developmental safety evaluation of the MAGE-A3 Cancer Immunotherapeutic, a therapeutic vaccine for cancer treatment. *Reproductive Toxicology, 51*, 90–105.

Dhodapkar, K. M., Feldman, D., Matthews, P., Radfar, S., Pickering, R., Turkula, S., Zebroski, H., & Dhodapkar, M. V. (2010). Natural immunity to pluripotency antigen OCT4 in humans. *Proceedings of the National Academy of Sciences of the United States of America, 107*, 8718–8723.

Dhodapkar, M. V., & Dhodapkar, K. M. (2011). Spontaneous and therapy-induced immunity to pluripotency genes in humans: Clinical implications, opportunities and challenges. *Cancer Immunology, Immunotherapy: CII, 60*, 413–418.

Di Lorenzo, G., Ferro, M., & Buonerba, C. (2012). Sipuleucel-T [provenge(R)] for castration-resistant prostate cancer. *BJU International, 110*, E99–E104.

Ding, Z. Y., Zou, X. L., & Wei, Y. Q. (2012). Cancer microenvironment and cancer vaccine. *Cancer Microenvironment: Official Journal of the International Cancer Microenvironment Society, 5*, 333–344.

Doehn, C., Bohmer, T., Kausch, I., Sommerauer, M., & Jocham, D. (2008). Prostate cancer vaccines: Current status and future potential. *BioDrugs: Clinical Immunotherapeutics, Biopharmaceuticals and Gene Therapy, 22*, 71–84.

Draghiciu, O., Nijman, H. W., Hoogeboom, B. N., Meijerhof, T., & Daemen, T. (2015). Sunitinib depletes myeloid-derived suppressor cells and synergizes with a cancer vaccine to enhance antigen-specific immune responses and tumor eradication. *Oncoimmunology, 4*, e989764.

Dranoff, G. (2002). GM-CSF-based cancer vaccines. *Immunological Reviews, 188*, 147–154.

Dunn, G. P., Bruce, A. T., Ikeda, H., Old, L. J., & Schreiber, R. D. (2002). Cancer immunoediting: From immunosurveillance to tumor escape. *Nature Immunology, 3*, 991–998.

Dzutsev, A. H., Belyakov, I. M., Isakov, D. V., Margulies, D. H., & Berzofsky, J. A. (2007). Avidity of CD8 T cells sharpens immunodominance. *International Immunology, 19*, 497–507.

Easwaran, H., Tsai, H. C., & Baylin, S. B. (2014). Cancer epigenetics: Tumor heterogeneity, plasticity of stem-like states, and drug resistance. *Molecular Cell, 54*, 716–727.

Eralp, Y., Wang, X., Wang, J. P., Maughan, M. F., Polo, J. M., & Lachman, L. B. (2004). Doxorubicin and paclitaxel enhance the antitumor efficacy of vaccines directed against HER 2/neu in a murine mammary carcinoma model. *Breast Cancer Research: BCR, 6*, R275–R283.

Eser, S., Schnieke, A., Schneider, G., & Saur, D. (2014). Oncogenic KRAS signalling in pancreatic cancer. *British Journal of Cancer, 111*, 817–822.

Farsaci, B., Higgins, J. P., & Hodge, J. W. (2012). Consequence of dose scheduling of sunitinib on host immune response elements and vaccine combination therapy. *International Journal of Cancer Journal International du Cancer, 130*, 1948–1959.

Fotin-Mleczek, M., Zanzinger, K., Heidenreich, R., Lorenz, C., Thess, A., Duchardt, K. M., & Kallen, K. J. (2012). Highly potent mRNA based cancer vaccines represent an attractive platform for combination therapies supporting an improved therapeutic effect. *The Journal of Gene Medicine, 14*, 428–439.

Fu, J., Malm, I. J., Kadayakkara, D. K., Levitsky, H., Pardoll, D., & Kim, Y. J. (2014). Preclinical evidence that PD1 blockade cooperates with cancer vaccine TEGVAX to elicit regression of established tumors. *Cancer Research, 74*, 4042–4052.

Gardner, T. A., Elzey, B. D., & Hahn, N. M. (2012). Sipuleucel-T (Provenge) autologous vaccine approved for treatment of men with asymptomatic or minimally symptomatic castrate-resistant metastatic prostate cancer. *Human Vaccines & Immunotherapeutics, 8*, 534–539.

Garnett, C. T., Schlom, J., & Hodge, J. W. (2008). Combination of docetaxel and recombinant vaccine enhances T-cell responses and antitumor activity: Effects of docetaxel on immune enhancement. *Clinical Cancer Research: An Official Journal of the American Association for Cancer Research, 14*, 3536–3544.

Gregory, A. E., Titball, R., & Williamson, D. (2013). Vaccine delivery using nanoparticles. *Frontiers in Cellular and Infection Microbiology, 3*, 13.

Gubin, M. M., Zhang, X., Schuster, H., Caron, E., Ward, J. P., Noguchi, T., Ivanova, Y., Hundal, J., Arthur, C. D., Krebber, W. J., et al. (2014). Checkpoint blockade cancer immunotherapy targets tumour-specific mutant antigens. *Nature, 515*, 577–581.

Gulley, J. L. (2013). Therapeutic vaccines: The ultimate personalized therapy? *Human Vaccines & Immunotherapeutics, 9*, 219–221.

Guo, C., Manjili, M. H., Subjeck, J. R., Sarkar, D., Fisher, P. B., & Wang, X. Y. (2013). Therapeutic cancer vaccines: Past, present, and future. *Advances in Cancer Research, 119*, 421–475.

Hahn, W. C., & Weinberg, R. A. (2002). Modelling the molecular circuitry of cancer. *Nature Reviews Cancer, 2*, 331–341.

Helias-Rodzewicz, Z., Funck-Brentano, E., Baudoux, L., Jung, C. K., Zimmermann, U., Marin, C., Clerici, T., Le Gall, C., Peschaud, F., Taly, V., et al. (2015). Variations of BRAF mutant allele percentage in melanomas. *BMC Cancer, 15*, 497.

Herlyn, D., & Birebent, B. (1999). Advances in cancer vaccine development. *Annals of Medicine, 31*, 66–78.

Hodge, J. W., Chakraborty, M., Kudo-Saito, C., Garnett, C. T., & Schlom, J. (2005). Multiple costimulatory modalities enhance CTL avidity. *Journal of Immunology, 174*, 5994–6004.

Hou, Y., Kavanagh, B., & Fong, L. (2008). Distinct CD8+ T cell repertoires primed with agonist and native peptides derived from a tumor-associated antigen. *Journal of Immunology, 180*, 1526–1534.

Hu, Q., Wu, M., Fang, C., Cheng, C., Zhao, M., Fang, W., Chu, P. K., Ping, Y., & Tang, G. (2015). Engineering nanoparticle-coated bacteria as oral DNA vaccines for cancer immunotherapy. *Nano Letters, 15*, 2732–2739.

Johnson, D. B., Puzanov, I., & Kelley, M. C. (2015). Talimogene laherparepvec (T-VEC) for the treatment of advanced melanoma. *Immunotherapy, 7*, 611–619.

Kandoth, C., McLellan, M. D., Vandin, F., Ye, K., Niu, B., Lu, C., Xie, M., Zhang, Q., McMichael, J. F., Wyczalkowski, M. A., et al. (2013). Mutational landscape and significance across 12 major cancer types. *Nature, 502*, 333–339.

Kantoff, P. W., Schuetz, T. J., Blumenstein, B. A., Glode, L. M., Bilhartz, D. L., Wyand, M., Manson, K., Panicali, D. L., Laus, R., Schlom, J., et al. (2010). Overall survival analysis of a phase II randomized controlled trial of a Poxviral-based PSA-targeted immunotherapy in metastatic castration-resistant prostate cancer. *Journal of Clinical Oncology: Official Journal of the American Society of Clinical Oncology, 28*, 1099–1105.

Katakura, Y., Alam, S., & Shirahata, S. (1998). Immortalization by gene transfection. *Methods in Cell Biology, 57*, 69–91.

Kemp, T. J., Garcia-Pineres, A., Falk, R. T., Poncelet, S., Dessy, F., Giannini, S. L., Rodriguez, A. C., Porras, C., Herrero, R., Hildesheim, A., et al. (2008). Evaluation of systemic and mucosal anti-HPV16 and anti-HPV18 antibody responses from vaccinated women. *Vaccine, 26*, 3608–3616.

Kemp, T. J., Hildesheim, A., Safaeian, M., Dauner, J. G., Pan, Y., Porras, C., Schiller, J. T., Lowry, D. R., Herrero, R., & Pinto, L. A. (2011). HPV16/18 L1 VLP vaccine induces cross-neutralizing antibodies that may mediate cross-protection. *Vaccine, 29*, 2011–2014.

Khan, A. N., Kolomeyevskaya, N., Singel, K. L., Grimm, M. J., Moysich, K. B., Daudi, S., Grzankowski, K. S., Lele, S., Ylagan, L., Webster, G. A., et al. (2015). Targeting myeloid cells in the tumor microenvironment enhances vaccine efficacy in murine epithelial ovarian cancer. *Oncotarget, 6*, 11310–11326.

Kibe, S., Yutani, S., Motoyama, S., Nomura, T., Tanaka, N., Kawahara, A., Yamaguchi, T., Matsueda, S., Komatsu, N., Miura, M., et al. (2014). Phase II study of personalized peptide vaccination for previously treated advanced colorectal cancer. *Cancer Immunology Research, 2*, 1154–1162.

Kreiter, S., Castle, J. C., Tureci, O., & Sahin, U. (2012). Targeting the tumor mutanome for personalized vaccination therapy. *Oncoimmunology, 1*, 768–769.

Kreiter, S., Vormehr, M., van de Roemer, N., Diken, M., Lower, M., Diekmann, J., Boegel, S., Schrors, B., Vascotto, F., Castle, J. C., et al. (2015). Mutant MHC class II epitopes drive therapeutic immune responses to cancer. *Nature, 520*, 692–696.

Kufe, D. W. (2009). Mucins in cancer: Function, prognosis and therapy. *Nature Reviews Cancer, 9*, 874–885.

Lamm, D. L., Blumenstein, B. A., Crawford, E. D., Montie, J. E., Scardino, P., Grossman, H. B., Stanisic, T. H., Smith, J. A., Jr., Sullivan, J., Sarosdy, M. F., et al. (1991). A randomized trial of intravesical doxorubicin and immunotherapy with bacille Calmette-Guerin for transitional-cell carcinoma of the bladder. *The New England Journal of Medicine, 325*, 1205–1209.

Larocca, C., & Schlom, J. (2011). Viral vector-based therapeutic cancer vaccines. *Cancer Journal, 17*, 359–371.

Lawrence, M. S., Stojanov, P., Polak, P., Kryukov, G. V., Cibulskis, K., Sivachenko, A., Carter, S. L., Stewart, C., Mermel, C. H., Roberts, S. A., et al. (2013). Mutational heterogeneity in cancer and the search for new cancer-associated genes. *Nature, 499*, 214–218.

Leach, D. R., Krummel, M. F., & Allison, J. P. (1996). Enhancement of antitumor immunity by CTLA-4 blockade. *Science, 271*, 1734–1736.

Ledford, H. (2015). Therapeutic cancer vaccine survives biotech bust. *Nature, 519*, 17–18.

Li, G., Hundemer, M., Wolfrum, S., Ho, A. D., Goldschmidt, H., & Witzens-Harig, M. (2006). Identification and characterization of HLA-class-I-restricted T-cell epitopes in the putative tumor-associated antigens P21-activated serin kinase 2 (PAK2) and cyclin-dependent kinase inhibitor 1A (CDKN1A). *Annals of Hematology, 85*, 583–590.

Li, N., Qin, H., Li, X., Zhou, C., Wang, D., Ma, W., Lin, C., Zhang, Y., Wang, S., & Zhang, S. (2007a). Potent systemic antitumor immunity induced by vaccination with chemotactic-prostate tumor associated antigen gene-modified tumor cell and blockade of B7-H1. *Journal of Clinical Immunology, 27*, 117–130.

Li, N., Qin, H., Li, X., Zhou, C., Wang, D., Ma, W., Lin, C., Zhang, Y., Wang, S., & Zhang, S. (2007b). Synergistic antitumor effect of chemotactic-prostate tumor-associated antigen gene-modified tumor cell vaccine and anti-CTLA-4 mAb in murine tumor model. *Immunology Letters, 113*, 90–98.

Lim, Y. T. (2015). Vaccine adjuvant materials for cancer immunotherapy and control of infectious disease. *Clinical and Experimental Vaccine Research, 4*, 54–58.

Lin, X., Zhou, C., Wang, S., Wang, D., Ma, W., Liang, X., Lin, C., Wang, Z., Li, J., Guo, S., et al. (2006). Enhanced antitumor effect against human telomerase reverse transcriptase (hTERT) by vaccination with chemotactic-hTERT gene-modified tumor cell and the combination with anti-4-1BB monoclonal antibodies. *International Journal of Cancer Journal International du Cancer, 119*, 1886–1896.

Liu, M. A. (2011). DNA vaccines: An historical perspective and view to the future. *Immunological Reviews, 239*, 62–84.

Liu, R., Zhou, C., Wang, D., Ma, W., Lin, C., Wang, Y., Liang, X., Li, J., Guo, S., Zhang, Y., et al. (2006). Enhancement of DNA vaccine potency by sandwiching antigen-coding gene between secondary lymphoid tissue chemokine (SLC) and IgG Fc fragment genes. *Cancer Biology & Therapy, 5*, 427–434.

Loeffler, M., Kruger, J. A., Niethammer, A. G., & Reisfeld, R. A. (2006). Targeting tumor-associated fibroblasts improves cancer chemotherapy by increasing intratumoral drug uptake. *The Journal of Clinical Investigation, 116*, 1955–1962.

Lollini, P. L., Cavallo, F., Nanni, P., & Forni, G. (2006). Vaccines for tumour prevention. *Nature Reviews Cancer, 6*, 204–216.

Lu, L., Tao, H., Chang, A. E., Hu, Y., Shu, G., Chen, Q., Egenti, M., Owen, J., Moyer, J. S., Prince, M. E., et al. (2015). Cancer stem cell vaccine inhibits metastases of primary tumors and induces humoral immune responses against cancer stem cells. *Oncoimmunology, 4*, e990767.

Mac Keon, S., Ruiz, M. S., Gazzaniga, S., & Wainstok, R. (2015). Dendritic cell-based vaccination in cancer: Therapeutic implications emerging from murine models. *Frontiers in Immunology, 6*, 243.

Machiels, J. P., Reilly, R. T., Emens, L. A., Ercolini, A. M., Lei, R. Y., Weintraub, D., Okoye, F. I., & Jaffee, E. M. (2001). Cyclophosphamide, doxorubicin, and paclitaxel enhance the antitumor immune response of granulocyte/macrophage-colony stimulating factor-secreting whole-cell vaccines in HER-2/neu tolerized mice. *Cancer Research, 61*, 3689–3697.

McCarthy, E. F. (2006). The toxins of William B. Coley and the treatment of bone and soft-tissue sarcomas. *The Iowa Orthopaedic Journal, 26*, 154–158.

Meacham, C. E., & Morrison, S. J. (2013). Tumour heterogeneity and cancer cell plasticity. *Nature, 501*, 328–337.

Melero, I., Gaudernack, G., Gerritsen, W., Huber, C., Parmiani, G., Scholl, S., Thatcher, N., Wagstaff, J., Zielinski, C., Faulkner, I., et al. (2014). Therapeutic vaccines for cancer: An overview of clinical trials. *Nature Reviews. Clinical Oncology, 11*, 509–524.

Mitchell, D. A., Batich, K. A., Gunn, M. D., Huang, M. N., Sanchez-Perez, L., Nair, S. K., Congdon, K. L., Reap, E. A., Archer, G. E., Desjardins, A., et al. (2015). Tetanus toxoid and

CCL3 improve dendritic cell vaccines in mice and glioblastoma patients. *Nature, 519,* 366–369.

Mondini, M., Nizard, M., Tran, T., Mauge, L., Loi, M., Clemenson, C., Dugue, D., Maroun, P., Louvet, E., Adam, J., et al. (2015). Synergy of radiotherapy and a cancer vaccine for the treatment of HPV-associated head and neck cancer. *Molecular Cancer Therapeutics, 14,* 1336–1345.

Morris, L. F., & Ribas, A. (2007). Therapeutic cancer vaccines. *Surgical Oncology Clinics of North America, 16,* 819–831, ix.

Moss, B. (1996). Genetically engineered poxviruses for recombinant gene expression, vaccination, and safety. *Proceedings of the National Academy of Sciences of the United States of America, 93,* 11341–11348.

Muller, P. A., & Vousden, K. H. (2014). Mutant p53 in cancer: New functions and therapeutic opportunities. *Cancer Cell, 25,* 304–317.

Niethammer, A. G., Xiang, R., Becker, J. C., Wodrich, H., Pertl, U., Karsten, G., Eliceiri, B. P., & Reisfeld, R. A. (2002). A DNA vaccine against VEGF receptor 2 prevents effective angiogenesis and inhibits tumor growth. *Nature Medicine, 8,* 1369–1375.

Noh, K. T., Son, K. H., Jung, I. D., Kang, T. H., Choi, C. H., & Park, Y. M. (2015). Glycogen synthase kinase-3beta (GSK-3beta) inhibition enhances dendritic cell-based cancer vaccine potency via suppression of interferon-gamma-induced indoleamine 2,3-dioxygenase expression. *The Journal of Biological Chemistry, 290,* 12394–12402.

Odunsi, K., Matsuzaki, J., James, S. R., Mhawech-Fauceglia, P., Tsuji, T., Miller, A., Zhang, W., Akers, S. N., Griffiths, E. A., Miliotto, A., et al. (2014). Epigenetic potentiation of NY-ESO-1 vaccine therapy in human ovarian cancer. *Cancer Immunology Research, 2,* 37–49.

Pardee, A. D., Yano, H., Weinstein, A. M., Ponce, A. A., Ethridge, A. D., Normolle, D. P., Vujanovic, L., Mizejewski, G. J., Watkins, S. C., & Butterfield, L. H. (2015). Route of antigen delivery impacts the immunostimulatory activity of dendritic cell-based vaccines for hepatocellular carcinoma. *Journal for Immunotherapy of Cancer, 3,* 32.

Parmiani, G., Russo, V., Maccalli, C., Parolini, D., Rizzo, N., & Maio, M. (2014). Peptide-based vaccines for cancer therapy. *Human Vaccines & Immunotherapeutics, 10,* 3175–3178.

Pizzurro, G. A., & Barrio, M. M. (2015). Dendritic cell-based vaccine efficacy: Aiming for hot spots. *Frontiers in Immunology, 6,* 91.

Polyak, K., & Weinberg, R. A. (2009). Transitions between epithelial and mesenchymal states: Acquisition of malignant and stem cell traits. *Nature Reviews Cancer, 9,* 265–273.

Qin, H., Zhou, C., Wang, D., Ma, W., Liang, X., Lin, C., Zhang, Y., & Zhang, S. (2005). Specific antitumor immune response induced by a novel DNA vaccine composed of multiple CTL and T helper cell epitopes of prostate cancer associated antigens. *Immunology Letters, 99,* 85–93.

Qin, H., Zhou, C., Wang, D., Ma, W., Liang, X., Lin, C., Zhang, Y., & Zhang, S. (2006). Enhancement of antitumour immunity by a novel chemotactic antigen DNA vaccine encoding chemokines and multiepitopes of prostate-tumour-associated antigens. *Immunology, 117,* 419–430.

Qiu, L., Li, J., Yu, S., Wang, Q., Li, Y., Hu, Z., Wu, Q., Guo, Z., & Zhang, J. (2015). A novel cancer immunotherapy based on the combination of a synthetic carbohydrate-pulsed dendritic cell vaccine and glycoengineered cancer cells. *Oncotarget, 6,* 5195–5203.

Quoix, E., Ramlau, R., Westeel, V., Papai, Z., Madroszyk, A., Riviere, A., Koralewski, P., Breton, J. L., Stoelben, E., Braun, D., et al. (2011). Therapeutic vaccination with TG4010 and first-line chemotherapy in advanced non-small-cell lung cancer: A controlled phase 2B trial. *The Lancet Oncology, 12,* 1125–1133.

Radford, K. J., & Caminschi, I. (2013). New generation of dendritic cell vaccines. *Human Vaccines & Immunotherapeutics, 9,* 259–264.

Ramboer, E., De Craene, B., De Kock, J., Vanhaecke, T., Berx, G., Rogiers, V., & Vinken, M. (2014). Strategies for immortalization of primary hepatocytes. *Journal of Hepatology, 61,* 925–943.

Ramlogan-Steel, C. A., Steel, J. C., & Morris, J. C. (2014). Lung cancer vaccines: Current status and future prospects. *Translational Lung Cancer Research, 3*, 46–52.

Rojan, A., Funches, R., Regan, M. M., Gulley, J. L., & Bubley, G. J. (2013). Dramatic and prolonged PSA response after retreatment with a PSA vaccine. *Clinical Genitourinary Cancer, 11*, 362–364.

Rosendahl, A. H., Gundewar, C., Said Hilmersson, K., Ni, L., Saleem, M. A., & Andersson, R. (2015). Conditionally immortalized human pancreatic stellate cell lines demonstrate enhanced proliferation and migration in response to IGF-I. *Experimental Cell Research, 330*, 300–310.

Sander, J. D., & Joung, J. K. (2014). CRISPR-Cas systems for editing, regulating and targeting genomes. *Nature Biotechnology, 32*, 347–355.

Sasada, T., Komatsu, N., Suekane, S., Yamada, A., Noguchi, M., & Itoh, K. (2010). Overcoming the hurdles of randomised clinical trials of therapeutic cancer vaccines. *European Journal of Cancer, 46*, 1514–1519.

Scheel, B., Braedel, S., Probst, J., Carralot, J. P., Wagner, H., Schild, H., Jung, G., Rammensee, H. G., & Pascolo, S. (2004). Immunostimulating capacities of stabilized RNA molecules. *European Journal of Immunology, 34*, 537–547.

Scheinberg, D. A., McDevitt, M. R., Dao, T., Mulvey, J. J., Feinberg, E., & Alidori, S. (2013). Carbon nanotubes as vaccine scaffolds. *Advanced Drug Delivery Reviews, 65*, 2016–2022.

Schijns, V., Tartour, E., Michalek, J., Stathopoulos, A., Dobrovolskiene, N. T., & Strioga, M. M. (2014). Immune adjuvants as critical guides directing immunity triggered by therapeutic cancer vaccines. *Cytotherapy, 16*, 427–439.

Schijns, V. E., Pretto, C., Devillers, L., Pierre, D., Hofman, F. M., Chen, T. C., Mespouille, P., Hantos, P., Glorieux, P., Bota, D. A., et al. (2015). First clinical results of a personalized immunotherapeutic vaccine against recurrent, incompletely resected, treatment-resistant glioblastoma multiforme (GBM) tumors, based on combined allo- and auto-immune tumor reactivity. *Vaccine, 33*, 2690–2696.

Schlom, J., Hodge, J. W., Palena, C., Tsang, K. Y., Jochems, C., Greiner, J. W., Farsaci, B., Madan, R. A., Heery, C. R., & Gulley, J. L. (2014). Therapeutic cancer vaccines. *Advances in Cancer Research, 121*, 67–124.

Srivastava, P. K. (2006). Therapeutic cancer vaccines. *Current Opinion in Immunology, 18*, 201–205.

Sun, Q., Zhong, Y., Wu, F., Zhou, C., Wang, D., Ma, W., Zhang, Y., & Zhang, S. (2012). Immunotherapy using slow-cycling tumor cells prolonged overall survival of tumor-bearing mice. *BMC Medicine, 10*, 172.

Tagliamonte, M., Petrizzo, A., Napolitano, M., Luciano, A., Arra, C., Maiolino, P., Izzo, F., Tornesello, M. L., Aurisicchio, L., Ciliberto, G., et al. (2015). Novel metronomic chemotherapy and cancer vaccine combinatorial strategy for hepatocellular carcinoma in a mouse model. *Cancer Immunology, Immunotherapy: CII, 64*, 1305–1314.

Takahashi, R., Ishibashi, Y., Hiraoka, K., Matsueda, S., Kawano, K., Kawahara, A., Kage, M., Ohshima, K., Yamanaka, R., Shichijo, S., et al. (2013). Phase II study of personalized peptide vaccination for refractory bone and soft tissue sarcoma patients. *Cancer Science, 104*, 1285–1294.

van den Eertwegh, A. J., Versluis, J., van den Berg, H. P., Santegoets, S. J., van Moorselaar, R. J., van der Sluis, T. M., Gall, H. E., Harding, T. C., Jooss, K., Lowy, I., et al. (2012). Combined immunotherapy with granulocyte-macrophage colony-stimulating factor-transduced allogeneic prostate cancer cells and ipilimumab in patients with metastatic castration-resistant prostate cancer: A phase 1 dose-escalation trial. *The Lancet Oncology, 13*, 509–517.

van der Bruggen, P., Traversari, C., Chomez, P., Lurquin, C., De Plaen, E., Van den Eynde, B., Knuth, A., & Boon, T. (1991). A gene encoding an antigen recognized by cytolytic T lymphocytes on a human melanoma. *Science, 254*, 1643–1647.

Villa, L. L., Costa, R. L., Petta, C. A., Andrade, R. P., Ault, K. A., Giuliano, A. R., Wheeler, C. M., Koutsky, L. A., Malm, C., Lehtinen, M., et al. (2005). Prophylactic quadrivalent human papillomavirus (types 6, 11, 16, and 18) L1 virus-like particle vaccine in young women: A randomised double-blind placebo-controlled multicentre phase II efficacy trial. *The Lancet Oncology, 6*, 271–278.

Vogelstein, B., Papadopoulos, N., Velculescu, V. E., Zhou, S., Diaz, L. A., Jr., & Kinzler, K. W. (2013). Cancer genome landscapes. *Science, 339*, 1546–1558.

Ward, S., & Dalgleish, A. (2007). Therapeutic cancer vaccines. *Vaccine, 25*(Suppl 2), B1–B3.

Wei, H., Wang, S., Zhang, D., Hou, S., Qian, W., Li, B., Guo, H., Kou, G., He, J., Wang, H., et al. (2009). Targeted delivery of tumor antigens to activated dendritic cells via CD11c molecules induces potent antitumor immunity in mice. *Clinical Cancer Research: An Official Journal of the American Association for Cancer Research, 15*, 4612–4621.

Weide, B., Pascolo, S., Scheel, B., Derhovanessian, E., Pflugfelder, A., Eigentler, T. K., Pawelec, G., Hoerr, I., Rammensee, H. G., & Garbe, C. (2009). Direct injection of protamine-protected mRNA: Results of a phase 1/2 vaccination trial in metastatic melanoma patients. *Journal of Immunotherapy, 32*, 498–507.

Wishahi, M. M., Ismail, I. M., & El-Sherbini, M. (1994). Immunotherapy with bacille Calmette-Guerin in patients with superficial transitional cell carcinoma of the bladder associated with bilharziasis. *British Journal of Urology, 73*, 649–654.

Wolff, J. A., Malone, R. W., Williams, P., Chong, W., Acsadi, G., Jani, A., & Felgner, P. L. (1990). Direct gene transfer into mouse muscle in vivo. *Science, 247*, 1465–1468.

Xi, H. B., Wang, G. X., Fu, B., Liu, W. P., & Li, Y. (2015). Survivin and PSMA loaded dendritic cell vaccine for the treatment of prostate cancer. *Biological & Pharmaceutical Bulletin, 38*, 827–835.

Xiang, R., Luo, Y., Niethammer, A. G., & Reisfeld, R. A. (2008). Oral DNA vaccines target the tumor vasculature and microenvironment and suppress tumor growth and metastasis. *Immunological Reviews, 222*, 117–128.

Yadav, M., Jhunjhunwala, S., Phung, Q. T., Lupardus, P., Tanguay, J., Bumbaca, S., Franci, C., Cheung, T. K., Fritsche, J., Weinschenk, T., et al. (2014). Predicting immunogenic tumour mutations by combining mass spectrometry and exome sequencing. *Nature, 515*, 572–576.

Yang, B., Jeang, J., Yang, A., Wu, T. C., & Hung, C. F. (2014). DNA vaccine for cancer immunotherapy. *Human Vaccines & Immunotherapeutics, 10*, 3153–3164.

Yi, S. Y., Hao, Y. B., Nan, K. J., & Fan, T. L. (2013). Cancer stem cells niche: A target for novel cancer therapeutics. *Cancer Treatment Reviews, 39*, 290–296.

Ying, H., Zaks, T. Z., Wang, R. F., Irvine, K. R., Kammula, U. S., Marincola, F. M., Leitner, W. W., & Restifo, N. P. (1999). Cancer therapy using a self-replicating RNA vaccine. *Nature Medicine, 5*, 823–827.

Zetsche, B., Gootenberg, J. S., Abudayyeh, O. O., Slaymaker, I. M., Makarova, K. S., Essletzbichler, P., Volz, S. E., Joung, J., van der Oost, J., Regev, A., et al. (2015). Cpf1 is a single RNA-guided endonuclease of a class 2 CRISPR-Cas system. *Cell, 163*, 759–771.

Zhang, S., & Zhang, Y. (2008). Novel chemotactic-antigen DNA vaccine against cancer. *Future Oncology, 4*, 299–303.

Zhang, Y., Tian, S., Liu, Z., Zhang, J., Zhang, M., Bosenberg, M. W., Kedl, R. M., Waldmann, T. A., Storkus, W. J., Falo, L. D., Jr., et al. (2014). Dendritic cell-derived interleukin-15 is crucial for therapeutic cancer vaccine potency. *Oncoimmunology, 3*, e959321.

第四章 肿瘤的过继性细胞免疫治疗

摘要： 过继性细胞免疫治疗是基于多种淋巴细胞或者抗原提呈细胞的免疫治疗方式，是肿瘤治疗的支柱之一。它依赖于肿瘤特异性的效应 T 细胞，通过向病人体内回输大量的 T 淋巴细胞从而有效地抑制肿瘤生长。本章中我们将介绍过继性细胞免疫治疗及不同的治疗策略并回顾其发展历史，分析其最新研究进展并探讨过继性细胞免疫治疗在技术、安全性甚至规章制度等方面遇到的障碍。过继性细胞免疫治疗正在发展成为对抗肿瘤的一种潜在的强有力的武器，但是仍需要更多的研究和临床试验来切实优化这一策略。

1 过继性细胞免疫治疗历史回顾及背景介绍

传统的癌症治疗方式主要包括三大类：手术、化疗和放疗。而随着科学的进步与技术的创新，一种新兴的癌症治疗方法正逐步成为第四大支柱——生物治疗。免疫治疗作为这种新型癌症治疗方式的基石，能够通过调动宿主自身免疫系统或者通过使用生物制剂来调控人体的免疫反应，以达到抑制或者防止肿瘤发生及生长的目的。

1.1 过继性细胞免疫治疗简介

免疫治疗领域在最近这二十年里得到了飞速的发展，一系列治疗策略已经成功地运用于癌症治疗，其中包括通过疫苗激活机体的免疫系统和抗肿瘤免疫细胞，利用抗体触发自然杀伤细胞的清除能力，封闭免疫细胞或肿瘤细胞的免疫检查点及调节肿瘤微环境等（Leavy，2010；

Cecco, Muraro et al, 2011; Pardoll, 2012; Jain, 2013; Sathish, Sethu et al, 2013; Vonderheide, Bajor et al, 2013)。目前免疫治疗所面临的最大挑战是由于中央和外周免疫耐受的存在使得免疫细胞不能有效地锚定肿瘤细胞并对其进行杀伤。而过继性细胞免疫治疗则有可能成为有效克服免疫耐受的方法之一。

过继性细胞免疫治疗是一种新型的免疫治疗方式，它依赖于肿瘤特异性的效应 T 细胞，在未来将会成为对抗肿瘤的一种潜在的强有力武器。过继性细胞免疫治疗是一种被动的免疫治疗方式，通过将大量在体外扩增和激活的 T 细胞回输进入患者体内，从而能够以肿瘤细胞为目标并将其杀伤。最早的过继性细胞免疫治疗是通过给患者回输体外扩增的肿瘤细胞浸润的特异性淋巴细胞，从而快速地重建机体的免疫系统。最新的研究进展显示，利用细胞工程改造的 T 细胞在未来将成为一种备受瞩目的过继性细胞免疫治疗新型策略。目前为止，过继性细胞免疫治疗包括多种方式，主要有：淋巴因子激活的杀伤性（LAK）细胞、肿瘤浸润的淋巴细胞（TILs）、细胞因子诱导的杀伤（CIK）细胞、γδT 细胞、自然杀伤（NK）细胞和细胞工程改造的 T 细胞（T 细胞受体基因修饰 T 细胞 TCR-T 和嵌合型抗原受体修饰 T 细胞 CAR-T）。

1.1.1　过继性细胞免疫治疗的历史回顾

60 年前，Mitchison NA 首先在小鼠模型上评估了过继性细胞免疫治疗作为一种潜在治疗方式的应用价值（Mitchison 1955）（图 4-1）。而早在 20 世纪 80 年代初，美国国立卫生研究院癌症研究所的 Rosenberg 研究组发现了小鼠脾淋巴细胞经 T 细胞生长因子诱导后，其抗肿瘤活性明显增强，故将其命名为淋巴因子激活的杀伤性（LAK）细胞。1984 年，Rosenberg 研究组将 LAK 细胞应用于黑色素瘤细胞系 B16 小鼠肿瘤转移模型的治疗，实验数据显示，治疗后肺转移灶明显缩小且小鼠存活率升高。同年 11 月经美国 FDA 批准，Rosenberg 研究组首次将 LAK 细胞应用于临床，从而在肿瘤研究领域引起了巨大轰动（Mazumder and Rosenberg，1984）。1988 年研究组总结了 IL-2 与 LAK 细胞联合治疗 214 例肿瘤患者的临床数据，结果显示 16 例患者肿瘤转移灶完全消退，26 例患者肿瘤缩小 50% 以上；因此表明该疗法对转移性肾细胞癌、黑色素瘤、结肠癌和非霍奇金淋巴瘤患者的疗效较为显著（Rosenberg，Lotze et al，1985）。对

LAK 细胞的深入研究也为后续的工作打下了良好的理论和实践基础。80 年代后期，Rosenberg 研究组在 LAK 的基础上进一步开创了肿瘤浸润的淋巴细胞（TILs）过继免疫治疗。与 LAK 细胞相比，TIL 细胞对于癌细胞具有更高的杀伤活性，并且无需联合大剂量的 IL-2（Rosenberg，Spiess et al，1986）。自体的肿瘤浸润淋巴细胞具有两大优势，一是对肿瘤相关抗原具有非常强的特异性，二是在回输后能够准确快速地迁移到肿瘤原位。Rosenberg 研究组用 LAK 和 TIL 细胞过继免疫治疗肿瘤，在肿瘤研究领域引起了极大关注。由 Rosenberg 倡导的过继性免疫疗法被认为是肿瘤治疗历史中的里程碑。

CIK 细胞是继 LAK 细胞治疗后又一个在临床上广泛开展的细胞治疗方法。1991 年美国斯坦福大学医学院骨髓移植研究中心报道了用 IFN-γ、IL-2、抗 CD3 单克隆抗体和 IL-1 刺激外周血单个核细胞，诱导产生了 CIK 细胞，这群细胞对淋巴瘤细胞具有非常高的杀伤活性，同时对人体的造血前体细胞毒性较小（Schmidt-Wolf，Negrin et al，1991）。CIK 细胞凭借其增殖速度快、杀瘤活性高、非 MHC 限制、对正常骨髓造血影响轻微等优势成为新一代肿瘤过继性细胞免疫治疗的主力军。

淋巴细胞清除（lymphodepletion）的应用是过继性细胞免疫治疗的一个重要突破。Gattinoni 研究组首先在黑色素瘤细胞系 B16 小鼠转移瘤模型上证实：应用全身放疗或化疗对淋巴细胞进行清除后有利于后续的过继性细胞免疫治疗（Gattinoni，Finkelstein et al，2005）。也有研究对淋巴细胞清除结合 TIL 细胞免疫治疗进行临床评估，在患者回输肿瘤浸润淋巴细胞之前先进行非清髓性化疗以达到清除淋巴细胞的目的，结果显示，TIL 细胞在体内的扩增和存留能力得到了显著加强，临床反应也从 30% 提高到了 50%（Dudley，Wunderlich et al，2002；Dudley，Yang et al，2008）。为了进一步评估不同强度的淋巴细胞清除对后续的 TIL 细胞免疫治疗是否有不同的效果，研究者们通过设立两个实验组分别在 TIL 细胞回输前对其进行不同强度的全身放疗照射，临床治疗结果显示两组的临床反应分别是 49% 和 72%（Wrzesinski，Paulos et al，2010）。所有的这些肿瘤特异性的 TIL 细胞来源于患者自身（自体）或者捐赠者（异体），同样也可以在体外用特异性抗原反复刺激而诱导产生。

近年来，通过细胞工程改造的 T 细胞逐渐成为了过继性细胞免疫治疗领域的热点，科学家们热衷于探究这群通过转基因技术获得抗肿瘤能力的效应 T 细胞是否较传统的过继性细胞治疗方法具有更好的疗效。通过转基因技术修饰的 T 细胞较之前的 LAKs 或者 TILs 具有更强的同肿瘤抗原的结合能力及亲和能力。细胞工程改造的 T 细胞根据其技术手段的不同又可以分为两种：T 细胞受体基因工程设计的 T 细胞（TCR-T）和嵌合型抗原受体修饰的 T 细胞（CAR-T）。

T 细胞受体基因工程设计的 T 细胞是指根据已知抗原设计与其特异性结合的 T 细胞受体，并通过基因改造技术使得外周血的白细胞特异性表达该 TCR，TCR-T 细胞能够结合通过 MHC-Ⅰ类分子处理和提呈的抗原，进而提高 T 细胞对具有该抗原的肿瘤细胞的识别和清除能力。这项新技术最早是由 Dembic 研究组在小鼠体内发现，随后 1999 年 Clay 研究组利用黑色素瘤相关抗原 MART-1 成功研发 TCR-T 技术并在患者体内进行临床试验取得了一定的疗效（Dembić, Haas et al, 1985；Clay, Custer et al, 1999）。TCR-T 技术在理论上存在一个巨大的缺陷：这群细胞工程改造的 T 细胞同时含有内源性和改造后的 T 细胞受体容易引发交叉反应。结果显示，TCR-T 细胞免疫治疗能够对表达少量肿瘤抗原的正常组织产生毒性而具有一定副作用（Johnson, Morgan et al, 2009；Parkhurst, Yang et al, 2011；Linette, Stadtmauer et al, 2013）。尽管 T 细胞通过基因改造技术能够锚定多种肿瘤抗原，但是整个抗原识别过程受到人类白细胞抗原的限制同时也具有一定固有的局限性。鉴于这群白细胞抗原限制的 TCR-T 细胞能够特异性识别患者的白细胞抗原等位基因蛋白，因此肿瘤细胞通过下调人类白细胞抗原等位基因或者改变蛋白酶体的加工途径，从而产生能够逃脱人类免疫系统的抗原变异体，使机体缺乏免疫应答。

随着细胞工程技术的不断发展和创新，Gross 等研发了一种更加普遍的过继性细胞免疫治疗新策略：嵌合型抗原受体修饰的 T 细胞。CAR-T 细胞能够直接以肿瘤细胞表面的天然抗原为靶点而不依赖于 MHC-Ⅰ类分子的提呈和处理（Gross, Waks et al, 1989）。嵌合型抗原受体的结构主要可分为 3 个部分：胞外能够与肿瘤抗原特异性结合的抗体片段，跨膜区域，胞内由 CD3 衍生的 ITAM 信号链及协同刺激信号区域。CAR-T 技术发展至今已经衍生出三代，它们之间主要的不同存在于胞内的信号区域。由于共刺激受体的结合、MHC 分子的表达和抗原的加工处理等原因，使得 CAR-T 技术较 TCR-T 技术更容易引起 T 细胞的反应，从而具有更好的免疫治疗效果。

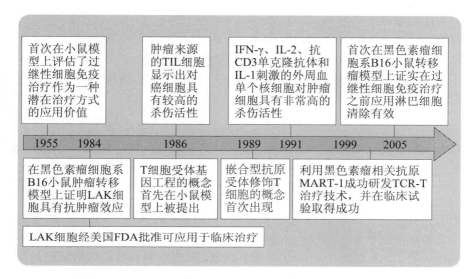

图 4-1 过继性细胞免疫治疗发展时间轴

1.1.2 过继性细胞免疫治疗的机制和免疫效应的诱导

过继性细胞免疫治疗的核心问题在于是否能够引起有效的 T 细胞应答。而整个核心问题的关键又在于 T 细胞是否能够正确识别，并锚定那些由主要组织相容性复合物（MHC）提呈，并且在正常组织低表达或者不表达而在肿瘤细胞高表达的特异性抗原。肿瘤抗原泛指在体细胞恶性转化过程中出现的所有新型抗原。肿瘤抗原主要分为两类：①肿瘤特异性抗原（TSAs），这类抗原只表达于肿瘤细胞不表达于正常细胞；②肿瘤相关抗原（TAAs），这类抗原低表达于正常细胞，但是高表达于肿瘤细胞。正是由于肿瘤抗原的存在，从而使得免疫细胞能够成功区分肿瘤细胞与正常细胞。

肿瘤发生后，机体免疫系统对抗肿瘤的过程可以划分为三个阶段：免疫清除、免疫平衡和免疫逃逸。在免疫清除阶段，随着肿瘤的发生与生长，机体免疫系统将会识别肿瘤细胞特异性表达的肿瘤抗原，从而有效清除肿瘤细胞；而当免疫细胞不能完全杀死肿瘤细胞时，两者之间将会形成一个动态平衡，这便进入了第二阶段——免疫平衡；经过前两个阶段，肿瘤细胞成功获得了逃脱免疫系统监视的能力，从而进入免疫逃逸阶段。到达免疫逃逸阶段的肿瘤细胞能够无限增殖，促进肿瘤的转移和恶化。因此免疫系统对抗肿瘤的关键在于第一个阶段，如何能有效清除肿瘤细胞将成为过继性细胞免疫治疗的主要策略，一旦肿瘤细胞能够逃脱机体的免疫监视，肿瘤的发展及转移将不可避免。

限制机体免疫清除的主要障碍是中枢和外周耐受机制的存在。耐受机制能够成功限制机体的抗肿瘤免疫及抗肿瘤 T 细胞的产生。中枢耐受指在胸腺成熟过程中成功删除了那些能够识别自身抗原的 T 细胞，这也同时删除了那些能够识别过表达自身抗原肿瘤细胞的 T 细胞（Hogquist，Baldwin et al，2005）。相比于中枢耐受，外周耐受在肿瘤细胞的免疫逃逸过程中发挥更加重要的作用。对于机体正常组织，外周耐受能够有效保护机体组织免受强免疫效应的伤害，从而避免自身免疫病的发生。但是在肿瘤发展过程中，外周耐受成功地保护了肿瘤组织而抑制了机体免疫效应。外周耐受的机制主要分为三种：①T 细胞的固有内在机制，对于那些慢性炎症环境中 T 细胞，其有效性将会自动降低（Wherry 2011）；②肿瘤的固有内在机制，肿瘤细胞可通过分泌免疫调节蛋白如 TGF-β 等，或在其表面表达免疫检查点如 PD-L1 等，从而抑制机体的免疫细胞（Gorelik and Flavell 2001；Pardoll 2012）；③免疫抑制细胞，肿瘤微环境中存在大量募集而来的调节性 T 细胞（Treg）或者髓系来源的抑制细胞（MDSC）能够有效抑制机体免疫细胞（Rabinovich，Gabrilovich et al，2007）。这些机制的存在也合理解释了虽然机体存在免疫细胞，但是具有免疫原性的肿瘤细胞依旧能够生长与发展。

过继性细胞免疫治疗过程可以简单地概括为：首先通过一系列技术手段从患者外周血或肿瘤原位获得 T 细胞，然后通过体外刺激使得 T 细胞得到扩增和激活，最后将这群 T 细胞回输给患者从而介导肿瘤细胞的有效清除（图4-2）。

LAK 细胞是采用 IL-2 在体外刺激活化外周血单个核细胞（PBMC）而诱生出的具有非特异性细胞毒作用的效应细胞，也是最早的过继性细胞治疗策略（Grimm，Mazumder et al，1982）。LAK 细胞的特点是抗癌谱广，杀伤作用不受主要组织相容抗原（MHC）的限制。它不仅能杀伤对 NK 细胞敏感的肿瘤细胞，而且对 NK 细胞不敏感的各种自体和同种异体的新鲜实体瘤细胞也有杀伤作用，对正常细胞却没有损伤作用。但是鉴于扩增数量有限，副作用严重，该疗法的应用主要集中于肾癌、黑色素瘤等少数肿瘤（Semino，Martini et al，1998；Schmidt-Wolf，Finke et al，1999）。

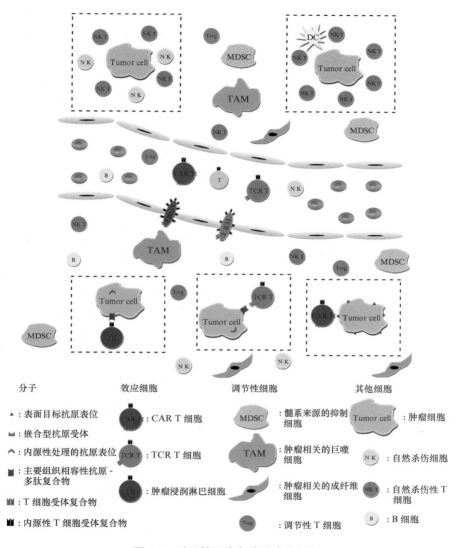

图 4-2　过继性细胞免疫治疗的机制

　　TIL 细胞是第二代过继性细胞免疫治疗策略。TIL 细胞的特点是与肿瘤相关抗原的识别能力强并且回输后能够准确迁移到肿瘤原位。用于过继性细胞免疫治疗的 TIL 细胞包含了多种淋巴细胞群，CD4$^+$ 和 CD8$^+$ 的 T 细胞、NK 细胞、NKT 细胞和 γδT 细胞（Holmes 1985；Kowalczyk，Skorupski et al，1997；Junker，Andersen et al，2011）。这些淋巴细胞群之间的相互作用也将会提高 TIL 细胞对肿瘤细胞的清除能力。尽管 TIL 细胞治疗策略已经在很长一段时间内被广泛研究，但是依旧存在多种因素限制了其发展。这些因素包括：①对于一些癌症特别是转移性肿瘤，其肿瘤样本很难获得；②只在少数肿瘤里得到了可增殖的 TIL 细胞；③对于 TIL 细胞的体外扩增并没有一套标准流程，现有的操作程序需要耗费大量时间、金钱和人力；④回输入患者体内的 TIL 细胞可能会在肿瘤微环境中被抑制。如何优化 TIL 细胞体外培养条件及如何获得对多种癌症均有免疫响应的 TIL 细胞，将在未来成为 TIL 细胞过继性细胞免疫治疗策略所面临的巨大挑战。

　　CIK 细胞是另一种不受 MHC 限制非特异性免疫细胞群。CIK 细胞是将人外周血单个核细胞在体外用多种细胞因子共同培养一段时间后获得的一群异质性细胞。由于该种细胞同时表达 CD3 和 CD56 两种膜蛋白分子，故又称为 NK 细胞样 T 淋巴细胞，兼具 T 淋巴细胞强大的抗瘤活性和 NK 细胞的非 MHC 限制性杀瘤优点，被认为是新一代抗肿瘤过继性细胞免疫治疗的首选方案。CIK 细胞中的效应细胞主要是 $CD3^+CD56^+$ 细胞，其在正常人外周血中极其罕见，仅 $1\%\sim5\%$，在体外经多因子培养后，$CD3^+CD56^+$ 细胞迅速增多，较培养前升幅可达 1000 倍以上（Schmidt-Wolf，Lefterova et al，1993）。当与 DC 细胞共同孵育后可以显著增强 CIK 细胞对多种肿瘤细胞的杀伤活性。活化后的 CIK 细胞通过释放多种炎性细胞因子，如 IFN-γ、TNF-α，或直接通过穿孔素、颗粒酶 B 等杀伤肿瘤细胞，亦可通过 Fas 途径诱导肿瘤细胞凋亡（Verneris，Kornacker et al，2000；Märten，Ziske et al，2001；Schmidt，Eisold et al，2004）。CIK 细胞的特点是增殖速度快，杀瘤活性高，杀瘤谱广，对正常骨髓造血前体细胞毒性很小，能抵抗肿瘤细胞引发的效应细胞 Fas-FasL 凋亡和对多重耐药肿瘤细胞同样敏感。目前，国际上应用 CIK 细胞治疗肿瘤安全有效，没有通常化疗、骨髓移植后明显的毒副反应和风险，特别是对于手术后的肿瘤病人清除残留微小的转移病灶，防止癌细胞的扩散和复发，提高患者自身免疫力等具有重要作用，对于肾癌、肺癌、乳腺癌、胃癌、肝癌、大肠癌、卵巢癌等癌细胞的杀伤活性达 $40\%\sim70\%$。

　　TCR-T 技术是通过基因工程改造修饰 T 细胞使得其具有人工设计的 T 细胞受体基因。标准的 T 细胞受体由 6 个多肽链组成，其中主要的两条肽链 α 链和 β 链构成了 TCR 的结合区域，能够识别胞内加工处理后并经 MHC 提呈的抗原分子，而由其他肽链所形成的共刺激区域和黏附分子能够将 TCR-MHC 的结合作用放大并传导给下游信号通路，从而引起 T 细胞的扩增。正如上文我们所提到的，由于中枢耐受和外周耐受机制的存在将会大大降低 TCR 同抗原肽的亲和能力，因此如何设计生产具有强结合能力的 TCR 成为 TCR-T 技术的研究焦点。科学家们尝试运用多种技术和方法来产生高亲和力的 TCRs，其中包括：建立同时表达人源 HLA 和 TCR 的转基因动物，使用受性别限制的靶抗原（如分别只在前列腺或卵巢表达的抗原），从肿瘤移植模型中筛选具有特异反应活性的 T 细胞（Friedman, Spies et al, 2004；Li, Lampert et al, 2010；Amir, van der Steen et al, 2011）。另外，增加基因修饰后 TCR 的表达水平，减少 α 和 β 链同细胞内源性多肽链的错配等方法也期望能够获得和肿瘤抗原具有高亲和力的特异性 TCRs（Cohen, Zhao et al, 2006；Scholten, Kramer et al, 2006；Cohen, Li et al, 2007；Jorritsma, Gomez-Eerland et al, 2007；Kuball, Dossett et al, 2007；Hart, Xue et al, 2008；Leisegang, Engels et al, 2008；Okamoto, Mineno et al, 2009；Ochi, Fujiwara et al, 2011）。

CAR-T 技术不同于 TCR-T 技术在于它能够直接识别肿瘤细胞表面的抗原而不需要 MCH 分子的处理和提呈，这也使得 CAR-T 技术具有更广泛的应用价值。类似于 TCR-T，CAR-T 过继性细胞免疫治疗的关键同样在于如何有效识别只在肿瘤细胞表面表达的抗原。前面我们已经简单地介绍了 CARs 的结构，其主要区域包括细胞外的单链可变片段（scFv）及胞内信号转导区域。CAR-T 技术发展至今可以划分为三代，它们都具有相似的 scFv，而主要的不同在于胞内信号转导区域。第一代 CARs 其胞内区域只含有 CD3ζ 链，因此大大限制了这代 CAR-T 细胞的作用。多个临床试验结果表明，第一代 CAR-T 细胞体内扩增能力相当有限，抗肿瘤能力一般，并且不能持久存在（Kershaw, Westwood et al, 2006；Lamers, Sleijfer et al, 2006；Park, DiGiusto et al, 2007；Till, Jensen et al, 2008）。为了克服第一代 CAR-T 技术的局限性，第二代 CARs 应运而生。第二代 CARs 在其胞内信号转导区域增加了一个辅助 T 细胞功能的协同共刺激分子，以期提高其潜在的体内扩增和存留能力。临床前实验对多个共刺激分子如 CD28、4-1BB、OX-40、ICOS 等进行了评估，而实验数据也都表明第二代的 CARs 与第一代相比体内扩增、存留能力和抗肿瘤活性都明显提高（Maher, Brentjens et al, 2002；Finney, Akbar et al, 2004；Loskog, Giandomenico et al, 2006；Milone, Fish et al, 2009；Hombach and Abken,

2011；Savoldo，Ramos et al，2011；Song，Ye et al，2011；Hombach，Heiders et al，2012）。第三代 CAR-T 技术则在胞内区域整合了两个共刺激分子如 CD28 和 4-1BB 或者 CD28 和 OX-40 来进一步增强 CAR-T 细胞在体内的扩增、细胞杀伤和存留能力（Carpenito，Milone et al，2009；Zhong，Matsushita et al，2010；Till，Jensen et al，2012）。虽然上述这些策略都能有效地降低 T 细胞的激活阈值从而增加 CAR-T 细胞的免疫效应，但同时也提高了对正常组织的毒副反应。此外，有研究表明，CARs 除了胞外及胞内结构域对其功能起主要作用以外，铰链区和跨膜结构域同样能够影响 CARs 的功能（Pulè，Straathof et al，2005；S Bridgeman，E Hawkins et al，2010；Shirasu，Shibaguci et al，2010）。CAR-T 技术发展至今，已经有多种肿瘤相关抗原被用于设计治疗多种实体肿瘤和血液病肿瘤的 T 细胞，并且大部分目前都处于临床前期试验的研究阶段，我们相信在不久以后将会有一些引人注目的结果发表。为了得到免疫效应更强的 CAR-T 细胞而设计出现的一些新颖策略也受到许多研究者们的普遍关注。"Tan-CAR"整合了能够识别两种肿瘤限制性抗原的嵌合型受体，因此当肿瘤细胞同时表达这两种抗原时将有效地增强这种 CAR-T 细胞的作用（Grada，Hegde et al，2013）。"TanCAR"及与其类似的 CAR 组合策略大大降低了其对正常组织的毒副反应，因为只有当该种 CAR-T 细胞识别特异性组合的抗原类型时才会产生激活信号（Kloss，Condomines et al，2013）。另外，利用生物素结合免疫受体（BBIR）能够通过链霉亲和素交联多个靶向不同抗原的特异性抗体，从而设计了一种具有扩大特异性识别谱的新型 CAR-T 技术（Urbanska，Lanitis et al，2012）。最近也有报道表明，有研究组尝试设计一种能够识别 MHC-Ⅰ类分子和抗原多肽复合物的 scFv，为研发能够识别肿瘤细胞胞内抗原的 CAR-T 新技术奠定了坚实的基础（Dao，Yan et al，2013）。

1.2 过继性细胞免疫治疗的进展

最早的过继性细胞免疫治疗是用普通的 TIL 细胞来治疗黑色素转移瘤，并且取得了一些令人振奋的临床结果（Dudley，Wunderlich et al，2005）。而后续的相关临床研究都聚焦于分离纯化后的 T 细胞或者细胞工程改造后的 T 细胞，这些 T 细胞都被认为具有治疗各种癌症的潜能。临床结果显示，这些过继性免疫细胞治疗策略确实在血液病肿瘤上获得了一些成功的案例（Kalos，Levine et al，2011；Grupp，Kalos et al，2013），但是对于实体肿瘤的治疗效果却不甚理想（Kershaw，Westwood et al，2006；Lamers，Sleijfer et al，2006；Morgan，Dudley et al，2006；Park，DiGiusto et al，2007；Riddell，Jensen et al，2013）。而最近的临床试验结果表明，利用单克隆抗体封闭 T 细胞表面一些抑制型受体或称为免疫检查点分子，如 PD-1/PD-L1、CTLA-4 等，能够有效地促进 T 细胞的作用，临床数据也证实这些单克隆抗体的应用有助于癌症患者的治疗（Maker，Phan et al，2005；Brahmer，Tykodi et al，2012；Topalian，Hodi et al，2012；Hamid，Robert et al，2013）。有研究显示，当 CTLA-4 的单克隆抗体易普利姆玛与黑色素瘤细胞表面的抑制分子 CTLA-4 结合时，由活化 NK 细胞介导的抗体依赖的细胞毒性及 TNF-α 释放显著提高（Laurent，Queirolo et al，2013）。由于 NK 细胞和 NKT 细胞表面都能够表达免疫抑制分子 PD-1，因此应用抗体封闭 PD-1/PD-L1 将显著增强 NK 和 NKT 细胞的功能（Benson Jr，Bakan et al，2010；Wang，Lei et al，2013）。所以，通过联合应用这些在临床已显示出良好结果的免疫检查点分子抑制抗体将有效活化 T 细胞，提高过继性细胞免疫治疗的疗效。中国医学科学院肿瘤研究所的张叔人教授及其团队研发了肿瘤抗原半相合的淋巴细胞并且过继免疫治疗小鼠肺癌模型，结果显示，这群淋巴细胞不仅能够通过相合的 MHC 分子直接特异性识别并杀伤肿瘤细胞，而且 MHC 不相合成分能够起到疫苗佐剂的效应，最终激发机体对肿瘤细胞的免疫记忆（Shi，Zhou et al，2014）。

1.3 面临的挑战（过继性细胞免疫治疗整体的疗效及其经济效益）

正如前文所述，临床试验已经证明，过继性细胞免疫治疗在黑色素瘤和血液病肿瘤中有效，而对于实体瘤，它的疗效并不显著。肿瘤微环境不仅在实体瘤进展过程中起促进作用，而且在免疫抑制机制中同样也发挥重要作用，以帮助肿瘤细胞逃脱机体的免疫系统。肿瘤微环境中的免疫抑制机制涉及多种细胞，包括调节性 T 细胞、肿瘤相关巨噬细胞、基质成纤维细胞、髓系来源的抑制细胞和一些其他至今仍不清楚其功能的细胞。这些细胞能够通过分泌免疫抑制因子和一些其他的可溶因子或者通过表达免疫检查点配体等表面分子，从而与 T 细胞表面的免疫检查点分子结合，如 PD-1、CTLA-4、TIM-3 等，从而降低 T 细胞的效应影响过继性细胞免疫治疗的疗效（Ahmadzadeh，Johnson et al，2009；Leavy，2010）。肿瘤微环境的复杂性和动态平衡使得其成为了一个潜在的抗炎和免疫抑制环境（Marx，2008；Chometon and Jendrossek，2009；Polyak，Haviv et al，2009）。而肿瘤细胞也通过分泌一些活性的趋化因子和细胞因子从而诱导白细胞的趋化作用；一方面改变肿瘤细胞的生长环境并且抑制免疫系统的活性，另一方面也可以调节新血管的生成（Tanaka，Bai et al，2005；Alexander and Friedl，2012）。所以如果将肿瘤微环境中这些免疫抑制细胞作为靶点，可能会破坏实体瘤的平衡环境，从而有效地提高过继性细胞免疫治疗的疗效（Zhang，Bowerman et al，2007）。

除了整体疗效以外，过继性细胞免疫治疗还不能成为一种常规治疗方法的另一个主要障碍是它的经济成本。过继性细胞免疫治疗是一种相当复杂的治疗方法，包含多个繁琐的程序，包括病人的准备、长周期的细胞培养及需要熟练的技术操作人员，这些因素都是过继性细胞免疫治疗发展成为一种"新兴药物"的必要条件，而其中的每个程序都需要耗费大量的人力、物力和金钱。

2010 年，美国西雅图 DENDREON 公司研发的自体细胞免疫疗法 Sipuleucel-T 获得美国 FDA 批准，用于治疗前列腺癌（Chambers and Neumann，2011）。每个疗程总共需要花费 93 000 美金（Lesterhuis，Haanen et al，2011）。尽管这种以 DC 细胞为基础的细胞免疫疗法被证明是有效的，但是高额的花费和复杂的流程却极大地限制了它在临床治疗上的应用（Frantz，2011）。

对于过继性细胞免疫治疗来说，其真实成本是难以评估的，因为整个操作流程并没有一个可以参考的国际标准，一直处于不断变化的状态。尽管过继性细胞免疫治疗的成本非常之高，那么相比于现有的其他治疗方法，它是否是一种经济实惠的治疗方式？我们的观点是，目前还很难去评价过继性细胞免疫治疗的真实经济效益。这里所谓的经济效益并不仅仅是指其在成本上的花费，它还包含了其他多个方面，比如说临床效益：过继性细胞免疫治疗究竟能给患者带来什么利益，这相比于成本而言，应该是更为重要的。尽管过继性细胞免疫治疗成本高而且流程繁琐，但是从理论上来说它能够重建病人的免疫系统，为病人提供免疫记忆细胞，并且保证病人在未来多年内对免疫原性的抗原具有较强的免疫应答。因此，相比于那些廉价的药物治疗，这种昂贵的过继性细胞免疫治疗是真正能给病人带来长期临床效益的，将可能成为一种经济可行的治疗方式。

2　肿瘤细胞免疫治疗的现状

2.1　细胞免疫治疗的概述

近年来，随着对肿瘤发生发展分子机制的深入认识和生物技术的迅速发展，免疫治疗已经成为继手术、放疗和化疗后肿瘤综合治疗的第四种模式，受到越来越多的关注。充分调动机体的免疫系统来使肿瘤的治疗获益，长久以来一直是免疫学和肿瘤学的共同目标。肿瘤免疫治疗是指应用免疫学的原理和方法，将免疫细胞和效应分子输注到病人体内，通过调动宿主的免疫防御机制，激发和增强机体的抗肿瘤免疫应答，协同机体的免疫系统杀伤、抑制肿瘤的生长，而不杀伤机体正常的组织细胞，是一种安全有效的绿色疗法（Klaver，Kunert et al，2015）。过继性细胞免疫治疗（adoptive cell immunotherapy，ACT）是指通过输注自身或同种异体肿瘤杀伤细胞来治疗肿瘤的免疫疗法，它不仅可以改善机体免疫功能低下状态，促进宿主抗肿瘤免疫功能，并且可直接发挥抗肿瘤作用（Rosenberg and Restifo，2015）。

近几年来，ACT 在临床中取得的突破性进展已经吸引越来越多的目光，近几年的临床数据显示，一些对传统治疗模式不敏感的患者接受ACT 以后，临床疗效显著。对于恶性黑色素瘤患者，肿瘤浸润淋巴细胞（tumor infiltrating lymphocytes，TILs）是最常用的 ACT 疗法。近期开展的一系列临床试验中，有部分转移性黑色素瘤患者在接受了 TILs 治疗以后，客观反应率达到50%，完全有效率在10%~20%，其中包括持续性肿瘤消退超过 3 年以上的患者（Dudley，Yang et al，2008；Besser，Shapira-Frommer et al，2010；Rosenberg，Yang et al，2011；Ellebaek，Iversen et al，2012）。尽管这些临床数据很鼓舞人心，但是仅有一小部分患者适合接受 TILs 治疗，并不是所有肿瘤中均存在反应性 T 淋巴细胞，并且在许多肿瘤中很难检测并获得肿瘤特异性的淋巴细胞。此外，肿瘤免疫编辑产生的免疫抑制微环境能够削弱过继性 T 淋巴细胞的临床疗效，最终导致肿瘤逃脱宿主的免疫防御系统，发生免疫逃逸。因此，在大部分 TILs 治疗的临床试验中，肿瘤患者都要先经过非清髓预处理，以减弱宿主本身的免疫反应。一些临床试验显示，全身性放射预处理方案能够增强化疗强度，尽管总反应率在病人之间没有明显差异，但是随着全身放射剂量的增加，病人完全反应率呈上升趋势（Dudley，Yang et al，2008；Rosenberg，Yang et al，2011）。因此，ACT 联合应用其他靶向免疫抑制微环境的治疗方案或许能够提高 ACT 的临床疗效。

目前，ACT 在临床上成功应用的最大限制因素是鉴别并获得一群特异性的淋巴细胞，该群细胞只识别在肿瘤细胞表达而在正常组织中不表达的特异性抗原。近年来，研究人员尝试使用基因修饰 T 细胞来解决这一问题，研究者相继分离出肿瘤抗原特异性 T 细胞受体（T cell receptor，TCR）基因，通过基因转染技术将能够识别肿瘤抗原的 TCR 基因转染至正常 T 细胞中，使其表达肿瘤抗原特异性 TCR，获得能够识别并杀伤携带相应肿瘤抗原的恶性细胞的能力，经过体外扩增成为具有特异性杀伤活性的淋巴细胞（cytotoxic lymphocyte，CTLs）用于临床治疗。尽管利用该技术产生的 T 淋巴细胞具有抗肿瘤活性，在一些肿瘤患者的临床试验中取得了较好的临床疗效（Morgan，Dudley et al，2006），但是依然依赖于肿瘤细胞主要组织相容抗原（MHC）复合物的抗原提呈作用，而 MHC 复合物在一些免疫原性较低的肿瘤中表达水平相对较低。为了解决这一问题，除了对 TCR 基因进行修饰以外，嵌合抗原受体（chimeric antigen receptor，CARs）技术的应用近来也受到广泛关注。CARs 基因修饰的 T 细胞（CAR-T 细胞）是以能编码单链抗体 – 共刺激分子 – 免疫受体酪氨酸活化基序的嵌合分子的融合基因修饰产生的一种 T 细胞，因其具有抗原识别特异性强、亲和力高、非 MHC 限制性及可在体外大量扩增等优点而受到较多关注。TCR 和 CAR-T 技术的临床应用在一定程度上克服了制约 ACT 进展的困难。

简而言之，ACT 具备杀伤肿瘤细胞的能力，能够抑制肿瘤生长，但由于机体免疫系统各部分的影响，可能启动后期的适应性免疫应答。毫无疑问，对于一些特定的肿瘤，在合适的条件下，ACT 能够抑制肿瘤生长，这一点在某些恶性肿瘤如黑色素瘤、特定类型的白血病及前列腺癌中得到了证实。然而，ACT 在发挥其临床疗效的同时，也伴随产生一些临床毒性等不良反应，如细胞因子释放综合征（Kunert，Straetemans et al，2013；Tey，2014）。尽管最近的临床试验数据预示着 ACT 在癌症治疗中的巨大潜力，其广泛应用可能取决于获得肿瘤反应性的 TILs 或基因修饰的淋巴细胞技术的发展。

2.2　淋巴因子激活的杀伤细胞（LAKs）和肿瘤浸润的淋巴细胞（TILs）

恶性肿瘤是威胁人类健康的重要凶手之一。尽管肿瘤治疗发展迅速，人类在提高肿瘤患者生存及生活质量方面取得了一些突破，然而，病人对治疗的反应及临床预后是不尽相同的。近几年，研究者试图应用免疫学的手段对病人进行个体化干预，该领域的发展吸引了诸多人的目光（Bindea，Mlecnik et al，2014）。ACT 是目前发展迅速，具有较好临床应用前景的免疫治疗手段，该疗法是通过给病人输注自身或体外扩增的肿瘤杀伤细胞来治疗肿瘤的免疫治疗方法。该疗法的效应细胞具有异质性，如 LAKs 和 TILs 等都在杀伤肿瘤细胞中起作用，发挥积极的抗肿瘤作用（Han，Zhang et al，2014）。

LAKs 是采用 IL-2 在体外刺激活化病人的外周血单个核细胞（peripheral blood mononuclear cells，PBMCs），诱导产生的一群具有非特异性细胞毒作用的异质性效应细胞，主要包括 NK、NKT 和 T 细胞（Grimm，Mazumder et al，1982）。LAKs 发挥抗肿瘤作用的主要细胞是 NK 细胞。LAKs 的特点是抗癌谱广，杀伤作用不受 MHC 的限制，它不仅能杀伤对 NK 细胞敏感的肿瘤细胞，而且对 NK 细胞不敏感的各种自体和同种异体的新鲜实体瘤细胞也具有杀伤作用，而不损伤机体正常的组织细胞（Grimm，Mazumder et al，1982；Phillips and Lanier，1986）。以往的研究报道表明，给病人体内输注的 LAKs 能直接定位到肿瘤组织部位发挥抗肿瘤作用（Keilholz，Scheibenbogen et al，1994）。此外，有报道表明，LAKs 通过直接释放含有穿孔素、颗粒溶素、颗粒酶等介质的细胞毒性颗粒发挥杀伤肿瘤细胞的作用（Young，Liu et al，1988）。因其具有非特异性的细胞毒作用，LAKs 已经成为一种具有吸引力的治疗策略。

TILs 是一群对肿瘤相关抗原（tumor-associated antigen，TAA）具有特异性反应的 T 淋巴细胞，能够分泌效应细胞样的细胞因子（Halapi，Yamamoto et al，1993；Yamamoto，Backlin et al，1993；Hayashi，Yonamine et al，1999）。将切除的肿瘤组织中的浸润淋巴细胞分离出来，体外给予抗 CD3 单抗、IL-2 培养扩增一段时间，成为具有特异性杀瘤活性的效应细胞。TILs 包括各种 T 细胞亚群，已经证实在多种类型的肿瘤中作为患者预后的标志（Gooden，de Bock et al，2011；Hwang，Adams et al，2012）。有研究表明，CD8$^+$ TILs 具有细胞毒作用，能够直接识别TAA，在多种肿瘤中已经证实与患者预后密切相关，局部 TILs 浸润越多，患者的自身抗肿瘤反应越强，预后越好（Gooden，de Bock et al，2011）。然而，CD4$^+$ TILs 的生物学特性在肿瘤微环境中是可变的、模棱两可的（Vukmanovic-Stejic，Zhang et al，2006）。有报道表明，CD4$^+$ TILs 可能会提高并维持 CD8$^+$ TILs 的抗肿瘤效应（Janssen，Lemmens et al，2003）。此外，在没有 CD8$^+$ TILs 存在的情况下，CD4$^+$ TILs 能够通过 PRF1/GZMB 途径杀伤 MHC-Ⅱ 阳性的肿瘤细胞或者通过 Th1/M1 样巨噬细胞依赖的机制杀伤 MHC-Ⅱ 阴性的肿瘤细胞（Quezada，Simpson et al，2010；Haabeth，Lorvik et al，2011）。因此，在肿瘤浸润的淋巴细胞中，哪一群 T 细胞亚群被激活并发挥抗肿瘤效应，以及哪些因素决定了抗原特异性，在 ACT 发展中引起了人们极大的兴趣。

2.2.1　LAKs 和 TILs 的临床应用

2.2.1.1　LAKs 的临床应用

1983 年，Grim 等首次描述了 LAKs 现象，指出 LAKs 对多种肿瘤具有细胞毒作用。Rosenberg 首次在癌症治疗中引用 LAKs 治疗，临床数据显示，LAKs 在治疗肾细胞癌（RCC）、恶性黑色素瘤及非霍奇金淋巴瘤均显示了一定的抗肿瘤活性（Rosenberg，Lotze et al，1985）。此外，在多种类型的肿瘤如卵巢癌、小细胞肺癌（SCLC）、恶性黑色素瘤和 RCC 中，LAKs 已经被证实能有效清除 P-gp$^+$ 多药耐药（MDR）的肿瘤细胞（Savas，Cole et al，1996；Savas，Kerr et al，1998；Brinkmann，Bruns et al，

1999；Savas，Arslan et al，1999）。

1991 年，Sherry RM 等对 3 例术后复发的非霍奇金淋巴瘤患者采用 IL-2 联合 LAKs 治疗，结果显示，3 例病人均出现二次反应。该项研究提示我们，对于术后复发的非霍奇金淋巴瘤患者，采用 LAKs 治疗具有一定的临床疗效（Sherry，Rosenberg et al，1991）。1993 年，Rosenberg SA 等进行了一项前瞻性的临床随机试验，目的是比较在晚期黑色素瘤患者中，高剂量 IL-2 联合 LAKs 治疗与单独采用 IL-2 治疗两种方案有何不同。研究结果表明，与单独采用 IL-2 治疗的患者相比，采用 IL-2 联合 LAKs 治疗的患者生存率明显增加。24 个月患者的生存率分别为 15% 与 32%；48 个月患者的生存率分别为 4% 与 18%。26 例单独采用 IL-2 治疗方案的患者中无一例存活；28 例采用 IL-2 联合 LAKs 治疗的患者中，有 5 例存活，3 例出现持续性的完全缓解。肾细胞癌患者分别采用上述两种方案治疗以后，生存率无明显差别。该项研究提示我们，IL-2 联合 LAKs 治疗对于黑色素瘤患者具有一定的临床疗效，而对肾细胞癌患者没有效果（Rosenberg，Lotze et al，1993）。Kimura H 等对 174 例手术切除的原发性肺癌患者进行了一项Ⅲ期的前瞻性随机对照试验。在此项研究中，174 例肺癌患者被分为治愈组以及非治愈组，随机接受标准放化疗或标准放化疗联合免疫治疗（IL-2、LAKs），结果显示，采用联合免疫治疗患者的 5 年生存率和 9 年生存率分别为 54.4% 和 52.0%；采用标准放化疗患者的 5 年生存率和 9 年生存率分别为 33.4% 和 24.2%。该项研究提示我们，放化疗联合 IL-2、LAKs 免疫治疗能够提高原发性肺癌患者的术后生存率（Kimura and Yamaguchi，1997）。2004 年，Dillman RO 等研究团队对多形性成胶质细胞瘤患者进行术后的 LAKs 免疫治疗，他们发现，相比于术后复发进行二次手术的患者，术后接受 LAKs 治疗的患者的平均生存率有所提高（Dillman，Duma et al，2004）。2009 年，该研究团队对 40 例复发的多形性成胶质细胞瘤患者采用自体 LAKs 治疗，研究结果发现，生存中位数达到 9 个月。在此项研究中，平均年龄 57 岁的 19 名男性和 14 名女性被选入组采用 LAKs 治疗，27 名患者死亡，生存中位数为 20.5 个月，1 年生存率高达 75%。该项研究的临床数据很鼓舞人心，也为后续采用 LAKs 治疗，开展临床Ⅱ期试验提供了有力的保证（Dillman，Duma et al，2009）。Suck et al 等用 IL-15 在体外刺激活化病人的 PBMCs，连续培养

3~4 周，获得一大群 NK/LAK 细胞。该研究团队在 2011 年的报道指出，获得的 NK/LAK 细胞群表达高水平的活化受体（NKG2D，NCR1，NCR2 和 NCR3），能有效杀伤 K562 细胞（Suck，Oei et al，2011）。

此外，在近几年里，LAKs 联合化疗、免疫检查点抑制剂、免疫调节分子等治疗策略已经成功地应用于临床。Berdeja JG 等报道指出，LAKs 联合应用肿瘤特异性抗体如利妥昔单抗能显著提高 LAKs 对复发性 B 细胞淋巴瘤的毒性及易感性（Berdeja，Hess et al，2007）。2010 年，Ismail-Zade RS 等评价了 LAKs 联合全身过热疗法在 19 例耐药的晚期肿瘤儿童中的临床疗效，研究发现，8 例患者出现部分或完全缓解，并且超过 5 年生存期的患者达 43%（随访中位数为 12.6 个月）（Ismail-Zade，Zhavrid et al，2010）。在同一年，Kato M 等报道了 1 例晚期肺腺癌患者，该患者对单独的 LAKs 治疗没有反应，但对病人给予 LAKs 联合糖皮质激素类治疗以后，能观测到显著的临床效应（Kato，Goto et al，2010）。或许，糖皮质激素类药物能够改善肿瘤微环境中的免疫抑制状态，利于 LAKs 发挥抗肿瘤作用。最优化的细胞免疫治疗能同时启动机体的固有性免疫应答和适应性免疫应答。LAKs 能触发早期的固有性免疫应答来发挥抗肿瘤作用，然而，LAKs 发挥长期的适应性免疫应答依赖于 CD8$^+$ 细胞毒淋巴细胞的激活及树突状细胞（dendritic cells，DCs）的肿瘤抗原的识别提呈作用。因为 DCs 能同时激活固有免疫细胞及适应免疫细胞，联合应用 LAKs 和 DCs 具有抗肿瘤的潜能。Yano Y 等报道指出，将晚期肿瘤患者的 PB-MCs 中的 DCs 取出，与自体 LAKs 共孵，能促使 DCs 向成熟表型转化（Capobianco，Rovere-Querini et al，2006）。或许，LAKs 表面表达的 CD40L 分子或者 LAKs 分泌的因子促使 DCs 成熟。该发现预示着联合应用 DCs 和 LAKs 在抗肿瘤方面的潜能。同一年，Capobianco A 等也报道了 DCs 和 NK/LAK 细胞之间的相互作用。他们发现，DCs 能够提高 NK/LAK 细胞杀伤黑色素瘤细胞及分泌细胞因子的能力。这种细胞间的相互作用最终使 DCs 分泌 IL-18，NK/LAK 细胞分泌 INF-γ（Capobianco，Rovere-Querini et al，2006）。2011 年，West EJ 等报道了一项关于 DCs 和 LAKs 之间相互作用的临床前体外试验研究（West，Scott et al，2011）。他们发现，LAKs 能促使 DCs 成熟，体现在 DCs 抗原提呈能力的提高，同样，DCs 能增强 LAKs 的细胞毒作用，体现在炎性因子如 IFN-γ 及 TNF-α 释放的增加。所有这些数据表明，联合应用 LAKs 和 DCs 预示着积极的抗肿瘤作用，被 DCs 活化的 LAKs 在杀伤肿瘤细胞的过程中，促使肿瘤细胞释放 TAA，以利于 DCs 的摄取。继而，负载肿瘤抗原的 DCs 迁移至外周淋巴器官和组织，将抗原提呈给 T 细胞，最终激发机体的适应性免疫应答。最重要的是，LAKs 和 DCs 二者联合应用不会引起因全身性的 IL-2 产生的毒性，因此，LAKs/DCs 可以作为一项比较实际的肿瘤免疫治疗的临床手段。LAKs 治疗在近两年也取得了一些进展。2014 年，Li Y 等报道了一项关于 LAKs 免疫治疗最佳供体选择的一项研究，该研究是基于 IL-2 和 IL-2 受体基因的单核苷酸多态性进行选择。他们发现，无论是 IL-2-330（rs2069762）T/G GG 供体还是 IL-2R（rs2104286）A/G AA 供体都可以作为 LAKs 免疫治疗的最佳候选者（Li，Meng et al，2014）。同年，Saito H 等报道了一项关于 LAKs 免疫治疗联合腺病毒介导的 p53 基因治疗的一项体外研究（Saito，Ando et al，2014）。他们发现，在针对头颈部鳞状细胞癌细胞的杀伤试验中，p53 基因治疗能够提高 LAKs 治疗的效果。

总之，依上所述，LAKs 单独应用，或者 LAKs 联合化疗、手术等已经在多种肿瘤的治疗中显示了一定的临床疗效（Mule，Shu et al，1984；Boldt，Mills et al，1988；Melder，Whiteside et al，1988；Valteau-Couanet，Leboulaire et al，2002；Vershinina，Khalturina et al，2004；Kimura，Iizasa et al，2008）。在一些特定的恶性肿瘤中，LAKs 的临床疗效与化疗相同，但与化疗不同的是，LAKs 能够激活机体的免疫系统，改善病人的身体状况，而不产生严重的不良反应。然而，近五年中，关于 LAKs 治疗肿瘤的临床应用进展缓慢，或许其他更有效的免疫疗法会更加吸引人们的目光，替代 LAKs 治疗，更好地应用于临床。

2.2.1.2 TILs 的临床应用

淋巴细胞浸润至肿瘤中显示了淋巴细胞识别肿瘤的能力，在小鼠的肺癌、肝癌等模型中已经发现输注 TILs 可以促进肿瘤消退（Rosenberg，Spiess et al，1986）。1987 年，Muul LM 等的一份体外试验证明，从黑色素瘤组织中提取出的 TILs 具有识别自身来源肿瘤的能力（Muul，Spiess et al，1987）。之后，Rosenberg SA 等人首次发现了 TILs 可以抑制患者体内的恶性黑色素瘤细胞的转移能力（Rosenberg，Packard et al，1988）。该研究发现，相比于 IL-2 和（或）LAKs，输入 TILs 能获得更好的治疗效果。目前，对这种 ACT 能否提高患者的生存率还不能下定论，需要进一步的临床试验来验证。

已经证实，应用 TILs 治疗转移性恶性黑色素瘤是最有效的手段，能使病人达到持续性完全缓解的疗效。切除的肿瘤组织被消化为单细胞悬液或者分割为很小的组织块，体外加入 IL-2 进行培养。通过 IL-2 和抗 CD3 抗体经过 5~6 周的体外培养，可以获得最高 10^{11} 的细胞用于给病人输注（Rosenberg and Restifo，2015）。

2002 年，Dudley ME 等首次报道了关于 TILs 的临床试验并且在抑制肿瘤转移方面获得了显著的治疗反应。共 13 例恶性黑色素瘤患者接受了非清髓性的淋巴细胞去除，然后进行自体 TILs 回输，其中 6 例获得部分缓解（Dudley，Wunderlich et al，2002）。2005 年，为了证实这种 T 细胞治疗手段的有效性，该研究小组扩大了研究样本量，共 35 例患者接受了治疗，18 例获得了临床治疗反应，其中 3 例完全缓解，15 例部分缓解，有效维持时间为 11.5±2.2 个月（Dudley，Wunderlich et al，2005）。因此，淋巴细胞去除性化疗联合高效的抗肿瘤淋巴细胞输注成为了治疗 IL-2 耐药的转移性恶性黑色素瘤患者的有效手段。Robbins PF 等开展了一项临床前期试验，该试验共入组 13 例转移性恶性黑色素瘤患者，临床客观指标证实，接受 TILs 输注前进行非清髓性预处理将明显促进肿瘤消退并提高患者生存率（Robbins，Dudley et al，2004）。分析显示，肿瘤的消退和外周血中输注的过继性 T 淋巴细胞是否持续存在有密切的关系，如果外周血中输注的过继性 T 淋巴细胞存活持续时间不充分的话，将会降低这种免疫疗法的有效性。此外，Huang J 等报道了 1 例接受了这种过继性免疫疗法的患者，该患者在回输 16 个月后外周血仍能检测到这些 T 淋巴细胞的克隆，并且这群细胞高表达共刺激分子 CD28 和 CD27，这提示了这些淋巴细胞在体内向终末分化较慢的特征，而这个特征是可以使病人获益的（Huang，Khong et al，2005）。一项体外试验比较了短期培养的 TILs 和经过 INF-γ 选择的"较老"的 TILs，发现短周期培养的 TILs 的端粒较长，表达的共刺激分子 CD28 和 CD27 水平更高，可以在体内获得更长时间的生存（Robbins，Dudley et al，2004；Powell，Dudley et al，2005；Zhou，Shen et al，2005；Shen，Zhou et al，2007；Tran，Zhou et al，2008）。2009 年，Besser MJ 等报道了用这两种不同的培养方法来治疗转移性恶性黑色素瘤的临床试验，其中 12 例患者接受了选择性的 TILs 疗法，8 例患者接受了短周期培养的 TILs（Besser, Shapira-Frommer et al, 2009）。虽然接受短周期培养的 TILs 组的病例数较少，随访时间较短，但其结果是鼓舞人心的。短周期培养并且未经 INF-γ 筛选的 TILs 几乎使所有入组患者获益。2010 年，他们进一步证实了短周期培养法和临床疗效方面的关系。他们发现，不管患者有无治疗反应，细胞的 CD28 和 CD27 表达量并无差异，但治疗有效组的患者体内检测到更多的 CD8$^+$ T 淋巴细胞（Besser, Shapira-Frommer et al, 2010）。有文献报道，PD-1（CD279）、BTLA（CD272）、LAG3（CD223）和 Tim-3（CD366）作为免疫抑制受体表达在 CD8$^+$ T 淋巴表面（Ahmadzadeh, Johnson et al, 2009；Fourcade, Sun et al, 2010；Paulos and June, 2010）。Radvanyi LG 等检测了输注的 TILs 表面这些分子的表达情况，结果发现，治疗有效组患者其 CD8$^+$、BTLA$^+$ 的 T 淋巴细胞及分化的效应性 T 细胞显著多于治疗无效组（Radvanyi, Bernatchez et al, 2012）。Verdegaal EM 等开展了一项 I / II 期临床试验，该试验中，已经发生转移并处于进展期的恶性黑色素瘤患者输注肿瘤反应性的 T 淋巴细胞并每日注射 IFN-α，然后检测输注的 T 淋巴细胞表达的细胞因子。结果发现，治疗有效组主要表达 Th-1 相关的细胞因子（IFN-γ、IL-2、TNF-α），治疗无效组则主要表达 Th-2 相关的细胞因子（IL-4、IL-5、IL-10）（Verdegaal, Visser et al, 2011）。这份报道显示了输注的 T 淋巴细胞表达的 Th-1/Th-2 细胞因子与治疗疗效是相关的，揭示了输注的 T 淋巴细胞的这些指标在预测临床疗效方面具有重要意义。如上所述，TILs 疗法已经被公认为治疗恶性黑色素瘤有效的免疫治疗手段。2015 年，Rahbar M 等报道了一项评估临床预后的分析，该分析是基于恶性黑色素瘤患者肿瘤浸润的 CD8$^+$ T 淋巴细胞的研究。浸润至肿瘤组织内的 T 淋巴细胞，尤其是肿瘤侵袭边缘的 T 淋巴细胞的总数与肿瘤大小呈明显的相关性（Rahbar, Naraghi et al, 2015）。该报道推断，皮肤原发的恶性黑色素瘤浸润的 CD8$^+$ T 淋巴细胞能引起抗肿瘤免疫应答，可以为治疗恶性黑色素瘤提供一种新的免疫疗法。恶性黑色素瘤患者接受 TILs 的临床试验可以参考表 4-1。

　　除了上述针对恶性黑色素瘤患者的 TILs 疗法，近年来，针对其他肿瘤的 TILs 疗法亦见报道。最近，Attig S 等研究了 RCC 患者的肿瘤细胞内

TILs 的表型和功能，发现 RCC 相关的 TILs 由 CD4$^+$辅助 T 淋巴细胞及激活的 CD8$^+$效应性记忆细胞组成（Attig，Hennenlotter et al，2009）。因此，RCC 相关的 TILs 与恶性黑色素瘤患者浸润的淋巴细胞是十分相似的（Nagorsen，Scheibenbogen et al，2003；Derre，Bruyninx et al，2007）。Mahmoud SM 等报道了乳腺癌患者肿瘤浸润的 T 淋巴细胞总数及肿瘤边缘基质细胞中的 CD8$^+$ T 淋巴细胞与预后相关，并发现了淋巴细胞的抗肿瘤活性（Mahmoud，Paish et al，2011）。

综上所述，针对肿瘤组织内 TILs 的研究可以为筛选合适的肿瘤患者接受免疫治疗的临床试验提供一个可行的标准。有效提高肿瘤 TILs 的数量和质量可以为改善患者预后提供一个全新的治疗策略。

2.2.2　临床应用面临的问题

ACT 能够杀伤肿瘤细胞，抑制肿瘤生长，但同时由于机体免疫系统各部分之间的相互作用，不可避免地激发后期的适应性免疫应答。某些正常组织表达低水平的肿瘤抗原或者表达类似肿瘤抗原的分子，当输注至体内的免疫细胞将这些正常的组织误识为肿瘤组织或者与大量的肿瘤细胞接触时，会导致过度免疫反应的发生，产生一些特有的临床毒副反应（Kunert，Straetemans et al，2013；Tey，2014）。

LAKs 治疗能改善病人的身体状况，LAKs 中主要的效应细胞是 NK 细胞，后者能有效地杀伤肿瘤细胞。LAKs 是用高剂量的 IL-2 在体外活化扩增病人的 PBMCs，以保证回输至病人体内的 LAKs 具有足够的数量。然而，高剂量的 IL-2 引起的临床毒副反应如血管渗漏的细胞因子释放综合征及严重的低血压，限制了 LAKs 治疗的临床应用（Atkins，Gould et al，1986）。虽然 20 世纪末，LAKs 在癌症治疗中带来了一定的临床利益，LAKs 并没有在癌症治疗中有效的发展，或许是因为随 LAKs 输注至患者体内的 IL-2 带来的毒副反应（Rosenberg，1988）。最重要的是，关于 LAKs 临床应用的一个争议是，IL-2 在激活 NK 细胞的同时也能激活 Tregs。事实上，已经有大量的数据证明 IL-2 能够激活 Tregs，许多研究都发现 IL-2 是 Tregs 活化、体外存活及维持免疫抑制功能非常重要的分子（Toda and Piccirillo，2006；Jiang，Yang et al，2008）。因此，如何区分 LAKs 中的效应 Th 细胞和 Tregs，是非常重要也是非常困难的一点。

Couper KN 等研究发现，采用 CD25 抗体封闭 CD25 阳性 T 细胞上的 CD25 分子，虽然能降低 Tregs 数目，同时也能降低效应 Th 细胞数目，导致机体容易发生感染（Couper, Lanthier et al, 2009）。目前，LAKs 治疗在临床上的成功应用取决于体外获得足够数目的高细胞毒性的效应细胞。LAKs 是一群表达各种活化和抑制信号的异质性细胞，我们很难指出其中哪一群细胞发挥了抗肿瘤作用，同时能被 LAKs 识别的肿瘤抗原是多种多样的，因此，LAKs 特异性的识别机制需要进一步的研究和探索。

　　从理论学的角度出发，TILs 治疗在近几年已经引起了人们极大的关注，TILs 疗法在临床应用方面有着很多的优势。首先，T 细胞引起的免疫反应是特异性的，能够有效区分肿瘤组织和正常组织。另外一个优势是 T 细胞在体外被激活以后，能扩增至 1000 倍，输入病人体内以后迁移至肿瘤抗原部位，从而杀伤肿瘤细胞，防止肿瘤细胞发生远处转移。尽管 TILs 疗法有着上述的诸多优势，机体的免疫系统能否有效地识别肿瘤抗原是 TILs 免疫治疗的阻碍。现在已经普遍认为，T 细胞浸润是肿瘤的标志（Hanahan and Weinberg, 2011）。然而，TILs 是否是细胞死亡、功能失调或者介导肿瘤清除的监控者众说纷纭，值得讨论。此外，肿瘤特异性 T 细胞和肿瘤共存是否能引起根除肿瘤的免疫反应值得怀疑。一些研究表明，在一些特定的条件下，TILs 能根除肿瘤，体内输入的 T 细胞与病人的临床预后成正相关。然而，用于治疗的 TILs 具有多克隆特性，病人体内输入 TILs 以后，长久监测 TILs 的存在变得很困难。因此，测量来自每个患者的不同肿瘤部位的 TILs 的端粒长度，有助于选择更特异和有效的 TILs 克隆。尽管 TILs 在近几年已经有成功应用于临床的例子，然而大部分病人不适宜接受 TILs 治疗，因为并非所有的肿瘤患者体内均存在肿瘤特异性的 T 细胞，在很多肿瘤类型中，区别和获得肿瘤反应性 T 细胞是很困难的。此外，肿瘤附近的免疫抑制微环境也是影响 TILs 疗效的一个原因。肿瘤通过募集 CD4$^+$Foxp3$^+$Tregs、髓系来源的免疫抑制细胞（MDSCs）、2 型分化的巨噬细胞及间充质基质细胞（MSCs）等免疫抑制细胞来抑制抗肿瘤的 T 细胞应答。肿瘤微环境中高浓度的免疫抑制因子如 TGF-β 也会影响 T 细胞反应。因此，选择性地抑制肿瘤微环境中的免疫抑制细胞或细胞因子有助于提高 TILs 的抗肿瘤作用。

　　总而言之，LAK/TIL 免疫治疗虽然在临床应用中取得了一些突破性进展，关于两者的有效性和安全性却很难预测。哪些患者适宜接受 T 细胞治疗并获益于 T 细胞治疗是需要进一步研究的。通过评价病人肿瘤微环境或者外周血的免疫指标有助于我们了解病人是否适宜接受 T 细胞治疗。将病人的免疫指标与输入的免疫细胞的特性联合起来或许有助于提高细胞免疫治疗的疗效。

表 4-1　TILs 的临床应用

肿瘤	病例数	客观缓解率（%）	部分缓解	完全缓解	TILs 的免疫学表型	免疫相关副作用	参考文献
黑色素瘤	15	0（0）	0	0	表型：CD4$^+$，CD8$^+$ 细胞因子：IFN-γ，IL-2	无	Dudley，Wunderlich et al, 2002
黑色素瘤	35	18（51）	15	3	表型：CD4$^+$，CD8$^+$ 细胞因子：IFN-γ	17（黑素细胞破坏）；12（白癜风）；3（葡萄膜炎）	Dudley，Wunderlich et al, 2002；Dudley，Wunderlich et al, 2005
黑色素瘤	12（Selected-TILs）；8（Young-TILs）	2（17）；1（13）	2 0	0 1	细胞因子：IFN-γ	1（白癜风）	Besser，Shapira-Frommer et al, 2009
黑色素瘤	20	10（50）	8	2	表型：CD4$^+$，CD8$^+$，CD27$^+$，CD28$^+$ 细胞因子：IFN-γ	1（白癜风）	Besser，Shapira-Frommer et al, 2010
黑色素瘤	33（NMA，IL-2）；23（NMA + RTx，IL-2）	19（58）11（48）	16 9	3 2	表型：CD4$^+$，CD8$^+$	无	Dudley，Gross et al, 2010

续表

肿瘤	病例数	客观缓解率（%）	部分缓解	完全缓解	TILs 的免疫学表型	免疫相关副作用	参考文献
黑色素瘤	43（NMA，IL-2）； 25（NMA＋RTx［2 Gy］，IL-2）； 25（NMA＋RTx［12 Gy］，IL-2）	21（49）； 13（52）； 18（72）	16 8 8	5 5 10	表型：CD4$^+$，CD8$^+$，CD27$^+$细胞因子：IFN-γ	1（葡萄膜炎）	Dudley，Yang et al，2008；Rosenberg，Yang et al，2011
黑色素瘤	31	15（48）	11	4	表型：CD4$^+$，CD8$^+$细胞因子：IFN-γ	无	Itzhaki，Hovav et al，2011
黑色素瘤	6	2（33）	0	2	表型：CD4$^+$，CD8$^+$，CD27$^+$，CD45RO$^+$，CCR7$^+$，CD107a$^+$细胞因子：IFN-γ，TNFα	无	Ellebaek，Iversen et al，2012
黑色素瘤	31	15（48）	13	2	表型：CD4$^+$，CD8$^+$，CD27$^+$，CD28$^+$，CD62L$^+$，CD45RA$^+$，CD272$^+$，CD279$^+$，TIM3$^+$，CD223$^+$，CD270$^+$细胞因子：IFN-γ	无	Radvanyi，Bernatchez et al，2012

肿瘤	病例数	客观缓解率（%）	部分缓解	完全缓解	TILs 的免疫学表型	免疫相关副作用	参考文献
黑色素瘤	57	23（40）	18	5	表型：CD8[+]，CD27[+]，CD28[+]，CD62L[+]，CD45RA[+]，CD69[+]，CD57[+]，CD25[+]，PD-1[+]，CTLA-4[+]	无	Besser，Shapira-Frommer et al，2013
黑色素瘤	34（CD4[+]CD8[+] TILs）；35（CD8[+] TILs）	22（65）11（31）	10 4	12 7	表型：CD4[+]，CD8[+]细胞因子：IFN-γ	无	Dudley，Gross et al，2013

2.3 细胞因子诱导杀伤（CIK）细胞和树突状细胞（DC）-CIK

早在大约 30 年以前，细胞因子诱导的杀伤细胞（cytokine induced killer cells，CIK）就被定义为一群由体外扩增获得的同时具有 T 细胞和自然杀伤细胞（natural killer cells，NK）表型的异质性细胞。CIK 能够激活机体自身的免疫系统，识别和杀伤肿瘤细胞。目前的研究证实，CIK 细胞中的主要效应成分是 CD3 和 CD56 双阳性 NK 细胞样 T 淋巴细胞（Schmidt-Wolf，Lefterova et al，1993）。该类细胞可以通过多条非 MHC 限制性途径作用于肿瘤细胞。以 IL-2 和 CD3 单克隆抗体体外刺激外周血单个核细胞可以诱导形成 CIK 细胞。此外，IFN-γ、IL-1β 等细胞因子能够增强这些单核细胞的抗肿瘤活性。临床前研究显示，CIK 可在小鼠肿瘤模型中发挥显著的抗肿瘤作用。一些临床研究还证实，肿瘤患者可以从以 CIK 为基础的过继性细胞免疫治疗中获益。如前所述，临床应用的关键是获得足够数量的功能性免疫细胞。

树突状细胞（dendritic cells，DCs）属于专职抗原提呈细胞（antigen presenting cells，APCs），可以提呈抗原并活化 T 细胞和 NK 细胞。DCs 是抗原提呈作用最强的 APC，也是唯一能够活化初始 T 细胞的 APC。DCs 通过其表面的 TCR 和 MHC 分子等受体将相关特异性抗原提呈给 T 细胞，产生细胞毒性 T 淋巴细胞进而诱导出抗肿瘤免疫反应。DCs 可通过负载自体肿瘤细胞裂解产物形成 Ag-DCs。Ag-DCs 与 CIK 细胞共培养后可形成 Ag-DC-CIK，通过分泌 IL-12、IFN-γ 等多种细胞因子进而显著增强 CIK 细胞的抗肿瘤活性。总之，DC-CIK 细胞不仅能够激活 CIK 细胞的抗肿瘤活性、特异性地提呈肿瘤抗原，同时也被证实对多种肿瘤有效且显示出较好的安全性。

2.3.1 临床前研究

有研究证实，CIK 细胞在体外能有效杀伤淋巴瘤和白血病细胞系，且其对正常人外周血细胞无影响（Schmidt-Wolf，Lefterova et al，1993）。同时，CIK 在体外还能有效杀伤肾细胞癌、恶性黑色素瘤、结肠癌、胰腺癌及骨肉瘤等多种实体肿瘤细胞系（Finke，Trojaneck et al，1998；Hongeng，Petvises et al，2003；Nagaraj，Ziske et al，2004）。CIK 细胞通过基因工程和分泌细胞因子来增强其自身的增殖能力和肿瘤杀伤作用（Finke，Trojaneck et al，1998；Nagaraj，Ziske et al，2004）。临床前实验结果证实，$CD3^+CD56^+$ T 细胞亚群是 CIK 细胞抗实体肿瘤细胞的主要效应成分（Sangiolo，Martinuzzi et al，2008）。

在免疫缺陷小鼠模型中进行的临床前研究证实，CIK 诱导的细胞溶解是非 MHC 限制性的。并且，CIK 细胞的这种非 MHC 限制性杀瘤作用的主要机制，是由穿孔素介导的 CIK 细胞表面的 NKG2D 受体与其表达在肿瘤细胞上的配体之间的相互作用。此外，小鼠的 CIK 细胞也具有溶瘤作用。从骨髓、胸腺和脾来源的淋巴细胞经抗 CD3 单克隆抗体，以及 IFN-γ、IL-2 等细胞因子体外诱导分化，培养 14~21 天后 $TCR\alpha\beta^+CD3^+CD8^+$ T 细胞亚群显著扩增（Baker，Verneris et al，2001）。同时，扩增获得的细胞中 20%~50% 都同时表达 NK 细胞标志性分子 NK1.1、DX5 及 $CD8^+$ T 细胞表型。

2.3.2　临床进展

Schmidt-Wolf 等人于 1991 年首次证实了自体 CIK 细胞过继性回输能有效治疗肿瘤患者（Schmidt-Wolf，Negrin et al，1991）。然而，CIK 细胞治疗相关的大量临床研究主要是在亚洲，尤其是中国开展的。近年来，大量临床试验表明，自体 CIK 细胞治疗在肝癌、非小细胞肺癌、结直肠癌、肾癌、胃癌和血液系统恶性肿瘤等多种肿瘤中均显示出一定的抗肿瘤作用。部分研究还表明，CIK 细胞治疗能延长某些肿瘤患者的无进展生存期和总生存期。

研究表明，CIK 细胞在肝细胞癌的治疗中具有积极作用。Weng 等的研究发现，经导管动脉内栓塞化疗和射频消融治疗后的肝细胞癌患者接受 CIK 细胞回输后疾病复发率降低，同时伴随外周循环中 CIK 细胞数量显著增多（Weng，Zhou et al，2008）。Hui 等人报告，接受 3 或 6 个周期自体 CIK 细胞治疗的患者，1 年、3 年和 5 年无进展生存时间较对照组延长（Hui，Qiang et al，2009）。最近，韩国一项多中心随机开放性 III 期临床研究证实了辅助 CIK 过继性免疫治疗的有效性和安全性。一项研究纳入 230 例接受了根治性治疗（外科手术切除、放疗或经皮乙醇注射）的肝细胞癌患者，结果显示，接受 CIK 细胞治疗（6.4×10^9/ 次，60 周共 16 次）后的无复发生存期（44.0 *vs* 30.0 个月）和总生存期较对照组延长（Lee，Lim et al，2015）。

Liu 等人报告的一项研究证实了 CIK 细胞治疗在肾细胞癌中的积极作用（Liu，Zhang et al，2012）。148 例转移性肾透明细胞癌患者随机分为自体 CIK 治疗组和 IL-2 联合 IFN-α-2a 的治疗组。结果显示，CIK 治疗组患者的无进展生存期（PFS）和总生存期（OS）较 IL-2 联合 IFN-α-2a 治疗组显著延长。同时发现，CIK 治疗的周期数与 PFS 显著相关，CIK 治疗组患者的中位 PFS 较 IL-2 联合 IFN-α-2a 治疗组延长（12 *vs* 8 个月），中位 OS 分别为 46 个月和 19 个月。

除 CIK 细胞外，多个临床研究也验证了 DC-CIK 的抗肿瘤作用。DC-CIK 能提高 CIK 细胞治疗的疗效，通常包含以下六个步骤：①从患者白细胞中分离出单核细胞；②通过生物标记进一步分离出 CIK 细胞并与 DC 细胞共培养；③体外扩增 CIK 细胞；④对纯化的 CIK 细胞进行质量控制；

⑤将 CIK 回输到患者体内；⑥评价治疗效果。

最近，Gao 等人进行的一项临床研究发现，DC/CIK 细胞回输能够显著增加术后胃癌和大肠癌患者的无复发率和生存率。另一项研究表明，对传统治疗无反应的包括乳腺癌、肺癌、胃癌在内的进展期患者，经自体 DC-CIK 治疗（5.7×10^9 细胞/疗程）能获得更长的生存期和更好的生活质量（Zhao，Jiang et al，2015）。此外，研究者比较了半相合异基因 DC-CIK 细胞治疗、自体 CIK 细胞治疗和 DC-CIK 细胞治疗，结果发现，半相合异基因 DC-CIK 细胞治疗能使 IFN-γ 分泌增加，IL-4 分泌减少，同时 $CD3^+CD56^+$ 杀伤细胞比例增加，$CD4^+CD25^+$ 调节性 T 细胞数量减少，抗肿瘤活性增强（Wang，Wang et al，2010）。

总之，目前的临床数据显示，CIK 和 DC-CIK 在肿瘤治疗中均是安全有效的，具有广阔的临床应用前景。期待多中心临床研究以进一步证实该疗法的有效性并优化该疗法的操作规程。我们相信，CIK 或 DC-CIK 联合其他免疫治疗方法有望进一步提高肿瘤患者的生存。

2.4 γδT 细胞和 NK 细胞

20 世纪 80 年代末，Brenner 和同事们首次鉴定出一小群仅表达 γδ T 细胞受体而不表达传统的 αβ T 细胞受体的 T 细胞亚群。从此，有关人的 γδ T 淋巴细胞特征的研究接踵而至。这类 T 细胞占外周血 T 细胞的 5% 左右，主要分布在黏膜相关淋巴组织中。基于前期研究结果，目前 γδ T 细胞被认为是介于获得性与天然免疫之间的特殊免疫细胞类型。人的 γδ T 细胞主要分为两个亚群，即 Vγ9Vδ2 T 细胞亚群和 Vδ1 T 细胞亚群，前者主要存在于外周血循环，而后者通常仅占外周血的一小群，却是上皮和黏膜组织中 γδ T 细胞的主要类型。有趣的是，既往一些研究证实，Vγ9Vδ2 T 细胞具有细胞毒作用（Wrobel，Shojaei et al，2007）。其非MHC 限制性抗肿瘤活性使其成为潜在的肿瘤免疫治疗方式。此外，加入二亚甲氨基二膦酸（N-BPs，如唑来膦酸）、小剂量 IL-2 可使 Vγ9Vδ2 T 细胞在体外大量扩增并过继性回输至患者体内成为可能。过去，相较Vγ9Vδ2 T 细胞，外周血中人 Vδ1 T 细胞得到的关注较少。然而，近期有研究报告，外周血中 Vδ1 T 细胞在体外能杀伤血液系统恶性肿瘤及多种上皮来源的实体肿瘤。同时，采用 PHA 加 IL-17 体外扩增 Vδ1 T 细胞为以 Vδ1 T 细胞为基础的过继性免疫治疗应用于临床提供了新的方法（Wu，Wu et al，2015）。随着多种 γδ T 细胞选择性激动剂的相继开发，全球多个团队进行了一系列以 γδT 细胞为基础的临床试验。基于体外扩增肿瘤反应性 γδ T 细胞的过继性免疫治疗已经成为肿瘤免疫治疗的一种新概念。

如前所述，γδ T 淋巴细胞对多种恶性肿瘤均具有细胞毒作用。同样，NK 细胞也能在体外杀伤多种不同来源的肿瘤细胞。Herberman 和 Kiessling 于 1975 年首先鉴定出一群具有细胞毒作用，且无需预先致敏即可裂解靶细胞的细胞，命名为"自然杀伤细胞"（Herberman，Nunn et al，1975；Kiessling，Klein et al，1975）。NK 细胞通过非 MHC 限制性途径识别并杀伤受病原微生物感染的细胞或恶性肿瘤细胞。因此，NK 细胞在防御病原微生物感染和预防肿瘤进展中具有重要作用。正常人外周血循环中的 NK 细胞主要为 $CD3^-CD56^+$ 表型的淋巴细胞，且能进一步分为两个亚群，即 $CD56^{bright}$ 亚群和 $CD56^{dim}$ 亚群。在外周血及脾中，约 90% 的 NK 细胞属于 $CD56^{dim}$ 亚群，与靶细胞相互作用后可以产生较 $CD56^{bright}$ 亚群更强的细胞毒性。另一方面，淋巴结和扁桃体中的 NK 细胞大多属于 $CD56^{bright}$ 亚群，其细胞毒性较弱，但在 IL-12、IL-15、IL-18 和 I 型干扰素刺激下可以分泌大量 γ 干扰素（IFN-γ），进而活化初始 $CD4^+T$ 细胞、激活 APCs，并上调 MHC-I 类分子的表达。NK 细胞表面表达一系列活化性受体和抑制性受体，与靶细胞上的相应配体结合后分别介导 NK 细胞的活化和抑制。

基于 NK 细胞可通过多种受体识别并杀伤肿瘤细胞，许多以 NK 细胞为基础的免疫治疗策略已被用于临床上恶性肿瘤的治疗。其中包括体内细胞因子介导的内源性 NK 细胞的扩增及体外扩增自体或异体 NK 细胞后过继性回输。特别是，细胞因子基因或嵌合抗原受体（CAR）基因修饰的新鲜 NK 细胞或 NK 细胞系目前也被作为一种新的治疗方式正在开发当中。现已充分证实，以 NK 细胞为基础的过继性细胞免疫治疗中 NK 细胞介导的 ADCC 在抗肿瘤中的作用（Tarek，Le Luduec et al，2012；Zhou，Gil-Krzewska et al，2013）。此外，我们相信同时活化 T 细胞和 NK 细胞的联合免疫治疗方式具有更加有效和更长期的效果。

2.4.1 临床前研究

由于小鼠体内缺乏 Vγ9Vδ2 γδ T 细胞，因此免疫缺陷小鼠的移植瘤模型及非人类灵长类动物的临床前研究均受到了制约。既往研究报告，反复输注健康供者的 γδ T 细胞可使裸鼠的异种鼻咽癌移植瘤消退（Zheng, Chan et al, 2001）。另一项研究表明，γδ T 淋巴细胞对重症联合免疫缺陷（SCID）小鼠自体黑色素瘤具有局部和全身性的抗肿瘤作用（Lozupone, Pende et al, 2004）。上述实验结果强调了免疫缺陷小鼠移植瘤模型对临床前评价过继性细胞免疫治疗对抗多种人类肿瘤的效果中的重要作用。此外，磷剂（Vγ9Vδ2 T 细胞的一种强诱导剂）联合低剂量 IL-2 能诱导外周血中 Vγ9Vδ2 T 细胞大量扩增，是一种很有前景的免疫治疗方案。更为重要的是，治疗过程中未观察到明显的 IL-2 相关毒副反应。近年来，几乎所有关于人 γδ T 的研究都集中在 Vγ9Vδ2 亚群，然而，直到最近有研究报告，人外周血中 Vδ1 亚群在体外同样能杀伤多种肿瘤细胞。2015 年，Dang 等发现人外周血中分离出的 Vδ1 细胞对人结肠癌贴壁和成球肿瘤细胞的杀伤作用较 Vδ2 细胞更强（Wu, Wu et al, 2015）。同时，研究发现，经 PHA 和 IL-17 活化的 Vδ1 T 细胞在人结肠癌鼠移植瘤模型中能显著抑制肿瘤的生长并延长鼠生存期。

随着我们对 NK 细胞生物学及功能认识的不断深入，以 NK 为基础的过继性细胞免疫治疗越来越具有实践性，被应用于越来越多的抗肿瘤治疗中。许多研究都探讨了 NK 细胞介导的抗肿瘤作用机制。根本上来说，采用 NK 细胞缺陷的转基因小鼠模型为 NK 细胞抑制肿瘤生长和转移提供了有力证据（Kim, Iizuka et al, 2000）。NK 细胞通过表面活化或抑制性受体识别肿瘤细胞的机制非常复杂，主要包括三种模式（missing-self、non-self 和 stress-induced self）。换句话说，NK 细胞初始由于识别特定的"危险"或"应激"信号而被活化。NK 细胞能在"missing-self"识别模式中选择性地抑制 MHC-Ⅰ缺陷型同源肿瘤细胞。人肿瘤细胞通常因缺乏 MHC-Ⅰ分子而逃避 T 细胞的识别，而这类肿瘤细胞常常是 NK 细胞的理想靶细胞。NK 细胞杀伤靶细胞的机制主要包括：①NK 细胞通过释放穿孔素或颗粒酶等细胞毒性颗粒，以半胱天冬酶（caspase）依赖或非依赖途径诱导肿瘤细胞凋亡（Trapani, Davis et al, 2000）。②某些 NK 细胞表面表达 FasL 或 TRAIL，分别与靶细胞表面 Fas 或死亡受体 5（DR5）结合，进而启动凋亡程序杀死靶细胞。③NK 细胞能分泌多种效应细胞因子，如 IFN-γ、TNF-α，通过与靶细胞表面相应受体结合而抑制肿瘤血管形成并诱导适应性免疫应答。④NK 细胞上调表面 CD16 FcγR Ⅲ A 表达，通过 ADCC 效应杀伤相应靶细胞。此外，NK 细胞能通过刺激多种细胞因子如 IL-2、IL-12、IL-15、IL-18 和 IFN-α 的分泌来增强其自身抗肿瘤活性。最重要的是，活化的 NK 细胞通过与 DCs、巨噬细胞和 T 细胞相互作用而促进抗肿瘤免疫反应（Vivier，Tomasello et al，2008）。

　　获得足够数量的高纯度、有功能的 NK 细胞，是成功采用以 NK 细胞为基础的免疫治疗的关键。换言之，NK 细胞增殖和活化的数量、纯度及状态对临床应用至关重要。NK 细胞可来源于外周血、脐带血、骨髓或胚胎干细胞。有报道称，NK 细胞可来源于未分化人胚胎干细胞（ESCs）或来源于采用 IL-2 加其他造血生长因子诱导培养产生的多能干细胞（iPSC）（Bock，Knorr et al，2013；Knorr，Ni et al，2013；Ni，Knorr et al，2013）。这一方法使功能性 NK 细胞得以高效传代，进而提高目前以 NK 细胞为基础的过继性细胞免疫治疗技术。实验进一步证实了 hESC 或 iPSC 来源的 NK 细胞能够在体外诱导产生（Knorr and Kaufman，2010）。基因修饰 iPSC 或 hESC 使其表达能识别特定肿瘤抗原的嵌合抗原受体（CARs），从而将 CTLs 定位到肿瘤局部将成为最具前景的发展方向。此外，通过 iPSC 而非 hESC 获得的 NK 细胞具有低免疫原性的优势（Araki，Uda et al，2013；Guha，Morgan et al，2013）。特别是最近，许多临床前研究应用 CAR-重定向 NK 细胞探索肿瘤的靶点（Muller，Uherek et al，2008；Altvater，Landmeier et al，2009；Boissel，Betancur et al，2009；Boissel，Betancur et al，2012；Esser，Muller et al，2012；Sahm，Schon-feld et al，2012；Boissel，Betancur-Boissel et al，2013；Oberoi and Wel，2013；Chu，Deng et al，2014；Jiang，Zhang et al，2014）。令人欢欣鼓舞的是，CAR 重定向 NK 细胞能有效作用于血液及实体肿瘤细胞的靶点。然而，在 iPSC 来源的 NK 细胞作为肿瘤免疫治疗的方法之前，包括安全性和生产效率在内的许多障碍还亟待解决。同时，我们应全面认识到 hP-SC 来源 NK 细胞向临床转化过程中存在的上述障碍。相信在不久的将来，以 hPSC 为基础的肿瘤免疫治疗方案定会实现。

2. 4. 2　临床进展

　　迄今为止，世界范围内已经开展了十多项以 γδ T 细胞为基础的 Ⅰ 期临床研究。研究报道，γδ T 细胞为基础的过继性免疫治疗对包括非霍奇金淋巴瘤、多发性骨髓瘤、急性髓性白血病及包括转移性肾细胞癌、非小细胞肺癌和转移性乳腺癌在内的多种实体肿瘤中有效。这些临床数据还证实，二膦酸盐联合 IL-2 能特异性地诱导 Vγ9Vδ2γδ T 细胞亚群的扩增，并且耐受性良好。此外，实验还探索了肿瘤浸润性 γδ T 细胞对于评价临床预后的意义。结果发现，良好的预后与体内 γδ T 细胞的数量/功能状态相关（Dieli，Vermijlen et al，2007；Viey，Lucas et al，2008）。然而，至今尚无Ⅲ期临床研究结果公布。近期有关这群 T 细胞的免疫抑制功能的研究可能会给我们一些提示（Kuhl，Pawlowski et al，2009）。

1989 年，Patel 带领的团队首次提出人 γδ T 淋巴细胞具有免疫抑制功能。其研究显示，经过丝裂霉素 C 刺激后的 $CD4^+$ 辅助性 T 细胞（T helper cell，Th）中的大部分 γδ T 细胞克隆能够抑制 B 细胞分泌免疫球蛋白（Ig）（Patel，Wacholtz et al，1989）。随后许多研究证实，γδ T 细胞在肿瘤中也具有调节作用。γδ T 细胞最重要的抑制机制在于其仅分泌少量的 IL-2，却能分泌大量的 TGF-β 和 IL-10（Kuhl，Pawlowski et al，2009）。然而，γδ T 细胞发挥免疫调节作用的机制并不单一。Peters 等研究表明，与效应性 T 细胞（CD25-depleted $CD4^+$ αβ Tc）共孵育可以诱导活化的 Vδ2 T 细胞上 CD80、CD86 及 PD-L1 上调，而后通过与效应性 T 细胞上的 CTLA-4 或 PD-1 作用，Vδ2 T 细胞可发挥抑制作用（Peters，Oberg et al，2014）。另一方面，有证据表明，肿瘤微环境（TME）能促进调节性 γδ T 细胞的产生。最近一项研究显示，人乳腺癌中肿瘤局部浸润 γδ T 细胞为不良预后最重要的预测指标（Ma，Zhang et al，2012）。肿瘤内局部浸润 γδ T 细胞的数量与肿瘤晚期、HER-2 表达状态、淋巴结转移等不良预后因素相关。此外，γδ T 细胞与 $FoxP3^+$ 细胞（clone236A/E7）呈正相关，而与 $CD8^+$ 细胞毒性 T 细胞呈负相关。这说明 γδ T 细胞对人乳腺癌预后的消极作用。因此，乳腺癌中 γδ T 细胞比例可能是一种有价值的预后标志物。综上所述，γδ T 细胞能分泌多种细胞因子、发挥细胞毒性抗肿瘤作用，并展示出一定的免疫调节作用。尽管多项Ⅰ期临床研究业已证明以 γδ T 细胞为基础的过继性细胞免疫治疗的有效性和安全性，但是基于最近越来越多的研究显示这群 T 细胞同样具有免疫抑制活性且可能是不良预后的预测指标，因此，开展以 γδ T 细胞为基础的肿瘤细胞免疫治疗需要克服肿瘤细胞的免疫逃逸。

除了以 γδ T 细胞为基础的肿瘤过继性细胞治疗，早期 NK 细胞免疫治疗主要集中于给予患者静脉输注 IL-2 等细胞因子以扩增内源性 NK 细胞，并增强其抗肿瘤活性（Atkins, Kunkel et al, 2000；Fisher, Rosenberg et al, 2000）。同一时期的另一 NK 治疗策略则采用体外活化并扩增自体 NK 细胞，然后联合 IL-2 进行过继性回输（Parkhurst, Riley et al, 2011）。然而，由于 IL-2 毒性较高，这些治疗手段并未获得理想效果。并且，IL-2 在促进 NK 细胞扩增的同时也相应地促进了调节性 T 细胞的扩增，从而抑制了 NK 细胞的杀伤效应（Ralainirina, Poli et al, 2007；Ma and Armstrong, 2014）。有鉴于此，有研究探索了 IL-2 低剂量给药和弹丸式给药对于自体 HSCT 后患者 NK 细胞的活化作用。遗憾的是，虽然 IL-2 显著促进了循环中 NK 细胞数量的增加，但是这些 NK 细胞并没有表现出与体外试验相同的细胞毒性（Miller, Tessmer-Tuck et al, 1997）。此外，在 Ⅰ／Ⅱ 期临床研究中，尽管 IL-2 活化的 NK 细胞回输或者静脉 IL-2 联合皮下 IL-2 给药能增强体内 NK 细胞的功能，然而在淋巴瘤和乳腺癌临床试验中，自体 NK 细胞治疗与对照组相比并未显示出明显的优势（Burns, Weisdorf et al, 2003）。早先研究业已证实，采用活化的自体 NK 细胞进行过继性回输，在肺癌、结直肠癌、恶性黑色素瘤和肾细胞癌的治疗中是安全的（Krause, Gastpar et al, 2004；Parkhurst, Riley et al, 2011）。截至目前，多个乳腺癌、神经胶质瘤、肺鳞癌、胰腺癌、肝细胞癌、结肠癌或前列腺癌的 Ⅰ 期临床试验正在进行。然而，结果并不理想。自体 NK 细胞无明显疗效可能归因于其表面的 MHC-Ⅰ 类分子特异的抑制性受体（如 KIRs）与肿瘤细胞表面的 MHC-Ⅰ 类分子相互作用，从而导致了 NK 细胞的活化受到抑制（Vivier, Raulet et al, 2011；Long, Kim et al, 2013）。需要注意的是，既然 NK 细胞表面的 KIRs 通过特异性与 HLA-Ⅰ 类分子作用来调节 NK 细胞的功能，那么在 HLA 不相合移植中，由于受者缺乏与供者抑制性 KIRs 特异性结合的 Ⅰ 类分子（也称受体 – 配体错配），供者 NK 细胞不会被抑制，因而有望获得更好的临床疗效。最近也有多个临床试验证实，采用异体 NK 细胞过继性回输用于治疗白血病和实体肿瘤的安全性和有效性（Curti, Ruggeri et al, 2011；Geller, Cooley et al, 2011；Geller and Miller, 2011）。

除了自体和异体 NK 细胞，临床上发现，其他类型的 NK 细胞治疗方案同样有效。使用 NK 细胞系作为 NK 来源的过继性免疫治疗也可能获益，NK-92 细胞系已经被证明是安全的且具有抗肿瘤效应（Tonn，Schwabe et al，2013）。事实上，FDA 已经批准了 NK-92 用于治疗进展期肾细胞癌和恶性黑色素瘤的临床试验（Arai，Meagher et al，2008）。此外，临床上 CAR-T 细胞治疗血液系统恶性肿瘤的成功促进了其在其他表达 CAR 的细胞毒性细胞上的应用。如前所述，CAR-NK 细胞治疗肿瘤的临床前研究正在进行。相信在不久的将来，CAR-NK 细胞为基础的免疫治疗将会开展。此外，对 NK 细胞的深入了解会进一步帮助我们开发更为有效的其他以 NK 细胞为基础的肿瘤免疫治疗新方法。

2.5　基因工程 T 细胞：TCR 修饰 T 细胞和抗原嵌合受体（CAR）修饰 T 细胞

2.5.1　实验室依据

多年前，科学家们在提高过继免疫疗法的疗效方面投入了大量精力。虽然传统的过继免疫疗法，如肿瘤浸润淋巴细胞（TIL）在肿瘤治疗方面有一定的成效，但其繁琐的分离和制备方法限制了它的广泛应用。近年来，基因工程改造的 T 细胞使得 T 细胞具有与肿瘤抗原特异性反应的能力，并已开始显示出显著的临床效果。这些策略的目的是通过改变 TCR 的特异性或通过引入抗体特异性识别序列而对 T 细胞进行基因修饰。到目前为止，已设计了针对多种肿瘤的基因工程 T 细胞疗法，临床试验已显示出初步疗效。

2.5.1.1　TCR 修饰 T 细胞

TCR 是 T 淋巴细胞表面特异性识别抗原和介导免疫应答的分子，能够识别由主要组织相容性抗原（MHC）提呈的抗原肽。TCR 分子是二硫键连接而成的异二聚体，由 α/β 链，或是由 γ/δ 链组成（Dembic，Haas et al，1986；Sharpe and Mount，2015）。将具有肿瘤反应性的 TCR 基因转导到 T 细胞中可以用来产生针对感兴趣的抗原的 T 细胞，从而形成肿瘤抗原特异性 T 细胞，回输肿瘤患者（Park，Rosenberg et al，2011）。

TCR 基因治疗不像 TIL 那样需要从病人身上分离出肿瘤反应性细胞，仅仅依靠基因工程技术就能克隆出所需要的 TCR 基因。这些基因工程 TCR 能够识别胞外和胞内需要提呈的抗原，即可以针对多种肿瘤抗原。但是，接受这种疗法的患者受限于他们的 HLA 分型。此外，其他的一些因素如抗原的选择，基因转导和副作用改善方面也需要进行设计（Klaver，Kunert et al，2015）。

2.5.1.2 CAR 修饰 T 细胞

嵌合抗原受体（CAR）又称嵌合免疫受体 [（CIR）和 T body] 修饰的 T 细胞技术在过去的 20 年中迅速发展起来。该技术利用基因转移技术将构建的 CAR 受体转导到免疫效应细胞中，该受体还包括细胞内信号激活结构域和单链的抗体结合序列蛋白（Lipowska-Bhalla，Gilham et al，2012）。CAR 细胞有以下几个优势：首先，CAR 蛋白识别肿瘤相关抗原不受 MHC 限制性，因此能够克服肿瘤细胞由于 MHC 分子表达低而逃避免疫（Schreiber，Old et al，2011）。其次，CAR 能够识别多种细胞表面抗原包括蛋白质类、碳水化合物类和糖脂类，识别谱很广。再次，CAR 蛋白可以靶向多种 T 细胞亚群，包括 CD4 阳性、CD8 阳性、幼稚 T 细胞、记忆 T 细胞和效应 T 细胞。这些种类的细胞有不同的免疫特性和抗肿瘤的能力，可以进行优化达到有效的细胞治疗。

第一代 CAR 由胞内的 CD3ζ 信号域和与抗原结合的单链抗体组成（Gross，Waks et al，1989）。已经开发出基于这一基本结构的多种 CAR。在 scFv 将免疫细胞靶向表达特异性抗原的肿瘤细胞部位时，CD3ζ 衍生的信号提供了 T 细胞活化所需的第一信号，继而发生 IL-2 的分泌，靶细胞裂解，发挥体内抗肿瘤作用。但由于第一代 CAR 只提供活化的第一信号，因而会导致 T 细胞无能，不利于细胞因子的分泌，T 细胞激活、扩增和持久性不佳。在包括淋巴瘤、卵巢癌等临床试验中仅表现出微弱的效果（Till，Jensen et al，2008；Savoldo，Ramos et al，2011）。

为解决这一局限性，二代 CAR 的开发引入了共刺激结构域如 CD28 和 4-1BB（CD137）（Finney，Lawson et al，1998；Sadelain，Brentjens et al，2013）。CD28 和靶细胞表面的 B7 家族分子如 B7.1 和 B7.2 之间的相互作用为 TCR-CD3 复合物提供了第二个刺激信号，从而增强第一激活信号的作用。在第二代 CAR 中引入第一和第二活化信号能够提高 T 细胞的活化和增殖，增加细胞因子如 IL-2（Maher，Brentjens et al，2002）的分泌和抗凋亡蛋白 BCL-XL 的表达，从而增强抗肿瘤活性。针对 CD19 抗原的二代 CAR （Brentjens，Santos et al，2007）比第一代 CAR 有更好的肿瘤消除效果，并可增加细胞的持久性作用（Savoldo，Ramos et al，2011）。

第三代 CAR 包含三个共刺激域，提供第一信号，第二信号和一个辅助的共刺激信号以促进 T 细胞活化，包括 CD28、4-1BB 和 CD3ζ（Carpenito，Milone et al，2009；Zhong，Matsushita et al，2010）。最近开发的第四代 CAR （或称为 TRUCKs）涉及两个独立的转基因结构，即第一、第二或第三代 CAR 与 T 细胞活化反应性启动子和细胞因子 IL-12 等相连接（Chmielewski and Abken，2015）。第四代 CAR 与靶细胞结合后导致 T 细胞的激活和高水平 IL-12 的产生，从而调节局部微环境并增强 CAR-T 细胞的功能（Chmielewski and Abken，2012；Chmielewski，Hombach et al，2014）。

2.5.2 基础研究所面临的问题

2.5.2.1 TCR 和 CAR 疗法的抗原选择

TCR 基因治疗的第一步是选择合适的肿瘤抗原进行 TCR 修饰。T 细胞表位（T cell epitope）是指抗原经过抗原提呈细胞加工后，由 MHC 分子提呈给 TCR 的短肽。选择合适的 T 细胞表位可以在增加转导细胞特异性识别肿瘤抗原能力的同时减少移植物抗宿主病（graft-versus-host disease，GvHD）。

理想的靶抗原应具有启动有效抗肿瘤反应的足够的免疫原性，并且不针对正常健康组织。肿瘤睾丸抗原（CTA）和基因突变产生的新抗原因其仅在肿瘤组织中表达而被认为是最好的选择。组织特异性分化抗原和肿瘤中过量表达的抗原由于在正常组织中低量表达，会引起被称为"on-target，off-tumor"的毒性，应用时应谨慎选择。目前被鉴定并且应用于 TCR 治疗的肿瘤抗原主要有 MART-1、gp-100、CEA、NY-ESO-1、MAGE-A3 等（Kunert，Straetemans et al，2013；Leuci，Mesiano et al，2014）。体外实验已经证明，联合两个及两个以上的 T 细胞表位进行 TCR 基因修饰治疗相比于单个表位会获得更好的抗肿瘤能力（Kuball，Hauptrock et al，2009；Pulido，Kottke et al，2012）。且由于 CD4$^+$ 与 CD8$^+$ T 细胞的联合在抗肿瘤效应中起着重要作用，同时转导 MHC-Ⅰ、MHC-Ⅱ 限制性 TCR 分子可能提高临床治疗效果。如今，高通量 DNA 测序技术和抗原肽预测软件的应用使得选择合适的抗原表位更加容易，可以开发出针对患者特异性突变的肿瘤反应性 TCR（Robbins, Lu et al, 2013；Wick, Webb et al, 2014；Blankenstein, Leisegang et al, 2015；Schumacher and Schreiber, 2015）。

靶抗原的选择对于 CAR 的设计同样重要。CAR 需要仅表达在恶性肿瘤细胞表面的抗原，其对肿瘤细胞的存活至关重要且无法逃避免疫应答。目前已成功开发出针对多种抗原的 CAR，如 CD19、CD20、ERBB2、MART1、MAGE-E3、间皮素、CEA、前列腺特异性膜抗原（PSMA）、血管内皮生长因子受体（VEGFR2）、MUC16、GD2、CAIX 和白细胞介素（IL）13 突变蛋白（抗 IL-13 受体）。大多数抗原的表达不局限于肿瘤细胞，因此会对正常组织产生不良影响。双重特异性 CAR 修饰的 T 细胞在肿瘤细胞上可能具有更加特异和有效的潜能。此外，scFv 产生的肿瘤靶向作用与抗原–抗体的相互作用类似，结合结构域的亲和力，抗原表位结构，以及在肿瘤细胞上表达的抗原量等因素可影响基因修饰细胞对靶抗原的应答反应（Hudecek, Lupo-Stanghellini et al, 2013）。最近，一些药物如抗生物素蛋白被设计到 CAR 的 N 末端，用来识别结合在单克隆抗体、核酸适配体或配体上的可溶性生物素靶点（Parolaro, Patrini et al, 1990；Tamada, Geng et al, 2012）。

2.5.2.2 基因转导载体的选择

TCR 基因修饰 T 细胞需要将肿瘤抗原特异性 TCR 导入 T 细胞基因组，并使其稳定表达。反转录病毒载体是第一个被允许用于临床的基因载体，其优点是在转导细胞内能够保持病毒载体基因组和插入基因的长期稳定整合（Weber, Anderson et al, 2001）。但反转录病毒整合过程中可能发生插入突变，从而引起恶变，且容纳外源 DNA 片段较短，病毒滴度低。腺病毒载体是一种线性双链 DNA，无包膜病毒，具有广宿主性，可感染分裂和非分裂终末细胞。与反转录病毒载体相比，外源基因的容纳量大，滴度高，其 DNA 不会整合到靶细胞 DNA 中，潜在的致癌危险小。但表达时间短暂，治疗过程中需反复操作。慢病毒载体既可以转染处于有丝分裂活跃期的细胞，又可以转染分裂缓慢及处于分裂终末期的细胞，具有转移基因片段容量较大，目的基因表达时间长，不易诱发免疫反应等优点。但慢病毒用作基因治疗载体仍有如毒力恢复、垂直感染等安全问题。虽然有各种类型的病毒载体，但这些载体的使用一直是临床治疗需要考虑的问题。因此，开发新的具有优越转导效率的非病毒方法是非常有必要的（Leuci，Mesiano et al，2014）。近年来，一种新 RNA 电穿孔技术在 TCR 基因转导上取得了很好的效果，有可能成为新的发展方向（Zhao，Zheng et al，2006；Thomas，Klobuch et al，2012）。

一般来说，CAR-T 细胞的制备和转导过程包括以下几个步骤。①白细胞采集：从病人的血液中分离 $CD4^+$ 和 $CD8^+$ T 细胞；②T 细胞活化：使用 OKT3、IL-2 或照射的外周血单个核细胞作为抗原提呈细胞来活化 T 细胞。另一个更有效的方法是用抗体包被的磁珠作为人工树突状细胞（DCs）（Hami，Green et al，2004）；③转导或转染：体外将编码抗靶基因的嵌合抗原受体的载体转导或转染入 T 细胞。目前慢病毒、反转录病毒载体和睡美人转座系统已被用于基因转导，而反转录病毒或慢病毒载体由于基因转染效率高成为最常用的哺乳动物细胞基因治疗的基因转移方法；④扩增：基因修饰的细胞可以通过生物反应器系统如 WAVE 生物反应器（GE 公司学，皮斯卡塔韦，新泽西州，美国）和 G-rex 生物反应器（威尔逊狼，新布莱顿，MN，USA）来进行进一步的体外扩增（Somerville and Dudley，2012）。这两个生物反应器培养系统已被证明具有拓展商业化的细胞疗法的能力；⑤化疗：在 T 细胞输注前病人接受一种淋巴细胞删除方案；⑥输注：将基因工程修饰 T 细胞回输给病人。

2.5.3 临床应用实例

第一个应用 TCR 基因治疗肿瘤患者的人体临床试验在 2006 年完成。17 例 $HLA-A2^+$ 黑色素瘤患者在接受非清髓性预处理后，接受特异性识别 MART-1：27-35 抗原 TCR 基因转导的自身外周血淋巴细胞回输。观察终点时，2 名患者表现出肿瘤反应性（12%），并且治疗一年后 TCR 基因修饰 T 细胞仍在外周血中持续存在。这次试验第一次为 TCR 基因转导 T 细胞的基因免疫治疗提供了实践依据（Morgan，Dudley et al，2006）。

另一个黑色素瘤 TCR 基因治疗临床试验中，20 名患者与 16 名患者分别接受 MART-1 和 gp-100 特异性 TCR 基因修饰淋巴细胞回输，其中 6/20（30%）和 3/16（19%）观察到肿瘤细胞的衰减。但是患者均出现不同程度的皮肤、眼和耳毒性，这说明表达高亲和力 TCR 的 T 细胞在杀伤肿瘤细胞的同时可能杀伤与肿瘤细胞表达相同或相近抗原的正常细胞，导致 on-target，off-tumor 毒性（Johnson，Morgan et al，2009）。

　　CEA 在结肠癌中呈高表达。在一例结肠癌治疗临床试验中，CEA 特异性 TCR 由 HLA-A2 转基因小鼠获得，3 名血清高 CEA 水平的转移性结肠癌患者接受非清髓性预处理，TCR 基因修饰 T 细胞回输，患者血清 CEA 水平全部明显下降，但是患者均出现严重的短暂性结肠炎（Parkhurst，Yang et al，2011）。

　　上述临床试验中出现的 on-target，off-tumor 毒性提示，TCR 基因治疗的最佳靶抗原应该选取仅表达于肿瘤细胞或同时表达于非重要器官的抗原，如癌睾丸抗原（CTA）。2011 年，第一例利用 NY-ESO-1 特异性 TCR 基因转导自体 T 细胞的临床试验发布研究结果。这项试验中，滑膜肉瘤患者的反应率为 66%（4/6），其中一名患者肿瘤衰减效应持续约 18 个月；在黑色素瘤患者中的反应率为 45%（5/11），其中两名患者一年后黑色素瘤细胞完全消失（Robbins，Morgan et al，2011）。

　　然而，并不是所有的癌 – 睾丸抗原都是安全的靶标，最近的两个靶向 MAGE-A 家族的临床试验证明了这点。其中一项试验中的 TCR 抗原特异性 T 淋巴细胞是针对 MAGE-A3/A9/A12 抗原的，9 例患者中有 5 例达到肿瘤消退，但是有 3 例患者出现神经系统毒性，其中 2 例死亡。随后的分析表明，MAGE-A12 在人类的脑组织的表达（以前并不知道）可能是导致毒性的原因（Morgan，Chinnasamy et al，2013）。另一项 Ⅰ 期试验用的是 MAGE-A3 TCR 治疗，2 例患者输注 TCR 基因修饰的 T 细胞后观察到了心血管毒性并导致死亡，其原因可能是 MAGE-A3 TCR 与肌联蛋白 Titin（主要在心肌表达）的交叉反应引起的（Cameron，Gerry et al，2013）。

　　最近，一个输注自体 MART-1 TCR 转导 T 细胞的患者中也观察到致命的严重不良事件。这个转移性黑色素瘤患者在细胞输注的 6 天内经历了脑出血、癫痫发作、心脏骤停，并最终死于多器官功能衰竭和不可逆性神经系统损害。这次事件中并没有发现与其他抗原的交叉反应，死亡的主要原因可能是高水平的炎性细胞因子单独作用或伴随亚急性心脏衰竭和癫痫发作（van den Berg，Gomez-Eerland et al，2015）。这些实验结果表明，仍需要调整临床方案以限制 T 细胞活化诱导的毒性（Kershaw，Teng et al，2005；Bendle，Linnemann et al，2010；Sharpe and Mount，2015）。值得一提的是，在宾夕法尼亚大学 Abramson 癌症中心的研究人员报道的临床试验，他们开发出一种针对 NY-ESO-1 TCR 疗法治疗多发性骨髓瘤，在治疗后三个月，近 70% 的患者接近完全或完全缓解，表现出显著的抗肿瘤活性。这是慢病毒载体介导的 TCR 治疗的首次报道，并表明该 TCR 特异性 T 细胞疗法对表达 NY-ESO-1 的患者是安全可行的（Rapoport，Stadtmauer et al，2015）。

使用第一代 CAR-T 细胞进行的早期临床试验中并没有出现显著效果。第二代 CAR-T 细胞的临床试验在 2010 年开始，目前的临床试验仍主要采用二代 CAR。应用 CD19、CD20 为靶抗原的 CAR-T 疗法治疗 B 细胞恶性肿瘤的意义最显著。靶向 CD19 的包含 CD28 和 4-1BB 的二代 CAR-T 细胞是安全有效的抗肿瘤途径（Brentjens，Riviere et al，2011；Kalos，Levine et al，2011；Savoldo，Ramos et al，2011；Kochenderfer，Dudley et al，2015）。其中最有意义的结果是 June 研究小组使用 4-1BB 共刺激域联合 CD3ζ 治疗三例慢性 B 淋巴细胞白血病（B-CLL）患者。在这项研究中，所有三名患者均有反应性，其中 2 人完全缓解（Kalos，Levine et al，2011）。其他应用 CD19 CAR-T 细胞治疗 B 细胞恶性肿瘤的试验也显示出令人满意的临床结果（Maude，Frey et al，2014；Lee，Kochenderfer et al，2015）。值得注意的是，基因修饰细胞的扩增和在体内的持久性是评估疗效的重要指标。此外，还必须考虑 CAR-T 细胞的 on-target，on-tumor 毒性及其他的不良反应如 on-target，off-tumor 毒性，off-target，off-tumor 毒性和遗传毒性。另外，针对实体肿瘤的 CAR-T 细胞的开发也是要解决的重要问题（Savoldo，Ramos et al，2011；Ritchie，Neeson et al，2013；Kalaitsidou，Kueberuwa et al，2015）。

2.5.4 提高疗效的策略

多种因素都会影响 TCR 和 CAR 基因治疗的疗效，如转基因 TCR 的表达和亲和力，基因工程 T 细胞的持久性等（Chhabra，2011；Corrigan-Curay，Kiem et al，2014）。因此，应开发更多的能提高病人特异性基因工程 T 细胞质量的方法（Kershaw，Westwood et al，2014；Tey，2014）。

2.5.4.1 增加 TCR 的表达

研究表明，TCR 基因转导 T 细胞的抗肿瘤能力与细胞表面转导的 TCR 分子的表达水平相关（Labrecque，Whitfield et al，2001）。通过改变 TCR 局部结构或减少 α 链和 β 链的错配可以增加外源性 TCR 的表达（Okamoto，Mineno et al，2009）。将人 TCR α 链和 β 链恒定区氨基酸序列替换为鼠 TCR 序列，可以增加外源性 TCR 的表达（Cohen，Zhao et al，

2006)。此外，将 α 链与 β 链的特定位点氨基酸替换为半胱氨酸，形成两链间额外的二硫键，从而减少外源性 TCR α 链和 β 链的错配，避免由于错配引起的抗原识别能力降低及可能引起的移植物抗宿主反应（Cohen, Li et al, 2007）。

TCR α 链和 β 链的等量表达可以提高 T 细胞表面 TCR 的表达数量。使用含有内部核糖体进入位点（internal ribosome entry site, IRES）或自剪切多肽 2A（self-cleaving 2A peptide, 2A）的基因载体可以将 α 和 β 链基因片段连接在一起。研究表明，2A 多肽载体转导的 TCR 分子在 T 细胞表面有更高的表达水平，并且使 T 细胞获得更好的抗肿瘤效应（Leisegang, Engels et al, 2008）。

TCR 与 MHC-抗原肽复合物（pMHC）结合后，激活信号由 CD3 分子转导入细胞内。TCR 与 CD3 分子的共转导可以提高 T 细胞表面外源性 TCR 的表达，减少内源性 TCR 表达，增强抗肿瘤效应（Ahmadi, King et al, 2011）。通过 siRNA（Okamoto, Mineno et al, 2009）或锌指核酸酶（Zinc-finger nucleases, ZFNs）（Provasi, Genovese et al, 2012）等方法抑制内源性 TCR 的表达，也可达到减少错配和提高外源性 TCR 表达的目的。

2.5.4.2 增强 TCR 亲和力

通常 T 细胞表面的 TCR 对 pMHC 分子的亲和力较低（Nicholson, Ghorashian et al, 2012）。且肿瘤细胞表面 pMHC 分子表达降低，肿瘤表面抗原与正常细胞表面抗原差异较小是肿瘤诱导免疫耐受的机制之一。因此，增强外源性 TCR 受体与 pMHC 的亲和力是提高其抗肿瘤效应的重要因素（Schmid, Irving et al, 2010; Duong, Yong et al, 2015）。

异基因 HLA 可以逃避受体自身的免疫耐受，因而从异基因 HLA 限制性 T 细胞克隆中可以分离出高亲和力的 TCR（Sadovnikova, Jopling et al, 1998）。用人 p53 肽段免疫 HLA-A2 转基因小鼠，利用小鼠与人抗原种类的不同，可以分离出高亲和力的 TCR（Cohen, Zheng et al, 2005）。

对 TCR 基因序列进行修饰也可以提高其亲和力。互补决定区（complementarity determining region, CDR）在抗原的特异性识别中起关键作用。研究表明，通过与抗原肽结合的 CDR3 区氨基酸序列的替换可以增加 TCR 亲和力（Robbins, Li et al, 2008）。TCR 恒定区的特定糖基化位点删除也被证明可以提高 TCR 与 pMHC 结合的能力（Kuball, Hauptrock et al, 2009）。

然而，值得注意的是，TCR 亲和力也不是越高越好。人工诱导 TCR 亲和力成熟可能会逐渐削弱 T 细胞的抗肿瘤活性。高亲和力 TCR 与提呈的抗原之间的结合也可能并不合适（Valitutti，Muller et al，1995；Valitutti，Muller et al，1997；Thomas，Xue et al，2011）。另一个问题是高亲和力 TCR 可能由于交叉反应而产生不可预知的副作用（Linette，Stadtmauer et al，2013）。

2.5.4.3　提高基因修饰 T 细胞的杀伤功能

T 细胞的活化需要有共刺激分子，如 CD28/B7 提供的第二信号。体外试验证明，T 细胞中共表达 CD3 和 CD28 可以提高 T 细胞杀伤功能（Schaft，Lankiewicz et al，2006），利用提呈特异性肿瘤抗原的 aAPC 预先活化基因修饰 T 细胞也可以提高 T 细胞体内杀伤效应（Butler，Friedlander et al，2011）。

由于初始 T 细胞的分化潜能，可以在体内更充分发挥肿瘤杀伤效应（Hinrichs，Borman et al，2009）。体外试验证明，在培养体系中加入 IL-15 + IL-21 或 IL-15 + IL-7，可以使 $CD8^+$ TCR 基因修饰 T 细胞获得更趋向于初始的状态（Kaneko，Mastaglio et al，2009；Pouw，Treffers-Westerlaken et al，2010）。

此外，基因修饰也可以募集 T 细胞亚群从而为改变抗肿瘤活性类型提供机会。基因修饰的细胞信号域可以通过激活一些受体如 Notch（Amsen，Blander et al，2004）或者转录因子如 GATA 结合蛋白 3（GATA3），进行修饰使 T 细胞能够向 T 辅助细胞 1（Th1）或 Th2 类细胞转变（Zheng and Flavell，1997）。

淋巴删除方案已被证明能够提高输注 T 细胞的稳态增殖，有利于幼稚 T 细胞和记忆 T 细胞亚群的发展及发挥效应功能（Dudley，Wunderlich et al，2002；Wrzesinski and Restifo，2005；Muranski，Boni et al，2006）。在临床前研究和临床研究中已证实，其能够增加基因修饰 T 细胞治疗的效果（Brentjens，Riviere et al，2011；Pegram，Lee et al，2012）。该方案可以清除一些抑制细胞如 Treg 细胞和髓系细胞等，因此可以通过重塑宿主免疫微环境进而提高 CAR-T 细胞的持久性（Rosenberg and Dudley，2009）。此外，条件性化疗和小剂量照射可通过某些机制来提高过继性 T 细胞的生存。这些预处理可减轻患者的肿瘤负荷，提供 T 细胞生存、自我更新和共刺激信号所需的细胞因子如 IL-2 和 IL-15 等，从而提高输注 T

细胞的持续增殖。Kageyama 等人报道的一项临床试验描述了 MAGE-A4 TCR 基因治疗食管癌的方案，该方案不包括预先进行淋巴删除。结果表明，患者在短期内都没有表现出肿瘤缩小，但 3 例病情轻微的患者治疗后一年多仍然没有疾病进展（Kageyama，Ikeda et al，2015）。这项研究表明，尽管发挥有利作用的确切机制仍不明确，但淋巴删除预处理可能在过继性 T 细胞治疗中是必需的。

2.5.4.4 T 细胞的持久性

低持久性是影响基因工程细胞临床疗效的一个重要因素，因此急需开发有助于提高基因修饰 T 细胞持久性的技术。Johnson 等发现，培养时间较短（8~9 天）的淋巴细胞比培养时间较长（19 天）的淋巴细胞在体内持续的时间更长，并且与反应性相关。在抗 CEA TCR 治疗结肠癌治疗的一项研究中，基因工程细胞能够持续到细胞输注后的 1 个月（Johnson，Morgan et al，2009）。在另一项靶向 MAGE-A4 的 TCR 临床试验中，转染的 T 细胞能够持续 5 个多月，浸润到肿瘤部位，并保持肿瘤特异性反应（Kageyama，Ikeda et al，2015）。

到目前为止，QPCR 和流式细胞仪（FCM）可以用来监测 T 细胞对分化抗原、高表达的抗原和 CT 抗原表位的特异性反应。基于 HLA 等位基因，肽-MHC 多聚体也成为人类中使用最广泛的衡量抗原特异性 T 细胞的工具之一（Lamers，Gratama et al，2005；Park，Digiusto et al，2007；Hadrup，Bakker et al，2009；Andersen，Thrue et al，2012）。最近，已开发出一些针对癌细胞 DNA 突变来鉴定抗原表位的方法，T 细胞识别的这些抗原表位成为新抗原表位（Robbins，Lu et al，2013；Schumacher and Schreiber，2015）。

2.5.4.5 肿瘤微环境的影响

肿瘤免疫抑制微环境也是影响基因修饰 T 细胞杀伤功能的一个重要因素。免疫抑制细胞如 Tregs 细胞，骨髓来源的抑制细胞（MDSC），免疫抑制分子/细胞因子（如 TGF-β）可以抑制过继性 CAR-T 细胞的功能（Rabinovich，Gabrilovich et al，2007；Schreiber，Old et al，2011）。由于在肿瘤微环境中 T 细胞的功能可能被抑制，因此需要开发能够解除 T 细胞抑制功能的新策略。

CTLA-4 和 PD-1 是表达在 T 细胞表面可以抑制其效应功能的重要检查

点（Fourcade, Sun et al, 2010；Chen and Flies, 2013）。为克服 T 细胞的抑制，可以将细胞进行抗 CTLA-4 或抗 PD-1 修饰，如利用 siRNA 阻断这些检查点蛋白的表达。将基因修饰 T 细胞治疗结合抗 CTLA-4 或抗 PD-1 抗体治疗也是一种可行的策略（Quezada, Simpson et al, 2010；Curran, Kim et al, 2011；John, Devaud et al, 2013）。

此外，联合打破肿瘤微环境中免疫耐受的手段如其他抑制性受体的抗体或阻断免疫抑制因子如 IDO、TGF-β 等，可以用来增强基因修饰 T 细胞的抗肿瘤效应（Uyttenhove, Pilotte et al, 2003；Zhang, Yang et al, 2005；Lacuesta, Buza et al, 2006）。

2.5.5　展望

基因修饰 T 细胞治疗已经取得了显著的进步和有意义的临床结果。然而，细胞毒性和细胞因子风暴等因素限制了基因工程 T 细胞的应用。值得注意的是，用于过继治疗的突变特异性基因修饰 T 细胞的生产是可能的，且具有肿瘤抗原特异性治疗前景。提高基因修饰 T 细胞疗效为基础的治疗新策略开发和与个体化医学的联合治疗将是未来的发展方向。

3　联合治疗相关临床进展

早在 2000 年，Hanahan 等就提出人体内肿瘤的形成需要获得 6 种生物学功能特征。这些特征包括：生长信号的自给自足、生长抑制信号的不敏感、凋亡的逃避、无限的复制潜能、血管新生，以及侵袭和转移。揭示肿瘤的发生需要克服内在障碍——细胞自治（cell-autonomous）。随着"免疫监视"学说的提出，肿瘤细胞的第 7 个特征，即降低免疫原性，逃避"免疫监视"，也被列入其中（Dunn, Old et al, 2004）。这说明肿瘤的发展还需要克服"免疫监视"的外在屏障。

免疫系统同时具有保护宿主和促进肿瘤的双重作用，该促瘤作用即免疫编辑（Vesely, Kershaw et al, 2011）。肿瘤编辑学说将肿瘤在体内分为消除、平衡和逃逸三个阶段。肿瘤免疫治疗关注在平衡期和逃逸期，关键在于强化免疫应答、打破免疫耐受，尤其对于晚期患者在强化免疫应答的同时，必须兼顾打破免疫耐受。换句话说，免疫治疗的疗效除与治疗本身有关外，尚受肿瘤微环境及机体的免疫状态影响。随着肿瘤研究不断取得显著的进展，我们对免疫调节的复杂机制、肿瘤与宿主免疫系统间相互作用的认识也在不断深入。这为探索新的免疫治疗方法奠定了坚实的理论基础。目前，一系列过继性免疫细胞，包括 LAK、CIK、DC-CIK、γδ T 细胞、NK 细胞及基因工程修饰的 T 细胞正处于发展阶段。

外科手术和放疗常常能够有效清除肿瘤原发灶，但对于残留病灶或转移病灶大多作用并不明显。另一方面，尽管标准化疗作为一种全身性治疗方式能有效清除增殖活跃的肿瘤细胞，然而其对正常组织的毒性在一定程度上限制了它的疗效。值得注意的是，过继性细胞免疫治疗作为一种新的肿瘤治疗模式，与手术、放疗和化疗间不存在交叉耐药和毒性的叠加，并且具有很强的互补性，因此免疫治疗与传统治疗联合，有相互增效的潜能。

3.1 与外科手术的联合

外科干预作为肿瘤治疗最有效的策略，能够迅速降低肿瘤负荷，甚至治愈某些肿瘤。外科手术在降低肿瘤负荷的同时，也能为免疫治疗提供所需要的材料，如肿瘤组织、肿瘤浸润性淋巴细胞等。但是，开放式手术会增加免疫抑制的风险，甚至促进肿瘤的进展。

最近有研究报道，微创手术（MIS）能够减轻传统开胸手术所引起的免疫抑制且能够提高患者的生存期。例如，Whitson 等人指出，采用电视胸腔镜手术（VATS）行肺叶切除术可使 NSCLC 患者 3～5 年内的生存率由 85% 提高到 90%。且与传统开胸手术相比，使早期非小细胞肺癌的 5 年生存率提高了 47%（Whitson，D'Cunha et al，2007）。此外，一项随机对照研究显示，转移性肾癌肾切除术后进行 IFNα-2b 治疗与单纯 IFNα-2b 治疗相比，中位 OS 明显延长（13.6 vs 7.8 个月，$P = 0.002$）（Flanigan，Mickisch et al，2004）。此外，免疫治疗能帮助改善手术引起的免疫抑制状态。一项随机研究发现，手术后 LAK 细胞过继性回输可改善食管癌开胸手术所引起的免疫抑制（Yamaguchi，Hihara et al，2006）。总之，肿瘤患者采用恰当的外科手术，辅以合适的免疫治疗，能协同提高患者的疗效。

3.2 与放疗的联合

传统上认为，放疗主要通过射线直接杀伤肿瘤细胞从而对多种肿瘤发挥治疗作用，且对免疫系统起抑制作用。然而，随着对放疗与宿主免疫系统间相互作用的深入研究，我们对放疗所引起的局部和全身免疫反应有了更为深入的认识。越来越多的证据表明，电离辐射能够改变肿瘤微环境、增强肿瘤的免疫原性，使其更易于被免疫系统识别。这一作用为过继性免疫细胞治疗联合以放射治疗为基础的治疗方案提供了依据。新的联合疗法有望获得更好的长期临床效果。

放射治疗作为一种"应激"，可以直接或间接损伤肿瘤细胞的 DNA。放疗损伤的肿瘤细胞能够通过引发一系列的"危险信号"，增强抗肿瘤免疫应答。最新证据显示，放射治疗对免疫系统的作用十分复杂，该过程涉及多种细胞因子和多肽，其作用机制也各不相同（de la Cruz-Merino，Illescas-Vacas et al，2014）。首先，电离辐射引起肿瘤细胞死亡，释放 HMGB1，HMGB1 作为一种强"危险信号"通过与 DCs 上的 TLR4 结合引发炎症反应。其次，坏死的肿瘤细胞还能释放多种肿瘤相关抗原（TAA），并被 DCs 识别和提呈从而引发肿瘤特异性免疫反应（Larsson，Fonteneau et al，2001）。再次，电离辐射可使肿瘤细胞死亡受体和共刺激分子的表达增加，使其更易于被细胞毒性 T 淋巴细胞（CTL）识别和杀伤（Kessler，Hudrisier et al，1998）。电离辐射不仅可以使 MHC-I 类分子和肿瘤抗原的表达上调，还可以导致网钙蛋白由内质网转移到细胞膜上，诱导抗原被 APCs 提呈并刺激特异性抗肿瘤 T 细胞反应（Obeid，Tesniere et al，2007；Tesniere，Apetoh et al，2008）。活化受体 NKG2D 广泛表达于 NK 细胞、NKT 细胞和活化或记忆性 CD8$^+$T 细胞的表面（Gasser，Orsulic et al，2005）。放疗能上调肿瘤细胞表面的 NKG2D 配体，从而加强免疫细胞对其杀伤作用（Kim，Son et al，2006）。最后，放射损伤的肿瘤细胞能促进多种促炎细胞因子释放，如 IL-1β、TNF-α 和前列腺素 E2 等（Skoberne，Beignon et al，2004）。

以上研究结果促使科学界探索免疫治疗与 RT 的协同作用，以作为一种肿瘤治疗策略。最近几年，免疫学家与肿瘤学家纷纷提出免疫治疗前接受放疗能有效降低肿瘤负荷，从而为接下来的过继性免疫治疗提供条件。从另一个角度看，免疫治疗能在 RT 治疗后根除残余肿瘤细胞并减少肿瘤复发。一项 I 期临床研究中，14 例不适合手术或肝动脉栓塞的进展期肝癌患者在局部 8Gy 放疗后 2 天，瘤内注射自体不成熟 DC，3 周后重复 DC 治疗。12 例患者完成了 2 次 DC 治疗，其中 2 例 PR，4 例微小反应，3 例患者的 AFP 下降超过 50%。第二次注射 2 周后对 10 例患者进行了免疫应答的评估，结果 6 例 NK 细胞活性增强，7 例 AFP 特异性免疫应答提高（Chi，Liu et al，2005）。Dudley 等人采用全身放疗（TBI）与自体 TILs 过继性细胞免疫治疗（adoptive cellular therapy，ACT）联合用于治疗转移性黑色素瘤，结果发现，与目前 FDA 批准用于治疗转移性恶性黑色素瘤的两种常用药物 IL-2 和达卡巴嗪相比，明显提高了客观反应率（ORR）（Dudley，Yang et al，2008）。Seung 等针对转移性黑色素瘤和 RCC 患者进行的一项 I 期临床研究中，评价 SBRT 序贯高剂量 IL-2 治疗的安全性和有效性。结果 12 例患者中有 8 例获得完全或部分缓解（1 例 CR，7 例 PR）。此外，对病例进行免疫监测发现反应患者外周血中早期活化效应性记忆表型的 CD4$^+$T 细胞的增殖速度明显加快（Seung，Curti et al，2012）。

然而，应用 RT 来调节机体免疫系统还面临着许多挑战。一方面，多个研究发现，RT 的毒副反应不仅会导致器官损伤，还可能诱发第二肿瘤。值得注意的是，TILs 治疗前应用 TBI 联合清髓化疗的患者中，约 1/3 发生了血栓形成性微血管病变（TMA）（Tseng，Citrin et al，2014）。另一方面，还需要更多的临床研究来进一步明确临床治疗的最佳剂量。高剂量的放疗还需要平衡其利与弊。最后，为了明确 RT 是否会影响其他细胞亚群进而影响机体的免疫系统，还需要更多的研究去阐明。

总之，RT 能够打破机体的免疫屏障，传递危险信号，上调 DC 对肿瘤抗原的交叉提呈，还可能会恢复机体 T 细胞无反应性肿瘤细胞的反应性，进而减少局部和远处的复发转移。然而，迄今鲜有证据明确放疗取得最优免疫应答的合适剂量方案。未来需要更多的临床研究来确定并评价新的具有更强抗肿瘤活性和更低毒性的联合治疗方案。

3.3　联合化疗

化疗药物除直接的细胞毒作用外，传统上还认为其存在骨髓毒性、能消除免疫效应细胞进而造成"免疫抑制"状态。最近越来越多的证据显示，化疗药物不仅能通过直接的细胞毒作用杀伤肿瘤细胞，还可作为抗肿瘤免疫反应的佐剂。有学者称之为"免疫原性的抗肿瘤化疗"（Haynes，van der Most et al，2008；Menard，Martin et al，2008）。传统化疗具有强大的细胞毒作用，免疫治疗则具有特异的抗肿瘤活性。目前单纯化疗或免疫治疗尚不能有效地消除肿瘤，而将化疗药物与免疫治疗联合看似具有潜在的协同作用。

化疗药物对机体免疫系统的作用相当复杂，其效果不仅取决于药物的种类、剂量、给药方式和用药时机，还受肿瘤的类型和机体免疫状态的影响。目前已知的机制包括：提高肿瘤的免疫原性、清除免疫抑制性细胞和调节 DC 成熟。

首先，部分化疗药物能增强肿瘤免疫原性、诱导免疫原性细胞死亡、增强肿瘤抗原提呈和诱发免疫反应。化疗诱导的细胞死亡能释放多种肿瘤抗原，释放出来的肿瘤抗原能被 DC 和其他 APCs 识别，并提呈给初始 T 细胞。目前，已有大量研究证实了哪些化疗药物能够更有效地引起免疫原性的肿瘤细胞死亡。具体来讲，蒽环类、环磷酰胺这类诱导细胞凋亡的药物可通过多种机制促进肿瘤的免疫原性。这类化疗药物能刺激濒死肿瘤细胞表面表达某些特异性的信号分子。濒死肿瘤细胞的 DNA 损伤能引发应激配体的表达上调，从而被相关免疫活化受体所识别。此外，这类化疗药物还能使肿瘤细胞释放多种因子进而激活固有免疫系统。例如，濒死肿瘤细胞可释放 HMGB1 作为一种"危险信号"分子，它能够被表达于 DCs 表面的 TLR4 识别，通过 Myd88 途径加工和提呈，最终活化肿瘤抗原特异性 T 细胞。研究发现，TLR4 缺失的乳腺癌患者相较 TLR4 正常的患者，放疗和化疗后更易复发（Apetoh，Ghiringhelli et al，2007）。以上结果提示，放化疗能够诱导免疫原性的肿瘤细胞死亡，免疫应答参与了放化疗的抗肿瘤作用。

其次，部分化疗药物能减少 Treg 和 MDSC 等免疫抑制性细胞。有证据显示，顺铂（DDP）、环磷酰胺（CTX）、吉西他滨、紫杉醇和 5-氟尿嘧啶（5-FU）均可有效减少 $CD4^+CD25^+$ Treg 数量和（或）对 MDSC 也具有明显的抑制作用。例如，烷化剂 CTX 在过去几十年间一直用于多种恶性肿瘤的治疗。其除外直接的细胞毒作用，多项体内研究均证实低剂量 CTX 能减少 Treg 细胞（North，1982；Awwad and North，1988），并降低残存 Treg 的抑制作用（Lutsiak，Semnani et al，2005；Taieb，Chaput et al，2006）。在小鼠模型中，节拍性 CTX 方案可选择性杀伤 Treg 细胞，同时增强抗原特异性 $CD8^+$ T 细胞的活性（Motoyoshi，Kaminoda et al，2006）。一项研究中，9 例进展期肿瘤患者规律口服 CTX 后循环中 Treg 细胞的数量明显减少，同时外周血 T 细胞和 NK 细胞的功能也得以恢复

（Ghiringhelli, Menard et al, 2007）。然而，最近在黑色素瘤和进展期淋巴瘤小鼠模型中发现，低剂量 CTX 能促进 MDSC 的聚集（Ghiringhelli, Menard et al, 2007; Ding, Lu et al, 2014）。

最后，非毒性剂量的化疗药物能调节 DC 的成熟并增强 DC 的功能。对 DC 活化所需信号通路的深入认识帮助我们进一步探索新的更加有效的化疗药物。目前已知，紫杉醇、多柔比星（阿霉素）、丝裂霉素 C 和甲氨蝶呤能促进 DCs 提呈抗原给抗原特异性 T 淋巴细胞。"危险信号"刺激可促使多种炎症介质快速释放，从而介导 DCs 在免疫反应中的作用。有趣的是，研究发现紫杉醇、甲氨蝶呤、多柔比星和长春新碱处理后 DCs 抗原提呈能力的上调是 IL-12 依赖性的，而低浓度丝裂霉素 C 和长春新碱对 DCs 抗原提呈功能的刺激作用并不依赖于 IL-12（Shurin, Tourkova et al, 2009）。

许多临床研究已经证实，过继性细胞免疫治疗与化疗具有协同效应。Rosenberg 等人首先在黑色素瘤治疗中采用联合治疗并取得了巨大进展，35 例 IL-2 难治性转移性黑色素瘤患者经 CTX 和氟达他滨清髓预处理后再接受 TILs 过继性回输联合高剂量 IL-2 治疗，结果 18 例（51%）获得客观临床反应（Dudley, Wunderlich et al, 2005）。随后，Radvanyi 等人以同样的方法在黑色素瘤中得到了相似的结果（Radvanyi, Bernatchez et al, 2012）。此外，在上述基础上加入 TBI，可提高治疗的反应率并使更多的患者获得长期的肿瘤完全消退（Dudley, Yang et al, 2008; Rosenberg, Yang et al, 2011）。

从另一个角度来看，将过继性细胞免疫治疗与化疗联合，增加了肿瘤细胞对化疗的敏感性并得到了更好的临床结果。我们中心进行的一项回顾性研究评价了自体 CIK 细胞治疗对 Ⅱ～Ⅲ 期胃癌术后患者的抗肿瘤效果（Zhao, Fan et al, 2013）。结果显示，接受 CIK 联合化疗的患者较单纯接受化疗的患者，PFS 和 OS 均显著延长（中位 PFS 36.0 vs 23.0 个月；中位 OS 96.0 vs 32.0 个月）。随后，我们进行了另一项配对研究，122 例进展期 NSCLC 患者接受 DC 活化的 CIK 细胞联合化疗或单纯化疗。结果发现，1- 和 2- 年总生存率在联合治疗组分别为 57.2% 和 27.0%，较单纯化疗组显著提高（37.3% 和 10.1%）（Yang, Ren et al, 2013）。Wu 等人报道的一项随机研究评价了化疗联合 CIK 在进展期 NSCLC 患者中的临床疗效。结果发现，化疗联合 CIK 能明显延长患者的 PFS 和 OS，并且接受自体 CIK 细胞治疗的患者未出现明显的副作用（Wu，Jiang et al，2008）。Kono 等人报告的一项随机研究评价了 TILs 过继性免疫治疗对进展期胃癌预后的意义。研究发现，TILs 过继性回输联合低剂量 DDP/5-FU 化疗能有效延长Ⅳ期胃癌患者的生存期（Kono，Takahashi et al，2002）。一项Ⅱ期临床研究中，35 例转移性或局部复发的 EB 病毒阳性鼻咽癌患者，接受 4 周期吉西他滨加卡铂化疗序贯 6 次 EB 病毒特异性 CTL 治疗。结果显示，中位随访 29.9 个月，反应率为 71.4%，2-和 3-年 OS 率分别达 62.9% 和 37.1%。此结果明显优于此前进行的采用 PGC-5-FU 或 PGC 方案的临床试验的结果（Chia，Teo et al，2014）。

越来越多的证据表明，化疗能提高肿瘤细胞的免疫原性，通过与过继性免疫治疗联合能有效提高肿瘤治疗的疗效。相信联合治疗在未来能使更多的进展期肿瘤患者获得长期的临床效果。

3.4　与分子靶向治疗结合

为了寻找更有效的联合治疗策略，我们需要克服一些关键问题。一，识别并鉴定出表达于原发肿瘤细胞并参与肿瘤增殖过程的适于免疫治疗的肿瘤抗原。二，运用恰当的分子靶向药物诱导免疫原性的细胞死亡。三，应用佐剂、细胞因子或抗体激动剂来增强 DC 的功能并活化肿瘤特异性 T 淋巴细胞。四，需要通过一些包括抗体和分子靶向药物在内的免疫调节剂来打破机体的免疫抑制状态。下面我们将重点讨论分子靶向治疗与免疫治疗联合，从而逆转免疫抑制、增强抗肿瘤 T 细胞免疫反应。

靶向治疗主要基于对肿瘤细胞生长和存活相关的信号通路或突变蛋白的抑制。这类治疗通常采用单克隆抗体或小分子抑制剂来阻断生长因子受体、抑制血管生成或诱导凋亡。最近，FDA 批准了多个单克隆抗体用于多种类型肿瘤的治疗，如西妥昔单抗、曲妥珠单抗和贝伐珠单抗等。除了单克隆抗体，临床上还广泛使用一些小分子抑制剂。其中酪氨酸激酶抑制剂（TKI）伊马替尼是临床上多靶点抑制剂的典型代表，其具有免疫调节作用，能使 76% 慢性髓性白血病患者获得完全缓解（O'Brien，Guilhot et al，2003）。随后对促进肿瘤增殖相关信号通路的深入探索发现了其他一些癌蛋白，如表皮细胞生长因子受体（EGFR）、BRAF、HER2 及间变性淋巴瘤激酶（ALK）。由于分子靶向药物可在不影响免疫效应细胞的同时，增强肿瘤抗原的提呈进而促进肿瘤细胞凋亡，因此将免疫治疗与分子靶向治疗联合具有协同效应。此外，一些靶向药物可作为免疫增敏剂，通过多种机制调节免疫反应并提高免疫细胞的抗肿瘤活性（Vanneman and Dranoff，2012；Ribas and Wolchok，2013）。例如，T 细胞的活化首先需要克服一系列负性调节信号。其中，细胞毒 T 淋巴细胞相关抗原 4（CTLA-4）和程序性死亡受体 1（PD-1）是 T 细胞表面两个主要的负性调节共刺激分子。伊匹单抗作为 CTLA-4 的抗体，能阻断关键的抑制性信号的传递，增强了抗肿瘤 T 细胞免疫反应从而有效地杀伤肿瘤细胞。迄今，FDA 已批准伊匹单抗用于进展期恶性黑色素瘤的治疗（Hodi，O'Day et al，2010），可使 15%~20% 的患者达到 2.5 年的长期获益。与伊匹单抗类似，PD-1 抗体也被证实能增强 T 细胞功能并在临床试验中引发强大的抗肿瘤作用。抗 PD-1 单克隆抗体 pembrolizumab 和 nivolumab 目前已被批准用于进展期恶性黑色素瘤的治疗（Metcalfe，Anderson et al，2015）。另一方面，分子靶向药物能促进肿瘤细胞被 CTL 和 NK 细胞识别并增强其对免疫效应细胞的敏感性，同时还能抑制 Treg 的数量和功能。例如，达沙替尼能通过阻断 T 细胞受体信号相关的一种关键激酶来抑制 Treg 的功能（Schade，Schieven et al，2008），而伊马替尼则能减少 Treg 数量并通过阻断 IDO 酶的活性来促进 DC 与 NK 细胞间的相互作用（Zitvogel and Kroemer，2011）。

分子靶向药物的长期使用常常导致耐药发生，限制了其临床获益。我们希望通过将过继性细胞免疫治疗与分子靶向治疗的联合来逆转分子靶向药物的耐药，同时增强抗肿瘤免疫反应。总之，我们的主要目标是探索合理的分子靶向治疗与免疫治疗联合方案，阻断肿瘤相关信号通路，从而使晚期恶性肿瘤获得长期治疗反应。大量前期研究已经为接下来进行临床前研究以明确分子靶向治疗与免疫治疗联合的最佳方案奠定了坚实的基础。未来临床研究将为此联合治疗方案提供依据。

4 未来之路

ACT 是癌症的被动免疫治疗方法。在 ACT 的准备过程中，大量的淋巴细胞可以在体外得到有效的增殖。体外的扩增和活化使得这些淋巴细胞得以脱离肿瘤导致的体内免疫抑制微环境的影响。而且，从这些淋巴细胞中还可以进一步筛选出能够识别肿瘤的亚群，或者也可以通过基因修饰的方法增强其抗肿瘤活性。进行 ACT 之前，还可以应用多种预处理方案以使患者体内的微环境有利于抗肿瘤免疫。这些重要的优势使得 ACT 成为一种有希望的肿瘤免疫治疗（Galluzzi，Vacchelli et al，2014；Rosenberg and Restifo，2015）。

转移性黑素瘤患者接受天然产生的肿瘤反应性淋巴细胞 ACT 后可以获得长期完全缓解，这一令人鼓舞的成果显示了 ACT 在肿瘤治疗中的强大作用。而且，基因修饰后表达 T 细胞受体（T cell receptor，TCR）或嵌合抗原受体（chimeric antigen receptor，CAR）的淋巴细胞进一步扩大了 ACT 的应用范围，开创了癌症 ACT 治疗的新时代。

肿瘤 ACT 治疗成功与否的关键在于如何鉴定出肿瘤细胞上合适的免疫原性的靶点，从而使得淋巴细胞——包括肿瘤浸润淋巴细胞（tumor infiltrating lymphocytes，TIL）和基因修饰 T 细胞——只攻击肿瘤细胞而不损伤正常组织（Rosenberg，2014；Rosenberg and Restifo，2015）。

靶向既表达于肿瘤组织又表达于正常组织的抗原，哪怕在后者上表达水平很低，仍旧不可避免地导致正常组织毒性。因此，过表达于肿瘤的分化抗原、大多数的癌 - 睾丸抗原，以及来自肿瘤间质的抗原难以成为肿瘤 ACT 的合适靶点，毕竟这些抗原在正常组织上有低水平表达。靶向仅表达于肿瘤和非关键的正常组织的抗原，比如 CD19，已被证实是一个另辟蹊径的减少附带损伤的合理策略。两个靶向 CD19 的 CAR-T 细胞治疗已经获得了美国 FDA 的突破性疗法认定。然而，除了 CD19 之外，该策略尚无其他成功的例子。而且，CD19-CAR-T 细胞的应用也仅限于血液系统恶性肿瘤。对大多数实体瘤来讲，缺乏合适的靶点仍旧是 ACT 主要的障碍（Rosenberg，2014）。

病毒相关的肿瘤或癌前病变所表达的、来自外源病毒蛋白的抗原是 ACT 的引人注目的靶点，因为正常组织并不表达这些病毒抗原。人乳头瘤病毒（human papillomavirus，HPV）的 E6、E7 癌蛋白都是此类抗原的理想来源。EB 病毒的潜伏膜蛋白 1（latent membrane protein-1，LMP1）、LMP2 也有望用于此策略。但是，必须考虑的一个事实是，LMP1 和 LMP2 都是亚优势抗原，其免疫原性较弱（Bollard，Gottschalk et al，2014）。研究者需要进行广泛的探索以鉴定出更多的可以将病毒相关肿瘤与正常组织区分开来的病毒抗原。

　　突变是癌症的一个普遍基因事件。某些肿瘤中存在一些共有的突变，比如 K-RAS 和表皮生长因子受体 III 型突变体（Epidermal growth factor receptor v III，EGFRv III）。靶向 EGFRv III 的 CAR-T 正在研发中。K-RAS 虽然是胞内蛋白，但如果能够鉴定其免疫原性表位，该表位-MHC 复合物仍旧可能被 TCR 或 CAR 基因修饰的淋巴细胞所识别（Rosenberg，2014）。

　　理想的情况下，ACT 应该是一种高度个体化的肿瘤治疗方法。TIL 在黑素瘤中的成功显示了驱动性突变和随机突变在肿瘤中的关键作用。在精准医疗时代，由个体肿瘤独特的体细胞突变编码的抗原可能成为 ACT 的理想靶点。美国国立癌症研究所的 Rosenberg 博士检测了两位 ACT 治疗后获得长期缓解的转移性黑素瘤患者，在两个患者的肿瘤中各鉴定出了一个突变抗原，而且这两个抗原都来自与细胞增殖相关的蛋白的突变（Lu，Yao et al，2014）。这些发现提示，未来肿瘤过继免疫细胞治疗的进展很可能来自于免疫靶向个体肿瘤独特的突变抗原，尤其是对肿瘤致癌性至关重要的基因突变产物。值得一提的是，MHC-II 类分子限制性的免疫原性表位可能同样足以引发 $CD4^+$ 细胞介导的抗肿瘤免疫反应。实际上，新抗原表位可能更容易被 MHC-II 类分子呈递，因为与 MHC-I 类分子相比，MHC-II 类分子与抗原肽结合的条件相对宽松一些（Platten and Offringa，2015）。2014 年，Rosenberg 博士的研究团队从一例转移性胆管癌患者的肿瘤中分离并扩增了 ERBB2IP 突变特异性的 TIL，他们发现该新抗原表位就是 MHC-II 类分子限制性的（Tran，Turcotte et al，2014）。该患者接受了靶向该突变的 $CD4^+$ T 辅助细胞（Th1）的过继性治疗，病情获得了长期稳定。这一工作也显示了 ACT 在黑素瘤之外的实体瘤中的治疗潜力，虽然这些肿瘤的突变数量通常少于黑素瘤。

　　研究者开发了多种方法以鉴定和验证突变抗原的免疫原性表位，这些方法通常是基因组学、生物信息学、质谱法及体外结合实验等的组合（Wolchok and Chan，2014）。肿瘤的异质性也应当考虑在内。驱动基因通常出现在肿瘤发生的早期，因此在绝大部分的肿瘤细胞中都存在，而且是肿瘤生存所必需的。如果能够鉴定出免疫原性的驱动突变，它们将成为最理想的肿瘤 ACT 靶点（Errico，2015；Schumacher and Schreiber，2015）。

　　除鉴定、选择免疫原性靶点之外，肿瘤 ACT 还有若干要点。理论上，几乎所有恶性肿瘤都可以用来培养 TIL。但是，实际上几乎所有的 TIL 临床试验都集中在黑素瘤上。将 TIL 应用于宫颈癌、头颈部癌、膀胱癌、肺癌、三阴性乳腺癌和其他实体瘤的临床试验正在进行中或计划中。研究者同时也在探索进一步增强 TIL 或基因修饰淋巴细胞功能的方法。体外实验中，已检测了若干细胞因子或试剂促进淋巴细胞增殖和（或）抑制其分化的能力（Crompton，Sukumar et al，2015）。不同的预处理方案及共刺激分子基因或细胞因子（如 IL-12）基因，都被引入 ACT 中来，以克服抑制性的肿瘤免疫微环境，增强过继细胞的生存能力。另一方面，转导自杀基因则有助于限制 ACT 的毒副反应（Stauss and Morris，2013）。用于改造的 T 细胞的来源方面，除了自体 T 细胞外，异基因 T 细胞、淋巴祖细胞、诱导多能干细胞（iPS 细胞）来源的 T 淋巴细胞都有报道。

　　产生、分离、维持其他类型免疫细胞的标准流程也已建立，这些细胞包括 NK 细胞、NKT 细胞、γδT 细胞、巨噬细胞。许多文献已证明，这些细胞同样可以有抗肿瘤活性。NK 是一种内源的淋巴细胞，在抗肿瘤免疫中发挥重要作用。NK 可以识别并杀伤下调 MHC-Ⅰ类分子的靶细胞，而这正是肿瘤细胞逃避效应 T 细胞杀伤的常见机制。特别是，有报道显示，可以从人胚胎干细胞（hESCs）或 iPS 细胞中培养获得大规模、有功能的 NK 细胞（Eguizabal，Zenarruzabeitia et al，2014）。表达 CAR 的 NK 细胞也已进行了多个临床前研究和少量的临床试验。有研究显示，NKT 细胞——这是一个既表达 NK 细胞表面受体又表达 TCR 的 T 细胞亚群——在小鼠模型中显示了抗肿瘤作用。另一群效应 T 细胞 γδT 也被用于 ACT 研究，并且在血液系统恶性肿瘤和实体瘤中都显示了抗肿瘤活性。巨噬细胞是一种吞噬细胞，在抗原处理和提呈过程中发挥重要作用。但现阶段肿瘤 ACT 中巨噬细胞的应用尚有限。需要注意的是，对这些细胞在肿瘤免疫中的作用当前存在一些相互矛盾的报道。而且，这些细胞用于 ACT 的符合 GMP 标准的生产流程尚未完全建立（Darcy，Neeson et al，2014）。

　　联合免疫治疗是当前肿瘤研究和临床试验的一个热点，甚至可能是最受关注的热点。科学 *SCIENCE* 将联合免疫治疗列为 2015 年四个值得关注的领域之一，该期刊还曾将肿瘤免疫治疗列为 2013 年度十大科学突破之首。联合免疫治疗确实是一个大有希望的肿瘤治疗策略。免疫检查点抑制剂是重要的免疫治疗药物，美国 FDA 已批准了若干个免疫检查点抑制剂，包括 Ipilimumab（anti-CTLA-4）和 Nivolumab（anti-PD-1），用于肿瘤治疗。近期有研究报道，晚期恶性黑色素瘤患者经 Ipilimumab 和 Nivolumab 联合治疗后，与单纯 Ipilimumab 治疗组相比，有效率和无进展生存期均获得显著提升，而且这一联合治疗耐受良好（Larkin，Chiarion-Sileni et al，2015）。更重要的是，现有证据提示，免疫检查点抑制剂治疗肿瘤的疗效与肿瘤的突变密切相关。例如，Snyder 及同事的研究表明，突变数量多的恶性黑色素瘤患者——这意味着突变导致新免疫表位的可能性更高——接受抗 CTLA4 治疗后疗效更好（Snyder，Makarov et al，2014）。Rizvi 等也报道，抗 PD-1 治疗可以增强非小细胞肺癌中新表位特异性的 T 细胞反应（Rizvi，Hellmann et al，2015）。这些结果提示，联合 ACT 与免疫检查点抑制剂有望成为理想的肿瘤联合免疫治疗策略。最近，疫苗也被证实不仅可以增强甚至还可以诱导新抗原特异性 T 细胞抗肿瘤反应。Carreno 等使用 DC 疫苗提呈 HLA-A * 02：01 限制性的新抗原，成功地在晚期恶性黑色素瘤患者体内增强了本来已存在的新表位特异性 T 细胞免疫反应。然而令研究者吃惊的是，该疫苗还使得机体对另外几种新抗原的免疫反应得到增强，而这些反应在此前是检测不到的（Carreno，Magrini et al，2015）。有趣的是，Ipilimumab 治疗近期也被证明可以增强黑色素瘤中 CD8$^+$ T 细胞对肿瘤相关抗原的反应（Kvistborg，Philips et al，2014）。这些发现提示，基于新抗原的疫苗、免疫检查点抑制剂、ACT 可以有机地结合起来以进一步增强肿瘤的免疫反应，以期获得更好的临床疗效。

　　ACT 与常规肿瘤治疗手段如化疗、放疗、分子靶向治疗、溶瘤病毒及免疫刺激剂（抗体、细胞因子、TLR 激动剂）等的联合治疗同样也在临床前和临床试验中进行了广泛研究。当前临床实践中使用的一些化疗药物本身便具有调节免疫的作用。例如，VEGFR2 抑制剂舒尼替尼（Sunitinib）已被证实可以选择性地减少肿瘤患者体内 Foxp3$^+$ 的调节性 T 细胞（Tregs）和髓系来源抑制细胞（MDSCs）的数量（Tartour，Pere et al，2011）。吉西他滨、顺铂、紫杉醇、氟尿嘧啶（5-FU）也可以降低 MDSCs 的数量，这一作用被认为是这些药物抗癌活性的关键。值得注意的是，吉西他滨和 5-FU 不仅能选择性地降低肿瘤中 MDSCs 的数量，还可以增强 CD4$^+$、CD8$^+$T 细胞及 NK 细胞在肿瘤中的浸润，提示 ACT 与基于吉西他滨和 5-FU 的化疗联合应用有可能产生协调作用。然而，近期的一些研究显示，吉西他滨和 5-FU 还可以在体内活化 MDSCs 中的炎症小体信号通路，MDSCs 则通过分泌 IL-1β 最终导致 CD4$^+$T 细胞分泌 IL-17 增加，从而不利于抗肿瘤免疫（Di Mitri, Toso et al, 2015）。这些相互矛盾的研究结果提醒我们，对化疗与免疫治疗的联合应用新策略的研发仍旧任重道远。

理想的联合治疗应该靶向肿瘤所致的免疫抑制微环境的不同机制（Sharma and Allison, 2015）。譬如，下面描述的肿瘤联合治疗方案理论上具有一定的可行性。首先，化疗、放疗和（或）分子靶向治疗导致肿瘤细胞死亡并释放抗原，特别是新抗原。然后这些抗原被抗原提呈细胞（antigen-presenting cells, APCs）尤其是 DC 所摄取。新抗原表位被 DC 呈递给 CD4$^+$、CD8$^+$T 细胞，这些识别了 DC 上新表位的 T 细胞活化，上调抑制性的免疫检查点分子如 CTLA-4 和 PD-1。活化的 DC 同时也上调其表面上共刺激分子 B7 水平。B7 是 CTLA-4 的配体，DC 上的 B7 与 T 细胞上的 CTLA-4 结合后，会抑制新表位由 DC 向 T 细胞提呈的过程。在此阶段应用 CTLA-4 免疫检查点抑制剂，则有利于新表位的提呈。此外，在这一阶段直接使用呈递新抗原的 DC 疫苗也是可考虑的方法。另一方面，肿瘤细胞也可以通过上调 PD-L1 的表达来抑制 T 细胞的杀伤。PD-1/PD-L1 通路在肿瘤患者的 T 细胞免疫抑制中起着重要作用。抗 PD-1 和（或）抗 PD-L1 的治疗可以防止和逆转 T 细胞的耗竭状态并促进部分 T 细胞分化为记忆细胞。这些治疗有望起到协同作用从而进一步增进临床疗效。

简而言之，ACT 是一种非常复杂的肿瘤免疫疗法。研究者仍面临着技术、安全性甚至规章制度等方面的障碍。需要更多的、进一步的实验室和临床研究来切实优化这一策略。

杨　帆，任秀宝*
天津医科大学肿瘤医院生物技术研究室
天津市肿瘤免疫与生物治疗重点实验室
天津市肿瘤防治重点实验室
*e-mail：rwziyi@yahoo.com

金　昊，王　建，孙　倩，颜次慧，魏　枫
天津医科大学肿瘤医院生物技术研究室
天津市肿瘤免疫与生物治疗重点实验室
天津市肿瘤防治重点实验室

参考文献：

Ahmadi, M., King, J. W., et al. (2011). CD3 limits the efficacy of TCR gene therapy in vivo. *Blood, 118*(13), 3528–3537.

Ahmadzadeh, M., Johnson, L. A., et al. (2009). Tumor antigen-specific CD8 T cells infiltrating the tumor express high levels of PD-1 and are functionally impaired. *Blood, 114*(8), 1537–1544.

Airoldi, I., Bertaina, A., et al. (2015). gammadelta T-cell reconstitution after HLA-haploidentical hematopoietic transplantation depleted of TCR-alphabeta+/CD19+ lymphocytes. *Blood, 125* (15), 2349–2358.

Alexander, S., & Friedl, P. (2012). Cancer invasion and resistance: Interconnected processes of disease progression and therapy failure. *Trends in Molecular Medicine, 18*(1), 13–26.

Altvater, B., Landmeier, S., et al. (2009). 2B4 (CD244) signaling by recombinant antigen-specific chimeric receptors costimulates natural killer cell activation to leukemia and neuroblastoma cells. *Clinical Cancer Research, 15*(15), 4857–4866.

Amir, A. L., van der Steen, D. M., et al. (2011). PRAME-specific allo-HLA–restricted T cells with potent antitumor reactivity useful for therapeutic T-cell receptor gene transfer. *Clinical Cancer Research, 17*(17), 5615–5625.

Amsen, D., Blander, J. M., et al. (2004). Instruction of distinct CD4 T helper cell fates by different notch ligands on antigen-presenting cells. *Cell, 117*(4), 515–526.

Andersen, R. S., Thrue, C. A., et al. (2012). Dissection of T-cell antigen specificity in human melanoma. *Cancer Research, 72*(7), 1642–1650.

Apetoh, L., Ghiringhelli, F., et al. (2007). Toll-like receptor 4-dependent contribution of the immune system to anticancer chemotherapy and radiotherapy. *Nature Medicine, 13*(9), 1050–1059.

Arai, S., Meagher, R., et al. (2008). Infusion of the allogeneic cell line NK-92 in patients with advanced renal cell cancer or melanoma: A phase I trial. *Cytotherapy, 10*(6), 625–632.

Araki, R., Uda, M., et al. (2013). Negligible immunogenicity of terminally differentiated cells derived from induced pluripotent or embryonic stem cells. *Nature, 494*(7435), 100–104.

Atkins, M. B., Gould, J. A., et al. (1986). Phase I evaluation of recombinant interleukin-2 in patients with advanced malignant disease. *Journal of Clinical Oncology, 4*(9), 1380–1391.

Atkins, M. B., Kunkel, L., et al. (2000). High-dose recombinant interleukin-2 therapy in patients with metastatic melanoma: Long-term survival update. *The Cancer Journal from Scientific American, 6*(Suppl 1), S11–S14.

Attig, S., Hennenlotter, J., et al. (2009). Simultaneous infiltration of polyfunctional effector and suppressor T cells into renal cell carcinomas. *Cancer Research, 69*(21), 8412–8419.

Awwad, M., & North, R. J. (1988). Cyclophosphamide (Cy)-facilitated adoptive immunotherapy of a Cy-resistant tumour. Evidence that Cy permits the expression of adoptive T-cell mediated immunity by removing suppressor T cells rather than by reducing tumour burden. *Immunology, 65*(1), 87–92.

Baker, J., Verneris, M. R., et al. (2001). Expansion of cytolytic CD8(+) natural killer T cells with limited capacity for graft-versus-host disease induction due to interferon gamma production. *Blood, 97*(10), 2923–2931.

Bansal, R. R., Mackay, C. R., et al. (2012). IL-21 enhances the potential of human gammadelta T cells to provide B-cell help. *European Journal of Immunology, 42*(1), 110–119.

Bendle, G. M., Linnemann, C., et al. (2010). Lethal graft-versus-host disease in mouse models of T cell receptor gene therapy. *Nature Medicine, 16*(5), 565–570. 561p following 570.

Benson, D. M., Jr., Bakan, C. E., et al. (2010). The PD-1/PD-L1 axis modulates the natural killer cell versus multiple myeloma effect: A therapeutic target for CT-011, a novel monoclonal anti–PD-1 antibody. *Blood, 116*(13), 2286–2294.

Berdeja, J. G., Hess, A., et al. (2007). Systemic interleukin-2 and adoptive transfer of lymphokine-activated killer cells improves antibody-dependent cellular cytotoxicity in patients with relapsed B-cell lymphoma treated with rituximab. *Clinical Cancer Research, 13*(8), 2392–2399.

Besser, M. J., Shapira-Frommer, R., et al. (2009). Minimally cultured or selected autologous tumor-infiltrating lymphocytes after a lympho-depleting chemotherapy regimen in metastatic melanoma patients. *Journal of Immunotherapy, 32*(4), 415–423.

Besser, M. J., Shapira-Frommer, R., et al. (2010). Clinical responses in a phase II study using adoptive transfer of short-term cultured tumor infiltration lymphocytes in metastatic melanoma patients. *Clinical Cancer Research, 16*(9), 2646–2655.

Besser, M. J., Shapira-Frommer, R., et al. (2013). Adoptive transfer of tumor-infiltrating lympho-cytes in patients with metastatic melanoma: Intent-to-treat analysis and efficacy after failure to prior immunotherapies. *Clinical Cancer Research, 19*(17), 4792–4800.

Bindea, G., Mlecnik, B., et al. (2014). The immune landscape of human tumors: Implications for cancer immunotherapy. *Oncoimmunology, 3*(1), e27456.

Blankenstein, T., Leisegang, M., et al. (2015). Targeting cancer-specific mutations by T cell receptor gene therapy. *Current Opinion in Immunology, 33*, 112–119.

Bock, A. M., Knorr, D., et al. (2013). Development, expansion, and in vivo monitoring of human NK cells from human embryonic stem cells (hESCs) and and induced pluripotent stem cells (iPSCs). *Journal of Visualized Experiments, 74*, e50337.

Boissel, L., Betancur, M., et al. (2009). Transfection with mRNA for CD19 specific chimeric antigen receptor restores NK cell mediated killing of CLL cells. *Leukemia Research, 33*(9), 1255–1259.

Boissel, L., Betancur, M., et al. (2012). Comparison of mRNA and lentiviral based transfection of natural killer cells with chimeric antigen receptors recognizing lymphoid antigens. *Leukemia and Lymphoma, 53*(5), 958–965.

Boissel, L., Betancur-Boissel, M., et al. (2013). Retargeting NK-92 cells by means of CD19- and CD20-specific chimeric antigen receptors compares favorably with antibody-dependent cellu-lar cytotoxicity. *Oncoimmunology, 2*(10), e26527.

Boldt, D. H., Mills, B. J., et al. (1988). Laboratory correlates of adoptive immunotherapy with recombinant interleukin-2 and lymphokine-activated killer cells in humans. *Cancer Research, 48*(15), 4409–4416.

Bollard, C. M., Gottschalk, S., et al. (2014). Sustained complete responses in patients with lymphoma receiving autologous cytotoxic T lymphocytes targeting Epstein-Barr virus latent membrane proteins. *Journal of Clinical Oncology, 32*(8), 798–808.

Brahmer, J. R., Tykodi, S. S., et al. (2012). Safety and activity of anti–PD-L1 antibody in patients with advanced cancer. *New England Journal of Medicine, 366*(26), 2455–2465.

Brentjens, R. J., Santos, E., et al. (2007). Genetically targeted T cells eradicate systemic acute lymphoblastic leukemia xenografts. *Clinical Cancer Research, 13*(18 Pt 1), 5426–5435.

Brentjens, R. J., Riviere, I., et al. (2011). Safety and persistence of adoptively transferred autologous CD19-targeted T cells in patients with relapsed or chemotherapy refractory B-cell leukemias. *Blood, 118*(18), 4817–4828.

Bridgeman, J. S., Hawkins, R. E., et al. (2010). Building better chimeric antigen receptors for adoptive T cell therapy. *Current Gene Therapy, 10*(2), 77–90.

Brinkmann, O. A., Bruns, F., et al. (1999). Possible synergy of radiotherapy and chemo-immunotherapy in metastatic renal cell carcinoma (RCC). *Anticancer Research, 19*(2C), 1583–1587.

Burns, L. J., Weisdorf, D. J., et al. (2003). IL-2-based immunotherapy after autologous transplantation for lymphoma and breast cancer induces immune activation and cytokine release: A phase I/II trial. *Bone Marrow Transplantation, 32*(2), 177–186.

Butler, M. O., Friedlander, P., et al. (2011). Establishment of antitumor memory in humans using in vitro-educated CD8+ T cells. *Science Translational Medicine, 3*, 80ra34.

Caccamo, N., Todaro, M., et al. (2012). IL-21 regulates the differentiation of a human gammadelta T cell subset equipped with B cell helper activity. *PLoS One, 7*(7), e41940.

Cameron, B. J., Gerry, A. B., et al. (2013). Identification of a Titin-derived HLA-A1-presented peptide as a cross-reactive target for engineered MAGE A3-directed T cells. *Science Translational Medicine, 5*(197), 197ra103.

Capobianco, A., Rovere-Querini, P., et al. (2006). Melanoma cells interfere with the interaction of dendritic cells with NK/LAK cells. *International Journal of Cancer, 119*(12), 2861–2869.

Carpenito, C., Milone, M. C., et al. (2009a). Control of large, established tumor xenografts with genetically retargeted human T cells containing CD28 and CD137 domains. *Proceedings of the National Academy of Sciences, 106*(9), 3360–3365.

Carpenito, C., Milone, M. C., et al. (2009b). Control of large, established tumor xenografts with genetically retargeted human T cells containing CD28 and CD137 domains. *Proceedings of the National Academy of Sciences of the United States of America, 106*(9), 3360–3365.

Carreno, B. M., Magrini, V., et al. (2015). Cancer immunotherapy. A dendritic cell vaccine increases the breadth and diversity of melanoma neoantigen-specific T cells. *Science, 348* (6236), 803–808.

Cecco, S., Muraro, E., et al. (2011). Cancer vaccines in phase II/III clinical trials: State of the art and future perspectives. *Current Cancer Drug Targets, 11*(1), 85–102.

Chambers, J. D., & Neumann, P. J. (2011). Listening to provenge – What a costly cancer treatment says about future medicare policy. *New England Journal of Medicine, 364*(18), 1687–1689.

Chen, L., & Flies, D. B. (2013). Molecular mechanisms of T cell co-stimulation and co-inhibition. *Nature Reviews Immunology, 13*(4), 227–242.

Chhabra, A. (2011). TCR-engineered, customized, antitumor T cells for cancer immunotherapy: Advantages and limitations. *ScientificWorldJournal, 11*, 121–129.

Chi, K. H., Liu, S. J., et al. (2005). Combination of conformal radiotherapy and intratumoral injection of adoptive dendritic cell immunotherapy in refractory hepatoma. *Journal of Immunotherapy, 28*(2), 129–135.

Chia, W. K., Teo, M., et al. (2014). Adoptive T-cell transfer and chemotherapy in the first-line treatment of metastatic and/or locally recurrent nasopharyngeal carcinoma. *Molecular Therapy, 22*(1), 132–139.

Chmielewski, M., & Abken, H. (2012). CAR T cells transform to trucks: Chimeric antigen receptor-redirected T cells engineered to deliver inducible IL-12 modulate the tumour stroma to combat cancer. *Cancer Immunology, Immunotherapy, 61*(8), 1269–1277.

Chmielewski, M., & Abken, H. (2015). TRUCKs: The fourth generation of CARs. *Expert Opinion on Biological Therapy, 15*(8), 1145–1154.

Chmielewski, M., Hombach, A. A., et al. (2014). Of CARs and TRUCKs: Chimeric antigen receptor (CAR) T cells engineered with an inducible cytokine to modulate the tumor stroma. *Immunology Reviews, 257*(1), 83–90.

Chometon, G., & Jendrossek, V. (2009). Targeting the tumour stroma to increase efficacy of chemo-and radiotherapy. *Clinical and Translational Oncology, 11*(2), 75–81.

Chu, J., Deng, Y., et al. (2014). CS1-specific chimeric antigen receptor (CAR)-engineered natural killer cells enhance in vitro and in vivo antitumor activity against human multiple myeloma. *Leukemia, 28*(4), 917–927.

Clay, T. M., Custer, M. C., et al. (1999). Efficient transfer of a tumor antigen-reactive TCR to human peripheral blood lymphocytes confers anti-tumor reactivity. *The Journal of Immunology, 163*(1), 507–513.

Coffelt, S. B., Kersten, K., et al. (2015). IL-17-producing gammadelta T cells and neutrophils conspire to promote breast cancer metastasis. *Nature, 522*(7556), 345–348.

Cohen, C. J., Zheng, Z., et al. (2005). Recognition of fresh human tumor by human peripheral blood lymphocytes transduced with a bicistronic retroviral vector encoding a murine anti-p53 TCR. *Journal of Immunology, 175*(9), 5799–5808.

Cohen, C. J., Zhao, Y., et al. (2006). Enhanced antitumor activity of murine-human hybrid T-cell receptor (TCR) in human lymphocytes is associated with improved pairing and TCR/CD3 stability. *Cancer Research, 66*(17), 8878–8886.

Cohen, C. J., Li, Y. F., et al. (2007). Enhanced antitumor activity of T cells engineered to express T-cell receptors with a second disulfide bond. *Cancer Research, 67*(8), 3898–3903.

Cordova, A., Toia, F., et al. (2012). Characterization of human gammadelta T lymphocytes infiltrating primary malignant melanomas. *PLoS One, 7*(11), e49878.

Correia, D. V., Fogli, M., et al. (2011). Differentiation of human peripheral blood Vdelta1+ T cells expressing the natural cytotoxicity receptor NKp30 for recognition of lymphoid leukemia cells. *Blood, 118*(4), 992–1001.

Corrigan-Curay, J., Kiem, H. P., et al. (2014). T-cell immunotherapy: Looking forward. *Molecular Therapy, 22*(9), 1564–1574.

Couper, K. N., Lanthier, P. A., et al. (2009). Anti-CD25 antibody-mediated depletion of effector T cell populations enhances susceptibility of mice to acute but not chronic Toxoplasma gondii infection. *Journal of Immunology, 182*(7), 3985–3994.

Crompton, J. G., Sukumar, M., et al. (2015). Akt inhibition enhances expansion of potent tumor-specific lymphocytes with memory cell characteristics. *Cancer Research, 75*(2), 296–305.

Curran, M. A., Kim, M., et al. (2011). Combination CTLA-4 blockade and 4-1BB activation enhances tumor rejection by increasing T-cell infiltration, proliferation, and cytokine production. *PLoS One, 6*(4), e19499.

Curti, A., Ruggeri, L., et al. (2011). Successful transfer of alloreactive haploidentical KIR ligand-mismatched natural killer cells after infusion in elderly high risk acute myeloid leukemia patients. *Blood, 118*(12), 3273–3279.

Dao, T., Yan, S., et al. (2013). Targeting the intracellular WT1 oncogene product with a therapeutic human antibody. *Science Translational Medicine, 5*(176), 176ra133–176ra133.

Darcy, P. K., Neeson, P., et al. (2014). Manipulating immune cells for adoptive immunotherapy of cancer. *Current Opinion in Immunology, 27*, 46–52.

de la Cruz-Merino, L., Illescas-Vacas, A., et al. (2014). Radiation for awakening the dormant immune system, a promising challenge to be explored. *Frontiers in Immunology, 5*, 102.

Dembić, Z., Haas, W., et al. (1985). Transfer of specificity by murine alpha and beta T-cell receptor genes. *Nature, 320*(6059), 232–238.

Dembic, Z., Haas, W., et al. (1986). Transfer of specificity by murine alpha and beta T-cell receptor genes. *Nature, 320*(6059), 232–238.

Derre, L., Bruyninx, M., et al. (2007). In vivo persistence of codominant human CD8+ T cell clonotypes is not limited by replicative senescence or functional alteration. *Journal of Immunology, 179*(4), 2368–2379.

Di Mitri, D., Toso, A., et al. (2015). Molecular pathways: Targeting tumor-infiltrating myeloid-derived suppressor cells for cancer therapy. *Clinical Cancer Research, 21*(14), 3108–3112.

Dieli, F., Vermijlen, D., et al. (2007). Targeting human {gamma}delta} T cells with zoledronate and interleukin-2 for immunotherapy of hormone-refractory prostate cancer. *Cancer Research, 67*(15), 7450–7457.

Dillman, R. O., Duma, C. M., et al. (2004). Intracavitary placement of autologous lymphokine-activated killer (LAK) cells after resection of recurrent glioblastoma. *Journal of Immunotherapy, 27*(5), 398–404.

Dillman, R. O., Duma, C. M., et al. (2009). Intralesional lymphokine-activated killer cells as adjuvant therapy for primary glioblastoma. *Journal of Immunotherapy, 32*(9), 914–919.

Ding, Z. C., Lu, X., et al. (2014). Immunosuppressive myeloid cells induced by chemotherapy attenuate antitumor CD4+ T-cell responses through the PD-1-PD-L1 axis. *Cancer Research, 74*(13), 3441–3453.

Dudley, M. E., Wunderlich, J. R., et al. (2002a). Cancer regression and autoimmunity in patients after clonal repopulation with antitumor lymphocytes. *Science, 298*(5594), 850–854.

Dudley, M. E., Wunderlich, J. R., et al. (2002b). A phase I study of nonmyeloablative chemotherapy and adoptive transfer of autologous tumor antigen-specific T lymphocytes in patients with metastatic melanoma. *Journal of Immunotherapy, 25*(3), 243–251.

Dudley, M. E., Wunderlich, J. R., et al. (2005). Adoptive cell transfer therapy following non-myeloablative but lymphodepleting chemotherapy for the treatment of patients with refractory metastatic melanoma. *Journal of Clinical Oncology, 23*(10), 2346–2357.

Dudley, M. E., Yang, J. C., et al. (2008). Adoptive cell therapy for patients with metastatic melanoma: Evaluation of intensive myeloablative chemoradiation preparative regimens. *Journal of Clinical Oncology, 26*(32), 5233–5239.

Dudley, M. E., Gross, C. A., et al. (2010). CD8+ enriched "young" tumor infiltrating lymphocytes can mediate regression of metastatic melanoma. *Clinical Cancer Research, 16*(24), 6122–6131.

Dudley, M. E., Gross, C. A., et al. (2013). Randomized selection design trial evaluating CD8-+-enriched versus unselected tumor-infiltrating lymphocytes for adoptive cell therapy for patients with melanoma. *Journal of Clinical Oncology, 31*(17), 2152–2159.

Dunn, G. P., Old, L. J., et al. (2004). The immunobiology of cancer immunosurveillance and immunoediting. *Immunity, 21*(2), 137–148.

Duong, C. P., Yong, C. S., et al. (2015). Cancer immunotherapy utilizing gene-modified T cells: From the bench to the clinic. *Molecular Immunology, 67*(2 Pt A), 46–57.

Eguizabal, C., Zenarruzabeitia, O., et al. (2014). Natural killer cells for cancer immunotherapy: Pluripotent stem cells-derived NK cells as an immunotherapeutic perspective. *Frontiers in Immunology, 5*, 439.

Ellebaek, E., Iversen, T. Z., et al. (2012). Adoptive cell therapy with autologous tumor infiltrating lymphocytes and low-dose Interleukin-2 in metastatic melanoma patients. *Journal of Translational Medicine, 10*, 169.

Errico, A. (2015). Genetics: Clonal and subclonal events in cancer evolution – Optimizing cancer therapy. *Nature Reviews Clinical Oncology, 12*(7), 372.

Esser, R., Muller, T., et al. (2012). NK cells engineered to express a GD2 -specific antigen receptor display built-in ADCC-like activity against tumour cells of neuroectodermal origin. *Journal of Cellular and Molecular Medicine, 16*(3), 569–581.

Finke, S., Trojaneck, B., et al. (1998). Increase of proliferation rate and enhancement of antitumor cytotoxicity of expanded human CD3+ CD56+ immunologic effector cells by receptor-mediated transfection with the interleukin-7 gene. *Gene Therapy, 5*(1), 31–39.

Finney, H. M., Lawson, A. D., et al. (1998). Chimeric receptors providing both primary and costimulatory signaling in T cells from a single gene product. *Journal of Immunology, 161*(6), 2791–2797.

Finney, H. M., Akbar, A. N., et al. (2004). Activation of resting human primary T cells with chimeric receptors: Costimulation from CD28, inducible costimulator, CD134, and CD137 in series with signals from the TCRζ chain. *The Journal of Immunology, 172*(1), 104–113.

Fisher, R. I., Rosenberg, S. A., et al. (2000). Long-term survival update for high-dose recombinant interleukin-2 in patients with renal cell carcinoma. *The Cancer Journal from Scientific American, 6*(Suppl 1), S55–S57.

Flanigan, R. C., Mickisch, G., et al. (2004). Cytoreductive nephrectomy in patients with metastatic renal cancer: A combined analysis. *Journal of Urology, 171*(3), 1071–1076.

Fourcade, J., Sun, Z., et al. (2010). Upregulation of Tim-3 and PD-1 expression is associated with tumor antigen-specific CD8+ T cell dysfunction in melanoma patients. *Journal of Experimental Medicine, 207*(10), 2175–2186.

Frantz, S. (2011). Engineered T-cell therapy shows efficacy in blood cancer. *Nature Biotechnology, 29*(10), 853–855.

Friedman, R. S., Spies, A. G., et al. (2004). Identification of naturally processed CD8 T cell epitopes from prostein, a prostate tissue-specific vaccine candidate. *European Journal of Immunology, 34*(4), 1091–1101.

Galluzzi, L., Vacchelli, E., et al. (2014). Classification of current anticancer immunotherapies. *Oncotarget, 5*(24), 12472–12508.

Gasser, S., Orsulic, S., et al. (2005). The DNA damage pathway regulates innate immune system ligands of the NKG2D receptor. *Nature, 436*(7054), 1186–1190.

Gattinoni, L., Finkelstein, S. E., et al. (2005). Removal of homeostatic cytokine sinks by lymphodepletion enhances the efficacy of adoptively transferred tumor-specific CD8+ T cells. *The Journal of Experimental Medicine, 202*(7), 907–912.

Geller, M. A., & Miller, J. S. (2011). Use of allogeneic NK cells for cancer immunotherapy. *Immunotherapy, 3*(12), 1445–1459.

Geller, M. A., Cooley, S., et al. (2011). A phase II study of allogeneic natural killer cell therapy to treat patients with recurrent ovarian and breast cancer. *Cytotherapy, 13*(1), 98–107.

Ghiringhelli, F., Menard, C., et al. (2007). Metronomic cyclophosphamide regimen selectively depletes CD4+CD25+ regulatory T cells and restores T and NK effector functions in end stage cancer patients. *Cancer Immunology, Immunotherapy, 56*(5), 641–648.

Gooden, M. J., de Bock, G. H., et al. (2011). The prognostic influence of tumour-infiltrating lymphocytes in cancer: A systematic review with meta-analysis. *British Journal of Cancer, 105*(1), 93–103.

Gorelik, L., & Flavell, R. A. (2001). Immune-mediated eradication of tumors through the blockade of transforming growth factor-β signaling in T cells. *Nature Medicine, 7*(10), 1118–1122.

Grada, Z., Hegde, M., et al. (2013). TanCAR: A novel bispecific chimeric antigen receptor for cancer immunotherapy. *Molecular Therapy: Nucleic Acids, 2*(7), e105.

Grimm, E. A., Mazumder, A., et al. (1982). Lymphokine-activated killer cell phenomenon. Lysis of natural killer-resistant fresh solid tumor cells by interleukin 2-activated autologous human peripheral blood lymphocytes. *The Journal of Experimental Medicine, 155*(6), 1823–1841.

Gross, G., Waks, T., et al. (1989). Expression of immunoglobulin-T-cell receptor chimeric molecules as functional receptors with antibody-type specificity. *Proceedings of the National Academy of Sciences of the United States of America, 86*(24), 10024–10028.

Grupp, S. A., Kalos, M., et al. (2013). Chimeric antigen receptor–modified T cells for acute lymphoid leukemia. *New England Journal of Medicine, 368*(16), 1509–1518.

Guha, P., Morgan, J. W., et al. (2013). Lack of immune response to differentiated cells derived from syngeneic induced pluripotent stem cells. *Cell Stem Cell, 12*(4), 407–412.

Haabeth, O. A., Lorvik, K. B., et al. (2011). Inflammation driven by tumour-specific Th1 cells protects against B-cell cancer. *Nature Communications, 2*, 240.

Hadrup, S. R., Bakker, A. H., et al. (2009). Parallel detection of antigen-specific T-cell responses by multidimensional encoding of MHC multimers. *Nature Methods, 6*(7), 520–526.

Halapi, E., Yamamoto, Y., et al. (1993). Restricted T cell receptor V-beta and J-beta usage in T cells from interleukin-2-cultured lymphocytes of ovarian and renal carcinomas. *Cancer Immunology, Immunotherapy, 36*(3), 191–197.

Hami, L. S., Green, C., et al. (2004). GMP production and testing of Xcellerated T cells for the treatment of patients with CLL. *Cytotherapy, 6*(6), 554–562.

Hamid, O., Robert, C., et al. (2013). Safety and tumor responses with lambrolizumab (anti–PD-1) in melanoma. *New England Journal of Medicine, 369*(2), 134–144.

Han, S., Zhang, C., et al. (2014). Tumour-infiltrating CD4(+) and CD8(+) lymphocytes as predictors of clinical outcome in glioma. *British Journal of Cancer, 110*(10), 2560–2568.

Hanahan, D., & Weinberg, R. A. (2011). Hallmarks of cancer: The next generation. *Cell, 144*(5), 646–674.

Hao, J., Dong, S., et al. (2011). Regulatory role of Vgamma1 gammadelta T cells in tumor immunity through IL-4 production. *Journal of Immunology, 187*(10), 4979–4986.

Hart, D., Xue, S., et al. (2008). Retroviral transfer of a dominant TCR prevents surface expression of a large proportion of the endogenous TCR repertoire in human T cells. *Gene Therapy, 15*(8), 625–631.

Hayashi, K., Yonamine, K., et al. (1999). Clonal expansion of T cells that are specific for autologous ovarian tumor among tumor-infiltrating T cells in humans. *Gynecologic Oncology, 74*(1), 86–92.

Haynes, N. M., van der Most, R. G., et al. (2008). Immunogenic anti-cancer chemotherapy as an emerging concept. *Current Opinion in Immunology, 20*(5), 545–557.

Herberman, R. B., Nunn, M. E., et al. (1975). Natural cytotoxic reactivity of mouse lymphoid cells against syngeneic acid allogeneic tumors. I. Distribution of reactivity and specificity. *International Journal of Cancer, 16*(2), 216–229.

Hinrichs, C. S., Borman, Z. A., et al. (2009). Adoptively transferred effector cells derived from naive rather than central memory CD8+ T cells mediate superior antitumor immunity. *Proceedings of the National Academy of Sciences of the United States of America, 106*(41), 17469–17474.

Hodi, F. S., O'Day, S. J., et al. (2010). Improved survival with ipilimumab in patients with metastatic melanoma. *New England Journal of Medicine, 363*(8), 711–723.

Hogquist, K. A., Baldwin, T. A., et al. (2005). Central tolerance: Learning self-control in the thymus. *Nature Reviews Immunology, 5*(10), 772–782.

Holmes, E. C. (1985). Immunology of tumor infiltrating lymphocytes. *Annals of Surgery, 201*(2), 158.

Hombach, A. A., & Abken, H. (2011). Costimulation by chimeric antigen receptors revisited the T cell antitumor response benefits from combined CD28-OX40 signalling. *International Journal of Cancer, 129*(12), 2935–2944.

Hombach, A. A., Heiders, J., et al. (2012). OX40 costimulation by a chimeric antigen receptor abrogates CD28 and IL-2 induced IL-10 secretion by redirected CD4+ T cells. *Oncoimmunology, 1*(4), 458–466.

Hongeng, S., Petvises, S., et al. (2003). Generation of CD3+ CD56+ cytokine-induced killer cells and their in vitro cytotoxicity against pediatric cancer cells. *International Journal of Hematology, 77*(2), 175–179.

Huang, J., Khong, H. T., et al. (2005). Survival, persistence, and progressive differentiation of adoptively transferred tumor-reactive T cells associated with tumor regression. *Journal of Immunotherapy, 28*(3), 258–267.

Hudecek, M., Lupo-Stanghellini, M. T., et al. (2013). Receptor affinity and extracellular domain modifications affect tumor recognition by ROR1-specific chimeric antigen receptor T cells. *Clinical Cancer Research, 19*(12), 3153–3164.

Hui, D., Qiang, L., et al. (2009). A randomized, controlled trial of postoperative adjuvant cytokine-induced killer cells immunotherapy after radical resection of hepatocellular carcinoma. *Digestive and Liver Disease, 41*(1), 36–41.

Hwang, W. T., Adams, S. F., et al. (2012). Prognostic significance of tumor-infiltrating T cells in ovarian cancer: A meta-analysis. *Gynecologic Oncology, 124*(2), 192–198.

Ismail-Zade, R. S., Zhavrid, E. A., et al. (2010). Use of LAK-cells and systemic chemotherapy with hyperthermia in the management of chemo-resistant tumors. *Voprosy Onkologii, 56*(6), 681–686.

Itzhaki, O., Hovav, E., et al. (2011). Establishment and large-scale expansion of minimally cultured "young" tumor infiltrating lymphocytes for adoptive transfer therapy. *Journal of Immunotherapy, 34*(2), 212–220.

Jain, R. K. (2013). Normalizing tumor microenvironment to treat cancer: Bench to bedside to biomarkers. *Journal of Clinical Oncology, 31*(17), 2205–2218.

Janssen, E. M., Lemmens, E. E., et al. (2003). CD4+ T cells are required for secondary expansion and memory in CD8+ T lymphocytes. *Nature, 421*(6925), 852–856.

Jiang, G., Yang, H. R., et al. (2008). Hepatic stellate cells preferentially expand allogeneic CD4+ CD25+ FoxP3+ regulatory T cells in an IL-2-dependent manner. *Transplantation, 86*(11), 1492–1502.

Jiang, H., Zhang, W., et al. (2014). Transfection of chimeric anti-CD138 gene enhances natural killer cell activation and killing of multiple myeloma cells. *Molecular Oncology, 8*(2), 297–310.

John, L. B., Devaud, C., et al. (2013). Anti-PD-1 antibody therapy potently enhances the eradication of established tumors by gene-modified T cells. *Clinical Cancer Research, 19*(20), 5636–5646.

Johnson, L. A., Morgan, R. A., et al. (2009). Gene therapy with human and mouse T-cell receptors mediates cancer regression and targets normal tissues expressing cognate antigen. *Blood, 114* (3), 535–546.

Jorritsma, A., Gomez-Eerland, R., et al. (2007). Selecting highly affine and well-expressed TCRs for gene therapy of melanoma. *Blood, 110*(10), 3564–3572.

Junker, N., Andersen, M. H., et al. (2011). Characterization of ex vivo expanded tumor infiltrating lymphocytes from patients with malignant melanoma for clinical application. *Journal of Skin Cancer, 2011*, 574695.

Kageyama, S., Ikeda, H., et al. (2015). Adoptive transfer of MAGE-A4 T-cell receptor gene-transduced lymphocytes in patients with recurrent esophageal cancer. *Clinical Cancer Research, 21*(10), 2268–2277.

Kalaitsidou, M., Kueberuwa, G., et al. (2015). CAR T-cell therapy: Toxicity and the relevance of preclinical models. *Immunotherapy, 7*(5), 487–497.

Kalos, M., Levine, B. L., et al. (2011). T cells with chimeric antigen receptors have potent antitumor effects and can establish memory in patients with advanced leukemia. *Science Translational Medicine, 3*(95), 95ra73.

Kaneko, S., Mastaglio, S., et al. (2009). IL-7 and IL-15 allow the generation of suicide gene-modified alloreactive self-renewing central memory human T lymphocytes. *Blood, 113*(5), 1006–1015.

Kato, M., Goto, S., et al. (2010). Lymphokine-activated killer cell therapy combined with high-dose glucocorticoid showed clinical efficacy towards advanced lung carcinoma. *Anticancer Research, 30*(8), 3125–3128.

Keilholz, U., Scheibenbogen, C., et al. (1994). Regional adoptive immunotherapy with interleukin-2 and lymphokine-activated killer (LAK) cells for liver metastases. *European Journal of Cancer, 30A*(1), 103–105.

Kershaw, M. H., Teng, M. W., et al. (2005). Supernatural T cells: Genetic modification of T cells for cancer therapy. *Nature Reviews Immunology, 5*(12), 928–940.

Kershaw, M. H., Westwood, J. A., et al. (2006). A phase I study on adoptive immunotherapy using gene-modified T cells for ovarian cancer. *Clinical Cancer Research, 12*(20), 6106–6115.

Kershaw, M. H., Westwood, J. A., et al. (2014). Clinical application of genetically modified T cells in cancer therapy. *Clinical Translational Immunology, 3*(5), e16.

Kessler, B., Hudrisier, D., et al. (1998). Peptide modification or blocking of CD8, resulting in weak TCR signaling, can activate CTL for Fas- but not perforin-dependent cytotoxicity or cytokine production. *Journal of Immunology, 161*(12), 6939–6946.

Kiessling, R., Klein, E., et al. (1975). "Natural" killer cells in the mouse. I. Cytotoxic cells with specificity for mouse Moloney leukemia cells. Specificity and distribution according to genotype. *European Journal of Immunology, 5*(2), 112–117.

Kim, S., Iizuka, K., et al. (2000). In vivo natural killer cell activities revealed by natural killer cell-deficient mice. *Proceedings of the National Academy of Sciences of the United States of America, 97*(6), 2731–2736.

Kim, J. Y., Son, Y. O., et al. (2006). Increase of NKG2D ligands and sensitivity to NK cell-mediated cytotoxicity of tumor cells by heat shock and ionizing radiation. *Experimental and Molecular Medicine, 38*(5), 474–484.

Kimura, H., & Yamaguchi, Y. (1997). A phase III randomized study of interleukin-2 lymphokine-activated killer cell immunotherapy combined with chemotherapy or radiotherapy after curative or noncurative resection of primary lung carcinoma. *Cancer, 80*(1), 42–49.

Kimura, H., Iizasa, T., et al. (2008). Prospective phase II study of post-surgical adjuvant chemoimmunotherapy using autologous dendritic cells and activated killer cells from tissue culture of tumor-draining lymph nodes in primary lung cancer patients. *Anticancer Research, 28*(2B), 1229–1238.

Klaver, Y., Kunert, A., et al. (2015). Adoptive T-cell therapy: A need for standard immune monitoring. *Immunotherapy, 7*(5), 513–533.

Kloss, C. C., Condomines, M., et al. (2013). Combinatorial antigen recognition with balanced signaling promotes selective tumor eradication by engineered T cells. *Nature Biotechnology, 31*(1), 71–75.

Knorr, D. A., & Kaufman, D. S. (2010). Pluripotent stem cell-derived natural killer cells for cancer therapy. *Translational Research, 156*(3), 147–154.

Knorr, D. A., Ni, Z., et al. (2013). Clinical-scale derivation of natural killer cells from human pluripotent stem cells for cancer therapy. *Stem Cells Translation Medicine, 2*(4), 274–283.

Kobayashi, H., Tanaka, Y., et al. (2011). A new indicator of favorable prognosis in locally advanced renal cell carcinomas: Gamma delta T-cells in peripheral blood. *Anticancer Research, 31*(3), 1027–1031.

Kochenderfer, J. N., Dudley, M. E., et al. (2015). Chemotherapy-refractory diffuse large B-cell lymphoma and indolent B-cell malignancies can be effectively treated with autologous T cells expressing an anti-CD19 chimeric antigen receptor. *Journal of Clinical Oncology, 33*(6), 540–549.

Kono, K., Takahashi, A., et al. (2002). Prognostic significance of adoptive immunotherapy with tumor-associated lymphocytes in patients with advanced gastric cancer: A randomized trial. *Clinical Cancer Research, 8*(6), 1767–1771.

Kowalczyk, D., Skorupski, W., et al. (1997). Flow cytometric analysis of tumour-infiltrating lymphocytes in patients with renal cell carcinoma. *British Journal of Urology, 80*(4), 543–547.

Krause, S. W., Gastpar, R., et al. (2004). Treatment of colon and lung cancer patients with ex vivo heat shock protein 70-peptide-activated, autologous natural killer cells: A clinical phase i trial. *Clinical Cancer Research, 10*(11), 3699–3707.

Kuball, J., Dossett, M. L., et al. (2007). Facilitating matched pairing and expression of TCR chains introduced into human T cells. *Blood, 109*(6), 2331–2338.

Kuball, J., Hauptrock, B., et al. (2009). Increasing functional avidity of TCR-redirected T cells by removing defined N-glycosylation sites in the TCR constant domain. *Journal of Experimental Medicine, 206*(2), 463–475.

Kuhl, A. A., Pawlowski, N. N., et al. (2009). Human peripheral gammadelta T cells possess regulatory potential. *Immunology, 128*(4), 580–588.

Kunert, A., Straetemans, T., et al. (2013). TCR-engineered T cells meet new challenges to treat solid tumors: Choice of antigen, T cell fitness, and sensitization of tumor milieu. *Frontiers in Immunology, 4*, 363.

Kvistborg, P., Philips, D., et al. (2014). Anti-CTLA-4 therapy broadens the melanoma-reactive CD8+ T cell response. *Science Translational Medicine, 6*(254), 254ra128.

Labrecque, N., Whitfield, L. S., et al. (2001). How much TCR does a T cell need? *Immunity, 15*(1), 71–82.

Lacuesta, K., Buza, E., et al. (2006). Assessing the safety of cytotoxic T lymphocytes transduced with a dominant negative transforming growth factor-beta receptor. *Journal of Immunotherapy, 29*(3), 250–260.

Lamb, L. S., Jr., Musk, P., et al. (2001). Human gammadelta(+) T lymphocytes have in vitro graft vs leukemia activity in the absence of an allogeneic response. *Bone Marrow Transplantation, 27*(6), 601–606.

Lamers, C. H., Gratama, J. W., et al. (2005). Parallel detection of transduced T lymphocytes after immunogene therapy of renal cell cancer by flow cytometry and real-time polymerase chain reaction: Implications for loss of transgene expression. *Human Gene Therapy, 16*(12), 1452–1462.

Lamers, C. H., Sleijfer, S., et al. (2006). Treatment of metastatic renal cell carcinoma with autologous T-lymphocytes genetically retargeted against carbonic anhydrase IX: First clinical experience. *Journal of Clinical Oncology, 24*(13), e20–e22.

Larkin, J., Chiarion-Sileni, V., et al. (2015). Combined nivolumab and ipilimumab or monotherapy in untreated melanoma. *New England Journal of Medicine, 373*(1), 23–34.

Larsson, M., Fonteneau, J. F., et al. (2001). Dendritic cells resurrect antigens from dead cells. *Trends in Immunology, 22*(3), 141–148.

Laurent, S., Queirolo, P., et al. (2013). The engagement of CTLA-4 on primary melanoma cell lines induces antibody-dependent cellular cytotoxicity and TNF-alpha production. *Journal of Translational Medicine, 11*(108.10), 1186.

Leavy, O. (2010). Therapeutic antibodies: Past, present and future. *Nature Reviews Immunology, 10*(5), 297–297.

Lee, A. J., Kim, S. G., et al. (2012). gammadelta T cells are increased in the peripheral blood of patients with gastric cancer. *Clinica Chimica Acta, 413*(19–20), 1495–1499.

Lee, D. W., Kochenderfer, J. N., et al. (2015a). T cells expressing CD19 chimeric antigen receptors for acute lymphoblastic leukaemia in children and young adults: A phase 1 dose-escalation trial. *Lancet, 385*(9967), 517–528.

Lee, J. H., Lim, Y. S., et al. (2015b). Adjuvant immunotherapy with autologous cytokine-induced killer cells for hepatocellular carcinoma. *Gastroenterology, 148*, 1383.

Leisegang, M., Engels, B., et al. (2008a). Enhanced functionality of T cell receptor-redirected T cells is defined by the transgene cassette. *Journal of Molecular Medicine, 86*(5), 573–583.

Leisegang, M., Engels, B., et al. (2008b). Enhanced functionality of T cell receptor-redirected T cells is defined by the transgene cassette. *Journal Molecule Medicine (Berlin), 86*(5), 573–583.

Lesterhuis, W. J., Haanen, J. B., et al. (2011). Cancer immunotherapy–revisited. *Nature Reviews Drug Discovery, 10*(8), 591–600.

Leuci, V., Mesiano, G., et al. (2014). Genetically redirected T lymphocytes for adoptive immuno-therapy of solid tumors. *Current Gene Therapy, 14*(1), 52–62.

Li, L.-P., Lampert, J. C., et al. (2010). Transgenic mice with a diverse human T cell antigen receptor repertoire. *Nature Medicine, 16*(9), 1029–1034.

Li, Y., Meng, F. D., et al. (2014). Impact of IL-2 and IL-2R SNPs on proliferation and tumor-killing activity of lymphokine-activated killer cells from healthy chinese blood donors. *Asian Pacific Journal of Cancer Prevention, 15*(18), 7965–7970.

Linette, G. P., Stadtmauer, E. A., et al. (2013). Cardiovascular toxicity and titin cross-reactivity of affinity-enhanced T cells in myeloma and melanoma. *Blood, 122*(6), 863–871.

Lipowska-Bhalla, G., Gilham, D. E., et al. (2012). Targeted immunotherapy of cancer with CAR T cells: Achievements and challenges. *Cancer Immunology, Immunotherapy, 61*(7), 953–962.

Liu, L., Zhang, W., et al. (2012). Randomized study of autologous cytokine-induced killer cell immunotherapy in metastatic renal carcinoma. *Clinical Cancer Research, 18*(6), 1751–1759.

Long, E. O., Kim, H. S., et al. (2013). Controlling natural killer cell responses: Integration of signals for activation and inhibition. *Annual Review of Immunology, 31*, 227–258.

Loskog, A., Giandomenico, V., et al. (2006). Addition of the CD28 signaling domain to chimeric T-cell receptors enhances chimeric T-cell resistance to T regulatory cells. *Leukemia, 20*(10), 1819–1828.

Lozupone, F., Pende, D., et al. (2004). Effect of human natural killer and gammadelta T cells on the growth of human autologous melanoma xenografts in SCID mice. *Cancer Research, 64*(1), 378–385.

Lu, Y. C., Yao, X., et al. (2014). Efficient identification of mutated cancer antigens recognized by T cells associated with durable tumor regressions. *Clinical Cancer Research, 20*(13), 3401–3410.

Lutsiak, M. E., Semnani, R. T., et al. (2005). Inhibition of CD4(+)25+ T regulatory cell function implicated in enhanced immune response by low-dose cyclophosphamide. *Blood, 105*(7), 2862–2868.

Ma, C., & Armstrong, A. W. (2014). Severe adverse events from the treatment of advanced melanoma: A systematic review of severe side effects associated with ipilimumab, vemurafenib, interferon alfa-2b, dacarbazine and interleukin-2. *The Journal of Dermatological Treatment, 25*(5), 401–408.

Ma, C., Zhang, Q., et al. (2012). Tumor-infiltrating gammadelta T lymphocytes predict clinical outcome in human breast cancer. *Journal of Immunology, 189*(10), 5029–5036.

Ma, S., Cheng, Q., et al. (2014). IL-17A produced by gammadelta T cells promotes tumor growth in hepatocellular carcinoma. *Cancer Research, 74*(7), 1969–1982.

Maher, J., Brentjens, R. J., et al. (2002). Human T-lymphocyte cytotoxicity and proliferation directed by a single chimeric TCRζ/CD28 receptor. *Nature Biotechnology, 20*(1), 70–75.

Mahmoud, S. M., Paish, E. C., et al. (2011). Tumor-infiltrating CD8+ lymphocytes predict clinical outcome in breast cancer. *Journal of Clinical Oncology, 29*(15), 1949–1955.

Maker, A. V., Phan, G. Q., et al. (2005). Tumor regression and autoimmunity in patients treated with cytotoxic T lymphocyte–associated antigen 4 blockade and interleukin 2: A phase I/II study. *Annals of Surgical Oncology, 12*(12), 1005–1016.

Märten, A., Ziske, C., et al. (2001). Interactions between dendritic cells and cytokine-induced killer cells lead to an activation of both populations. *Journal of Immunotherapy, 24*(6), 502–510.

Marx, J. (2008). All in the stroma: Cancer's Cosa Nostra. *Science, 320*(5872), 38–41.

Maude, S. L., Frey, N., et al. (2014). Chimeric antigen receptor T cells for sustained remissions in leukemia. *New England Journal of Medicine, 371*(16), 1507–1517.

Mazumder, A., & Rosenberg, S. A. (1984). Successful immunotherapy of natural killer-resistant established pulmonary melanoma metastases by the intravenous adoptive transfer of syngeneic lymphocytes activated in vitro by interleukin 2. *The Journal of Experimental Medicine, 159*(2), 495–507.

Melder, R. J., Whiteside, T. L., et al. (1988). A new approach to generating antitumor effectors for adoptive immunotherapy using human adherent lymphokine-activated killer cells. *Cancer Research, 48*(12), 3461–3469.

Menard, C., Martin, F., et al. (2008). Cancer chemotherapy: Not only a direct cytotoxic effect, but also an adjuvant for antitumor immunity. *Cancer Immunology, Immunotherapy, 57*(11), 1579–1587.

Metcalfe, W., Anderson, J., et al. (2015). Anti-programmed cell death-1 (PD-1) monoclonal antibodies in treating advanced melanoma. *Discovery Medicine, 19*(106), 393–401.

Miller, J. S., Tessmer-Tuck, J., et al. (1997). Low dose subcutaneous interleukin-2 after autologous transplantation generates sustained in vivo natural killer cell activity. *Biology of Blood and Marrow Transplantation, 3*(1), 34–44.

Milone, M. C., Fish, J. D., et al. (2009). Chimeric receptors containing CD137 signal transduction domains mediate enhanced survival of T cells and increased antileukemic efficacy in vivo. *Molecular Therapy, 17*(8), 1453–1464.

Mitchison, N. (1955). Studies on the immunological response to foreign tumor transplants in the mouse I. The role of lymph node cells in conferring immunity by adoptive transfer. *The Journal of Experimental Medicine, 102*(2), 157–177.

Morgan, R. A., Dudley, M. E., et al. (2006). Cancer regression in patients after transfer of genetically engineered lymphocytes. *Science, 314*(5796), 126–129.

Morgan, R. A., Chinnasamy, N., et al. (2013). Cancer regression and neurological toxicity following anti-MAGE-A3 TCR gene therapy. *Journal of Immunotherapy, 36*(2), 133–151.

Motoyoshi, Y., Kaminoda, K., et al. (2006). Different mechanisms for anti-tumor effects of low- and high-dose cyclophosphamide. *Oncology Reports, 16*(1), 141–146.

Mule, J. J., Shu, S., et al. (1984). Adoptive immunotherapy of established pulmonary metastases with LAK cells and recombinant interleukin-2. *Science, 225*(4669), 1487–1489.

Muller, T., Uherek, C., et al. (2008). Expression of a CD20-specific chimeric antigen receptor enhances cytotoxic activity of NK cells and overcomes NK-resistance of lymphoma and leukemia cells. *Cancer Immunology, Immunotherapy, 57*(3), 411–423.

Muranski, P., Boni, A., et al. (2006). Increased intensity lymphodepletion and adoptive immunotherapy – How far can we go? *Nature Clinical Practice Oncology, 3*(12), 668–681.

Muul, L. M., Spiess, P. J., et al. (1987). Identification of specific cytolytic immune responses against autologous tumor in humans bearing malignant melanoma. *Journal of Immunology, 138*(3), 989–995.

Nagaraj, S., Ziske, C., et al. (2004). Human cytokine-induced killer cells have enhanced in vitro cytolytic activity via non-viral interleukin-2 gene transfer. *Genet Vaccines Therapy, 2*(1), 12.

Nagorsen, D., Scheibenbogen, C., et al. (2003). Natural T cell immunity against cancer. *Clinical Cancer Research, 9*(12), 4296–4303.

Ni, Z., Knorr, D. A., et al. (2013). Hematopoietic and nature killer cell development from human pluripotent stem cells. *Methods in Molecular Biology, 1029*, 33–41.

Nicholson, E., Ghorashian, S., et al. (2012). Improving TCR gene therapy for treatment of haematological malignancies. *Advance Hematology, 2012*, 404081.

North, R. J. (1982). Cyclophosphamide-facilitated adoptive immunotherapy of an established tumor depends on elimination of tumor-induced suppressor T cells. *Journal of Experimental Medicine, 155*(4), 1063–1074.

O'Brien, S. G., Guilhot, F., et al. (2003). Imatinib compared with interferon and low-dose cytarabine for newly diagnosed chronic-phase chronic myeloid leukemia. *New England Journal of Medicine, 348*(11), 994–1004.

Obeid, M., Tesniere, A., et al. (2007). Ecto-calreticulin in immunogenic chemotherapy. *Immunology Reviews, 220*, 22–34.

Oberoi, P., & Wels, W. S. (2013). Arming NK cells with enhanced antitumor activity: CARs and beyond. *Oncoimmunology, 2*(8), e25220.

Ochi, T., Fujiwara, H., et al. (2011). Novel adoptive T-cell immunotherapy using a WT1-specific TCR vector encoding silencers for endogenous TCRs shows marked antileukemia reactivity and safety. *Blood, 118*(6), 1495–1503.

Okamoto, S., Mineno, J., et al. (2009). Improved expression and reactivity of transduced tumor-specific TCRs in human lymphocytes by specific silencing of endogenous TCR. *Cancer Research, 69*(23), 9003–9011.

Pardoll, D. M. (2012). The blockade of immune checkpoints in cancer immunotherapy. *Nature Reviews Cancer, 12*(4), 252–264.

Park, J. R., DiGiusto, D. L., et al. (2007). Adoptive transfer of chimeric antigen receptor re-directed cytolytic T lymphocyte clones in patients with neuroblastoma. *Molecular Therapy, 15*(4), 825–833.

Park, T. S., Rosenberg, S. A., et al. (2011). Treating cancer with genetically engineered T cells. *Trends in Biotechnology, 29*(11), 550–557.

Parkhurst, M. R., Riley, J. P., et al. (2011a). Adoptive transfer of autologous natural killer cells leads to high levels of circulating natural killer cells but does not mediate tumor regression. *Clinical Cancer Research, 17*(19), 6287–6297.

Parkhurst, M. R., Yang, J. C., et al. (2011b). T cells targeting carcinoembryonic antigen can mediate regression of metastatic colorectal cancer but induce severe transient colitis. *Molecular Therapy, 19*(3), 620–626.

Parolaro, D., Patrini, G., et al. (1990). Pertussis toxin inhibits morphine analgesia and prevents opiate dependence. *Pharmacology Biochemistry and Behavior, 35*(1), 137–141.

Patel, S. S., Wacholtz, M. C., et al. (1989). Analysis of the functional capabilities of CD3+CD4-CD8- and CD3+CD4+CD8+ human T cell clones. *Journal of Immunology, 143*(4), 1108–1117.

Paulos, C. M., & June, C. H. (2010). Putting the brakes on BTLA in T cell-mediated cancer immunotherapy. *Journal of Clinical Investigation, 120*(1), 76–80.

Pegram, H. J., Lee, J. C., et al. (2012). Tumor-targeted T cells modified to secrete IL-12 eradicate systemic tumors without need for prior conditioning. *Blood, 119*(18), 4133–4141.

Peng, G., Wang, H. Y., et al. (2007). Tumor-infiltrating gammadelta T cells suppress T and dendritic cell function via mechanisms controlled by a unique toll-like receptor signaling pathway. *Immunity, 27*(2), 334–348.

Peters, C., Oberg, H. H., et al. (2014). Phenotype and regulation of immunosuppressive Vdelta2-expressing gammadelta T cells. *Cellular and Molecular Life Sciences, 71*(10), 1943–1960.

Phillips, J. H., & Lanier, L. L. (1986). Dissection of the lymphokine-activated killer phenomenon. Relative contribution of peripheral blood natural killer cells and T lymphocytes to cytolysis. *Journal of Experimental Medicine, 164*(3), 814–825.

Platten, M., & Offringa, R. (2015). Cancer immunotherapy: Exploiting neoepitopes. *Cell Research, 25*(8), 887–888.

Polyak, K., Haviv, I., et al. (2009). Co-evolution of tumor cells and their microenvironment. *Trends in Genetics, 25*(1), 30–38.

Pouw, N., Treffers-Westerlaken, E., et al. (2010). Combination of IL-21 and IL-15 enhances tumour-specific cytotoxicity and cytokine production of TCR-transduced primary T cells. *Cancer Immunology, Immunotherapy, 59*(6), 921–931.

Powell, D. J., Jr., Dudley, M. E., et al. (2005). Transition of late-stage effector T cells to CD27+ CD28+ tumor-reactive effector memory T cells in humans after adoptive cell transfer therapy. *Blood, 105*(1), 241–250.

Provasi, E., Genovese, P., et al. (2012). Editing T cell specificity towards leukemia by zinc finger nucleases and lentiviral gene transfer. *Nature Medicine, 18*(5), 807–815.

Pulè, M. A., Straathof, K. C., et al. (2005). A chimeric T cell antigen receptor that augments cytokine release and supports clonal expansion of primary human T cells. *Molecular Therapy, 12*(5), 933–941.

Pulido, J., Kottke, T., et al. (2012). Using virally expressed melanoma cDNA libraries to identify tumor-associated antigens that cure melanoma. *Nature Biotechnology, 30*(4), 337–343.

Quezada, S. A., Simpson, T. R., et al. (2010). Tumor-reactive CD4(+) T cells develop cytotoxic activity and eradicate large established melanoma after transfer into lymphopenic hosts. *Journal of Experimental Medicine, 207*(3), 637–650.

Rabinovich, G. A., Gabrilovich, D., et al. (2007). Immunosuppressive strategies that are mediated by tumor cells. *Annual Review of Immunology, 25*, 267–296.

Radvanyi, L. G., Bernatchez, C., et al. (2012). Specific lymphocyte subsets predict response to adoptive cell therapy using expanded autologous tumor-infiltrating lymphocytes in metastatic melanoma patients. *Clinical Cancer Research, 18*(24), 6758–6770.

Rahbar, M., Naraghi, Z. S., et al. (2015). Tumor-infiltrating CD8+ lymphocytes effect on clinical outcome of muco-cutaneous melanoma. *Indian Journal of Dermatology, 60*(2), 212.

Ralainirina, N., Poli, A., et al. (2007). Control of NK cell functions by CD4+CD25+ regulatory T cells. *Journal of Leukocyte Biology, 81*(1), 144–153.

Rapoport, A. P., Stadtmauer, E. A., et al. (2015). NY-ESO-1-specific TCR-engineered T cells mediate sustained antigen-specific antitumor effects in myeloma. *Nature Medicine, 21*(8), 914–921.

Ribas, A., & Wolchok, J. D. (2013). Combining cancer immunotherapy and targeted therapy. *Current Opinion in Immunology, 25*(2), 291–296.

Riddell, S. R., Jensen, M. C., et al. (2013). Chimeric antigen receptor modified T cells–clinical translation in stem cell transplantation and beyond. *Biology of Blood and Marrow Transplantation: Journal of the American Society for Blood and Marrow Transplantation, 19*(10), S2.

Ritchie, D. S., Neeson, P. J., et al. (2013). Persistence and efficacy of second generation CAR T cell against the LeY antigen in acute myeloid leukemia. *Molecular Therapy, 21*(11), 2122–2129.

Rizvi, N. A., Hellmann, M. D., et al. (2015). Cancer immunology. Mutational landscape determines sensitivity to PD-1 blockade in non-small cell lung cancer. *Science, 348*(6230), 124–128.

Robbins, P. F., Dudley, M. E., et al. (2004). Cutting edge: Persistence of transferred lymphocyte clonotypes correlates with cancer regression in patients receiving cell transfer therapy. *Journal of Immunology, 173*(12), 7125–7130.

Robbins, P. F., Li, Y. F., et al. (2008). Single and dual amino acid substitutions in TCR CDRs can enhance antigen-specific T cell functions. *Journal of Immunology, 180*(9), 6116–6131.

Robbins, P. F., Morgan, R. A., et al. (2011). Tumor regression in patients with metastatic synovial cell sarcoma and melanoma using genetically engineered lymphocytes reactive with NY-ESO-1. *Journal of Clinical Oncology, 29*(7), 917–924.

Robbins, P. F., Lu, Y. C., et al. (2013). Mining exomic sequencing data to identify mutated antigens recognized by adoptively transferred tumor-reactive T cells. *Nature Medicine, 19*(6), 747–752.

Rosenberg, S. A. (1988). Immunotherapy of patients with advanced cancer using interleukin-2 alone or in combination with lymphokine activated killer cells. *Important Advances Oncology*, 217–257.

Rosenberg, S. A. (2014). Finding suitable targets is the major obstacle to cancer gene therapy. *Cancer Gene Therapy, 21*(2), 45–47.

Rosenberg, S. A., & Dudley, M. E. (2009). Adoptive cell therapy for the treatment of patients with metastatic melanoma. *Current Opinion in Immunology, 21*(2), 233–240.

Rosenberg, S. A., & Restifo, N. P. (2015). Adoptive cell transfer as personalized immunotherapy for human cancer. *Science, 348*(6230), 62–68.

Rosenberg, S. A., Lotze, M. T., et al. (1985). Observations on the systemic administration of autologous lymphokine-activated killer cells and recombinant interleukin-2 to patients with metastatic cancer. *New England Journal of Medicine, 313*(23), 1485–1492.

Rosenberg, S. A., Spiess, P., et al. (1986). A new approach to the adoptive immunotherapy of cancer with tumor-infiltrating lymphocytes. *Science, 233*(4770), 1318–1321.

Rosenberg, S. A., Packard, B. S., et al. (1988). Use of tumor-infiltrating lymphocytes and interleukin-2 in the immunotherapy of patients with metastatic melanoma. A preliminary report. *New England Journal of Medicine, 319*(25), 1676–1680.

Rosenberg, S. A., Lotze, M. T., et al. (1993). Prospective randomized trial of high-dose inter-leukin-2 alone or in conjunction with lymphokine-activated killer cells for the treatment of patients with advanced cancer. *Journal of the National Cancer Institute, 85*(8), 622–632.

Rosenberg, S. A., Yang, J. C., et al. (2011). Durable complete responses in heavily pretreated patients with metastatic melanoma using T-cell transfer immunotherapy. *Clinical Cancer Research, 17*(13), 4550–4557.

Sadelain, M., Brentjens, R., et al. (2013). The basic principles of chimeric antigen receptor design. *Cancer Discovery, 3*(4), 388–398.

Sadovnikova, E., Jopling, L. A., et al. (1998). Generation of human tumor-reactive cytotoxic T cells against peptides presented by non-self HLA class I molecules. *European Journal of Immunology, 28*(1), 193–200.

Sahm, C., Schonfeld, K., et al. (2012). Expression of IL-15 in NK cells results in rapid enrichment and selective cytotoxicity of gene-modified effectors that carry a tumor-specific antigen receptor. *Cancer Immunology, Immunotherapy, 61*(9), 1451–1461.

Saito, H., Ando, S., et al. (2014). A combined lymphokine-activated killer (LAK) cell immuno-therapy and adenovirus-p53 gene therapy for head and neck squamous cell carcinoma. *Anti-cancer Research, 34*(7), 3365–3370.

Sangiolo, D., Martinuzzi, E., et al. (2008). Alloreactivity and anti-tumor activity segregate within two distinct subsets of cytokine-induced killer (CIK) cells: Implications for their infusion across major HLA barriers. *International Immunology, 20*(7), 841–848.

Sathish, J. G., Sethu, S., et al. (2013). Challenges and approaches for the development of safer immunomodulatory biologics. *Nature Reviews Drug Discovery, 12*(4), 306–324.

Savas, B., Cole, S. P., et al. (1996). P-glycoprotein-mediated multidrug resistance and lymphokine-activated killer cell susceptibility in ovarian carcinoma. *Journal of Clinical Immunology, 16*(6), 348–357.

Savas, B., Kerr, P. E., et al. (1998). Lymphokine-activated killer cell susceptibility and multidrug resistance in small cell lung carcinoma. *Anticancer Research, 18*(6A), 4355–4361.

Savas, B., Arslan, G., et al. (1999). Multidrug resistant malignant melanoma with intracranial metastasis responding to immunotherapy. *Anticancer Research, 19*(5C), 4413–4420.

Savoldo, B., Ramos, C. A., et al. (2011). CD28 costimulation improves expansion and persistence of chimeric antigen receptor–modified T cells in lymphoma patients. *The Journal of Clinical Investigation, 121*(5), 1822.

Schade, A. E., Schieven, G. L., et al. (2008). Dasatinib, a small-molecule protein tyrosine kinase inhibitor, inhibits T-cell activation and proliferation. *Blood, 111*(3), 1366–1377.

Schaft, N., Lankiewicz, B., et al. (2006). T cell re-targeting to EBV antigens following TCR gene transfer: CD28-containing receptors mediate enhanced antigen-specific IFNgamma production. *International Immunology, 18*(4), 591–601.

Schmid, D. A., Irving, M. B., et al. (2010). Evidence for a TCR affinity threshold delimiting maximal CD8 T cell function. *Journal of Immunology, 184*(9), 4936–4946.

Schmidt, J., Eisold, S., et al. (2004). Dendritic cells reduce number and function of CD4+ CD25+ cells in cytokine-induced killer cells derived from patients with pancreatic carcinoma. *Cancer Immunology, Immunotherapy, 53*(11), 1018–1026.

Schmidt-Wolf, I., Negrin, R. S., et al. (1991). Use of a SCID mouse/human lymphoma model to evaluate cytokine-induced killer cells with potent antitumor cell activity. *The Journal of Experimental Medicine, 174*(1), 139–149.

Schmidt-Wolf, I., Lefterova, P., et al. (1993). Phenotypic characterization and identification of effector cells involved in tumor cell recognition of cytokine-induced killer cells. *Experimental Hematology, 21*(13), 1673–1679.

Schmidt-Wolf, I., Finke, S., et al. (1999). Phase I clinical study applying autologous immunological effector cells transfected with the interleukin-2 gene in patients with metastatic renal cancer, colorectal cancer and lymphoma. *British Journal of Cancer, 81*(6), 1009.

Scholten, K. B., Kramer, D., et al. (2006). Codon modification of T cell receptors allows enhanced functional expression in transgenic human T cells. *Clinical Immunology, 119*(2), 135–145.

Schreiber, R. D., Old, L. J., et al. (2011). Cancer immunoediting: Integrating immunity's roles in cancer suppression and promotion. *Science, 331*(6024), 1565–1570.

Schumacher, T. N., & Schreiber, R. D. (2015). Neoantigens in cancer immunotherapy. *Science, 348*(6230), 69–74.

Semino, C., Martini, L., et al. (1998). Adoptive immunotherapy of advanced solid tumors: An eight year clinical experience. *Anticancer Research, 19*(6C), 5645–5649.

Seung, S. K., Curti, B. D., et al. (2012). Phase 1 study of stereotactic body radiotherapy and interleukin-2 – Tumor and immunological responses. *Science Translational Medicine, 4*(137), 137ra174.

Sharma, P., & Allison, J. P. (2015). Immune checkpoint targeting in cancer therapy: Toward combination strategies with curative potential. *Cell, 161*(2), 205–214.

Sharpe, M., & Mount, N. (2015). Genetically modified T cells in cancer therapy: Opportunities and challenges. *Disease Models & Mechanisms, 8*(4), 337–350.

Shen, X., Zhou, J., et al. (2007). Persistence of tumor infiltrating lymphocytes in adoptive immunotherapy correlates with telomere length. *Journal of Immunotherapy, 30*(1), 123–129.

Sherry, R. M., Rosenberg, S. A., et al. (1991). Relapse after response to interleukin-2-based immunotherapy: Patterns of progression and response to retreatment. *Journal Immunotherapy, 10*(5), 371–375.

Shi, G., Zhou, C., et al. (2014). Antitumor enhancement by adoptive transfer of tumor antigen primed, inactivated MHC-haploidentical lymphocytes. *Cancer Letters, 343*(1), 42–50.

Shirasu, N., Shibaguci, H., et al. (2010). Construction and molecular characterization of human chimeric T-cell antigen receptors specific for carcinoembryonic antigen. *Anticancer Research, 30*(7), 2731–2738.

Shurin, G. V., Tourkova, I. L., et al. (2009). Chemotherapeutic agents in noncytotoxic concentrations increase antigen presentation by dendritic cells via an IL-12-dependent mechanism. *Journal of Immunology, 183*(1), 137–144.

Skoberne, M., Beignon, A. S., et al. (2004). Danger signals: A time and space continuum. *Trends in Molecular Medicine, 10*(6), 251–257.

Snyder, A., Makarov, V., et al. (2014). Genetic basis for clinical response to CTLA-4 blockade in melanoma. *New England Journal of Medicine, 371*(23), 2189–2199.

Somerville, R. P., & Dudley, M. E. (2012). Bioreactors get personal. *Oncoimmunology, 1*(8), 1435–1437.

Song, D.-G., Ye, Q., et al. (2011). In vivo persistence, tumor localization, and antitumor activity of CAR-engineered T cells is enhanced by costimulatory signaling through CD137 (4-1BB). *Cancer Research, 71*(13), 4617–4627.

Stauss, H. J., & Morris, E. C. (2013). Immunotherapy with gene-modified T cells: Limiting side effects provides new challenges. *Gene Therapy, 20*(11), 1029–1032.

Suck, G., Oei, V. Y., et al. (2011). Interleukin-15 supports generation of highly potent clinical-grade natural killer cells in long-term cultures for targeting hematological malignancies. *Experimental Hematology, 39*(9), 904–914.

Taieb, J., Chaput, N., et al. (2006). Chemoimmunotherapy of tumors: Cyclophosphamide synergizes with exosome based vaccines. *Journal of Immunology, 176*(5), 2722–2729.

Tamada, K., Geng, D., et al. (2012). Redirecting gene-modified T cells toward various cancer types using tagged antibodies. *Clinical Cancer Research, 18*(23), 6436–6445.

Tanaka, T., Bai, Z., et al. (2005). Chemokines in tumor progression and metastasis. *Cancer Science, 96*(6), 317–322.

Tarek, N., Le Luduec, J. B., et al. (2012). Unlicensed NK cells target neuroblastoma following anti-GD2 antibody treatment. *Journal of Clinical Investigation, 122*(9), 3260–3270.

Tartour, E., Pere, H., et al. (2011). Angiogenesis and immunity: A bidirectional link potentially relevant for the monitoring of antiangiogenic therapy and the development of novel therapeutic combination with immunotherapy. *Cancer Metastasis Reviews, 30*(1), 83–95.

Tesniere, A., Apetoh, L., et al. (2008). Immunogenic cancer cell death: A key-lock paradigm. *Current Opinion in Immunology, 20*(5), 504–511.

Tey, S. K. (2014). Adoptive T-cell therapy: Adverse events and safety switches. *Clinical Translation Immunology, 3*(6), e17.

Thomas, S., Xue, S. A., et al. (2011). Human T cells expressing affinity-matured TCR display accelerated responses but fail to recognize low density of MHC-peptide antigen. *Blood, 118*(2), 319–329.

Thomas, S., Klobuch, S., et al. (2012). Strong and sustained effector function of memory- versus naive-derived T cells upon T-cell receptor RNA transfer: Implications for cellular therapy. *European Journal of Immunology, 42*(12), 3442–3453.

Till, B. G., Jensen, M. C., et al. (2008). Adoptive immunotherapy for indolent non-Hodgkin lymphoma and mantle cell lymphoma using genetically modified autologous CD20-specific T cells. *Blood, 112*(6), 2261–2271.

Till, B. G., Jensen, M. C., et al. (2012). CD20-specific adoptive immunotherapy for lymphoma using a chimeric antigen receptor with both CD28 and 4-1BB domains: Pilot clinical trial results. *Blood, 119*(17), 3940–3950.

Toda, A., & Piccirillo, C. A. (2006). Development and function of naturally occurring CD4+CD25+ regulatory T cells. *Journal of Leukocyte Biology, 80*(3), 458–470.

Tonn, T., Schwabe, D., et al. (2013). Treatment of patients with advanced cancer with the natural killer cell line NK-92. *Cytotherapy, 15*(12), 1563–1570.

Topalian, S. L., Hodi, F. S., et al. (2012). Safety, activity, and immune correlates of anti–PD-1 antibody in cancer. *New England Journal of Medicine, 366*(26), 2443–2454.

Tran, K. Q., Zhou, J., et al. (2008). Minimally cultured tumor-infiltrating lymphocytes display optimal characteristics for adoptive cell therapy. *Journal of Immunotherapy, 31*(8), 742–751.

Tran, E., Turcotte, S., et al. (2014). Cancer immunotherapy based on mutation-specific CD4+ T cells in a patient with epithelial cancer. *Science, 344*(6184), 641–645.

Trapani, J. A., Davis, J., et al. (2000). Proapoptotic functions of cytotoxic lymphocyte granule constituents in vitro and in vivo. *Current Opinion in Immunology, 12*(3), 323–329.

Traxlmayr, M. W., Wesch, D., et al. (2010). Immune suppression by gammadelta T-cells as a potential regulatory mechanism after cancer vaccination with IL-12 secreting dendritic cells. *Journal of Immunotherapy, 33*(1), 40–52.

Tseng, J., Citrin, D. E., et al. (2014). Thrombotic microangiopathy in metastatic melanoma patients treated with adoptive cell therapy and total body irradiation. *Cancer, 120*(9), 1426–1432.

Urbanska, K., Lanitis, E., et al. (2012). A universal strategy for adoptive immunotherapy of cancer through use of a novel T-cell antigen receptor. *Cancer Research, 72*(7), 1844–1852.

Uyttenhove, C., Pilotte, L., et al. (2003). Evidence for a tumoral immune resistance mechanism based on tryptophan degradation by indoleamine 2,3-dioxygenase. *Nature Medicine, 9*(10), 1269–1274.

Valitutti, S., Muller, S., et al. (1995). Serial triggering of many T-cell receptors by a few peptide-MHC complexes. *Nature, 375*(6527), 148–151.

Valitutti, S., Muller, S., et al. (1997). Degradation of T cell receptor (TCR)-CD3-zeta complexes after antigenic stimulation. *Journal of Experimental Medicine, 185*(10), 1859–1864.

Valteau-Couanet, D., Leboulaire, C., et al. (2002). Dendritic cells for NK/LAK activation: Rationale for multicellular immunotherapy in neuroblastoma patients. *Blood, 100*(7), 2554–2561.

van den Berg, J. H., Gomez-Eerland, R., et al. (2015). Case report of a fatal serious adverse event upon administration of T cells transduced with a MART-1-specific T-cell receptor. *Molecular Therapy, 23*, 1541.

Vanneman, M., & Dranoff, G. (2012). Combining immunotherapy and targeted therapies in cancer treatment. *Nature Reviews Cancer, 12*(4), 237–251.

Verdegaal, E. M., Visser, M., et al. (2011). Successful treatment of metastatic melanoma by adoptive transfer of blood-derived polyclonal tumor-specific CD4+ and CD8+ T cells in combination with low-dose interferon-alpha. *Cancer Immunology, Immunotherapy, 60*(7), 953–963.

Verneris, M. R., Kornacker, M., et al. (2000). Resistance of ex vivo expanded CD3+ CD56+ T cells to Fas-mediated apoptosis. *Cancer Immunology, Immunotherapy, 49*(6), 335–345.

Vershinina, M., Khalturina, E. O., et al. (2004). Characterization of lymphokine-activated killer cells obtained from the natural killers – T cells of patients with hepatic tumor lesion. *Vestnik Rossiiskoi Akademii Meditsinskikh Nauk* (12), 32–36.

Vesely, M. D., Kershaw, M. H., et al. (2011). Natural innate and adaptive immunity to cancer. *Annual Review of Immunology, 29*, 235–271.

Viey, E., Lucas, C., et al. (2008). Chemokine receptors expression and migration potential of tumor-infiltrating and peripheral-expanded Vgamma9Vdelta2 T cells from renal cell carcinoma patients. *Journal of Immunotherapy, 31*(3), 313–323.

Vivier, E., Tomasello, E., et al. (2008). Functions of natural killer cells. *Nature Immunology, 9*(5), 503–510.

Vivier, E., Raulet, D. H., et al. (2011). Innate or adaptive immunity? The example of natural killer cells. *Science, 331*(6013), 44–49.

Vonderheide, R. H., Bajor, D. L., et al. (2013). CD40 immunotherapy for pancreatic cancer. *Cancer Immunology, Immunotherapy, 62*(5), 949–954.

Vukmanovic-Stejic, M., Zhang, Y., et al. (2006). Human CD4+ CD25hi Foxp3+ regulatory T cells are derived by rapid turnover of memory populations in vivo. *Journal of Clinical Investigation, 116*(9), 2423–2433.

Wang, Q. J., Wang, H., et al. (2010). Comparative study on anti-tumor immune response of autologous cytokine-induced killer (CIK) cells, dendritic cells-CIK (DC-CIK), and semi-allogeneic DC-CIK. *Chinese Journal of Cancer, 29*(7), 641–648.

Wang, X., Lei, Y., et al. (2013). PD-1/PDL1 and CD28/CD80 pathways modulate natural killer T cell function to inhibit hepatitis B virus replication. *Journal of Viral Hepatitis, 20*(s1), 27–39.

Weber, E., Anderson, W. F., et al. (2001). Recent advances in retrovirus vector-mediated gene therapy: Teaching an old vector new tricks. *Current Opinion in Molecular Therapeutics, 3*(5), 439–453.

Weng, D. S., Zhou, J., et al. (2008). Minimally invasive treatment combined with cytokine-induced killer cells therapy lower the short-term recurrence rates of hepatocellular carcinomas. *Journal of Immunotherapy, 31*(1), 63–71.

West, E. J., Scott, K. J., et al. (2011). Immune activation by combination human lymphokine-activated killer and dendritic cell therapy. *British Journal of Cancer, 105*(6), 787–795.

Wherry, E. J. (2011). T cell exhaustion. *Nature Immunology, 12*(6), 492–499.

Whitson, B. A., D'Cunha, J., et al. (2007). Minimally invasive cancer surgery improves patient survival rates through less perioperative immunosuppression. *Medical Hypotheses, 68*(6), 1328–1332.

Wick, D. A., Webb, J. R., et al. (2014). Surveillance of the tumor mutanome by T cells during progression from primary to recurrent ovarian cancer. *Clinical Cancer Research, 20*(5), 1125–1134.

Wistuba-Hamprecht, K., Di Benedetto, S. et al. (2015). Phenotypic characterization and prognostic impact of circulating gammadelta and alphabeta T-cells in metastatic malignant melanoma. *International Journal Cancer, 138*(3), 698–704.

Wolchok, J. D., & Chan, T. A. (2014). Cancer: Antitumour immunity gets a boost. *Nature, 515* (7528), 496–498.

Wrobel, P., Shojaei, H., et al. (2007). Lysis of a broad range of epithelial tumour cells by human gamma delta T cells: Involvement of NKG2D ligands and T-cell receptor- versus NKG2D-dependent recognition. *Scandinavian Journal of Immunology, 66*(2–3), 320–328.

Wrzesinski, C., & Restifo, N. P. (2005). Less is more: Lymphodepletion followed by hemato-poietic stem cell transplant augments adoptive T-cell-based anti-tumor immunotherapy. *Current Opinion in Immunology, 17*(2), 195–201.

Wrzesinski, C., Paulos, C. M., et al. (2010). Increased intensity lymphodepletion enhances tumor treatment efficacy of adoptively transferred tumor-specific T cells. *Journal of Immunotherapy (Hagerstown, Md.: 1997), 33*(1), 1.

Wu, C., Jiang, J., et al. (2008). Prospective study of chemotherapy in combination with cytokine-induced killer cells in patients suffering from advanced non-small cell lung cancer. *Anticancer Research, 28*(6B), 3997–4002.

Wu, P., Wu, D., et al. (2014). gammadeltaT17 cells promote the accumulation and expansion of myeloid-derived suppressor cells in human colorectal cancer. *Immunity, 40*(5), 785–800.

Wu, D., Wu, P., et al. (2015). Expanded human circulating Vdelta1 gammadeltaT cells exhibit favorable therapeutic potential for colon cancer. *Oncoimmunology, 4*(3), e992749.

Yamaguchi, Y., Hihara, J., et al. (2006). Postoperative immunosuppression cascade and immuno-therapy using lymphokine-activated killer cells for patients with esophageal cancer: Possible application for compensatory anti-inflammatory response syndrome. *Oncology Reports, 15*(4), 895–901.

Yamamoto, Y., Backlin, K., et al. (1993). Cytotoxic activity and T cell receptor repertoire in tumor-infiltrating lymphocytes of adrenal cell carcinomas. *Cancer Immunology, Immunotherapy, 37*(3), 163–168.

Yang, L., Ren, B., et al. (2013). Enhanced antitumor effects of DC-activated CIKs to chemo-therapy treatment in a single cohort of advanced non-small-cell lung cancer patients. *Cancer Immunology, Immunotherapy, 62*(1), 65–73.

Young, J. D., Liu, C. C., et al. (1988). Molecular mechanisms of lymphocyte-mediated killing. *Brazilian Journal of Medical and Biological Research, 21*(6), 1145–1153.

Zhang, Q., Yang, X., et al. (2005). Adoptive transfer of tumor-reactive transforming growth factor-beta-insensitive CD8+ T cells: Eradication of autologous mouse prostate cancer. *Cancer Research, 65*(5), 1761–1769.

Zhang, B., Bowerman, N. A., et al. (2007). Induced sensitization of tumor stroma leads to eradication of established cancer by T cells. *The Journal of Experimental Medicine, 204*(1), 49–55.

Zhao, Y., Zheng, Z., et al. (2006). High-efficiency transfection of primary human and mouse T lymphocytes using RNA electroporation. *Molecular Therapy, 13*(1), 151–159.

Zhao, H., Fan, Y., et al. (2013). Immunotherapy with cytokine-induced killer cells as an adjuvant treatment for advanced gastric carcinoma: A retrospective study of 165 patients. *Cancer Biotherapy and Radiopharmaceuticals, 28*(4), 303–309.

Zhao, Y. J., Jiang, N., et al. (2015). Continuous DC-CIK infusions restore CD8+ cellular immunity, physical activity and improve clinical efficacy in advanced cancer patients unresponsive to conventional treatments. *Asian Pacific Journal of Cancer Prevention, 16*(6), 2419–2423.

Zheng, W., & Flavell, R. A. (1997). The transcription factor GATA-3 is necessary and sufficient for Th2 cytokine gene expression in CD4 T cells. *Cell, 89*(4), 587–596.

Zheng, B. J., Chan, K. W., et al. (2001). Anti-tumor effects of human peripheral gammadelta T cells in a mouse tumor model. *International Journal of Cancer, 92*(3), 421–425.

Zhong, X.-S., Matsushita, M., et al. (2010). Chimeric antigen receptors combining 4-1BB and CD28 signaling domains augment PI3kinase/AKT/Bcl-XL activation and CD8+ T cell–mediated tumor eradication. *Molecular Therapy, 18*(2), 413–420.

Zhou, J., Shen, X., et al. (2005). Telomere length of transferred lymphocytes correlates with in vivo persistence and tumor regression in melanoma patients receiving cell transfer therapy. *Journal of Immunology, 175*(10), 7046–7052.

Zhou, Q., Gil-Krzewska, A., et al. (2013). Matrix metalloproteinases inhibition promotes the polyfunctionality of human natural killer cells in therapeutic antibody-based anti-tumour immunotherapy. *Clinical and Experimental Immunology, 173*(1), 131–139.

Zitvogel, L., & Kroemer, G. (2011). Anticancer effects of imatinib via immunostimulation. *Nature Medicine, 17*(9), 1050–1051.

第五章　溶瘤免疫治疗在恶性肿瘤治疗中的应用

摘要： 免疫治疗的精髓在于通过调节机体免疫系统治疗疾病，正如前面章节所述，调节机体免疫系统的方法是多种多样的，比如应用小分子或者大分子药物、细胞治疗和放射治疗等。溶瘤病毒由于能够特异性侵袭肿瘤细胞，并在肿瘤细胞内复制，最后摧毁肿瘤组织，已经成为最有前景的恶性肿瘤免疫治疗方法之一（最近被称为溶瘤免疫治疗）。溶瘤免疫治疗的含义在于病毒诱导的肿瘤细胞死亡［称为免疫原性肿瘤细胞死亡（ICD）］能够使肿瘤相关抗原释放，从而促进免疫系统识别肿瘤细胞并诱导长期的抗肿瘤免疫反应。针对病毒的免疫反应和针对 ICD 的免疫反应均对溶瘤病毒的抗肿瘤效果有重要影响，目前已经清晰认识到，包括本书中提到的各种治疗方法在内任何一种单一疗法均不能使肿瘤完全消除，也不能诱导长期的抗肿瘤免疫应答。溶瘤免疫治疗能够克服免疫卡控点抑制剂长期应用产生的耐药性，所以联合治疗时能够产生更强的协同抗肿瘤效应。随着基因工程时代的到来，基因改造病毒赋予其多种抗肿瘤机制并用于增强肿瘤免疫治疗的疗效即将成为现实。本章主要介绍溶瘤免疫治疗的历史背景及其未来在恶性肿瘤免疫治疗中的应用，重点介绍溶瘤免疫治疗与其他治疗方法的联合应用。

1　引言

溶瘤病毒是一类能够感染肿瘤细胞并在肿瘤细胞内复制最终导致肿

瘤细胞裂解的病毒。溶瘤免疫治疗的精髓在于通过肿瘤特异性病毒在肿瘤组织中扩散并破坏肿瘤组织，从而到达治疗的目的，同时不伤及肿瘤周围的任何正常组织。在正常条件下，病毒对多种组织具有侵蚀倾向，但是大部分病毒更倾向于侵蚀肿瘤组织，这可能是由于肿瘤组织具有很强的抗凋亡能力从而成为病毒生长的温床。

病毒诱导肿瘤细胞死亡的机制包括：对肿瘤细胞的直接毒性作用（细胞毒性/溶瘤作用）、间接诱导的抑瘤作用（通过破坏肿瘤血管结构）和针对肿瘤的免疫效应（免疫治疗作用）（Russell et al，2012；Russell and Peng，2007）。因此，全面了解溶瘤病毒诱导的免疫治疗机制有助于提高溶瘤病毒治疗的效果。目前，大部分学者将该治疗方法称为溶瘤免疫治疗。溶瘤免疫治疗与其他免疫疗法联合应用能够获得更好的疗效，比如与免疫抑制剂或者治疗类单克隆抗体合用抑制机体的抗抗病毒反应。以抗 CTLA-4 抗体 Yervoy 和抗 PD-1 抗体 Opdivo 和 Keytruda 为代表的免疫检测点抑制剂类治疗用单克隆抗体对部分恶性肿瘤具有强大而长期的治疗效果，获得了巨大的成功，同时拉开了免疫治疗时代的序幕。同样，溶瘤免疫治疗对恶性肿瘤的治疗也具有非常美好的应用前景。

2 溶瘤免疫治疗的"跌宕起伏"

在 20 世纪早期，首次发现了感染性疾病能够产生抗肿瘤效应（Dock，1904）。后来又发现白血病或者淋巴瘤患者感染病毒后病症迅速缓解，并且缓解程度与感染程度正相关，这为溶瘤病毒作为一种抗肿瘤疗法提供了依据（Pelner et al，1958；Webb and Smith 1970；Bierman et al，1953）。在临床上应用病毒治疗同样发现病毒能够减轻肿瘤症状，随后患者病情出现缓解（Hoster et al，1949）。这些发现提示，感染性疾病能够影响癌症的发展，同时期大量的研究也证实了这个现象，其中以麻疹病毒的研究最多（Pasquinucci，1971；Gross，1971；Zygiert，1971；Taqi et al，1981；Bluming and Ziegler，1971）。然而，由于复发率非常高，病毒是否适合癌症治疗仍然存在不确定性。

组织培养技术的发展使在实验室内进行病毒研究成为现实，同时加深了人们对病毒的理解（Sanford et al，1948；Weller et al，1949；Enders et al，1949）。借助这些技术，能够更深入地探索病毒的治疗作用。有关病毒如何特异性攻击肿瘤细胞并杀伤肿瘤细胞的研究结果为病毒作为治疗药物在临床上应用提供了依据。同时，这些技术的发展也使得采用实验动物进行病毒活性研究成为可能。最早采用动物模型进行病毒活性的研究发生在俄罗斯远东地区，在纤维肉瘤模型上，脑炎病毒能够完全消除肿瘤（Moore，1949），但是动物本身也发生了病毒感染性疾病。此外，在其他肿瘤细胞模型上也观察到了类似的病毒抗肿瘤作用（Moore，1951）。这些研究结果说明，病毒能够攻击来源于其他物种的肿瘤细胞（Hammon et al，1963；Yohn et al，1968）。这种现象最初用于减轻健康人群感染，因为与病毒感染天然宿主相比，不同种属动物之间的交叉感染很轻微。然而，由于对病毒攻击人体细胞的担忧和流行病学方面的考虑，动物病毒很少被使用（Parrish and Kawaoka，2005）。不仅如此，大部分通过动物模型获得的有效研究结果无法在人体上重现（Yohn et al，1968；Molomut and Padnos，1965）。

由于使用的治疗用病毒样品纯度不够，甚至使用被感染者体液用于疾病治疗，导致很多不良反应发生，使人们对病毒治疗非常担忧。此外，这些研究不仅缺乏人道主义，而且根据现在的伦理标准，给志愿者注射肿瘤细胞也会产生安全性问题（Lerner，2004）。新城疫病毒是一种较早被成功发现的相对安全的病毒（Cassel and Garrett，1965，1966；Murray et al，1977），而且部分患者经过治疗后病情缓解可持续 10 年（Cassel and Murray，1992）。同时前期的实验室研究结果和农业研究结果也表明，新城疫病毒相对安全，仅导致轻度感染性疾病，比如结膜炎和喉炎。

从 20 世纪 60 年代到 90 年代早期，由于对病毒引起的安全性问题认识不足，应用病毒作为抗肿瘤药物的研究始终处于低谷期。此外，机体针对病毒产生的保护性免疫应答导致病毒的治疗效果消失是另外一个原因，这也解释了为什么在免疫抑制的患者病毒产生的抗肿瘤效果更强。然而，尽管当时相关研究很萧条，仍然有一项重要的临床试验通过大量的癌症患者考察了腮腺炎病毒的疗效，并发现 90 例癌症患者中有 37 例出现病情缓解，同时未见严重毒性反应（Asada，1974）。虽然这项研究的控制不够严格，但是研究结果表明，病毒治疗后，大部分患者出现了一定程度的疗效，有些患者的肿瘤缓解率甚至超过了 50%。

1981 年发现了第一个具有感染力的病毒克隆（Racaniello and Baltimore，1981a，b）。直到 20 世纪 90 年代，随着基因工程技术的发展，病毒再次被作为一种真正的抗肿瘤药物进行研究（Kenney and Pagano，1994）。但是在基因工程技术出现以前，只能通过反复传代培养的方法使病毒在特定组织中进行复制（Moore，1952；Yohn et al，1968；Hammon et al，1963）。单纯疱疹病毒（herpes simplex virus，HSV）是一种研究得非常广泛的病毒，通过基因工程的方法敲除病毒的 tk 基因得到突变的 HSV-1，这种病毒在不分裂的细胞中无法有效复制，但是在分裂的细胞中可以永久复制（Coen et al，1989；Martuza et al，1991）。体内药效研究表明，这种突变的 HSV-1 可以消除胶质瘤（Martuza et al，1991；Markert et al，1993）。HSV 的 tk 基因突变研究标志着溶瘤免疫治疗成功进入基因工程时代。

更加振奋人心的是科学家能够在基因水平上修饰或者改造病毒病从而使其毒性减弱，以满足患者对安全性的要求。HSV 改造就是最成功的案例，通过基因工程的方法去除了 HSV 的神经毒性，同时保留了溶瘤能力。此外，由于已经有很多抗 HSV 药物诞生，所以即使出现 HSV 感染也可以随时开展治疗，从而使 HSV 成为一种备受青睐的载体。虽然通过溶瘤治疗使肿瘤缓解的案例已经有很多，尤其对免疫缺陷的患者，由于机体的免疫系统不能对病毒产生有效的攻击，因此疗效更好，但是由于病毒可能在健康组织中扩散，因此也增加了患者的死亡风险（Southam，1960；Russell et al，2012；Sinkovics，1991；Sinkovics and Horvath，2006）。

全世界第一个上市的溶瘤免疫治疗产品是俞德超博士发明的安柯瑞（Oncorine，H101），后来由上海三维生物技术有限公司开发，并于 2006 年在中国批准上市。安柯瑞是基因工改造的腺病毒，能够特异性攻击 p53 基因缺陷的肿瘤细胞，在临床上用于治疗头颈部癌症。由于安柯瑞在临床上采用肿瘤内注射的给药方式进行治疗，所以研究者迫切希望开发一种能够通过全身给药治疗转移性肿瘤的溶瘤免疫治疗方法。第一个溶瘤免疫治疗产品的上市再次激发了研究者对溶瘤病毒的研究热情，而且溶瘤免疫治疗与其他肿瘤免疫治疗联合应用也可能会产生更出色和长久的抗肿瘤效果。

3　溶瘤免疫治疗的兴起

1967 年首次报道了关于流感病毒的研究，从此以后，在 20 世纪里研究者已经进行了大量的有关溶瘤病毒的研究，并且发现溶瘤病毒对免疫反应的影响具有重要的意义（Lindenmann and Klein，1967）。目前已经明确，病毒诱导肿瘤细胞死亡的方式是诱导产生一种有利于免疫细胞辅助抗肿瘤免疫反应的环境，这种作用方式已经称为免疫诱导的肿瘤细胞死亡（ICD）（Krysko et al，2012），其中包括针对病毒产生的固有免疫反应和适应性反应及肿瘤细胞发生凋亡、坏死、类凋亡和自噬死亡后诱导的多种信号（Inoue and Tani，2014）。溶瘤病毒感染诱导的 ICD 不仅克服了肿瘤的免疫抑制作用，而且促进了免疫细胞介导的肿瘤杀伤作用。所以溶瘤病毒不仅被视为一种直接杀伤肿瘤细胞的有效武器，也被视为一种免疫治疗方法（Prestwich et al，2009；Sobol et al，2011；Wongthida et al，2010；Workenhe et al，2014；Reichard et al，1992），这种疗法也被称为溶瘤免疫治疗。溶瘤免疫治疗与其他免疫治疗联合应用也许会获得更理想的抗肿瘤效果。

　　虽然肿瘤细胞的死亡可能是免疫介导的，也可能不是免疫介导的，但是溶瘤病毒诱导的肿瘤细胞死亡大部分是免疫介导的，因为溶瘤病毒能够促进肿瘤相关抗原（TAAs）、损伤相关因子（DAMPs）和病原相关因子（PAMPs）的释放或者提呈。TAAs、DAMPs 和 PAMPs 是蛋白质、DNA 和 RNA 等，能够激活抗原提呈细胞（APCs）和 T 细胞，从而诱导调节免疫应答（Tesniere et al，2008；Melcher et al，1998；Rock et al，2011；Tang et al，2012；Bianchi，2007；Takeuchi and Akira，2010；Joffre et al，2009）。此外，由于病毒本身可以通过类型识别受体直接激活树突状细胞（DCs）而介导固有免疫应答和适应性应答（Errington et al，2008），因此可以用作肿瘤疫苗（Bartlett et al，2013；Inoue and Tani，2014）。病毒感染诱导的细胞自噬也会促进肿瘤抗原的交叉提呈和 DCs 对肿瘤抗原的加工，并进一步激活 T 细胞（Dengjel et al，2005；Li et al，2008；Gauvrit et al，2008）。此外，通过上调白细胞相关抗原/组织相容性复合物（HLA/MHCs）和共激活分子的表达及促进细胞因子释放也能够提高免疫原性（Washburn and Schirrmacher，2002）。溶瘤病毒的抗肿瘤作用取决于病毒对肿瘤细胞的定向侵蚀能力和诱导 ICD 的能力。研究发现，单纯疱疹病毒 2（HSV-2）能够促进肿瘤微环境中 CXCL9 和 CXCL10 的表达并诱导炎性 T 细胞迁移到肿瘤组织，从而对实体瘤产生明显的疗效（Fu et al，2015）。虽然病毒的抗肿瘤作用需要一定强度的免疫反应，尤其是针对肿瘤的免疫反应，但是在早期阶段过强的、针对病毒的免疫反应可能会减弱病毒的感染能力和抗肿瘤效果。

溶瘤免疫治疗的给药途径是一项重要研究内容。出于安全性的考虑，目前仍然采用肿瘤内注射病毒的给药方式（Garber，2006），但是全身给药可能是治疗转移性肿瘤的理想给药方式。然而，全身给药需要解决一系列问题，包括抗溶瘤病毒抗体的产生（或者血清中的抗体能够与病毒产生相互作用）、补体或者血清抗体对病毒的清除作用（Chen et al，2000；Tomita et al，2012；Magge et al，2013；Kueberuwa et al，2010）、病毒穿透肿瘤的能力丧失（见后续内容）。通过免疫清除技术在治疗前去除这些病毒结合抗体，可以克服血清抗体对病毒的影响。病毒诱导 ICD 的能力、扩散能力、抗肿瘤活性和机体的抗病毒活性之间的恰当平衡是非常复杂的，需要通过不断的优化和检验不同的溶瘤病毒、治疗方案和联合治疗方式的治疗效果（图 5-1）。

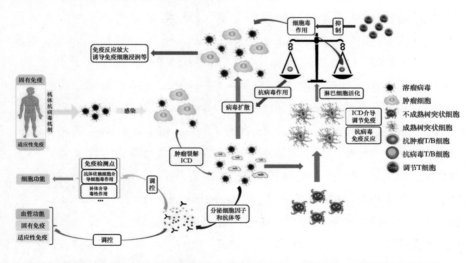

图 5-1　溶瘤病毒的抗肿瘤效果取决于机体的抗病毒效应和 ICD 诱导的抗肿瘤免疫反应之间的理想平衡状态。早期的免疫抑制措施有助于溶瘤病毒活性的释放和促进 ICD 诱导的免疫应答。虽然进一步诱导 ICD 需要病毒扩散，但是为了清除病毒也需要一定的抗病毒反应。采用基因工程技术改造病毒也许能够获得满足上述目标的理想病毒

4　修饰病毒用于溶瘤免疫治疗

溶瘤病毒包括多种 DNA 病毒和 RNA 病毒，能够选择性感染肿瘤细胞。通过基因工程的方法改造溶瘤病毒能够赋予其治疗活性。溶瘤病毒大致可以分为如下三类：①特异性在肿瘤细胞内复制的天然病毒（早期的溶瘤病毒）；②基因修饰的病毒（第二代溶瘤病毒），基因修饰的方法包括敲除病毒基因、使用转录原件作为启动子或者增强子、改变病毒表面蛋白；③通过基因工程的方法使病毒表达治疗基因，比如 GM-CSF。第三代或者下一代溶瘤病毒将会整合上述所有病毒的优点并产生广泛的溶瘤免疫治疗效果。

早期通过基因工程的方法使 HSV-1 病毒表达 CYP2B1 基因，从而提高了环磷酰胺和异环磷酰胺的疗效（Chase et al，1998）。同时，由于敲除了病毒的 ICP6 基因，所以病毒能够选择性地在表达核糖核酸还原酶的肿瘤细胞内复制（这类细胞受 p16/pRB 肿瘤抑制系统调控）。这也是通过基因工程的方法改变病毒对肿瘤特异性的典型例证。通过基因工程的方法不仅可以提高病毒侵袭肿瘤的特异性，而且能够减轻病毒感染其他组织（Kelly and Russell，2009；Kelly et al，2008）。另外一个早期的成功案例是通过基因工程的方法使腺病毒表达人前列腺特异性抗原（PSA）的特异性增强子，从而使病毒在 PSA 高表达的肿瘤细胞内高表达腺病毒基因和相关产物（DeWeese et al，2001；Chen et al，2001）。通过进一步改进，提高了此病毒（CG0070/CV787）的组织特异性，最终诞生了第一个可以通过静脉给药治疗前列腺癌的溶瘤病毒（Small et al，2006）。其他成功改造的靶向溶瘤病毒有依赖端粒酶复制的腺病毒或者 HSV（Zhang et al，2015；Edukulla et al，2009）。在体细胞中基本没有端粒酶，但是肿瘤细胞中端粒酶活性非常高，所以这类病毒能够特异性作用于肿瘤细胞。

通过基因工程的方法将一种病毒的天然特性转移给另外一种病毒，从而使后者具有两者的优势，同时进一步整合 I 型干扰素拮抗基因，可以得到嵌合病毒，这种病毒具有更高的生存能力和治疗效果（Meng et al，2010；Zamarin et al，2009a；Fu et al，2012；Le Boeuf et al，2013）。为了提高病毒的安全性，有时候需要改造病毒使其对 I 型干扰素更敏感或者诱导更强烈的 I 型干扰素反应，但是这同时也会降低病毒的治疗活性（Elankumaran et al, 2010；Stojdl et al, 2003）。综上，在病毒中转入不同的基因使其相互支持和配合，或敲除病毒本身蛋白能够获得多种多样的排列组合，为了确定最佳的组合方式并在临床上获得成功，需要进行大量的深入研究和探索。

细胞外和细胞内的多种屏障会抑制病毒穿透肿瘤和在肿瘤内扩散的能力。细胞外屏障包括组织间液压和细胞外基质，前者能够阻止病毒的自由扩散和进入肿瘤细胞，后者能够形成物理屏障抵抗病毒进入肿瘤组织（McKee et al, 2006）。通过酶降解这些脚手架分子可能是降低物理屏障的有效方法（Kuriyama et al, 2000），因此研究者通过基因工程的方法使溶瘤病毒表达这类降解酶或者酶的诱导剂，从而克服物理屏障，比如携带松弛素基因的腺病毒在肿瘤微环境中分泌松弛素后破坏粘连组织（Ganesh et al, 2007）。另外在病毒中整合膜融合基因也能够促进细胞之间的离散（Guedan et al, 2012）。

有些病毒能够降低肿瘤内皮细胞之间的紧密连接，不仅能够促进病毒进入肿瘤组织，而且紧密连接的短暂降低不会增加肿瘤转移风险（Binder et al, 2002；Lavilla-Alonso et al, 2012；Radestock et al, 2008）。病毒的这些特性不仅能够促进病毒进入肿瘤组织内部，而且有助于药物或者免疫细胞浸润并攻击肿瘤细胞。在给予 HSV 治疗前服用凋亡诱导剂紫杉醇，能够诱导肿瘤细胞萎缩或者死亡，从而导致细胞之间的间隙增大，有利于病毒扩散进入肿瘤组织（Nagano et al, 2008）。此外，运载细胞能够引导溶瘤病毒迁移到最佳位置（Nakashima et al, 2010），免疫细胞可以辅助病毒迁移到肿瘤的炎症部位（Muthana et al, 2013；Power and Bell, 2008）。

5 溶瘤免疫治疗和联合其他免疫治疗

联合治疗由于可能产生更显著和更长久的抗肿瘤免疫反应，所以被认为是最有前景的抗肿瘤治疗方案。研究表明，多种因素共同影响抗肿瘤免疫治疗的效果，包括抗原提呈、免疫细胞激活、免疫细胞迁移、血管新生、效应免疫细胞和抗炎免疫细胞之间的平衡（Chen and Mellman，

2013）。多种药物均能够用于联合治疗，包括大分子药物、小分子药物、经过基因修饰后能够直接注射到目标肿瘤细胞的病毒、携带消除靶基因 miRNA 序列的病毒、放疗或者化疗等，甚至包括细胞治疗。

溶瘤病毒还可以与肿瘤细胞信号通路靶向药物联合应用（Kanai et al，2011；Weng et al，2014；Beug et al，2014）。能够诱导 ICD 的药物可以抑制肿瘤微环境中的免疫耐受和促进免疫细胞浸润到肿瘤细胞，因此也可以提高溶瘤病毒介导的免疫治疗效果（Workenhe et al，2013）。此外，还可以通过转基因使病毒表达效应蛋白导致肿瘤细胞死亡，比如 IL-24 和 TRAIL 等（Fang et al，2013；Liu et al，2012；Zhu et al，2013；Tong et al，2014；Jin et al，2009；Wohlfahrt et al，2007；Dong et al，2006；Ye et al，2005；Liu et al，2005；Sova et al，2004）。后续内容将重点阐述这些联合治疗方案。

5.1 溶瘤免疫治疗与放疗和化疗联合应用

常规的化疗和放疗与溶瘤免疫治疗能够产生协同的治疗效果（Wennier et al，2012；Dilley et al，2005；DeWeese et al，2001；Chen et al，2001）。研究发现，放疗与溶瘤免疫治疗合用能够促进肿瘤萎缩、诱导病毒繁殖和增加病毒疗效（Chen et al，2001）。最近的研究表明，放疗和免疫卡控点抑制剂联合应用能够诱导更强大的抗肿瘤效应，提示提高 ICD 能够改善抗肿瘤效果（Binder et al，2015；Touchefeu et al，2011）。总之，放疗与溶瘤免疫治疗合用产生的效果是多方面的，越来越多的临床试验正在探索这种联合治疗的效果。溶瘤病毒与多西他赛和紫杉醇等常规化疗药物联合应用时，在非常低的剂量下便能使前列腺移植瘤明显萎缩（Zhang et al，2002；Yu et al，2001；Heise et al，1997）。目前认为化疗药物与放疗相似，也是通过促进 ICD 而激活抗肿瘤免疫反应（Nagano et al，2008；Kumar et al，2008）。类似的动物研究发现，溶瘤免疫治疗与阿霉素联合对卵巢癌模型或者乳腺癌模型的治疗效果优于单独治疗（Bolyard et al，2014；Zhao et al，2014）。此外，溶瘤病毒能够靶向作用于化疗无效的肿瘤，因此可以作为化疗后的二线治疗方法（Zhuang et al，2012）。

体内消除速度快会降低溶瘤病毒的活性，同时病毒的靶向性差也会导致非靶点相关毒性。细胞内天然抗病毒因子（如Ⅰ/Ⅱ型干扰素信号）和抗病毒细胞（如 NK 细胞）也会抑制病毒的复制和扩散（Liu et al，2013；Muller et al，1994；Stojdl et al，2000）。阻断Ⅰ型干扰素信号通路能够增强溶瘤病毒的活性（Paglino and van den Pol，2011；Blackham et al，2013；Moerdyk-Schauwecker et al，2013），因此溶瘤病毒在免疫缺陷患者体内的活性强于在免疫正常患者体内的活性（Vaha-Koskela et al，2013）。机体免疫状态对病毒活性的影响具有时间依赖性，例如，JAK1/2抑制剂鲁索替尼能够逆转肿瘤细胞对水泡性口炎病毒（VSV）的耐受（Escobar-Zarate et al，2013），同时降低 CD8$^+$ T 细胞对肿瘤的杀伤作用（Heine et al，2013）。二级线粒体衍生半胱氨酸蛋白酶活化因子（second mitochondrial-derived activator of caspases，SMAC）类似物与 VSV 溶瘤病毒能够协同促进Ⅰ型干扰素、TNF-α 或者 TRAIL 诱导的肿瘤细胞凋亡，减轻肿瘤细胞对凋亡的耐受（Beug et al，2014；Zhu et al，2013；Tong et al，2014）。此外，提高小鼠体内的 Caspase-2 活性能够增强病毒的抗肿瘤活性（Mahoney et al，2011）和促进病毒繁殖（Passer et al，2010）。

环磷酰胺是临床上广泛使用的免疫抑制剂，与溶瘤病毒联合应用能够促进脑肿瘤中的病毒扩散，同时减少抗病毒相关的 mRNA（Wakimoto et al，2004）。环孢霉素-A 与环磷酰胺具有类似的作用（Smakman et al，2006）。雷帕霉素同样被用于抑制抗病毒 IFN 信号和促进 VSV 溶瘤病毒的感染能力（Alain et al，2010）。研究发现，VSV 的突变种 DeltaM51 能够通过抑制哺乳动物雷帕霉素靶点复合物 1（mammalian target of rapamycin complex 1，mTORC1）减少 IFNs 分泌，对大鼠的恶性胶质瘤具有特异性杀伤作用，而且不影响正常细胞，说明是一种有效的抗肿瘤方案。此外，还有很多化合物能够与溶瘤病毒产生协同治疗作用，其中有些化合物是通过降低Ⅰ型干扰素水平发挥抗病毒作用（Diallo et al，2010）。然而，免疫抑制剂对溶瘤病毒活性的提高是以降低炎性抗肿瘤免疫反应为代价的，所以免疫细胞必须充分活化才能对病毒相关抗原、炎性细胞因子和细胞内损伤信号产生强大的反应。有时为了减轻病毒诱导的毒性反应，需要在间隔期提高抗病毒效应。联合治疗的方法多种多样，非常复杂，除了小分子药物本身的非特异性不良反应外，也会产生其他复杂的效应，所以只有通过坚持不懈的探索才能发现最佳的联合治疗方案。

组蛋白脱羧酶抑制剂能够抑制调节性 T 细胞（Treg）的功能，所以也能够增强溶瘤免疫治疗的效果（Alvarez-Breckenridge et al，2009；Bridle et al，2013）。在早期抑制免疫反应能够减轻最初的抗病毒效应，但是抑制 Treg 的功能可提高炎性抗肿瘤效应。很多研究发现，多种化疗药物能够抑制 Treg 的功能，比如氟达拉滨和紫杉醇，在癌症患者的临床研究中也发现了类似的结果，说明在癌症治疗过程中常规化疗药物对免疫功能有重要影响（Zhang et al，2008；Beyer et al，2005）。如上所述，应用化疗药物抑制 Treg 的功能能够使溶瘤病毒产生更好的免疫治疗作用（Kottke et al，2009；Kottke et al，2008；Cerullo et al，2011）。此外，消除免疫抑制性巨噬细胞和髓衍生抑制细胞（MSDCs）对溶瘤病毒的抗肿瘤效果也有非常重要的影响（Fulci et al，2007；Liu et al，2013；Ruotsalainen et al，2015；Ruotsalainen et al，2012；Vincent et al，2010）。

5.2　溶瘤免疫治疗与免疫卡控点抑制剂或者激动剂联合应用

目前已经发现，溶瘤免疫治疗与其他免疫调控分子联合应用是产生有效抗肿瘤免疫反应的关键策略。例如，病毒感染能够使细胞表面 PD-L1 表达上调，导致 T 细胞的 PD-1 信号通路的抑制活性增加（Muhlbauer et al，2006）（图 5-2）。所以溶瘤病毒与抗 PD-1 或者抗 PD-L1 抗体合用能够阻断免疫抑制信号，从而增强肿瘤局部的抗肿瘤免疫反应。早期研究发现，在小鼠乳腺癌荷瘤模型中，VSV 与抗 CTLA-4 抗体合用能够产生比单独治疗更强的抗肿瘤效果（Gao et al，2009）。令人震惊的是，如果在溶瘤病毒治疗后 1 天内给予抗 CTLA-4 抗体还能够产生有效的抗肿瘤记忆 T 细胞反应，并产生非常明显的协同抗肿瘤作用。最近研究发现，肿瘤内给予对 Treg 有杀伤作用的抗体能够诱导抗肿瘤免疫反应，并使 T 细胞获得记忆功能，还能够使转移的肿瘤消除（Marabelle et al，2013）。在本研究中，少量的抗体就能使 T 细胞获得记忆功能，从而产生全身保护作用，这是非常有价值的。另外有研究发现，在肿瘤局部给予新城疫病毒同样能够促进免疫细胞浸润到转移的肿瘤（Zamarin et al，2014）。在免疫原性较差的 B16 黑色素瘤小鼠荷瘤模型中，肿瘤局部给予溶瘤病毒同时全身给予抗 CTLA-4 抗体，不仅能够抑制已形成肿瘤的生长，而且能够抑制二次接种的肿瘤细胞的生长。但令人意外的是，尽管全身的抗肿瘤免疫反应能够作用于转移的肿瘤，但是却没有对病毒在体内的扩散产生影响。

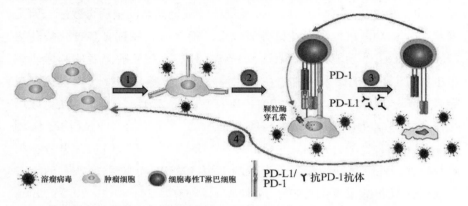

① 溶瘤病毒感染不表达PD-L1的肿瘤细胞，诱ICD并促进PD-L1表达
② PD-L1表达增加导致T细胞杀伤能力降低
③ 与抗PD-1抗体合用能够提高抗肿瘤效果
④ 溶瘤病毒扩散并感染其他肿瘤细胞

图 5-2　抗 PD-1 抗体等免疫卡控点抑制剂与溶瘤免疫治疗联合应用能够产生协同的抗肿瘤效果。例如，病毒感染能够使肿瘤细胞表面的 PD-L1 表达增加，从而抑制 T 细胞效应功能。抗 PD-1 抗体能够阻断 PD-1 信号和促进 TCR 信号，从而产生抗肿瘤免疫反应

溶瘤病毒不仅可以与抗体药物联合用药，还可以通过转基因的方法使病毒表达具有免疫治疗作用的重组蛋白或者抗体，当病毒感染肿瘤后会分泌这些蛋白进入肿瘤微环境，在局部产生抗肿瘤活性。表达抗 CTLA-4 抗体的腺病毒在保留复制功能或者丧失复制功能时均能对癌症患者 T 细胞产生激活作用，同时在小鼠模型中发现肿瘤组织中的抗体浓度很高，但是血液中的抗体浓度却很低（Dias et al，2012）。在人黑色素瘤荷瘤小鼠模型中，表达抗 CTLA-4 抗体和抗 PD-L1 抗体的减毒麻疹病毒能够使肿瘤产生明显萎缩和裂解。理想状态下，当肿瘤被破坏后，病毒应该停止复制，同时抗体停止表达，这样可能会减少抗药抗体生成，也可能由于阻断免疫卡控点而延长免疫应答，但是同时也可能会导致免疫相关的不良反应。

在小鼠肺癌模型中，表达粒细胞 - 巨噬细胞集落刺激因子（GM-CSF）的溶瘤病毒和表达抗 CTLA-4 抗体的溶瘤病毒联合应用，能够产生

非常强大的抗肿瘤活性（Du et al，2014）。GM-CSF 能够提高机体对弱免疫原性肿瘤细胞的免疫反应（van Elsas et al，1999）。溶瘤病毒可能具有GM-CSF 相似的作用效果，能够在局部增强弱免疫原性肿瘤的免疫反应，从而提高免疫卡控点抑制剂的治疗效果。表达 GM-CSF 的溶瘤病毒是属于第一代基因工程病毒，在临床前研究中这类病毒由于表达各种生物活性分子而产生了更强的免疫治疗效果。

　　虽然抑制免疫卡控点被认为是抗肿瘤免疫治疗的重要里程碑，但是大量具有免疫激活作用的药物靶点也不容忽视。4-1BBL 是共激活肿瘤坏死因子受体（TNFR）超家族成员 4-1BB 的配体，4-1BBL 与 4-1BB 相互作用能够促进 T 细胞活化和记忆功能形成。在 B16 黑色素瘤荷瘤小鼠模型中，表达 4-1BBL 的牛痘病毒联合淋巴切除术使肿瘤发生明显萎缩（Kim et al，2009）。此外，表达 IL-12 的腺病毒和表达 4-1BBL 的腺病毒合用能够促进 DCs 向肿瘤内迁移，同时提高细胞毒性 T 淋巴细胞（CTL）的活性（Huang et al，2010）。溶瘤病毒与抗 4-1BB 抗体联合应用也能够产生非常显著的抗肿瘤效应（John et al，2012）。CD40L 是抗原提呈细胞表面CD40 的共激活配体，转染表达 CD40L 的 VSV 能够诱导更强的抗肿瘤效应，但令人意外的是，只有不能正常复制的 VSV 具有这种效应，而能够正常复制的 VSV 不能产生这种抗肿瘤作用，说明抗病毒免疫反应对抗肿瘤免疫反应具有干扰作用，但是本研究同样证明，免疫活化靶点激动剂能够与溶瘤病毒产生协同的抗肿瘤效应（Galivo et al，2010）。

　　最近，通过基因工程的方法成功使溶瘤病毒在肿瘤细胞内特异性分泌双特异性 T 细胞接合抗体（BiTE），BiTE 由抗 CD3 的 scFV 和抗 EphA2的 scFV 组成，所以这种病毒不仅具有溶瘤病毒的活性，而且能够调动 T 细胞并使 T 细胞攻击表面表达 EphA2 的肿瘤细胞，从而产生靶向抗肿瘤效应（Yu et al，2014）。在小鼠肺癌移植瘤模型中，这种病毒的抗肿瘤效果优于任何一种单药的治疗效果，可能是由于任何单药治疗均不能使 T细胞转向攻击肿瘤细胞。

　　细胞治疗是在体外扩增患者自身的免疫细胞，并通过功能调节提高免疫细胞的功能，比如重新定向 TCR、表达嵌合抗原受体（Figueroa et al，2015）、提高肿瘤侵袭能力（Restifo et al，2012），然后再回输到患者体内，获得更强的抗肿瘤效应。细胞治疗也是一种潜在的联合用药选择。但是有研究发现，表达 IL-15 的溶瘤病毒与细胞毒性 T 淋巴细胞（CTL）移植治疗合用并没有产生协同的治疗效果（Yan et al, 2015）。表 5-1 总结了迄今为止通过基因工程方法使溶瘤病毒表达免疫治疗药物的研究进展，但是没有包含大量的外源性给予免疫治疗药物与溶瘤病毒合用的研究。

表 5-1 部分通过基因工程方法使溶瘤病毒表达免疫治疗药物并用于抗肿瘤联合治疗的研究进展

转染基因	病毒载体	功能或者作用靶点
粒细胞 – 巨噬细胞集落刺激因子（GM-CSF）	• 单纯疱疹病毒-1（Kaufman et al, 2010；Hu et al, 2006） • 痘病毒（Breitbach et al, 2011） • 腺病毒（Cerullo et al, 2010；Burke et al, 2012；Koski et al, 2010；Lei et al, 2009） • 新城疫病毒（Vigil et al, 2007） • 麻疹病毒（Grote et al, 2003；Grossardt et al, 2013） • 水疱性口炎病毒（Bergman et al, 2007）	刺激粒细胞和单核细胞产生，诱导单核细胞分化成 DCs，提高抗原提呈
FLT3L	• 腺病毒（Bernt et al, 2005；Edukulla et al, 2009） • 水疱性口炎病毒（Leveille et al, 2011）	常规的或者类浆细胞的 DCs 和 NK 细胞
CCL3（巨噬细胞炎症蛋白1α；MIP-1α）	腺病毒（Edukulla et al, 2009）	趋化中性粒细胞
CCL5（RANTES）	腺病毒（Li et al, 2011；Lapteva et al, 2009；Li et al, 2013）	招募 T 细胞或者 NK 细胞
CCL19	痘病毒（Li et al, 2012）	招募 T 细胞和 DC
白介素 2（IL-2）	• 单纯疱疹病毒-1（Carew et al, 2001） • 新城疫病毒（Vigil et al, 2007；Zhao et al, 2008；Zamarin et al, 2009b；Bai et al, 2014）	激活 T 细胞
IL-4	• 腺病毒（Post et al, 2007） • 单纯疱疹病毒-1（Terada et al, 2006）	T 细胞和 B 细胞（促进增殖或者向 Th2 细胞表型转化）

续表

转染基因	病毒载体	功能或者作用靶点
IL-12	• 腺病毒（Choi et al，2011；Lee et al，2006；Freytag et al，2013） • 单纯疱疹病毒-1（Varghese et al，2006；Cody et al，2012；Zhang et al，2013；Passer et al，2013；Parker et al，2000） • 水疱性口炎病毒（Shin et al，2007） • 白血病病毒（Tsai et al，2010） • 黏液瘤（Stanford et al，2007）	激活 T 细胞和 NK 细胞
IL-12 & B7-1	腺病毒（Lee et al，2006）	激活 T 细胞和 NK 细胞
IL-18 & B7-1	单纯疱疹病毒-1（Fukuhara et al，2005）	激活 T 细胞和 NK 细胞
IL-15	• 单纯疱疹病毒-1（Gaston et al，2013） • 水疱性口炎病毒（Stephenson et al，2012） • A 型流感病毒（van Rikxoort et al，2012） • 腺病毒（Yan et al，2015） • 黏液瘤（Liu et al，2009）	激活 T 细胞和 NK 细胞
IL-15 & 白介素 15 受体（IL15R）	单纯疱疹病毒-1（Gaston et al，2013）	激活 T 细胞和 NK 细胞
IL-18	• 腺病毒（Choi et al，2011；Zheng et al，2009） • 单纯疱疹病毒-1（Ino et al，2006；Fukuhara et al，2005）	激活 T 细胞和 NK 细胞
IL-23 & p35	腺病毒（Choi et al，2013）	激活 T 细胞和 NK 细胞
IL-23	水疱性口炎病毒（Miller et al，2010）	激活 T 细胞和 NK 细胞
干扰素 A1/干扰素 B1（IFNA1/IFNB1）	• 痘病毒（Kirn et al，2007） • 麻疹病毒（Li et al，2010） • 腺病毒（Shashkova et al，2008） • 水疱性口炎病毒（Willmon et al，2009）	激活抗原提呈细胞或者 T 细胞，增强 T 细胞免疫
IFNγ	腺病毒（Su et al，2006）	激活 NK 细胞、T 细胞或者巨噬细胞
IFNβ	水疱性口炎病毒（Naik et al，2012；Wang et al，2012；Jenks et al，2010）	抗原提呈细胞和 T 细胞免疫

续表

转染基因	病毒载体	功能或者作用靶点
IFNα	腺病毒（LaRocca et al, 2015；Armstrong et al, 2012）	抗原提呈细胞和 T 细胞免疫
肿瘤坏死因子 α（TNFα）	单纯疱疹病毒（Han et al, 2007）	炎症反应
CD80	• 腺病毒（Lee et al, 2006；Choi et al, 2006） • 单纯疱疹病毒-1（Ino et al, 2006；Fukuhara et al, 2005；Todo et al, 2001）	T 细胞（共激活）
4-1BBL	• 腺病毒（Huang et al, 2010） • 痘病毒（Kim et al, 2009）	T 细胞（共激活）
CD40L	• 水疱性口炎病毒和腺病毒（Galivo et al, 2010） • 单纯疱疹病毒-1（Terada et al, 2006） • 痘病毒（Parviainen et al, 2014） • 腺病毒（Yang et al. , 2014；Pesonen et al, 2012；Gomes et al, 2009）	抗原提呈细胞（共激活）
融合人 IgG1 Fc 的可溶性转化生长因子 β 受体 Ⅱ（sTGFβR Ⅱ Fc）	腺病毒（Hu et al, 2012；Wang et al, 2006；Zhang et al, 2012）	肿瘤细胞转移和调节性 T 细胞
热休克蛋白（HSPs）	腺病毒（Li et al, 2009；Yoo et al, 2010）	抗原提呈细胞
CCL-2 & IL-12	单纯疱疹病毒-1（Parker et al, 2005）	联合效应
IL-12 & 4-1BBL	腺病毒（Huang et al, 2010）	联合效应
IL-18 & CD80	单纯疱疹病毒-1（Fukuhara et al, 2005）	联合效应
IL-12 & CD80	腺病毒（Lee et al, 2006）	联合效应
IL-12 & GM-CSF	腺病毒（Choi et al, 2012；Kim et al, 2011）	联合效应
GM-CSF & CD80	• 腺病毒（Choi et al, 2006） • 单纯疱疹病毒-1（Hu et al, 2008）	联合效应
IL-12, IL-18 & CD80	腺病毒（Lee et al, 2006）	联合效应

转染基因	病毒载体	功能或者作用靶点
IL-12 & IL-18	腺病毒（Choi et al，2011）	联合效应
GM-CSF & B7-1	腺病毒（Choi et al，2006）	联合效应
抗 CTLA-4 抗体 & 抗 PD-L1 抗体	麻疹病毒（Engeland et al，2014）	T 细胞、抗原提呈细胞和肿瘤细胞
抗 CTLA-4 抗体	腺病毒（Dias et al，2012；Du et al，2014）	抑制卡控点
抗 VEGF 抗体	痘病毒（Frentzen et al，2009；Buckel et al，2013；Gholami et al，2014） VHH-改造的病毒（Frentzen et al，2009）	血管和招募免疫抑制细胞
抗 CXCR4 药物	痘病毒（Gil et al，2014；Gil et al，2013）	阻止免疫抑制细胞进入肿瘤
抗 CD3 联合 EphA2	痘病毒（Yu et al，2014）	T 细胞重新定向

注：由于文章篇幅限制，本文只节选了部分 Lichty 的总结（Lichty et al，2014）

5.3　溶瘤免疫治疗与血管形成和免疫细胞调节药物联合应用

由于肿瘤内部血流量低和免疫原性差，所以免疫细胞向肿瘤组织中迁移会受到抑制。通过直接裂解肿瘤、诱导类 ICD 或者联合血管形成靶向药物［抗血管内皮生长因子（VEGF）抗体］可以提高抗肿瘤免疫细胞浸润到低免疫原性肿瘤内部的能力和概率。

在肿瘤微环境中，抗 VEGF 抗体能够拮抗病毒和肿瘤诱导的 VEGF-A 活性，也能抑制调节性 T 细胞（Tregs）、巨噬细胞和髓衍生巨噬细胞浸润到肿瘤组织中（Roland et al，2009；Gabrilovich et al，2012）。研究发现，HSV-1 感染能够诱导 VEGF-A 并刺激血管新生，抗 VEGF 抗体（贝伐珠单抗或者 r84）能够通过抑制血管新生提高 HSV 的抗肿瘤效应（Currier et al，2013）。虽然近期研究发现，痘病毒本身具有抗血管新生活性（Hou et al，2014），但是表达抗 VEGF 抗体的痘病毒具有更强抗肿瘤效果，这可能是抗 VEGF 抗体抑制肿瘤局部血管形成导致的叠加效应（Frentzen et al，2009；Buckel et al，2013；Gholami et al，2014）。病毒表达单链抗

VEGF 抗体也可以提高抗 VEGF 抗体在肿瘤组织内的扩散（Frentzen et al，2009）。在溶瘤免疫治疗时，抗 VEGF 的治疗时机选择对最终的治疗效果非常关键，需要高度关注（Eshun et al，2010）。

诱导肿瘤细胞表达趋化因子或者单克隆抗体，阻断趋化因子与其受体相互作用信号通路，也是一种调控免疫细胞向肿瘤组织中浸润的方法。在 ID8 卵巢癌荷瘤模型中，抗 CXCR4 抗体不仅可以减少髓细胞和 Treg 进入肿瘤细胞，而且可以促进高表达 IFN 的 T 细胞浸润到肿瘤组织中，从而诱导抗肿瘤免疫反应（Gil et al，2014；Gil et al，2013）。在结直肠癌荷瘤模型中，表达趋化因子的痘病毒联合 1 类极化的 DCs 能够诱导肿瘤组织表达 CCL5（RANTES）和促进炎性淋巴细胞浸润到肿瘤（Li et al，2011）。

6　溶瘤免疫治疗临床研究进展

目前已经有部分溶瘤病毒进入了临床研究，未出现扩散性感染等严重不良反应，同时具有很好的耐受性和病毒再活化能力，说明溶瘤免疫治疗可能是治疗癌症的有效疗法之一（Liu et al，2007）。尽管这些研究结果减轻了人们对于传统上具有复制能力的病毒毒性的担忧（Zhang et al，1995；Ganly et al，2000；Nemunaitis et al，2001；Khuri et al，2000），但是溶瘤病毒的有效性仍然受到一定质疑（Liu et al，2007）。截至 2015年，全球总计有 10 多种新溶瘤病毒新药进入临床研究，不少于 50 个临床试验正在进行中，总体研究结果表明这些溶瘤病毒对肿瘤患者具有很好的有效性和安全性。目前已经有 2 个溶瘤病毒产品批准上市，一个在2005 年在中国批准，另一个在 2015 年在美国批准。尽管到目前为止，溶瘤病毒研究取得了很大的进展，但是仍然有很多重要问题亟待解决。研究表明，溶瘤病毒的治疗效果依赖于肿瘤特异性免疫反应的诱导（Nguyen et al，2014），因此需要通过周密的设计获得最佳的治疗途径和治疗方案，此外，如何借助联合治疗提高溶瘤免疫治疗的临床疗效也需要进一步阐明。

目前已经开展多项临床试验探索溶瘤病毒单药治疗或者与其他免疫疗法联合治疗的临床效果（Pol et al，2014）。在临床试验官方网站（clinicaltrials. gov）以"溶瘤病毒"为关键词进行检索可以查到 56 个研究正在进行中，但是实际数量可能远远不止这些，除了正在开展的临床试验，可能有些试验已经完成了，也可能有些已经撤销了（截至 2015 年 5 月）。

6.1　安柯瑞

第一个开展临床研究的溶瘤免疫治疗药物是 ONYX-015。ONYX-015 是一个嵌合腺病毒载体，包含腺病毒 2 和腺病毒 5 的嵌合骨架，由于病毒蛋白基因 E1B-55kD 被敲除，所以理论上，ONYX-015 只能在缺乏 p53 基因的细胞内复制（Barker and Berk，1987）。后来研究发现，ONYX-015 诱导的抗肿瘤效应是依赖于 p53 上游 p14ARF 通路的一个突变（Bischoff et al，1996；Harada and Berk，1999；McCormick，2000；O´Shea et al，2004）。临床研究结果表明，ONYX-015 治疗头颈部癌症具有显著的疗效和安全性，而且当与化疗药物联合应用时能够产生更强的抗肿瘤作用（Nemunaitis et al，2001；Khuri et al，2000）。但是，ONYX-015 的临床研究在 2000 年暂停了（Garber，2006）。

2003 年，中国批准了全世界第一个基因治疗药物——今又生上市。今又生作用机制是把携带野生型 p53 基因的腺病毒注射到肿瘤中，从而恢复 p53 突变肿瘤细胞内的 p53 基因表达（Pearson et al，2004）。2 年后，中国批准了第一个溶瘤腺病毒治疗药物——安柯瑞上市，用于治疗鼻咽癌。安柯瑞与 ONYX-015 类似，也敲除了 E1B-55K/E3 基因。安柯瑞是第一个官方批准用于治疗人类疾病的溶瘤病毒药物，是溶瘤免疫治疗领域的一个里程碑。安柯瑞的批准上市表明了中国新药审批对这类新疗法的信心和决心。

安柯瑞是由上海三维生物技术有限公司开发的，该公司同时拥有 ONYX-015 的开发权。安柯瑞和 ONYX-015 的不足之处均在于全身给药无效，必须要肿瘤内注射给药才能产生抗肿瘤作用。此外，由于敲除了 E1B55kD 基因，病毒的复制能力非常差，虽然提高了安全性，但是药效却降低了（McCormick，2003；Khuri et al，2000；Xia et al，2004；Chiocca et al，2004）。后来研究，发现病毒能够特异性作用于肿瘤细胞的原因是病毒的 RNA 外排，而不是 p53 基因缺失（O′Shea et al，2004；O′Shea et al, 2005)。无论如何，安柯瑞和 ONYX-015 拉开了溶瘤病毒正式作为治疗药物开发的序幕。

6.2 T-Vec

临床研究发现，溶瘤病毒表达 GM-CSF 后疗效非常理想，而且安全性非常高（Kanerva et al, 2013；Senzer et al, 2009；Park et al, 2008；Mastrangelo et al, 1999；Heo et al, 2013）。病毒在肿瘤细胞内表达 GM-CSF 并分泌到肿瘤微环境中，GM-CSF 吸引 DCs 达到病毒感染位点。这些 DCs 能够捕获肿瘤细胞裂解释放的肿瘤抗原，经过加工后把抗原提呈给 T 细胞，最终激活机体的适应性反应（Galluzzi and Lugli, 2013），同时提高针对肿瘤抗原的长期记忆免疫反应的形成概率。

Talimogene laherparepvec 是由安进公司开发的溶瘤免疫治疗药物，也称 T-Vec。最早由 BioVEX 开发，当时称为 OncoVEX[GM-CSF]。T-Vec 是一个 γ34.5 缺陷的 HSV 突变体，能够在被感染的肿瘤细胞内表达 GM-CSF（Liu et al, 2003）。在随机开放标签的 Ⅲ 期临床试验中，436 例黑色素瘤患者随机给药治疗，T-Vec 对初治患者和 ⅢB、ⅢC 或者 ⅣM1a 的患者均具有非常好的疗效。在 2015 年 5 月，美国 FDA 批准 T-Vec 用于治疗黑色素瘤，成为第一个被美国政府机构批准的溶瘤病毒类药物（Andtbacka et al, 2015；Kaufman and Bines, 2010）。

T-Vec 最常见的不良反应有疲劳、寒战和发热。T-Vec 治疗的患者有 ≥2% 出现了 3 级或者 4 级不良反应，主要为蜂窝织炎，发生率为 2.1%，但是未见致命性药物相关不良反应（Andtbacka et al, 2015）。T-Vec 也需要肿瘤内注射，当感染肿瘤细胞后在肿瘤细胞内复制并诱导溶瘤效应。未来，T-Vec 最好的开发前景可能是与其他治疗方法联合应用。目前，安进公司已经开始在临床研究中探索 T-Vec 与伊匹单抗（抗 CTLA-4 抗体）联合治疗的临床效果（CT01740297；J Clin Oncol 32：5s, 2014），这是溶瘤病毒和免疫卡控点抑制剂联合应用的首例临床研究。此外，在 Ⅰ 期临床研究中，T-Vec 的客观缓解率可以达到 41%，高于以往所有的单药治疗效果。在 2015 年 ASCO 会议上，安进公司宣布未来将考察 T-Vec 对胰腺癌、鳞状细胞癌和头颈部癌的治疗效果，同时也会探索 T-Vec 与 Merck 公司开发的抗 PD-1 药物——Keytruda 联合治疗的效果。最近，Takara 生物技术公司正在临床研究中考察减毒 HSV-1 病毒与伊匹单抗联合应用的治疗效果（NCT02272855）。

6.3 正在临床研究中的其他溶瘤免疫治疗方法

目前仍然有大量的临床试验探索溶瘤病毒的治疗效果，大部分为 I 期或者 I / II 期临床研究，少量为 II 期或者 III 期临床研究（表 5-2）。其中主要的临床试验如下：

• 腺病毒类：CGTG-102（能够诱导 GM-CSF 表达）［Kanerva et al，2013］、DNX-2401 和 ICOVIR-5（仅在成视网膜细胞瘤 1 信号中断的细胞中复制）（Cascallo et al，2007；Fueyo et al，2003）、CG0070（表达 GM-CSF 的条件复制载体）（Ramesh et al，2006；Burke et al，2012）、Colo 腺病毒 1（通过直接进化开发的嵌合病毒）（Bauzon and Hermiston，2012；Kuhn et al，2008）。

• 单纯疱疹病毒类：T-Vec（如上所述）、HSV1716（γ34.5 缺陷的 HSV）（MacKie et al，2001；Coukos et al，1999；Randazzo et al，1996）、HF10（自发的减毒 HSV-1）（Mori et al，2005；Takakuwa et al，2003）。

• 痘病毒类：JX594（表达 GM-CSF 的痘病毒）（Heo et al，2013）、GL-ONC1（高度减毒的溶瘤痘病毒）（Zhang et al，2009）。

• 副黏病毒类：麻疹病毒（Grote et al，2001；Msaouel et al，2012）、NDV-HUJ（减毒 NDV 分离物）（Freeman et al，2006；Yaacov et al，2008）。

• 呼吸道肠道病毒类：Reolysin（Kelly et al，2009）、Toca551（表达胞嘧啶脱氨酶）（Huang et al，2013；Perez et al，2012）。

• 棒状病毒类：VSV-IFN-β（在肿瘤细胞内表达 IFN-β）（Duntsch et al，2004；Obuchi et al，2003）。

• 小核糖核酸病毒类：CAVATAK（天然柯萨基病毒）（Skelding et al，2012）、PVSRIPO（重组非致病脊髓灰质炎病毒）（Goetz et al，2011）、塞内加孤病毒（复制功能正常，NTX-010）（Reddy et al，2007）。

在临床研究中，溶瘤病毒单药治疗的疗效差异很大，有些疗效显著，有些疗效不够理想，这可能是由于病毒诱导的抗病毒反应加速了病毒消除（Patel and Kratzke，2013；Buonaguro et al，2012）。肿瘤组织具有高度异质性，病毒在肿瘤组织中的繁殖会由于微环境的不同而发生变异，引起靶受体丢失或者病毒复制必需信号通路发生突变，最终导致肿瘤对病毒产生耐受（Nguyen et al，2014）。为了克服溶瘤病毒单药治疗的不足，可以考虑将溶瘤免疫治疗和其他免疫治疗或者化疗药物联合应用，而且目前已经观察到了明显的协同抗肿瘤效应（Forbes et al，2013；Wennier et al，2012；Ottolino-Perry et al，2010）。

溶瘤病毒治疗和免疫治疗或者化疗药物联合应用的临床案例主要有：CGTG-102 与复方环磷酰胺合用（NCT01598129）；GL-ONC1（Genelux 公司开发，早期称为 GLV-1h68）与化疗和放疗合用治疗头颈部癌（HNC）（NCT01584284）；JX594 结合良好支持护理（BSC）合用治肝癌（NCT01387555）或者与伊立替康（NCT01394939）合用治疗结直肠癌；NTX-10 与复方环磷酰胺合用治疗神经内分泌肿瘤（NCT01048892）；Toca511 与 5 氟胞嘧啶合用治疗胶质母细胞瘤、少突星形细胞瘤和少突胶质细胞瘤（NCT01156584）；DNX2401 与替莫唑胺基础的化疗合用治疗复发性胶质母细胞瘤；HSV-1716 与地塞米松合用治疗复发性或者难治性晚期胶质瘤（NCT02031965）。

溶瘤病毒 Reolysin 与伊匹单抗或者抗 VEGF 抗体（贝伐珠单抗）合用治疗结直肠癌的临床试验目前也在进行中（NCT01274624、NCT01622543）。相信在不久的将来，会有越来越多的临床试验探索溶瘤病毒与已经成熟的或者新开发的免疫治疗药物联合应用的疗效。

表 5-2 正在开展或者已经完成的溶瘤病毒临床研究

名称	病毒类型	适应证	进展	给药途径	联合治疗	最近临床研究	临床开发者
安柯瑞	E1B-55k 基因敲除	HNC	已经上市	it	顺铂	PMID 15601557	上海三维生物技术有限公司
T-Vec	γ34.5 缺陷的 HSV，表达 GM-CSF	黑色素瘤	批准上市	it	单药或者伊匹单抗	NCT00769704 NCT01368276	安进/ BioVex

续表

名称	病毒类型	适应证	进展	给药途径	联合治疗	最近临床研究	临床开发者
Reolysin	野生型呼肠狐病毒	多种实体瘤	Ⅲ	*iv*、*iv*、*ip*	单药、贝伐珠单抗或者化疗药物	NCT01166542	Oncolytics Biotech
CG0070	表达 GM-CSF 的腺病毒	膀胱癌	Ⅱ/Ⅲ	*ives*	单药	NCT01438112	Cold Gene-sys
MV-NIS	携带 NIS 的麻疹病毒	黑色素瘤	Ⅱ	*iv*	环磷酰胺	NCT02192775	阿肯色州大学
CAV-ATAK	自然柯萨基病毒	黑色素瘤	Ⅱ	*it*、*iv*	单药	NCT01227551 NCT01636882	Viralytics
JX594	表达 GM-CSF 的痘病毒	肝癌、结直肠癌、实体瘤	Ⅱ	*iv*、*it*、*iv*、*it*	单药、BSC、索拉菲尼或者伊立替康	NCT01636284 NCT01387555 NCT01171651 NCT00554372 NCT01380600	Jennerex,Inc.
NTX-010	复制功能正常的小核糖核酸病毒	肺癌、神经内分泌肿瘤	Ⅱ	*iv*	单药或者环磷酰胺	NCT01017601	North Central Cancer Treatment Group/NCI
MV-NIS	携带 NIS 的麻疹病毒	多种肿瘤	Ⅱ	*ipleur*、*it*、*ip*(通过间充质干细胞)、*ip*、*iv*	单药、化疗药物或者环磷酰胺	NCT02364713	Mayo Clinic
HF10	自发减毒 HSV-1 变异体	HNC、实体瘤或者黑色素瘤	Ⅱ	*it*	单药、伊匹单抗	NCT02272855	Takara Bio

续表

名称	病毒类型	适应证	进展	给药途径	联合治疗	最近临床研究	临床开发者
DNX-2401	基因改造的腺病毒，具有复制能力	恶性胶质瘤和胶质母细胞瘤	I／II	CED、*it*	单药、替莫唑胺、手术、IFN-γ	NCT01582516	DNAtrix
GL-ONC1	高度减毒牛痘病毒	HNC、肺癌、腹腔癌症	I／II	*iv*、*ipleur*、*ip*	单药、顺铂/放疗	NCT01443260	Genelux
NDV-HUJ	减毒新城疫病毒分离物	恶性胶质瘤、成神经细胞瘤、纤维瘤	I／II	*iv*	单药	NCT01174537	Hadassah Medical Organization
HSV1716	γ34.5 缺陷的 HSV 变异体	间皮瘤、非中枢神经系统实体瘤、胶质瘤	I／II	*ipleur*、*it*、腔内切除术	单药、地塞米松和手术	NCT01721018	Virttu Biologics & Children's Hospital
ParvOryx	天然小病毒变异体	恶性胶质瘤	I／II	*it* 或 *iv*	单药	NCT01301430	Oryx GmbH & Co. KG
Toca 511	携带半胱氨酸脱氨酶逆转录病毒	多种脑瘤	I／II	腔内切除术、*it*、*iv*	单药、5氟胞嘧啶	NCT01156584	Tocagen
ICOVIR-5	E1a/E2F 修饰和 E1a 突变的腺病毒	黑色素瘤、实体瘤	I／II	*iv*、*ip*（通过间充质干细胞）	单药	NCT01844661	Institut Catalad'Oncologia
ColoAd1	直接进化开发的嵌合病毒	结直肠癌、卵巢癌和实体瘤	I／II	*ip*、*iv*、*it* 或 *iv*	单药	NCT02028117 NCT02028442	PsiOxus

名称	病毒类型	适应证	进展	给药途径	联合治疗	最近临床研究	临床开发者
MG1MA3/AdMA3	表达 MAGE-A3 的马巴拉/腺病毒	实体瘤	I / II	*im* 或 *iv*	以联合治疗为主	NCT02285816	NCIC/Otta-wa Hospital
ONCOS-102（CGTG-102）	表达 GM-CSF 的腺病毒	实体瘤	I	*it*、*it*、*iv*	环磷酰胺	NCT01598129	Oncos Therapeutics
PVSRIPO	重组脊髓灰质炎病毒	恶性胶质瘤	I	*it*	单药	NCT01491893	杜克大学
Measles virus	表达癌胚抗原和 NIS 的麻疹病毒	卵巢癌	I	*ip*	单药	NCT00408590	Mayo Clinic
VCN-01	表达 PH20 的腺病毒	胰腺癌、实体瘤	I	*it*、*iv*	吉西他滨	NCT02045589 NCT02045602	VCN Biosciences, S. L.
G207	HSV-1	胶质母细胞瘤	I	导管给予	放疗	NCT02457845	亚拉巴马州大学

肿瘤内注射（*it*）、静脉注射（*iv*）、腹腔注射（*ip*）、膀胱内注射（*ives*）、胸腔注射（*ipleur*）、对流增强给药（convection-enhanced delivery，CED）

数据来源于 Pol et al, 2014 和 Vacchelli et al, 2013 及在临床试验官方网站以"溶瘤病毒"为关键词的检索结果（截至 2015 年 6 月）

7　未来的挑战和前景

为了全面开发有效的溶瘤病毒药物，并使其成为一种标准的抗肿瘤治疗方案，应该充分量化治疗方案以确定能够获得阳性临床研究结果所需的最小溶瘤活性。因此充分考察溶瘤病毒的复制周期、肿瘤中病毒释放量、免疫原性和固有免疫细胞抑制活性的周期变化，最终才能获得最佳的溶瘤活性和疫苗样效果。未雨绸缪，关注并尽一切努力解决目前溶瘤免疫治疗的不足之处，才能更好地面对未来可能出现的各种挑战。早期的免疫刺激可能会使机体产生中和抗体，并降低病毒的感染能力，当机体对病毒的免疫反应强于对肿瘤的免疫反应时，会严重削弱抗肿瘤免疫反应。到目前为止，虽然很多研究致力于提高溶瘤病毒对肿瘤细胞的特异性和感染力，比如 PsiOxus Therapeutics 公司正在临床上考察全身给予 ColoAd1 后病毒对组织的特异性（NCT02053220），但是肿瘤内注射仍然是目前溶瘤病毒最有效的给药方式。

由于溶瘤病毒能够诱导 ICD 并导致免疫原性物质释放，从而刺激机体的免疫系统，所以非常适合与其他免疫增强药物联合应用。通过基因工程方法使病毒携带特定基因并在肿瘤内特异性表达或者向肿瘤微环境给予免疫治疗药物都能够降低溶瘤病毒的全身毒性。借助现有的各种高科技手段，完全可以优化出一种完美的溶瘤病毒治疗方案。在临床前动物模型研究中，溶瘤病毒与多种免疫治疗方法联合应用均产生了强大的抗肿瘤效应，尤其是当溶瘤病毒与免疫卡控点抑制剂联合应用时，无论免疫卡控点抑制剂是单独给予或者通过转基因的方式使病毒表达抗体均能产生非常显著的抗肿瘤效应。

随着溶瘤病毒和其他免疫治疗药物临床研究的不断深入，积累了大量的生物标志物信息，有助于临床医生根据每位患者的特征选择恰当的治疗药物或者病毒。溶瘤病毒单药治疗不会产生长期的记忆 T 细胞反应，通过转基因的方式使病毒表达新基因的作用效果有待于进一步探索，以免疫卡控点抑制剂为例，如果使溶瘤病毒表达抗 Tim-3 抗体、抗 TIGIT 抗体或者抗 LAG-3 抗体，可能会提高溶瘤病毒的免疫治疗效果。表达 BiTEs 的溶瘤病毒在临床上的研究结果是非常鼓舞人心的，同时使人们相信，使溶瘤病毒表达 scFVs 等小的抗体片段或者纳米抗体是非常有可能的。此外，免疫抑制卡控点——吲哚胺 2，3-双加氧酶（IDO）的小分子抑制剂已经成为目前的研究热点（Sheridan，2015），在溶瘤病毒诱导 ICD 后给予 IDO 抑制剂可能会产生更好的作用效果，但是 IDO 抑制剂的治疗时间是非常关键的。

尽管不同类型溶瘤病毒联合应用的治疗效果尚不能确定，但是临床研究已经证明，溶瘤免疫治疗与多种免疫治疗方法联合应用能够产生强大的抗肿瘤效果，所以溶瘤免疫治疗可以称得上是一种强大的抗肿瘤工具。虽然抗癌领域的研究越来越复杂，但是我们仍然坚信癌症终究会被攻克。

Andy Tsun，缪小牛，王春明，俞德超*

信达生物制药（苏州）有限公司

*e-mail：michael. yu@ innoventbio. com

参考文献：

Alain, T., Lun, X., Martineau, Y., Sean, P., Pulendran, B., Petroulakis, E., Zemp, F. J., Lemay, C. G., Roy, D., Bell, J. C., Thomas, G., Kozma, S. C., Forsyth, P. A., Costa-Mattioli, M., & Sonenberg, N. (2010). Vesicular stomatitis virus oncolysis is potentiated by impairing mTORC1-dependent type I IFN production. *Proceedings of the National Academy of Sciences of the United States of America, 107*(4), 1576–1581.

Alvarez-Breckenridge, C., Kaur, B., & Chiocca, E. A. (2009). Pharmacologic and chemical adjuvants in tumor virotherapy. *Chemical Reviews, 109*(7), 3125–3140.

Alvarez-Breckenridge, C. A., Yu, J., Caligiuri, M. A., & Chiocca, E. A. (2013). Uncovering a novel mechanism whereby NK cells interfere with glioblastoma virotherapy. *Oncoimmunology, 2*(4), e23658.

Andtbacka, R. H., Kaufman, H. L., Collichio, F., Amatruda, T., Senzer, N., Chesney, J., Delman, K. A., Spitler, L. E., Puzanov, I., Agarwala, S. S., Milhem, M., Cranmer, L., Curti, B., Lewis, K., Ross, M., Guthrie, T., Linette, G. P., Daniels, G. A., Harrington, K., Middleton, M. R., Miller, W. H., Jr., Zager, J. S., Ye, Y., Yao, B., Li, A., Doleman, S., VanderWalde, A., Gansert, J., & Coffin, R. (2015). Talimogene Laherparepvec improves durable response rate in patients with advanced melanoma. *Journal of Clinical Oncology, 33*(25), 2780–2788.

Armstrong, L., Arrington, A., Han, J., Gavrikova, T., Brown, E., Yamamoto, M., Vickers, S. M., & Davydova, J. (2012). Generation of a novel, cyclooxygenase-2-targeted, interferon-expressing, conditionally replicative adenovirus for pancreatic cancer therapy. *American Journal of Surgery, 204*(5), 741–750.

Asada, T. (1974). Treatment of human cancer with mumps virus. *Cancer, 34*(6), 1907–1928.

Bai, F., Niu, Z., Tian, H., Li, S., Lv, Z., Zhang, T., Ren, G., & Li, D. (2014). Genetically engineered Newcastle disease virus expressing interleukin 2 is a potential drug candidate for cancer immunotherapy. *Immunology Letters, 159*(1–2), 36–46.

Barker, D. D., & Berk, A. J. (1987). Adenovirus proteins from both E1B reading frames are required for transformation of rodent cells by viral infection and DNA transfection. *Virology, 156*(1), 107–121.

Bartlett, D. L., Liu, Z., Sathaiah, M., Ravindranathan, R., Guo, Z., He, Y., & Guo, Z. S. (2013). Oncolytic viruses as therapeutic cancer vaccines. *Molecular Cancer, 12*(1), 103.

Bauzon, M., & Hermiston, T. W. (2012). Oncolytic viruses: The power of directed evolution. *Advances in Virology, 2012*, 586389.

Bergman, I., Griffin, J. A., Gao, Y., & Whitaker-Dowling, P. (2007). Treatment of implanted mammary tumors with recombinant vesicular stomatitis virus targeted to Her2/neu. *International Journal of Cancer Journal International du Cancer, 121*(2), 425–430.

Bernt, K. M., Ni, S., Tieu, A. T., & Lieber, A. (2005). Assessment of a combined, adenovirus-mediated oncolytic and immunostimulatory tumor therapy. *Cancer Research, 65*(10), 4343–4352.

Beug, S. T., Tang, V. A., LaCasse, E. C., Cheung, H. H., Beauregard, C. E., Brun, J., Nuyens, J. P., Earl, N., St-Jean, M., Holbrook, J., Dastidar, H., Mahoney, D. J., Ilkow, C., Le Boeuf, F., Bell,

J. C., & Korneluk, R. G. (2014). Smac mimetics and innate immune stimuli synergize to promote tumor death. *Nature Biotechnology, 32*(2), 182–190.

Beyer, M., Kochanek, M., Darabi, K., Popov, A., Jensen, M., Endl, E., Knolle, P. A., Thomas, R. K., von Bergwelt-Baildon, M., Debey, S., Hallek, M., & Schultze, J. L. (2005). Reduced frequencies and suppressive function of CD4+CD25hi regulatory T cells in patients with chronic lymphocytic leukemia after therapy with fludarabine. *Blood, 106*(6), 2018–2025.

Bianchi, M. E. (2007). DAMPs, PAMPs and alarmins: All we need to know about danger. *Journal of Leukocyte Biology, 81*(1), 1–5.

Bierman, H. R., Crile, D. M., Dod, K. S., Kelly, K. H., Petrakis, N. L., White, L. P., & Shimkin, M. B. (1953). Remissions in leukemia of childhood following acute infectious disease: Staphylococcus and streptococcus, varicella, and feline panleukopenia. *Cancer, 6*(3), 591–605.

Binder, C., Hagemann, T., Husen, B., Schulz, M., & Einspanier, A. (2002). Relaxin enhances in-vitro invasiveness of breast cancer cell lines by up-regulation of matrix metalloproteases. *Molecular Human Reproduction, 8*(9), 789–796.

Binder, D. C., Fu, Y. X., & Weichselbaum, R. R. (2015). Radiotherapy and immune checkpoint blockade: Potential interactions and future directions. *Trends in Molecular Medicine, 21*(8), 463–465.

Bischoff, J. R., Kirn, D. H., Williams, A., Heise, C., Horn, S., Muna, M., Ng, L., Nye, J. A., Sampson-Johannes, A., Fattaey, A., & McCormick, F. (1996). An adenovirus mutant that replicates selectively in p53-deficient human tumor cells. *Science, 274*(5286), 373–376.

Blackham, A. U., Northrup, S. A., Willingham, M., D'Agostino, R. B., Jr., Lyles, D. S., & Stewart, J. H. (2013). Variation in susceptibility of human malignant melanomas to oncolytic vesicular stomatitis virus. *Surgery, 153*(3), 333–343.

Bluming, A. Z., & Ziegler, J. L. (1971). Regression of Burkitt's lymphoma in association with measles infection. *Lancet, 2*(7715), 105–106.

Bolyard, C., Yoo, J. Y., Wang, P. Y., Saini, U., Rath, K. S., Cripe, T. P., Zhang, J., Selvendiran, K., & Kaur, B. (2014). Doxorubicin synergizes with 34.5ENVE to enhance antitumor efficacy against metastatic ovarian cancer. *Clinical Cancer Research: An Official Journal of the American Association for Cancer Research, 20*(24), 6479–6494.

Breitbach, C. J., Burke, J., Jonker, D., Stephenson, J., Haas, A. R., Chow, L. Q., Nieva, J., Hwang, T. H., Moon, A., Patt, R., Pelusio, A., Le Boeuf, F., Burns, J., Evgin, L., De Silva, N., Cvancic, S., Robertson, T., Je, J. E., Lee, Y. S., Parato, K., Diallo, J. S., Fenster, A., Daneshmand, M., Bell, J. C., & Kirn, D. H. (2011). Intravenous delivery of a multi-mechanistic cancer-targeted oncolytic poxvirus in humans. *Nature, 477*(7362), 99–102.

Bridle, B. W., Chen, L., Lemay, C. G., Diallo, J. S., Pol, J., Nguyen, A., Capretta, A., He, R., Bramson, J. L., Bell, J. C., Lichty, B. D., & Wan, Y. (2013). HDAC inhibition suppresses primary immune responses, enhances secondary immune responses, and abrogates autoimmunity during tumor immunotherapy. *Molecular Therapy: The Journal of the American Society of Gene Therapy, 21*(4), 887–894.

Buckel, L., Advani, S. J., Frentzen, A., Zhang, Q., Yu, Y. A., Chen, N. G., Ehrig, K., Stritzker, J., Mundt, A. J., & Szalay, A. A. (2013). Combination of fractionated irradiation with anti-VEGF expressing vaccinia virus therapy enhances tumor control by simultaneous radiosensitization of tumor associated endothelium. *International Journal of Cancer Journal International du Cancer, 133*(12), 2989–2999.

Buonaguro, F. M., Tornesello, M. L., Izzo, F., & Buonaguro, L. (2012). Oncolytic virus therapies. *Pharmaceutical Patent Analyst, 1*(5), 621–627.

Burke, J. M., Lamm, D. L., Meng, M. V., Nemunaitis, J. J., Stephenson, J. J., Arseneau, J. C., Aimi, J., Lerner, S., Yeung, A. W., Kazarian, T., Maslyar, D. J., & McKiernan, J. M. (2012). A first in human phase 1 study of CG0070, a GM-CSF expressing oncolytic adenovirus, for the treatment of nonmuscle invasive bladder cancer. *The Journal of Urology, 188*(6), 2391–2397.

Carew, J. F., Kooby, D. A., Halterman, M. W., Kim, S. H., Federoff, H. J., & Fong, Y. (2001). A novel approach to cancer therapy using an oncolytic herpes virus to package amplicons containing cytokine genes. *Molecular Therapy: The Journal of the American Society of Gene Therapy, 4*(3), 250–256.

Cascallo, M., Alonso, M. M., Rojas, J. J., Perez-Gimenez, A., Fueyo, J., & Alemany, R. (2007). Systemic toxicity-efficacy profile of ICOVIR-5, a potent and selective oncolytic adenovirus based on the pRB pathway. *Molecular Therapy: The Journal of the American Society of Gene Therapy, 15*(9), 1607–1615.

Cassel, W. A., & Garrett, R. E. (1965). Newcastle disease virus as an antineoplastic agent. *Cancer, 18*, 863–868.

Cassel, W. A., & Garrett, R. E. (1966). Tumor immunity after viral oncolysis. *Journal of Bacteriology, 92*(3), 792.

Cassel, W. A., & Murray, D. R. (1992). A ten-year follow-up on stage II malignant melanoma patients treated postsurgically with Newcastle disease virus oncolysate. *Medical Oncology and Tumor Pharmacotherapy, 9*(4), 169–171.

Cattaneo, R., Miest, T., Shashkova, E. V., & Barry, M. A. (2008). Reprogrammed viruses as cancer therapeutics: Targeted, armed and shielded. *Nature Reviews Microbiology, 6*(7), 529–540.

Cerullo, V., Pesonen, S., Diaconu, I., Escutenaire, S., Arstila, P. T., Ugolini, M., Nokisalmi, P., Raki, M., Laasonen, L., Sarkioja, M., Rajecki, M., Kangasniemi, L., Guse, K., Helminen, A., Ahtiainen, L., Ristimaki, A., Raisanen-Sokolowski, A., Haavisto, E., Oksanen, M., Karli, E., Karioja-Kallio, A., Holm, S. L., Kouri, M., Joensuu, T., Kanerva, A., & Hemminki, A. (2010). Oncolytic adenovirus coding for granulocyte macrophage colony-stimulating factor induces antitumoral immunity in cancer patients. *Cancer Research, 70*(11), 4297–4309.

Cerullo, V., Diaconu, I., Kangasniemi, L., Rajecki, M., Escutenaire, S., Koski, A., Romano, V., Rouvinen, N., Tuuminen, T., Laasonen, L., Partanen, K., Kauppinen, S., Joensuu, T., Oksanen, M., Holm, S. L., Haavisto, E., Karioja-Kallio, A., Kanerva, A., Pesonen, S., Arstila, P. T., & Hemminki, A. (2011). Immunological effects of low-dose cyclophosphamide in cancer patients treated with oncolytic adenovirus. *Molecular Therapy: The Journal of the American Society of Gene Therapy, 19*(9), 1737–1746.

Chase, M., Chung, R. Y., & Chiocca, E. A. (1998). An oncolytic viral mutant that delivers the CYP2B1 transgene and augments cyclophosphamide chemotherapy. *Nature Biotechnology, 16*(5), 444–448.

Chen, D. S., & Mellman, I. (2013). Oncology meets immunology: The cancer-immunity cycle. *Immunity, 39*(1), 1–10.

Chen, Y., Yu, D. C., Charlton, D., & Henderson, D. R. (2000). Pre-existent adenovirus antibody inhibits systemic toxicity and antitumor activity of CN706 in the nude mouse LNCaP xenograft model: Implications and proposals for human therapy. *Human Gene Therapy, 11*(11), 1553–1567.

Chen, Y., DeWeese, T., Dilley, J., Zhang, Y., Li, Y., Ramesh, N., Lee, J., Pennathur-Das, R., Radzyminski, J., Wypych, J., Brignetti, D., Scott, S., Stephens, J., Karpf, D. B., Henderson, D. R., & Yu, D. C. (2001). CV706, a prostate cancer-specific adenovirus variant, in combination with radiotherapy produces synergistic antitumor efficacy without increasing toxicity. *Cancer Research, 61*(14), 5453–5460.

Chiocca, E. A., Abbed, K. M., Tatter, S., Louis, D. N., Hochberg, F. H., Barker, F., Kracher, J., Grossman, S. A., Fisher, J. D., Carson, K., Rosenblum, M., Mikkelsen, T., Olson, J., Markert, J., Rosenfeld, S., Nabors, L. B., Brem, S., Phuphanich, S., Freeman, S., Kaplan, R., & Zwiebel, J. (2004). A phase I open-label, dose-escalation, multi-institutional trial of injection with an E1B-Attenuated adenovirus, ONYX-015, into the peritumoral region of recurrent malignant gliomas, in the adjuvant setting. *Molecular Therapy: The Journal of the American Society of Gene Therapy, 10*(5), 958–966.

Choi, K. J., Kim, J. H., Lee, Y. S., Kim, J., Suh, B. S., Kim, H., Cho, S., Sohn, J. H., Kim, G. E., & Yun, C. O. (2006). Concurrent delivery of GM-CSF and B7-1 using an oncolytic adenovirus elicits potent antitumor effect. *Gene Therapy, 13*(13), 1010–1020.

Choi, I. K., Lee, J. S., Zhang, S. N., Park, J., Sonn, C. H., Lee, K. M., & Yun, C. O. (2011). Oncolytic adenovirus co-expressing IL-12 and IL-18 improves tumor-specific immunity via differentiation of T cells expressing IL-12Rbeta2 or IL-18Ralpha. *Gene Therapy, 18*(9), 898–909.

Choi, K. J., Zhang, S. N., Choi, I. K., Kim, J. S., & Yun, C. O. (2012). Strengthening of antitumor immune memory and prevention of thymic atrophy mediated by adenovirus expressing IL-12 and GM-CSF. *Gene Therapy, 19*(7), 711–723.

Choi, I. K., Li, Y., Oh, E., Kim, J., & Yun, C. O. (2013). Oncolytic adenovirus expressing IL-23 and p35 elicits IFN-gamma- and TNF-alpha-co-producing T cell-mediated antitumor immunity. *PLoS One, 8*(7), e67512.

Cody, J. J., Scaturro, P., Cantor, A. B., Yancey Gillespie, G., Parker, J. N., & Markert, J. M. (2012). Preclinical evaluation of oncolytic deltagamma(1)34.5 herpes simplex virus expressing interleukin-12 for therapy of breast cancer brain metastases. *International Journal of Breast Cancer, 2012*, 628697.

Coen, D. M., Kosz-Vnenchak, M., Jacobson, J. G., Leib, D. A., Bogard, C. L., Schaffer, P. A., Tyler, K. L., & Knipe, D. M. (1989). Thymidine kinase-negative herpes simplex virus mutants establish latency in mouse trigeminal ganglia but do not reactivate. *Proceedings of the National Academy of Sciences of the United States of America, 86*(12), 4736–4740.

Coukos, G., Makrigiannakis, A., Kang, E. H., Caparelli, D., Benjamin, I., Kaiser, L. R., Rubin, S. C., Albelda, S. M., & Molnar-Kimber, K. L. (1999). Use of carrier cells to deliver a replication-selective herpes simplex virus-1 mutant for the intraperitoneal therapy of epithelial ovarian cancer. *Clinical Cancer Research: An Official Journal of the American Association for Cancer Research, 5*(6), 1523–1537.

Currier, M. A., Eshun, F. K., Sholl, A., Chernoguz, A., Crawford, K., Divanovic, S., Boon, L., Goins, W. F., Frischer, J. S., Collins, M. H., Leddon, J. L., Baird, W. H., Haseley, A., Streby, K. A., Wang, P. Y., Hendrickson, B. W., Brekken, R. A., Kaur, B., Hildeman, D., & Cripe, T. P. (2013). VEGF blockade enables oncolytic cancer virotherapy in part by modulating intratumoral myeloid cells. *Molecular Therapy: The Journal of the American Society of Gene Therapy, 21*(5), 1014–1023.

Dengjel, J., Schoor, O., Fischer, R., Reich, M., Kraus, M., Muller, M., Kreymborg, K., Altenberend, F., Brandenburg, J., Kalbacher, H., Brock, R., Driessen, C., Rammensee, H. G., & Stevanovic, S. (2005). Autophagy promotes MHC class II presentation of peptides from intracellular source proteins. *Proceedings of the National Academy of Sciences of the United States of America, 102*(22), 7922–7927.

DeWeese, T. L., van der Poel, H., Li, S., Mikhak, B., Drew, R., Goemann, M., Hamper, U., DeJong, R., Detorie, N., Rodriguez, R., Haulk, T., DeMarzo, A. M., Piantadosi, S., Yu, D. C., Chen, Y., Henderson, D. R., Carducci, M. A., Nelson, W. G., & Simons, J. W. (2001). A phase I trial of CV706, a replication-competent, PSA selective oncolytic adenovirus, for the treatment of locally recurrent prostate cancer following radiation therapy. *Cancer Research, 61*(20), 7464–7472.

Diallo, J. S., Le Boeuf, F., Lai, F., Cox, J., Vaha-Koskela, M., Abdelbary, H., MacTavish, H., Waite, K., Falls, T., Wang, J., Brown, R., Blanchard, J. E., Brown, E. D., Kirn, D. H., Hiscott, J., Atkins, H., Lichty, B. D., & Bell, J. C. (2010). A high-throughput pharmacoviral approach identifies novel oncolytic virus sensitizers. *Molecular Therapy: The Journal of the American Society of Gene Therapy, 18*(6), 1123–1129.

Dias, J. D., Hemminki, O., Diaconu, I., Hirvinen, M., Bonetti, A., Guse, K., Escutenaire, S., Kanerva, A., Pesonen, S., Loskog, A., Cerullo, V., & Hemminki, A. (2012). Targeted cancer immunotherapy with oncolytic adenovirus coding for a fully human monoclonal antibody specific for CTLA-4. *Gene Therapy, 19*(10), 988–998.

Dilley, J., Reddy, S., Ko, D., Nguyen, N., Rojas, G., Working, P., & Yu, D. C. (2005). Oncolytic adenovirus CG7870 in combination with radiation demonstrates synergistic enhancements of antitumor efficacy without loss of specificity. *Cancer Gene Therapy, 12*(8), 715–722.

Dock, G. (1904). The influence of complicating diseases upon leukaemia. *American Journal of the Medical Sciences, 127*, 563–592.

Dong, F., Wang, L., Davis, J. J., Hu, W., Zhang, L., Guo, W., Teraishi, F., Ji, L., & Fang, B. (2006). Eliminating established tumor in nu/nu nude mice by a tumor necrosis factor-alpha-related apoptosis-inducing ligand-armed oncolytic adenovirus. *Clinical Cancer Research: An Official Journal of the American Association for Cancer Research, 12*(17), 5224–5230.

Du, T., Shi, G., Li, Y. M., Zhang, J. F., Tian, H. W., Wei, Y. Q., Deng, H., & Yu, D. C. (2014). Tumor-specific oncolytic adenoviruses expressing granulocyte macrophage colony-stimulating factor or anti-CTLA4 antibody for the treatment of cancers. *Cancer Gene Therapy, 21*(8), 340–348.

Duntsch, C. D., Zhou, Q., Jayakar, H. R., Weimar, J. D., Robertson, J. H., Pfeffer, L. M., Wang, L., Xiang, Z., & Whitt, M. A. (2004). Recombinant vesicular stomatitis virus vectors as oncolytic agents in the treatment of high-grade gliomas in an organotypic brain tissue slice-glioma coculture model. *Journal of Neurosurgery, 100*(6), 1049–1059.

Edukulla, R., Woller, N., Mundt, B., Knocke, S., Gurlevik, E., Saborowski, M., Malek, N., Manns, M. P., Wirth, T., Kuhnel, F., & Kubicka, S. (2009). Antitumoral immune response by recruitment and expansion of dendritic cells in tumors infected with telomerase-dependent oncolytic viruses. *Cancer Research, 69*(4), 1448–1458.

Elankumaran, S., Chavan, V., Qiao, D., Shobana, R., Moorkanat, G., Biswas, M., & Samal, S. K. (2010). Type I interferon-sensitive recombinant newcastle disease virus for oncolytic virotherapy. *Journal of Virology, 84*(8), 3835–3844.

Enders, J. F., Weller, T. H., & Robbins, F. C. (1949). Cultivation of the lansing strain of poliomyelitis virus in cultures of various human embryonic tissues. *Science, 109*(2822), 85–87.

Engeland, C. E., Grossardt, C., Veinalde, R., Bossow, S., Lutz, D., Kaufmann, J. K., Shevchenko, I., Umansky, V., Nettelbeck, D. M., Weichert, W., Jager, D., von Kalle, C., & Ungerechts, G. (2014). CTLA-4 and PD-L1 checkpoint blockade enhances oncolytic measles virus therapy. *Molecular Therapy: The Journal of the American Society of Gene Therapy, 22*(11), 1949–1959.

Errington, F., Steele, L., Prestwich, R., Harrington, K. J., Pandha, H. S., Vidal, L., de Bono, J., Selby, P., Coffey, M., Vile, R., & Melcher, A. (2008). Reovirus activates human dendritic cells to promote innate antitumor immunity. *Journal of Immunology, 180*(9), 6018–6026.

Escobar-Zarate, D., Liu, Y. P., Suksanpaisan, L., Russell, S. J., & Peng, K. W. (2013). Overcoming cancer cell resistance to VSV oncolysis with JAK1/2 inhibitors. *Cancer Gene Therapy, 20*(10), 582–589.

Eshun, F. K., Currier, M. A., Gillespie, R. A., Fitzpatrick, J. L., Baird, W. H., & Cripe, T. P. (2010). VEGF blockade decreases the tumor uptake of systemic oncolytic herpes virus but enhances therapeutic efficacy when given after virotherapy. *Gene Therapy, 17*(7), 922–929.

Fang, L., Cheng, Q., Bai, J., Qi, Y. D., Liu, J. J., Li, L. T., & Zheng, J. N. (2013). An oncolytic adenovirus expressing interleukin-24 enhances antitumor activities in combination with pac-litaxel in breast cancer cells. *Molecular Medicine Reports, 8*(5), 1416–1424.

Figueroa, J. A., Reidy, A., Mirandola, L., Trotter, K., Suvorava, N., Figueroa, A., Konala, V., Aulakh, A., Littlefield, L., Grizzi, F., Rahman, R. L., Jenkins, M. R., Musgrove, B., Radhi, S., D'Cunha, N., D'Cunha, L., Hermonat, P. L., Cobos, E., & Chiriva-Internati, M. (2015). Chimeric antigen receptor engineering: a right step in the evolution of adoptive cellular immunotherapy. *International Reviews of Immunology, 34*(2), 154–187.

Forbes, N. E., Abdelbary, H., Lupien, M., Bell, J. C., & Diallo, J. S. (2013). Exploiting tumor epigenetics to improve oncolytic virotherapy. *Frontiers in Genetics, 4*, 184.

Freeman, A. I., Zakay-Rones, Z., Gomori, J. M., Linetsky, E., Rasooly, L., Greenbaum, E., Rozenman-Yair, S., Panet, A., Libson, E., Irving, C. S., Galun, E., & Siegal, T. (2006). Phase I/II trial of intravenous NDV-HUJ oncolytic virus in recurrent glioblastoma multiforme. *Molecular Therapy: The Journal of the American Society of Gene Therapy, 13*(1), 221–228.

Frentzen, A., Yu, Y. A., Chen, N., Zhang, Q., Weibel, S., Raab, V., & Szalay, A. A. (2009). Anti-VEGF single-chain antibody GLAF-1 encoded by oncolytic vaccinia virus significantly enhances antitumor therapy. *Proceedings of the National Academy of Sciences of the United States of America, 106*(31), 12915–12920.

Freytag, S. O., Barton, K. N., & Zhang, Y. (2013). Efficacy of oncolytic adenovirus expressing suicide genes and interleukin-12 in preclinical model of prostate cancer. *Gene Therapy, 20*(12), 1131–1139.

Fu, X., Rivera, A., Tao, L., & Zhang, X. (2012). Incorporation of the B18R gene of vaccinia virus into an oncolytic herpes simplex virus improves antitumor activity. *Molecular Therapy: The Journal of the American Society of Gene Therapy, 20*(10), 1871–1881.

Fu, X., Rivera, A., Tao, L., & Zhang, X. (2015). An HSV-2 based oncolytic virus can function as an attractant to guide migration of adoptively transferred T cells to tumor sites. *Oncotarget, 6* (2), 902–914.

Fueyo, J., Alemany, R., Gomez-Manzano, C., Fuller, G. N., Khan, A., Conrad, C. A., Liu, T. J., Jiang, H., Lemoine, M. G., Suzuki, K., Sawaya, R., Curiel, D. T., Yung, W. K., & Lang, F. F. (2003). Preclinical characterization of the antiglioma activity of a tropism-enhanced adenovirus targeted to the retinoblastoma pathway. *Journal of the National Cancer Institute, 95*(9), 652–660.

Fukuhara, H., Ino, Y., Kuroda, T., Martuza, R. L., & Todo, T. (2005). Triple gene-deleted oncolytic herpes simplex virus vector double-armed with interleukin 18 and soluble B7-1 constructed by bacterial artificial chromosome-mediated system. *Cancer Research, 65*(23), 10663–10668.

Fulci, G., Dmitrieva, N., Gianni, D., Fontana, E. J., Pan, X., Lu, Y., Kaufman, C. S., Kaur, B., Lawler, S. E., Lee, R. J., Marsh, C. B., Brat, D. J., van Rooijen, N., Stemmer-Rachamimov, A. O., Hochberg, F. H., Weissleder, R., Martuza, R. L., & Chiocca, E. A. (2007). Depletion of peripheral macrophages and brain microglia increases brain tumor titers of oncolytic viruses. *Cancer Research, 67*(19), 9398–9406.

Gabrilovich, D. I., Ostrand-Rosenberg, S., & Bronte, V. (2012). Coordinated regulation of myeloid cells by tumours. *Nature Reviews Immunology, 12*(4), 253–268.

Galivo, F., Diaz, R. M., Thanarajasingam, U., Jevremovic, D., Wongthida, P., Thompson, J., Kottke, T., Barber, G. N., Melcher, A., & Vile, R. G. (2010). Interference of CD40L-mediated tumor immunotherapy by oncolytic vesicular stomatitis virus. *Human Gene Therapy, 21*(4), 439–450.

Galluzzi, L., & Lugli, E. (2013). Cancer immunotherapy turns viral. *Oncoimmunology, 2*(4), e24802.

Ganesh, S., Gonzalez Edick, M., Idamakanti, N., Abramova, M., Vanroey, M., Robinson, M., Yun, C. O., & Jooss, K. (2007). Relaxin-expressing, fiber chimeric oncolytic adenovirus prolongs survival of tumor-bearing mice. *Cancer Research, 67*(9), 4399–4407.

Ganly, I., Kirn, D., Eckhardt, G., Rodriguez, G. I., Soutar, D. S., Otto, R., Robertson, A. G., Park, O., Gulley, M. L., Heise, C., Von Hoff, D. D., & Kaye, S. B. (2000). A phase I study of Onyx-015, an E1B attenuated adenovirus, administered intratumorally to patients with recurrent head and neck cancer. *Clinical Cancer Research: An Official Journal of the American Association for Cancer Research, 6*(3), 798–806.

Gao, Y., Whitaker-Dowling, P., Griffin, J. A., Barmada, M. A., & Bergman, I. (2009). Recombinant vesicular stomatitis virus targeted to Her2/neu combined with anti-CTLA4 antibody eliminates implanted mammary tumors. *Cancer Gene Therapy, 16*(1), 44–52.

Garber, K. (2006). China approves world's first oncolytic virus therapy for cancer treatment. *Journal of the National Cancer Institute, 98*(5), 298–300.

Gaston, D. C., Odom, C. I., Li, L., Markert, J. M., Roth, J. C., Cassady, K. A., Whitley, R. J., & Parker, J. N. (2013). Production of bioactive soluble interleukin-15 in complex with interleukin-15 receptor alpha from a conditionally-replicating oncolytic HSV-1. *PLoS ONE, 8*(11), e81768.

Gauvrit, A., Brandler, S., Sapede-Peroz, C., Boisgerault, N., Tangy, F., & Gregoire, M. (2008). Measles virus induces oncolysis of mesothelioma cells and allows dendritic cells to cross-prime tumor-specific CD8 response. *Cancer Research, 68*(12), 4882–4892.

Georgiades, J., Zielinski, T., Cicholska, A., & Jordan, E. (1959). Research on the oncolytic effect of APC viruses in cancer of the cervix uteri; preliminary report. *Biuletyn Instytutu Medycyny Morskiej w Gdańsku, 10*, 49–57.

Gholami, S., Marano, A., Chen, N. G., Aguilar, R. J., Frentzen, A., Chen, C. H., Lou, E., Fujisawa, S., Eveno, C., Belin, L., Zanzonico, P., Szalay, A., & Fong, Y. (2014). A novel vaccinia virus with dual oncolytic and anti-angiogenic therapeutic effects against triple-negative breast cancer. *Breast Cancer Research and Treatment, 148*(3), 489–499.

Gil, M., Seshadri, M., Komorowski, M. P., Abrams, S. I., & Kozbor, D. (2013). Targeting CXCL12/CXCR4 signaling with oncolytic virotherapy disrupts tumor vasculature and inhibits breast cancer metastases. *Proceedings of the National Academy of Sciences of the United States of America, 110*(14), E1291–E1300.

Gil, M., Komorowski, M. P., Seshadri, M., Rokita, H., McGray, A. J., Opyrchal, M., Odunsi, K. O., & Kozbor, D. (2014). CXCL12/CXCR4 blockade by oncolytic virotherapy inhibits ovarian cancer growth by decreasing immunosuppression and targeting cancer-initiating cells. *Journal of Immunology, 193*(10), 5327–5337.

Goetz, C., Dobrikova, E., Shveygert, M., Dobrikov, M., & Gromeier, M. (2011). Oncolytic poliovirus against malignant glioma. *Future Virology, 6*(9), 1045–1058.

Gomes, E. M., Rodrigues, M. S., Phadke, A. P., Butcher, L. D., Starling, C., Chen, S., Chang, D., Hernandez-Alcoceba, R., Newman, J. T., Stone, M. J., & Tong, A. W. (2009). Antitumor activity of an oncolytic adenoviral-CD40 ligand (CD154) transgene construct in human breast cancer cells. *Clinical Cancer Research: An Official Journal of the American Association for Cancer Research, 15*(4), 1317–1325.

Green, D. R., Ferguson, T., Zitvogel, L., & Kroemer, G. (2009). Immunogenic and tolerogenic cell death. *Nature Reviews Immunology, 9*(5), 353–363.

Gross, S. (1971). Measles and leukaemia. *Lancet, 1*(7695), 397–398.

Grossardt, C., Engeland, C. E., Bossow, S., Halama, N., Zaoui, K., Leber, M. F., Springfeld, C., Jaeger, D., von Kalle, C., & Ungerechts, G. (2013). Granulocyte-macrophage colony-stimulating factor-armed oncolytic measles virus is an effective therapeutic cancer vaccine. *Human Gene Therapy, 24*(7), 644–654.

Grote, D., Russell, S. J., Cornu, T. I., Cattaneo, R., Vile, R., Poland, G. A., & Fielding, A. K. (2001). Live attenuated measles virus induces regression of human lymphoma xenografts in immunodeficient mice. *Blood, 97*(12), 3746–3754.

Grote, D., Cattaneo, R., & Fielding, A. K. (2003). Neutrophils contribute to the measles virus-induced antitumor effect: Enhancement by granulocyte macrophage colony-stimulating factor expression. *Cancer Research, 63*(19), 6463–6468.

Guedan, S., Grases, D., Rojas, J. J., Gros, A., Vilardell, F., Vile, R., Mercade, E., Cascallo, M., & Alemany, R. (2012). GALV expression enhances the therapeutic efficacy of an oncolytic adenovirus by inducing cell fusion and enhancing virus distribution. *Gene Therapy, 19*(11), 1048–1057.

Hammon, W. M., Yohn, D. S., Casto, B. C., & Atchison, R. W. (1963). Oncolytic potentials Of nonhuman viruses for human cancer. I. Effects of twenty-four viruses on human cancer cell lines. *Journal of the National Cancer Institute, 31*, 329–345.

Han, Z. Q., Assenberg, M., Liu, B. L., Wang, Y. B., Simpson, G., Thomas, S., & Coffin, R. S. (2007). Development of a second-generation oncolytic Herpes simplex virus expressing TNFalpha for cancer therapy. *The Journal of Gene Medicine, 9*(2), 99–106.

Harada, J. N., & Berk, A. J. (1999). p53-Independent and -dependent requirements for E1B-55K in adenovirus type 5 replication. *Journal of Virology, 73*(7), 5333–5344.

Heine, A., Held, S. A., Daecke, S. N., Wallner, S., Yajnanarayana, S. P., Kurts, C., Wolf, D., & Brossart, P. (2013). The JAK-inhibitor ruxolitinib impairs dendritic cell function in vitro and in vivo. *Blood, 122*(7), 1192–1202.

Heise, C., Sampson-Johannes, A., Williams, A., McCormick, F., Von Hoff, D. D., & Kirn, D. H. (1997). ONYX-015, an E1B gene-attenuated adenovirus, causes tumor-specific cytolysis and antitumoral efficacy that can be augmented by standard chemotherapeutic agents. *Nature Medicine, 3*(6), 639–645.

Heo, J., Reid, T., Ruo, L., Breitbach, C. J., Rose, S., Bloomston, M., Cho, M., Lim, H. Y., Chung, H. C., Kim, C. W., Burke, J., Lencioni, R., Hickman, T., Moon, A., Lee, Y. S., Kim, M. K., Daneshmand, M., Dubois, K., Longpre, L., Ngo, M., Rooney, C., Bell, J. C., Rhee, B. G., Patt, R., Hwang, T. H., & Kirn, D. H. (2013). Randomized dose-finding clinical trial of oncolytic immunotherapeutic vaccinia JX-594 in liver cancer. *Nature Medicine, 19*(3), 329–336.

Hoster, H. A., Zanes, R. P., Jr., & Von Haam, E. (1949). Studies in Hodgkin's syndrome; the association of viral hepatitis and Hodgkin's disease; a preliminary report. *Cancer Research, 9*(8), 473–480.

Hou, W., Chen, H., Rojas, J., Sampath, P., & Thorne, S. H. (2014). Oncolytic vaccinia virus demonstrates antiangiogenic effects mediated by targeting of VEGF. *International Journal of Cancer Journal International du Cancer, 135*(5), 1238–1246.

Hu, J. C., Coffin, R. S., Davis, C. J., Graham, N. J., Groves, N., Guest, P. J., Harrington, K. J., James, N. D., Love, C. A., McNeish, I., Medley, L. C., Michael, A., Nutting, C. M., Pandha, H. S., Shorrock, C. A., Simpson, J., Steiner, J., Steven, N. M., Wright, D., & Coombes, R. C. (2006). A phase I study of OncoVEXGM-CSF, a second-generation oncolytic herpes simplex virus expressing granulocyte macrophage colony-stimulating factor. *Clinical Cancer Research: An Official Journal of the American Association for Cancer Research, 12*(22), 6737–6747.

Hu, Z. B., Wu, C. T., Wang, H., Zhang, Q. W., Wang, L., Wang, R. L., Lu, Z. Z., & Wang, L. S. (2008). A simplified system for generating oncolytic adenovirus vector carrying one or two transgenes. *Cancer Gene Therapy, 15*(3), 173–182.

Hu, Z., Gupta, J., Zhang, Z., Gerseny, H., Berg, A., Chen, Y. J., Zhang, Z., Du, H., Brendler, C. B., Xiao, X., Pienta, K. J., Guise, T., Lee, C., Stern, P. H., Stock, S., & Seth, P. (2012). Systemic delivery of oncolytic adenoviruses targeting transforming growth factor-beta inhibits established bone metastasis in a prostate cancer mouse model. *Human Gene Therapy, 23*(8), 871–882.

Huang, P. I., Chang, J. F., Kirn, D. H., & Liu, T. C. (2009). Targeted genetic and viral therapy for advanced head and neck cancers. *Drug Discovery Today, 14*(11–12), 570–578.

Huang, J. H., Zhang, S. N., Choi, K. J., Choi, I. K., Kim, J. H., Lee, M. G., Kim, H., & Yun, C. O. (2010). Therapeutic and tumor-specific immunity induced by combination of dendritic cells and oncolytic adenovirus expressing IL-12 and 4-1BBL. *Molecular Therapy: The Journal of the American Society of Gene Therapy, 18*(2), 264–274.

Huang, T. T., Hlavaty, J., Ostertag, D., Espinoza, F. L., Martin, B., Petznek, H., Rodriguez-Aguirre, M., Ibanez, C. E., Kasahara, N., Gunzburg, W., Gruber, H. E., Pertschuk, D., Jolly, D. J., & Robbins, J. M. (2013). Toca 511 gene transfer and 5-fluorocytosine in combination with temozolomide demonstrates synergistic therapeutic efficacy in a temozolomide-sensitive glioblastoma model. *Cancer Gene Therapy, 20*(10), 544–551.

Ino, Y., Saeki, Y., Fukuhara, H., & Todo, T. (2006). Triple combination of oncolytic herpes simplex virus-1 vectors armed with interleukin-12, interleukin-18, or soluble B7-1 results in enhanced antitumor efficacy. *Clinical Cancer Research: An Official Journal of the American Association for Cancer Research, 12*(2), 643–652.

Inoue, H., & Tani, K. (2014). Multimodal immunogenic cancer cell death as a consequence of anticancer cytotoxic treatments. *Cell Death and Differentiation, 21*(1), 39–49.

Jenks, N., Myers, R., Greiner, S. M., Thompson, J., Mader, E. K., Greenslade, A., Griesmann, G. E., Federspiel, M. J., Rakela, J., Borad, M. J., Vile, R. G., Barber, G. N., Meier, T. R., Blanco, M. C., Carlson, S. K., Russell, S. J., & Peng, K. W. (2010). Safety studies on intrahepatic or intratumoral injection of oncolytic vesicular stomatitis virus expressing interferon-beta in rodents and nonhuman primates. *Human Gene Therapy, 21*(4), 451–462.

Jin, J., Liu, H., Yang, C., Li, G., Liu, X., Qian, Q., & Qian, W. (2009). Effective gene-viral therapy of leukemia by a new fiber chimeric oncolytic adenovirus expressing TRAIL: In vitro and in vivo evaluation. *Molecular Cancer Therapeutics, 8*(5), 1387–1397.

Joffre, O., Nolte, M. A., Sporri, R., & Reis e Sousa, C. (2009). Inflammatory signals in dendritic cell activation and the induction of adaptive immunity. *Immunological Reviews, 227*(1), 234–247.

John, L. B., Howland, L. J., Flynn, J. K., West, A. C., Devaud, C., Duong, C. P., Stewart, T. J., Westwood, J. A., Guo, Z. S., Bartlett, D. L., Smyth, M. J., Kershaw, M. H., & Darcy, P. K. (2012). Oncolytic virus and anti-4-1BB combination therapy elicits strong antitumor immunity against established cancer. *Cancer Research, 72*(7), 1651–1660.

Kanai, R., Wakimoto, H., Martuza, R. L., & Rabkin, S. D. (2011). A novel oncolytic herpes simplex virus that synergizes with phosphoinositide 3-kinase/Akt pathway inhibitors to target glioblastoma stem cells. *Clinical Cancer Research: An Official Journal of the American Association for Cancer Research, 17*(11), 3686–3696.

Kanerva, A., Nokisalmi, P., Diaconu, I., Koski, A., Cerullo, V., Liikanen, I., Tahtinen, S., Oksanen, M., Heiskanen, R., Pesonen, S., Joensuu, T., Alanko, T., Partanen, K., Laasonen, L., Kairemo, K., Pesonen, S., Kangasniemi, L., & Hemminki, A. (2013). Antiviral and antitumor T-cell immunity in patients treated with GM-CSF-coding oncolytic adenovirus. *Clinical Cancer Research: An Official Journal of the American Association for Cancer Research, 19*(10), 2734–2744.

Kaufman, H. L., & Bines, S. D. (2010). OPTIM trial: A Phase III trial of an oncolytic herpes virus encoding GM-CSF for unresectable stage III or IV melanoma. *Future Oncology, 6*(6), 941–949.

Kaufman, H. L., Kim, D. W., DeRaffele, G., Mitcham, J., Coffin, R. S., & Kim-Schulze, S. (2010). Local and distant immunity induced by intralesional vaccination with an oncolytic herpes virus encoding GM-CSF in patients with stage IIIc and IV melanoma. *Annals of Surgical Oncology, 17*(3), 718–730.

Kelly, E. J., & Russell, S. J. (2009). MicroRNAs and the regulation of vector tropism. *Molecular Therapy: The Journal of the American Society of Gene Therapy, 17*(3), 409–416.

Kelly, E. J., Hadac, E. M., Greiner, S., & Russell, S. J. (2008). Engineering microRNA responsiveness to decrease virus pathogenicity. *Nature Medicine, 14*(11), 1278–1283.

Kelly, K., Nawrocki, S., Mita, A., Coffey, M., Giles, F. J., & Mita, M. (2009). Reovirus-based therapy for cancer. *Expert Opinion on Biological Therapy, 9*(7), 817–830.

Kenney, S., & Pagano, J. S. (1994). Viruses as oncolytic agents: A new age for "therapeutic" viruses? *Journal of the National Cancer Institute, 86*(16), 1185–1186.

Khuri, F. R., Nemunaitis, J., Ganly, I., Arseneau, J., Tannock, I. F., Romel, L., Gore, M., Ironside, J., MacDougall, R. H., Heise, C., Randlev, B., Gillenwater, A. M., Bruso, P., Kaye, S. B., Hong, W. K., & Kirn, D. H. (2000). A controlled trial of intratumoral ONYX-015, a selectively-replicating adenovirus, in combination with cisplatin and 5-fluorouracil in patients with recurrent head and neck cancer. *Nature Medicine, 6*(8), 879–885.

Kim, H. S., Kim-Schulze, S., Kim, D. W., & Kaufman, H. L. (2009). Host lymphodepletion enhances the therapeutic activity of an oncolytic vaccinia virus expressing 4-1BB ligand. *Cancer Research, 69*(21), 8516–8525.

Kim, W., Seong, J., Oh, H. J., Koom, W. S., Choi, K. J., & Yun, C. O. (2011). A novel combination treatment of armed oncolytic adenovirus expressing IL-12 and GM-CSF with radiotherapy in murine hepatocarcinoma. *Journal of Radiation Research, 52*(5), 646–654.

Kirn, D. H., Wang, Y., Le Boeuf, F., Bell, J., & Thorne, S. H. (2007). Targeting of interferon-beta to produce a specific, multi-mechanistic oncolytic vaccinia virus. *PLoS Medicine, 4*(12), e353.

Koski, A., Kangasniemi, L., Escutenaire, S., Pesonen, S., Cerullo, V., Diaconu, I., Nokisalmi, P., Raki, M., Rajecki, M., Guse, K., Ranki, T., Oksanen, M., Holm, S. L., Haavisto, E., Karioja-Kallio, A., Laasonen, L., Partanen, K., Ugolini, M., Helminen, A., Karli, E., Hannuksela, P., Pesonen, S., Joensuu, T., Kanerva, A., & Hemminki, A. (2010). Treatment of cancer patients with a serotype 5/3 chimeric oncolytic adenovirus expressing GMCSF. *Molecular Therapy: The Journal of the American Society of Gene Therapy, 18*(10), 1874–1884.

Kottke, T., Galivo, F., Wongthida, P., Diaz, R. M., Thompson, J., Jevremovic, D., Barber, G. N., Hall, G., Chester, J., Selby, P., Harrington, K., Melcher, A., & Vile, R. G. (2008). Treg depletion-enhanced IL-2 treatment facilitates therapy of established tumors using systemically delivered oncolytic virus. *Molecular Therapy: The Journal of the American Society of Gene Therapy, 16*(7), 1217–1226.

Kottke, T., Thompson, J., Diaz, R. M., Pulido, J., Willmon, C., Coffey, M., Selby, P., Melcher, A., Harrington, K., & Vile, R. G. (2009). Improved systemic delivery of oncolytic reovirus to established tumors using preconditioning with cyclophosphamide-mediated Treg modulation and interleukin-2. *Clinical Cancer Research: An Official Journal of the American Association for Cancer Research, 15*(2), 561–569.

Krysko, D. V., Garg, A. D., Kaczmarek, A., Krysko, O., Agostinis, P., & Vandenabeele, P. (2012). Immunogenic cell death and DAMPs in cancer therapy. *Nature Reviews Cancer, 12*(12), 860–875.

Kueberuwa, G., Cawood, R., & Seymour, L. W. (2010). Blood compatibility of enveloped viruses. *Current Opinion in Molecular Therapeutics, 12*(4), 412–420.

Kuhn, I., Harden, P., Bauzon, M., Chartier, C., Nye, J., Thorne, S., Reid, T., Ni, S., Lieber, A., Fisher, K., Seymour, L., Rubanyi, G. M., Harkins, R. N., & Hermiston, T. W. (2008). Directed evolution generates a novel oncolytic virus for the treatment of colon cancer. *PLoS ONE, 3*(6), e2409.

Kumar, S., Gao, L., Yeagy, B., & Reid, T. (2008). Virus combinations and chemotherapy for the treatment of human cancers. *Current Opinion in Molecular Therapeutics, 10*(4), 371–379.

Kuriyama, N., Kuriyama, H., Julin, C. M., Lamborn, K., & Israel, M. A. (2000). Pretreatment with protease is a useful experimental strategy for enhancing adenovirus-mediated cancer gene therapy. *Human Gene Therapy, 11*(16), 2219–2230.

Lapteva, N., Aldrich, M., Weksberg, D., Rollins, L., Goltsova, T., Chen, S. Y., & Huang, X. F. (2009). Targeting the intratumoral dendritic cells by the oncolytic adenoviral vaccine expressing RANTES elicits potent antitumor immunity. *Journal of Immunotherapy, 32*(2), 145–156.

LaRocca, C. J., Han, J., Gavrikova, T., Armstrong, L., Oliveira, A. R., Shanley, R., Vickers, S. M., Yamamoto, M., & Davydova, J. (2015). Oncolytic adenovirus expressing interferon alpha in a syngeneic Syrian hamster model for the treatment of pancreatic cancer. *Surgery, 157*(5), 888–898.

Lavilla-Alonso, S., Bauer, M. M., Abo-Ramadan, U., Ristimaki, A., Halavaara, J., Desmond, R. A., Wang, D., Escutenaire, S., Ahtiainen, L., Saksela, K., Tatlisumak, T., Hemminki, A., & Pesonen, S. (2012). Macrophage metalloelastase (MME) as adjuvant for intra-tumoral injection of oncolytic adenovirus and its influence on metastases development. *Cancer Gene Therapy, 19*(2), 126–134.

Le Boeuf, F., Batenchuk, C., Vaha-Koskela, M., Breton, S., Roy, D., Lemay, C., Cox, J., Abdelbary, H., Falls, T., Waghray, G., Atkins, H., Stojdl, D., Diallo, J. S., Kaern, M., & Bell, J. C. (2013). Model-based rational design of an oncolytic virus with improved therapeutic potential. *Nature Communications, 4*, 1974.

Lee, Y. S., Kim, J. H., Choi, K. J., Choi, I. K., Kim, H., Cho, S., Cho, B. C., & Yun, C. O. (2006). Enhanced antitumor effect of oncolytic adenovirus expressing interleukin-12 and B7-1 in an immunocompetent murine model. *Clinical Cancer Research: An Official Journal of the American Association for Cancer Research, 12*(19), 5859–5868.

Lei, N., Shen, F. B., Chang, J. H., Wang, L., Li, H., Yang, C., Li, J., & Yu, D. C. (2009). An oncolytic adenovirus expressing granulocyte macrophage colony-stimulating factor shows improved specificity and efficacy for treating human solid tumors. *Cancer Gene Therapy, 16*(1), 33–43.

Lerner, B. H. (2004). Sins of omission – cancer research without informed consent. *The New England Journal of Medicine, 351*(7), 628–630.

Leveille, S., Goulet, M. L., Lichty, B. D., & Hiscott, J. (2011). Vesicular stomatitis virus oncolytic treatment interferes with tumor-associated dendritic cell functions and abrogates tumor antigen presentation. *Journal of Virology, 85*(23), 12160–12169.

Li, Y., Wang, L. X., Yang, G., Hao, F., Urba, W. J., & Hu, H. M. (2008). Efficient cross-presentation depends on autophagy in tumor cells. *Cancer Research, 68*(17), 6889–6895.

Li, J. L., Liu, H. L., Zhang, X. R., Xu, J. P., Hu, W. K., Liang, M., Chen, S. Y., Hu, F., & Chu, D. T. (2009). A phase I trial of intratumoral administration of recombinant oncolytic adenovirus overexpressing HSP70 in advanced solid tumor patients. *Gene Therapy, 16*(3), 376–382.

Li, H., Peng, K. W., Dingli, D., Kratzke, R. A., & Russell, S. J. (2010). Oncolytic measles viruses encoding interferon beta and the thyroidal sodium iodide symporter gene for mesothelioma virotherapy. *Cancer Gene Therapy, 17*(8), 550–558.

Li, J., O'Malley, M., Urban, J., Sampath, P., Guo, Z. S., Kalinski, P., Thorne, S. H., & Bartlett, D. L. (2011). Chemokine expression from oncolytic vaccinia virus enhances vaccine therapies of cancer. *Molecular Therapy: The Journal of the American Society of Gene Therapy, 19*(4), 650–657.

Li, J., O'Malley, M., Sampath, P., Kalinski, P., Bartlett, D. L., & Thorne, S. H. (2012). Expression of CCL19 from oncolytic vaccinia enhances immunotherapeutic potential while maintaining oncolytic activity. *Neoplasia, 14*(12), 1115–1121.

Li, J., Liu, H., Li, L., Wu, H., Wang, C., Yan, Z., Wang, Y., Su, C., Jin, H., Zhou, F., Wu, M., & Qian, Q. (2013). The combination of an oxygen-dependent degradation domain-regulated adenovirus expressing the chemokine RANTES/CCL5 and NK-92 cells exerts enhanced antitumor activity in hepatocellular carcinoma. *Oncology Reports, 29*(3), 895–902.

Lichty, B. D., Breitbach, C. J., Stojdl, D. F., & Bell, J. C. (2014). Going viral with cancer immunotherapy. *Nature Reviews Cancer, 14*(8), 559–567.

Lindenmann, J., & Klein, P. A. (1967). Viral oncolysis: Increased immunogenicity of host cell antigen associated with influenza virus. *The Journal of Experimental Medicine, 126*(1), 93–108.

Liu, B. L., Robinson, M., Han, Z. Q., Branston, R. H., English, C., Reay, P., McGrath, Y., Thomas, S. K., Thornton, M., Bullock, P., Love, C. A., & Coffin, R. S. (2003). ICP34.5 deleted herpes simplex virus with enhanced oncolytic, immune stimulating, and anti-tumour properties. *Gene Therapy, 10*(4), 292–303.

Liu, X. Y., Qiu, S. B., Zou, W. G., Pei, Z. F., Gu, J. F., Luo, C. X., Ruan, H. M., Chen, Y., Qi, Y. P., & Qian, C. (2005). Effective gene-virotherapy for complete eradication of tumor mediated by the combination of hTRAIL (TNFSF10) and plasminogen k5. *Molecular Therapy: The Journal of the American Society of Gene Therapy, 11*(4), 531–541.

Liu, T. C., Galanis, E., & Kirn, D. (2007). Clinical trial results with oncolytic virotherapy: A century of promise, a decade of progress. *Nature Clinical Practice Oncology, 4*(2), 101–117.

Liu, J., Wennier, S., Reinhard, M., Roy, E., MacNeill, A., & McFadden, G. (2009). Myxoma virus expressing interleukin-15 fails to cause lethal myxomatosis in European rabbits. *Journal of Virology, 83*(11), 5933–5938.

Liu, X., Cao, X., Wei, R., Cai, Y., Li, H., Gui, J., Zhong, D., Liu, X. Y., & Huang, K. (2012). Gene-viro-therapy targeting liver cancer by a dual-regulated oncolytic adenoviral vector harboring IL-24 and TRAIL. *Cancer Gene Therapy, 19*(1), 49–57.

Liu, Y. P., Suksanpaisan, L., Steele, M. B., Russell, S. J., & Peng, K. W. (2013). Induction of antiviral genes by the tumor microenvironment confers resistance to virotherapy. *Scientific Reports, 3*, 2375.

Lu, P., Weaver, V. M., & Werb, Z. (2012). The extracellular matrix: A dynamic niche in cancer progression. *The Journal of Cell Biology, 196*(4), 395–406.

MacKie, R. M., Stewart, B., & Brown, S. M. (2001). Intralesional injection of herpes simplex virus 1716 in metastatic melanoma. *Lancet, 357*(9255), 525–526.

Magge, D., Guo, Z. S., O'Malley, M. E., Francis, L., Ravindranathan, R., & Bartlett, D. L. (2013). Inhibitors of C5 complement enhance vaccinia virus oncolysis. *Cancer Gene Therapy, 20*(6), 342–350.

Mahoney, D. J., Lefebvre, C., Allan, K., Brun, J., Sanaei, C. A., Baird, S., Pearce, N., Gronberg, S., Wilson, B., Prakesh, M., Aman, A., Isaac, M., Mamai, A., Uehling, D., Al-Awar, R., Falls, T., Alain, T., & Stojdl, D. F. (2011). Virus-tumor interactome screen reveals ER stress response can reprogram resistant cancers for oncolytic virus-triggered caspase-2 cell death. *Cancer Cell, 20*(4), 443–456.

Marabelle, A., Kohrt, H., Sagiv-Barfi, I., Ajami, B., Axtell, R. C., Zhou, G., Rajapaksa, R., Green, M. R., Torchia, J., Brody, J., Luong, R., Rosenblum, M. D., Steinman, L., Levitsky, H. I., Tse, V., & Levy, R. (2013). Depleting tumor-specific Tregs at a single site eradicates disseminated tumors. *The Journal of Clinical Investigation, 123*(6), 2447–2463.

Markert, J. M., Malick, A., Coen, D. M., & Martuza, R. L. (1993). Reduction and elimination of encephalitis in an experimental glioma therapy model with attenuated herpes simplex mutants that retain susceptibility to acyclovir. *Neurosurgery, 32*(4), 597–603.

Martuza, R. L., Malick, A., Markert, J. M., Ruffner, K. L., & Coen, D. M. (1991). Experimental therapy of human glioma by means of a genetically engineered virus mutant. *Science, 252* (5007), 854–856.

Mastrangelo, M. J., Maguire, H. C., Jr., Eisenlohr, L. C., Laughlin, C. E., Monken, C. E., McCue, P. A., Kovatich, A. J., & Lattime, E. C. (1999). Intratumoral recombinant GM-CSF-encoding virus as gene therapy in patients with cutaneous melanoma. *Cancer Gene Therapy, 6*(5), 409–422.

McCormick, F. (2000). ONYX-015 selectivity and the p14ARF pathway. *Oncogene, 19*(56), 6670–6672.

McCormick, F. (2003). Cancer-specific viruses and the development of ONYX-015. *Cancer Biology & Therapy, 2*(4 Suppl 1), S157–S160.

McKee, T. D., Grandi, P., Mok, W., Alexandrakis, G., Insin, N., Zimmer, J. P., Bawendi, M. G., Boucher, Y., Breakefield, X. O., & Jain, R. K. (2006). Degradation of fibrillar collagen in a human melanoma xenograft improves the efficacy of an oncolytic herpes simplex virus vector. *Cancer Research, 66*(5), 2509–2513.

Melcher, A., Todryk, S., Hardwick, N., Ford, M., Jacobson, M., & Vile, R. G. (1998). Tumor immunogenicity is determined by the mechanism of cell death via induction of heat shock protein expression. *Nature Medicine, 4*(5), 581–587.

Meng, X., Nakamura, T., Okazaki, T., Inoue, H., Takahashi, A., Miyamoto, S., Sakaguchi, G., Eto, M., Naito, S., Takeda, M., Yanagi, Y., & Tani, K. (2010). Enhanced antitumor effects of an engineered measles virus Edmonston strain expressing the wild-type N, P, L genes on human renal cell carcinoma. *Molecular Therapy: The Journal of the American Society of Gene Therapy, 18*(3), 544–551.

Miller, J. M., Bidula, S. M., Jensen, T. M., & Reiss, C. S. (2010). Vesicular stomatitis virus modified with single chain IL-23 exhibits oncolytic activity against tumor cells in vitro and in vivo. *International Journal of Interferon Cytokine and Mediator Research: IJIM, 2010*(2), 63–72.

Minchinton, A. I., & Tannock, I. F. (2006). Drug penetration in solid tumours. *Nature Reviews Cancer, 6*(8), 583–592.

Moerdyk-Schauwecker, M., Shah, N. R., Murphy, A. M., Hastie, E., Mukherjee, P., & Grdzelishvili, V. Z. (2013). Resistance of pancreatic cancer cells to oncolytic vesicular stomatitis virus: Role of type I interferon signaling. *Virology, 436*(1), 221–234.

Molomut, N., & Padnos, M. (1965). Inhibition of transplantable and spontaneous murine tumours by the M-P virus. *Nature, 208*(5014), 948–950.

Moore, A. E. (1949). The destructive effect of the virus of Russian Far East encephalitis on the transplantable mouse sarcoma 180. *Cancer, 2*(3), 525–534.

Moore, A. E. (1951). Inhibition of growth of five transplantable mouse tumors by the virus of Russian Far East encephalitis. *Cancer, 4*(2), 375–382.

Moore, A. E. (1952). Viruses with oncolytic properties and their adaptation to tumors. *Annals of the New York Academy of Sciences, 54*(6), 945–952.

Mori, I., Liu, B., Goshima, F., Ito, H., Koide, N., Yoshida, T., Yokochi, T., Kimura, Y., & Nishiyama, Y. (2005). HF10, an attenuated herpes simplex virus (HSV) type 1 clone, lacks neuroinvasiveness and protects mice against lethal challenge with HSV types 1 and 2. *Microbes and Infection/Institut Pasteur, 7*(15), 1492–1500.

Msaouel, P., Iankov, I. D., Dispenzieri, A., & Galanis, E. (2012). Attenuated oncolytic measles virus strains as cancer therapeutics. *Current Pharmaceutical Biotechnology, 13*(9), 1732–1741.

Muhlbauer, M., Fleck, M., Schutz, C., Weiss, T., Froh, M., Blank, C., Scholmerich, J., & Hellerbrand, C. (2006). PD-L1 is induced in hepatocytes by viral infection and by interferon-alpha and -gamma and mediates T cell apoptosis. *Journal of Hepatology, 45*(4), 520–528.

Muller, U., Steinhoff, U., Reis, L. F., Hemmi, S., Pavlovic, J., Zinkernagel, R. M., & Aguet, M. (1994). Functional role of type I and type II interferons in antiviral defense. *Science, 264* (5167), 1918–1921.

Murray, D. R., Cassel, W. A., Torbin, A. H., Olkowski, Z. L., & Moore, M. E. (1977). Viral oncolysate in the management of malignant melanoma. II. Clinical studies. *Cancer, 40*(2), 680–686.

Muthana, M., Rodrigues, S., Chen, Y. Y., Welford, A., Hughes, R., Tazzyman, S., Essand, M., Morrow, F., & Lewis, C. E. (2013). Macrophage delivery of an oncolytic virus abolishes tumor regrowth and metastasis after chemotherapy or irradiation. *Cancer Research, 73*(2), 490–495.

Nagano, S., Perentes, J. Y., Jain, R. K., & Boucher, Y. (2008). Cancer cell death enhances the penetration and efficacy of oncolytic herpes simplex virus in tumors. *Cancer Research, 68*(10), 3795–3802.

Naik, S., Nace, R., Barber, G. N., & Russell, S. J. (2012). Potent systemic therapy of multiple myeloma utilizing oncolytic vesicular stomatitis virus coding for interferon-beta. *Cancer Gene Therapy, 19*(7), 443–450.

Nakashima, H., Kaur, B., & Chiocca, E. A. (2010). Directing systemic oncolytic viral delivery to tumors via carrier cells. *Cytokine & Growth Factor Reviews, 21*(2–3), 119–126.

Nemunaitis, J., Khuri, F., Ganly, I., Arseneau, J., Posner, M., Vokes, E., Kuhn, J., McCarty, T., Landers, S., Blackburn, A., Romel, L., Randlev, B., Kaye, S., & Kirn, D. (2001). Phase II trial of intratumoral administration of ONYX-015, a replication-selective adenovirus, in patients with refractory head and neck cancer. *Journal of Clinical Oncology: Official Journal of the American Society of Clinical Oncology, 19*(2), 289–298.

Nguyen, A., Ho, L., & Wan, Y. (2014). Chemotherapy and oncolytic virotherapy: Advanced tactics in the war against cancer. *Frontiers in Oncology, 4*, 145.

O'Shea, C. C., Johnson, L., Bagus, B., Choi, S., Nicholas, C., Shen, A., Boyle, L., Pandey, K., Soria, C., Kunich, J., Shen, Y., Habets, G., Ginzinger, D., & McCormick, F. (2004). Late viral RNA export, rather than p53 inactivation, determines ONYX-015 tumor selectivity. *Cancer Cell, 6*(6), 611–623.

O'Shea, C. C., Soria, C., Bagus, B., & McCormick, F. (2005). Heat shock phenocopies E1B-55K late functions and selectively sensitizes refractory tumor cells to ONYX-015 oncolytic viral therapy. *Cancer Cell, 8*(1), 61–74.

Obuchi, M., Fernandez, M., & Barber, G. N. (2003). Development of recombinant vesicular stomatitis viruses that exploit defects in host defense to augment specific oncolytic activity. *Journal of Virology, 77*(16), 8843–8856.

Ottolino-Perry, K., Diallo, J. S., Lichty, B. D., Bell, J. C., & McCart, J. A. (2010). Intelligent design: Combination therapy with oncolytic viruses. *Molecular Therapy: The Journal of the American Society of Gene Therapy, 18*(2), 251–263.

Paglino, J. C., & van den Pol, A. N. (2011). Vesicular stomatitis virus has extensive oncolytic activity against human sarcomas: Rare resistance is overcome by blocking interferon pathways. *Journal of Virology, 85*(18), 9346–9358.

Park, B. H., Hwang, T., Liu, T. C., Sze, D. Y., Kim, J. S., Kwon, H. C., Oh, S. Y., Han, S. Y., Yoon, J. H., Hong, S. H., Moon, A., Speth, K., Park, C., Ahn, Y. J., Daneshmand, M., Rhee, B. G., Pinedo, H. M., Bell, J. C., & Kirn, D. H. (2008). Use of a targeted oncolytic poxvirus, JX-594, in patients with refractory primary or metastatic liver cancer: A phase I trial. *The Lancet Oncology, 9*(6), 533–542.

Parker, J. N., Gillespie, G. Y., Love, C. E., Randall, S., Whitley, R. J., & Markert, J. M. (2000). Engineered herpes simplex virus expressing IL-12 in the treatment of experimental murine brain tumors. *Proceedings of the National Academy of Sciences of the United States of America, 97*(5), 2208–2213.

Parker, J. N., Meleth, S., Hughes, K. B., Gillespie, G. Y., Whitley, R. J., & Markert, J. M. (2005). Enhanced inhibition of syngeneic murine tumors by combinatorial therapy with genetically engineered HSV-1 expressing CCL2 and IL-12. *Cancer Gene Therapy, 12*(4), 359–368.

Parrish, C. R., & Kawaoka, Y. (2005). The origins of new pandemic viruses: The acquisition of new host ranges by canine parvovirus and influenza A viruses. *Annual Review of Microbiology, 59*, 553–586.

Parviainen, S., Ahonen, M., Diaconu, I., Hirvinen, M., Karttunen, A., Vaha-Koskela, M., Hemminki, A., & Cerullo, V. (2014). CD40 ligand and tdTomato-armed vaccinia virus for induction of antitumor immune response and tumor imaging. *Gene Therapy, 21*(2), 195–204.

Pasquinucci, G. (1971). Possible effect of measles on leukaemia. *Lancet, 1*(7690), 136.

Passer, B. J., Cheema, T., Zhou, B., Wakimoto, H., Zaupa, C., Razmjoo, M., Sarte, J., Wu, S., Wu, C. L., Noah, J. W., Li, Q., Buolamwini, J. K., Yen, Y., Rabkin, S. D., & Martuza, R. L. (2010). Identification of the ENT1 antagonists dipyridamole and dilazep as amplifiers of oncolytic herpes simplex virus-1 replication. *Cancer Research, 70*(10), 3890–3895.

Passer, B. J., Cheema, T., Wu, S., Wu, C. L., Rabkin, S. D., & Martuza, R. L. (2013). Combination of vinblastine and oncolytic herpes simplex virus vector expressing IL-12 therapy increases antitumor and antiangiogenic effects in prostate cancer models. *Cancer Gene Therapy, 20*(1), 17–24.

Patel, M. R., & Kratzke, R. A. (2013). Oncolytic virus therapy for cancer: The first wave of translational clinical trials. *Translational Research: The Journal of Laboratory and Clinical Medicine, 161*(4), 355–364.

Pearson, S., Jia, H., & Kandachi, K. (2004). China approves first gene therapy. *Nature Biotechnology, 22*(1), 3–4.

Pelner, L., Fowler, G. A., & Nauts, H. C. (1958). Effects of concurrent infections and their toxins on the course of leukemia. *Acta Medica Scandinavica. Supplementum, 338*, 1–47.

Perez, O. D., Logg, C. R., Hiraoka, K., Diago, O., Burnett, R., Inagaki, A., Jolson, D., Amundson, K., Buckley, T., Lohse, D., Lin, A., Burrascano, C., Ibanez, C., Kasahara, N., Gruber, H. E., & Jolly, D. J. (2012). Design and selection of Toca 511 for clinical use: Modified retroviral replicating vector with improved stability and gene expression. *Molecular Therapy: The Journal of the American Society of Gene Therapy, 20*(9), 1689–1698.

Pesonen, S., Diaconu, I., Kangasniemi, L., Ranki, T., Kanerva, A., Pesonen, S. K., Gerdemann, U., Leen, A. M., Kairemo, K., Oksanen, M., Haavisto, E., Holm, S. L., Karioja-Kallio, A., Kauppinen, S., Partanen, K. P., Laasonen, L., Joensuu, T., Alanko, T., Cerullo, V., & Hemminki, A. (2012). Oncolytic immunotherapy of advanced solid tumors with a CD40L-expressing replicating adenovirus: Assessment of safety and immunologic responses in patients. *Cancer Research, 72*(7), 1621–1631.

Pol, J., Bloy, N., Obrist, F., Eggermont, A., Galon, J., Cremer, I., Erbs, P., Limacher, J. M., Preville, X., Zitvogel, L., Kroemer, G., & Galluzzi, L. (2014). Trial watch: Oncolytic viruses for cancer therapy. *Oncoimmunology, 3*, e28694.

Pond, A. R., & Manuelidis, E. E. (1964). Oncolytic effect of poliomyelitis virus on human epidermoid carcinoma (Hela Tumor) heterologously transplanted to Guinea Pigs. *The American Journal of Pathology, 45*, 233–249.

Post, D. E., Sandberg, E. M., Kyle, M. M., Devi, N. S., Brat, D. J., Xu, Z., Tighiouart, M., & Van Meir, E. G. (2007). Targeted cancer gene therapy using a hypoxia inducible factor dependent oncolytic adenovirus armed with interleukin-4. *Cancer Research, 67*(14), 6872–6881.

Power, A. T., & Bell, J. C. (2008). Taming the Trojan horse: Optimizing dynamic carrier cell/oncolytic virus systems for cancer biotherapy. *Gene Therapy, 15*(10), 772–779.

Prestwich, R. J., Ilett, E. J., Errington, F., Diaz, R. M., Steele, L. P., Kottke, T., Thompson, J., Galivo, F., Harrington, K. J., Pandha, H. S., Selby, P. J., Vile, R. G., & Melcher, A. A. (2009).

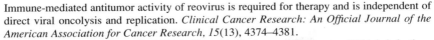

Immune-mediated antitumor activity of reovirus is required for therapy and is independent of direct viral oncolysis and replication. *Clinical Cancer Research: An Official Journal of the American Association for Cancer Research, 15*(13), 4374–4381.

Racaniello, V. R., & Baltimore, D. (1981a). Cloned poliovirus complementary DNA is infectious in mammalian cells. *Science, 214*(4523), 916–919.

Racaniello, V. R., & Baltimore, D. (1981b). Molecular cloning of poliovirus cDNA and determination of the complete nucleotide sequence of the viral genome. *Proceedings of the National Academy of Sciences of the United States of America, 78*(8), 4887–4891.

Radestock, Y., Hoang-Vu, C., & Hombach-Klonisch, S. (2008). Relaxin reduces xenograft tumour growth of human MDA-MB-231 breast cancer cells. *Breast Cancer Research: BCR, 10*(4), R71.

Ramesh, N., Ge, Y., Ennist, D. L., Zhu, M., Mina, M., Ganesh, S., Reddy, P. S., & Yu, D. C. (2006). CG0070, a conditionally replicating granulocyte macrophage colony-stimulating factor – Armed oncolytic adenovirus for the treatment of bladder cancer. *Clinical Cancer Research: An Official Journal of the American Association for Cancer Research, 12*(1), 305–313.

Randazzo, B. P., Kucharczuk, J. C., Litzky, L. A., Kaiser, L. R., Brown, S. M., MacLean, A., Albelda, S. M., & Fraser, N. W. (1996). Herpes simplex 1716 – An ICP 34.5 mutant – Is severely replication restricted in human skin xenografts in vivo. *Virology, 223*(2), 392–395.

Reddy, P. S., Burroughs, K. D., Hales, L. M., Ganesh, S., Jones, B. H., Idamakanti, N., Hay, C., Li, S. S., Skele, K. L., Vasko, A. J., Yang, J., Watkins, D. N., Rudin, C. M., & Hallenbeck, P. L. (2007). Seneca Valley virus, a systemically deliverable oncolytic picornavirus, and the treatment of neuroendocrine cancers. *Journal of the National Cancer Institute, 99*(21), 1623–1633.

Reichard, K. W., Lorence, R. M., Cascino, C. J., Peeples, M. E., Walter, R. J., Fernando, M. B., Reyes, H. M., & Greager, J. A. (1992). Newcastle disease virus selectively kills human tumor cells. *The Journal of Surgical Research, 52*(5), 448–453.

Restifo, N. P., Dudley, M. E., & Rosenberg, S. A. (2012). Adoptive immunotherapy for cancer: Harnessing the T cell response. *Nature Reviews Immunology, 12*(4), 269–281.

Rock, K. L., Lai, J. J., & Kono, H. (2011). Innate and adaptive immune responses to cell death. *Immunological Reviews, 243*(1), 191–205.

Roland, C. L., Lynn, K. D., Toombs, J. E., Dineen, S. P., Udugamasooriya, D. G., & Brekken, R. A. (2009). Cytokine levels correlate with immune cell infiltration after anti-VEGF therapy in preclinical mouse models of breast cancer. *PLoS ONE, 4*(11), e7669.

Ruotsalainen, J., Martikainen, M., Niittykoski, M., Huhtala, T., Aaltonen, T., Heikkila, J., Bell, J., Vaha-Koskela, M., & Hinkkanen, A. (2012). Interferon-beta sensitivity of tumor cells correlates with poor response to VA7 virotherapy in mouse glioma models. *Molecular Therapy: The Journal of the American Society of Gene Therapy, 20*(8), 1529–1539.

Ruotsalainen, J. J., Kaikkonen, M. U., Niittykoski, M., Martikainen, M. W., Lemay, C. G., Cox, J., De Silva, N. S., Kus, A., Falls, T. J., Diallo, J. S., Le Boeuf, F., Bell, J. C., Yla-Herttuala, S., Hinkkanen, A. E., & Vaha-Koskela, M. J. (2015). Clonal variation in interferon response determines the outcome of oncolytic virotherapy in mouse CT26 colon carcinoma model. *Gene Therapy, 22*(1), 65–75.

Russell, S. J., & Peng, K. W. (2007). Viruses as anticancer drugs. *Trends in Pharmacological Sciences, 28*(7), 326–333.

Russell, S. J., Peng, K. W., & Bell, J. C. (2012). Oncolytic virotherapy. *Nature Biotechnology, 30*(7), 658–670.

Sanford, K. K., Earle, W. R., & Likely, G. D. (1948). The growth in vitro of single isolated tissue cells. *Journal of the National Cancer Institute, 9*(3), 229–246.

Senzer, N. N., Kaufman, H. L., Amatruda, T., Nemunaitis, M., Reid, T., Daniels, G., Gonzalez, R., Glaspy, J., Whitman, E., Harrington, K., Goldsweig, H., Marshall, T., Love, C., Coffin, R., & Nemunaitis, J. J. (2009). Phase II clinical trial of a granulocyte-macrophage colony-stimulating factor-encoding, second-generation oncolytic herpesvirus in patients with unresectable metastatic melanoma. *Journal of Clinical Oncology: Official Journal of the American Society of Clinical Oncology, 27*(34), 5763–5771.

Shashkova, E. V., Kuppuswamy, M. N., Wold, W. S., & Doronin, K. (2008). Anticancer activity of oncolytic adenovirus vector armed with IFN-alpha and ADP is enhanced by pharmacologically controlled expression of TRAIL. *Cancer Gene Therapy, 15*(2), 61–72.

Sheridan, C. (2015). IDO inhibitors move center stage in immuno-oncology. *Nature Biotechnology, 33*(4), 321–322.

Shin, E. J., Wanna, G. B., Choi, B., Aguila, D., 3rd, Ebert, O., Genden, E. M., & Woo, S. L. (2007). Interleukin-12 expression enhances vesicular stomatitis virus oncolytic therapy in murine squamous cell carcinoma. *The Laryngoscope, 117*(2), 210–214.

Sinkovics, J. G. (1991). Viral oncolysates as human tumor vaccines. *International Reviews of Immunology, 7*(4), 259–287.

Sinkovics, J. G., & Horvath, J. C. (2006). Evidence accumulating in support of cancer vaccines combined with chemotherapy: A pragmatic review of past and present efforts. *International Journal of Oncology, 29*(4), 765–777.

Skelding, K. A., Barry, R. D., & Shafren, D. R. (2012). Enhanced oncolysis mediated by Coxsackievirus A21 in combination with doxorubicin hydrochloride. *Investigational New Drugs, 30*(2), 568–581.

Smakman, N., van der Bilt, J. D., van den Wollenberg, D. J., Hoeben, R. C., Borel Rinkes, I. H., & Kranenburg, O. (2006). Immunosuppression promotes reovirus therapy of colorectal liver metastases. *Cancer Gene Therapy, 13*(8), 815–818.

Small, E. J., Carducci, M. A., Burke, J. M., Rodriguez, R., Fong, L., van Ummersen, L., Yu, D. C., Aimi, J., Ando, D., Working, P., Kirn, D., & Wilding, G. (2006). A phase I trial of intravenous CG7870, a replication-selective, prostate-specific antigen-targeted oncolytic adenovirus, for the treatment of hormone-refractory, metastatic prostate cancer. *Molecular Therapy: The Journal of the American Society of Gene Therapy, 14*(1), 107–117.

Sobol, P. T., Boudreau, J. E., Stephenson, K., Wan, Y., Lichty, B. D., & Mossman, K. L. (2011). Adaptive antiviral immunity is a determinant of the therapeutic success of oncolytic virotherapy. *Molecular Therapy: The Journal of the American Society of Gene Therapy, 19*(2), 335–344.

Southam, C. M. (1960). Present status of oncolytic virus studies. *Transactions of the New York Academy of Sciences, 22*, 657–673.

Southam, C. M., & Moore, A. E. (1952). Clinical studies of viruses as antineoplastic agents with particular reference to Egypt 101 virus. *Cancer, 5*(5), 1025–1034.

Sova, P., Ren, X. W., Ni, S., Bernt, K. M., Mi, J., Kiviat, N., & Lieber, A. (2004). A tumor-targeted and conditionally replicating oncolytic adenovirus vector expressing TRAIL for treatment of liver metastases. *Molecular Therapy: The Journal of the American Society of Gene Therapy, 9*(4), 496–509.

Stanford, M. M., Barrett, J. W., Gilbert, P. A., Bankert, R., & McFadden, G. (2007). Myxoma virus expressing human interleukin-12 does not induce myxomatosis in European rabbits. *Journal of Virology, 81*(22), 12704–12708.

Stephenson, K. B., Barra, N. G., Davies, E., Ashkar, A. A., & Lichty, B. D. (2012). Expressing human interleukin-15 from oncolytic vesicular stomatitis virus improves survival in a murine metastatic colon adenocarcinoma model through the enhancement of anti-tumor immunity. *Cancer Gene Therapy, 19*(4), 238–246.

Stojdl, D. F., Lichty, B., Knowles, S., Marius, R., Atkins, H., Sonenberg, N., & Bell, J. C. (2000). Exploiting tumor-specific defects in the interferon pathway with a previously unknown oncolytic virus. *Nature Medicine, 6*(7), 821–825.

Stojdl, D. F., Lichty, B. D., tenOever, B. R., Paterson, J. M., Power, A. T., Knowles, S., Marius, R., Reynard, J., Poliquin, L., Atkins, H., Brown, E. G., Durbin, R. K., Durbin, J. E., Hiscott, J., & Bell, J. C. (2003). VSV strains with defects in their ability to shutdown innate immunity are potent systemic anti-cancer agents. *Cancer Cell, 4*(4), 263–275.

Su, C., Peng, L., Sham, J., Wang, X., Zhang, Q., Chua, D., Liu, C., Cui, Z., Xue, H., Wu, H., Yang, Q., Zhang, B., Liu, X., Wu, M., & Qian, Q. (2006). Immune gene-viral therapy with triplex efficacy mediated by oncolytic adenovirus carrying an interferon-gamma gene yields efficient antitumor activity in immunodeficient and immunocompetent mice. *Molecular Therapy: The Journal of the American Society of Gene Therapy, 13*(5), 918–927.

Suskind, R. G., Huebner, R. J., Rowe, W. P., & Love, R. (1957). Viral agents oncolytic for human tumors in heterologous host; oncolytic effect of Coxsackie B viruses. *Proceedings of the Society for Experimental Biology and Medicine Society for Experimental Biology and Medicine, 94*(2), 309–318.

Takakuwa, H., Goshima, F., Nozawa, N., Yoshikawa, T., Kimata, H., Nakao, A., Nawa, A., Kurata, T., Sata, T., & Nishiyama, Y. (2003). Oncolytic viral therapy using a spontaneously generated herpes simplex virus type 1 variant for disseminated peritoneal tumor in immunocompetent mice. *Archives of Virology, 148*(4), 813–825.

Takeuchi, O., & Akira, S. (2010). Pattern recognition receptors and inflammation. *Cell, 140*(6), 805–820.

Tang, D., Kang, R., Coyne, C. B., Zeh, H. J., & Lotze, M. T. (2012). PAMPs and DAMPs: Signal 0s that spur autophagy and immunity. *Immunological Reviews, 249*(1), 158–175.

Taqi, A. M., Abdurrahman, M. B., Yakubu, A. M., & Fleming, A. F. (1981). Regression of Hodgkin's disease after measles. *Lancet, 1*(8229), 1112.

Terada, K., Wakimoto, H., Tyminski, E., Chiocca, E. A., & Saeki, Y. (2006). Development of a rapid method to generate multiple oncolytic HSV vectors and their in vivo evaluation using syngeneic mouse tumor models. *Gene Therapy, 13*(8), 705–714.

Tesniere, A., Panaretakis, T., Kepp, O., Apetoh, L., Ghiringhelli, F., Zitvogel, L., & Kroemer, G. (2008). Molecular characteristics of immunogenic cancer cell death. *Cell Death and Differentiation, 15*(1), 3–12.

Todo, T., Martuza, R. L., Dallman, M. J., & Rabkin, S. D. (2001). In situ expression of soluble B7-1 in the context of oncolytic herpes simplex virus induces potent antitumor immunity. *Cancer Research, 61*(1), 153–161.

Tomita, K., Sakurai, F., Tachibana, M., & Mizuguchi, H. (2012). Correlation between adenovirus-neutralizing antibody titer and adenovirus vector-mediated transduction efficiency following intratumoral injection. *Anticancer Research, 32*(4), 1145–1152.

Tong, Y., Zhu, W., Huang, X., You, L., Han, X., Yang, C., & Qian, W. (2014). PI3K inhibitor LY294002 inhibits activation of the Akt/mTOR pathway induced by an oncolytic adenovirus expressing TRAIL and sensitizes multiple myeloma cells to the oncolytic virus. *Oncology Reports, 31*(4), 1581–1588.

Touchefeu, Y., Vassaux, G., & Harrington, K. J. (2011). Oncolytic viruses in radiation oncology. *Radiotherapy and Oncology: Journal of the European Society for Therapeutic Radiology and Oncology, 99*(3), 262–270.

Tsai, Y. S., Shiau, A. L., Chen, Y. F., Tsai, H. T., Tzai, T. S., & Wu, C. L. (2010). Enhancement of antitumor activity of gammaretrovirus carrying IL-12 gene through genetic modification of envelope targeting HER2 receptor: A promising strategy for bladder cancer therapy. *Cancer Gene Therapy, 17*(1), 37–48.

Vacchelli, E., Eggermont, A., Sautes-Fridman, C., Galon, J., Zitvogel, L., Kroemer, G., & Galluzzi, L. (2013). Trial watch: Oncolytic viruses for cancer therapy. *Oncoimmunology, 2*(6), e24612.

Vaha-Koskela, M. J., Le Boeuf, F., Lemay, C., De Silva, N., Diallo, J. S., Cox, J., Becker, M., Choi, Y., Ananth, A., Sellers, C., Breton, S., Roy, D., Falls, T., Brun, J., Hemminki, A., Hinkkanen, A., & Bell, J. C. (2013). Resistance to two heterologous neurotropic oncolytic viruses, Semliki Forest virus and vaccinia virus, in experimental glioma. *Journal of Virology, 87*(4), 2363–2366.

van Elsas, A., Hurwitz, A. A., & Allison, J. P. (1999). Combination immunotherapy of B16 melanoma using anti-cytotoxic T lymphocyte-associated antigen 4 (CTLA-4) and granulocyte/macrophage colony-stimulating factor (GM-CSF)-producing vaccines induces rejection of subcutaneous and metastatic tumors accompanied by autoimmune depigmentation. *The Journal of Experimental Medicine, 190*(3), 355–366.

van Rikxoort, M., Michaelis, M., Wolschek, M., Muster, T., Egorov, A., Seipelt, J., Doerr, H. W., & Cinatl, J., Jr. (2012). Oncolytic effects of a novel influenza A virus expressing interleukin-15 from the NS reading frame. *PLoS ONE, 7*(5), e36506.

Varghese, S., Rabkin, S. D., Liu, R., Nielsen, P. G., Ipe, T., & Martuza, R. L. (2006). Enhanced therapeutic efficacy of IL-12, but not GM-CSF, expressing oncolytic herpes simplex virus for transgenic mouse derived prostate cancers. *Cancer Gene Therapy, 13*(3), 253–265.

Vigil, A., Park, M. S., Martinez, O., Chua, M. A., Xiao, S., Cros, J. F., Martinez-Sobrido, L., Woo, S. L., & Garcia-Sastre, A. (2007). Use of reverse genetics to enhance the oncolytic properties of Newcastle disease virus. *Cancer Research, 67*(17), 8285–8292.

Vincent, J., Mignot, G., Chalmin, F., Ladoire, S., Bruchard, M., Chevriaux, A., Martin, F., Apetoh, L., Rebe, C., & Ghiringhelli, F. (2010). 5-Fluorouracil selectively kills tumor-associated myeloid-derived suppressor cells resulting in enhanced T cell-dependent antitumor immunity. *Cancer Research, 70*(8), 3052–3061.

Wakimoto, H., Fulci, G., Tyminski, E., & Chiocca, E. A. (2004). Altered expression of antiviral cytokine mRNAs associated with cyclophosphamide's enhancement of viral oncolysis. *Gene Therapy, 11*(2), 214–223.

Wang, Z. G., Zhao, W., Ramachandra, M., & Seth, P. (2006). An oncolytic adenovirus expressing soluble transforming growth factor-beta type II receptor for targeting breast cancer: In vitro evaluation. *Molecular Cancer Therapeutics, 5*(2), 367–373.

Wang, L. C., Lynn, R. C., Cheng, G., Alexander, E., Kapoor, V., Moon, E. K., Sun, J., Fridlender, Z. G., Isaacs, S. N., Thorne, S. H., & Albelda, S. M. (2012). Treating tumors with a vaccinia virus expressing IFNbeta illustrates the complex relationships between oncolytic ability and immunogenicity. *Molecular Therapy: The Journal of the American Society of Gene Therapy, 20*(4), 736–748.

Washburn, B., & Schirrmacher, V. (2002). Human tumor cell infection by Newcastle Disease Virus leads to upregulation of HLA and cell adhesion molecules and to induction of interferons, chemokines and finally apoptosis. *International Journal of Oncology, 21*(1), 85–93.

Webb, H. E., & Smith, C. E. (1970). Viruses in the treatment of cancer. *Lancet, 1*(7658), 1206–1208.

Weller, T. H., Robbins, F. C., & Enders, J. F. (1949). Cultivation of poliomyelitis virus in cultures of human foreskin and embryonic tissues. *Proceedings of the Society for Experimental Biology and Medicine Society for Experimental Biology and Medicine, 72*(1), 153–155.

Weng, M., Gong, W., Ma, M., Chu, B., Qin, Y., Zhang, M., Lun, X., McFadden, G., Forsyth, P., Yang, Y., & Quan, Z. (2014). Targeting gallbladder cancer: Oncolytic virotherapy with myxoma virus is enhanced by rapamycin in vitro and further improved by hyaluronan in vivo. *Molecular Cancer, 13*, 82.

Wennier, S. T., Liu, J., & McFadden, G. (2012). Bugs and drugs: Oncolytic virotherapy in combination with chemotherapy. *Current Pharmaceutical Biotechnology, 13*(9), 1817–1833.

Willmon, C. L., Saloura, V., Fridlender, Z. G., Wongthida, P., Diaz, R. M., Thompson, J., Kottke, T., Federspiel, M., Barber, G., Albelda, S. M., & Vile, R. G. (2009). Expression of IFN-beta enhances both efficacy and safety of oncolytic vesicular stomatitis virus for therapy of mesothelioma. *Cancer Research, 69*(19), 7713–7720.

Wohlfahrt, M. E., Beard, B. C., Lieber, A., & Kiem, H. P. (2007). A capsid-modified, conditionally replicating oncolytic adenovirus vector expressing TRAIL Leads to enhanced cancer cell killing in human glioblastoma models. *Cancer Research, 67*(18), 8783–8790.

Wongthida, P., Diaz, R. M., Galivo, F., Kottke, T., Thompson, J., Pulido, J., Pavelko, K., Pease, L., Melcher, A., & Vile, R. (2010). Type III IFN interleukin-28 mediates the antitumor efficacy of oncolytic virus VSV in immune-competent mouse models of cancer. *Cancer Research, 70*(11), 4539–4549.

Workenhe, S. T., Pol, J. G., Lichty, B. D., Cummings, D. T., & Mossman, K. L. (2013). Combining oncolytic HSV-1 with immunogenic cell death-inducing drug mitoxantrone breaks cancer immune tolerance and improves therapeutic efficacy. *Cancer Immunology Research, 1*(5), 309–319.

Workenhe, S. T., Simmons, G., Pol, J. G., Lichty, B. D., Halford, W. P., & Mossman, K. L. (2014). Immunogenic HSV-mediated oncolysis shapes the antitumor immune response and contributes to therapeutic efficacy. *Molecular Therapy: The Journal of the American Society of Gene Therapy, 22*(1), 123–131.

Wuest, T. R., & Carr, D. J. (2010). VEGF-A expression by HSV-1-infected cells drives corneal lymphangiogenesis. *The Journal of Experimental Medicine, 207*(1), 101–115.

Wuest, T., Zheng, M., Efstathiou, S., Halford, W. P., & Carr, D. J. (2011). The herpes simplex virus-1 transactivator infected cell protein-4 drives VEGF-A dependent neovascularization. *PLoS Pathogens, 7*(10), e1002278.

Xia, Z. J., Chang, J. H., Zhang, L., Jiang, W. Q., Guan, Z. Z., Liu, J. W., Zhang, Y., Hu, X. H., Wu, G. H., Wang, H. Q., Chen, Z. C., Chen, J. C., Zhou, Q. H., Lu, J. W., Fan, Q. X., Huang, J. J., & Zheng, X. (2004). Phase III randomized clinical trial of intratumoral injection of E1B gene-deleted adenovirus (H101) combined with cisplatin-based chemotherapy in treating squamous cell cancer of head and neck or esophagus. *Ai zheng = Aizheng = Chinese Journal of Cancer, 23*(12), 1666–1670.

Xu, R. H., Yuan, Z. Y., Guan, Z. Z., Cao, Y., Wang, H. Q., Hu, X. H., Feng, J. F., Zhang, Y., Li, F., Chen, Z. T., Wang, J. J., Huang, J. J., Zhou, Q. H., & Song, S. T. (2003). Phase II clinical study of intratumoral H101, an E1B deleted adenovirus, in combination with chemotherapy in patients with cancer. *Ai zheng = Aizheng = Chinese Journal of Cancer, 22*(12), 1307–1310.

Yaacov, B., Eliahoo, E., Lazar, I., Ben-Shlomo, M., Greenbaum, I., Panet, A., & Zakay-Rones, Z. (2008). Selective oncolytic effect of an attenuated Newcastle disease virus (NDV-HUJ) in lung tumors. *Cancer Gene Therapy, 15*(12), 795–807.

Yan, Y., Li, S., Jia, T., Du, X., Xu, Y., Zhao, Y., Li, L., Liang, K., Liang, W., Sun, H., & Li, R. (2015). Combined therapy with CTL cells and oncolytic adenovirus expressing IL-15-induced enhanced antitumor activity. *Tumour Biology: The Journal of the International Society for Oncodevelopmental Biology and Medicine, 36*(6), 4535–4543.

Yang, Y. F., Xue, S. Y., Lu, Z. Z., Xiao, F. J., Yin, Y., Zhang, Q. W., Wu, C. T., Wang, H., & Wang, L. S. (2014). Antitumor effects of oncolytic adenovirus armed with PSA-IZ-CD40L fusion gene against prostate cancer. *Gene Therapy, 21*(8), 723–731.

Ye, X., Lu, Q., Zhao, Y., Ren, Z., Ren, X. W., Qiu, Q. H., Tong, Y., Liang, M., Hu, F., & Chen, H. Z. (2005). Conditionally replicative adenovirus vector carrying TRAIL gene for enhanced oncolysis of human hepatocellular carcinoma. *International Journal of Molecular Medicine, 16*(6), 1179–1184.

Yohn, D. S., Hammon, W. M., Atchison, R. W., & Casto, B. C. (1968). Oncolytic potentials of nonhuman viruses for human cancer. II. Effects of five viruses on heterotransplantable human tumors. *Journal of the National Cancer Institute, 41*(2), 523–529.

Yoo, J. Y., Ryu, J., Gao, R., Yaguchi, T., Kaul, S. C., Wadhwa, R., & Yun, C. O. (2010). Tumor suppression by apoptotic and anti-angiogenic effects of mortalin-targeting adeno-oncolytic virus. *The Journal of Gene Medicine, 12*(7), 586–595.

Yu, W., & Fang, H. (2007). Clinical trials with oncolytic adenovirus in China. *Current Cancer Drug Targets, 7*(2), 141–148.

Yu, D. C., Chen, Y., Dilley, J., Li, Y., Embry, M., Zhang, H., Nguyen, N., Amin, P., Oh, J., & Henderson, D. R. (2001). Antitumor synergy of CV787, a prostate cancer-specific adenovirus, and paclitaxel and docetaxel. *Cancer Research, 61*(2), 517–525.

Yu, F., Wang, X., Guo, Z. S., Bartlett, D. L., Gottschalk, S. M., & Song, X. T. (2014). T-cell engager-armed oncolytic vaccinia virus significantly enhances antitumor therapy. *Molecular Therapy: The Journal of the American Society of Gene Therapy, 22*(1), 102–111.

Yuan, Z. Y., Zhang, L., Li, S., Qian, X. Z., & Guan, Z. Z. (2003). Safety of an E1B deleted adenovirus administered intratumorally to patients with cancer. *Ai zheng = Aizheng = Chinese journal of cancer, 22*(3), 310–313.

Zamarin, D., Martinez-Sobrido, L., Kelly, K., Mansour, M., Sheng, G., Vigil, A., Garcia-Sastre, A., Palese, P., & Fong, Y. (2009a). Enhancement of oncolytic properties of recombinant newcastle disease virus through antagonism of cellular innate immune responses. *Molecular Therapy: The Journal of the American Society of Gene Therapy, 17*(4), 697–706.

Zamarin, D., Vigil, A., Kelly, K., Garcia-Sastre, A., & Fong, Y. (2009b). Genetically engineered Newcastle disease virus for malignant melanoma therapy. *Gene Therapy, 16*(6), 796–804.

Zamarin, D., Holmgaard, R. B., Subudhi, S. K., Park, J. S., Mansour, M., Palese, P., Merghoub, T., Wolchok, J. D., & Allison, J. P. (2014). Localized oncolytic virotherapy overcomes systemic tumor resistance to immune checkpoint blockade immunotherapy. *Science Translational Medicine, 6*(226), 226ra232.

Zhang, W. W., Alemany, R., Wang, J., Koch, P. E., Ordonez, N. G., & Roth, J. A. (1995). Safety evaluation of Ad5CMV-p53 in vitro and in vivo. *Human Gene Therapy, 6*(2), 155–164.

Zhang, J., Ramesh, N., Chen, Y., Li, Y., Dilley, J., Working, P., & Yu, D. C. (2002). Identification of human uroplakin II promoter and its use in the construction of CG8840, a urothelium-specific adenovirus variant that eliminates established bladder tumors in combination with docetaxel. *Cancer Research, 62*(13), 3743–3750.

Zhang, L., Dermawan, K., Jin, M., Liu, R., Zheng, H., Xu, L., Zhang, Y., Cai, Y., Chu, Y., & Xiong, S. (2008). Differential impairment of regulatory T cells rather than effector T cells by paclitaxel-based chemotherapy. *Clinical Immunology, 129*(2), 219–229.

Zhang, Q., Liang, C., Yu, Y. A., Chen, N., Dandekar, T., & Szalay, A. A. (2009). The highly attenuated oncolytic recombinant vaccinia virus GLV-1h68: Comparative genomic features and the contribution of F14.5L inactivation. *Molecular Genetics and Genomics: MGG, 282*(4), 417–435.

Zhang, Z., Hu, Z., Gupta, J., Krimmel, J. D., Gerseny, H. M., Berg, A. F., Robbins, J. S., Du, H., Prabhakar, B., & Seth, P. (2012). Intravenous administration of adenoviruses targeting transforming growth factor beta signaling inhibits established bone metastases in 4T1 mouse mammary tumor model in an immunocompetent syngeneic host. *Cancer Gene Therapy, 19*(9), 630–636.

Zhang, W., Fulci, G., Wakimoto, H., Cheema, T. A., Buhrman, J. S., Jeyaretna, D. S., Stemmer Rachamimov, A. O., Rabkin, S. D., & Martuza, R. L. (2013). Combination of oncolytic herpes simplex viruses armed with angiostatin and IL-12 enhances antitumor efficacy in human glioblastoma models. *Neoplasia, 15*(6), 591–599.

Zhang, W., Ge, K., Zhao, Q., Zhuang, X., Deng, Z., Liu, L., Li, J., Zhang, Y., Dong, Y., Zhang, Y., Zhang, S., & Liu, B. (2015). A novel oHSV-1 targeting telomerase reverse transcriptase-positive cancer cells via tumor-specific promoters regulating the expression of ICP4. *Oncotarget, 6*(24), 20345–20355.

Zhao, H., Janke, M., Fournier, P., & Schirrmacher, V. (2008). Recombinant Newcastle disease virus expressing human interleukin-2 serves as a potential candidate for tumor therapy. *Virus Research, 136*(1–2), 75–80.

Zhao, Q., Zhang, W., Ning, Z., Zhuang, X., Lu, H., Liang, J., Li, J., Zhang, Y., Dong, Y., Zhang, Y., Zhang, S., & Liu, B. (2014). A novel oncolytic herpes simplex virus type 2 has potent anti-tumor activity. *PLoS ONE, 9*(3), e93103.

Zheng, J. N., Pei, D. S., Sun, F. H., Liu, X. Y., Mao, L. J., Zhang, B. F., Wen, R. M., Xu, W., Shi, Z., Liu, J. J., & Li, W. (2009). Potent antitumor efficacy of interleukin-18 delivered by conditionally replicative adenovirus vector in renal cell carcinoma-bearing nude mice via inhibition of angiogenesis. *Cancer Biology & Therapy, 8*(7), 599–606.

Zhu, W., Zhang, H., Shi, Y., Song, M., Zhu, B., & Wei, L. (2013). Oncolytic adenovirus encoding tumor necrosis factor-related apoptosis inducing ligand (TRAIL) inhibits the growth and metastasis of triple-negative breast cancer. *Cancer Biology & Therapy, 14*(11), 1016–1023.

Zhuang, X., Zhang, W., Chen, Y., Han, X., Li, J., Zhang, Y., Zhang, Y., Zhang, S., & Liu, B. (2012). Doxorubicin-enriched, ALDH(br) mouse breast cancer stem cells are treatable to oncolytic herpes simplex virus type 1. *BMC Cancer, 12*, 549.

Zygiert, Z. (1971). Hodgkin's disease: Remissions after measles. *Lancet, 1*(7699), 593.

缩 略 语 表

ACT	adoptive cell immunotherapy	过继性细胞免疫治疗
ADCC	antibody-dependent cell-mediated cytotoxicity	抗体依赖的细胞介导的细胞毒作用
AKT	serine-threonine protein kinase	丝氨酸/苏氨酸蛋白激酶
ALK	anapastic lymphoma kinase	间变性淋巴瘤激酶
AOM	anaerobic oxidation of methane	甲烷厌氧氧化
APC	antigen presenting cell	抗原提呈细胞
BBB	blood brain barrier	血脑屏障
BBIR	biotin-binding immune receptor	生物素结合免疫受体
BiTE	bispecific T cellengager	双特异性 T 细胞衔接抗体
BLP	bacterial lipoprotein	细菌脂蛋白
BRMs	biological reponse modifiers	生物反应调节剂
CAC	colitis-associated cancer	结肠炎相关癌症
CAR-T	chimeric antigen receptor T-cell	嵌合抗原受体 T 细胞
CDC	complement dependent cytoxicity	补体依赖的细胞毒作用
CDR	complementarity determing region	互补决定区
CEA	carcino-embryonic antigen	癌胚抗原
CIK	cytokine induced killer	细胞因子诱导的杀伤细胞
CLL	chronic lymphocytic leukemia	慢性淋巴细胞白血病
CSC	cancer stem cell	肿瘤干细胞
CTCL	cutaneous T-cell lymphoma	皮肤 T 细胞淋巴瘤
CTGF	connectivetissue growth factor	结缔组织生长因子

CTL	cytotoxic T lymphocyte	细胞毒 T 淋巴细胞
CTLA-4	cytotoxic T lymphocyte-associated antigen -4	细胞毒 T 淋巴细胞相关抗原-4
DAMPs	damage associated molecular patterns	损伤相关因子
DC	dendritic cell	树突状细胞
DSS	dextran sulfate sodium	葡聚糖硫酸钠
EGFR	epidermal growth factor receptor	表皮生长因子受体
EMT	epithelial-mesenchymal transition	上皮间质转化
ESC	embryonic stem cell	胚胎干细胞
Fab	antigen-binding fragment	抗原结合片段
FAP	fibroblast activating protein	成纤维细胞活化蛋白
Fc	crystalline fragment	结晶片段
FcRn	neonatal Fc receptor	新生儿 Fc 受体
FDA	food and drug administration	美国食品药品管理局
FOLFIRI	化疗方案：伊立替康 + 亚叶酸钙 + 氟尿嘧啶	
FOLFOX	化疗方案：奥沙利铂 + 亚叶酸钙 + 氟尿嘧啶	
FOLFOXIRI	化疗方案：伊立替康 + 奥沙利铂 + 亚叶酸钙 + 氟尿嘧啶	
GM-CSF	granulocyte-macrophage colony-stimulating factor	粒细胞 – 巨噬细胞集落刺激因子
gp100	glycoprotein 100	糖蛋白 100
GVHD	graft-versus-host disease	移植物抗宿主病
HCV	hepatitis C virus	丙型肝炎病毒
HER2	human epidermal growth factor receptor 2	人表皮生长因子受体 2
HLA	human leukocyte antigen	人白细胞抗原

HNSCC	head and neck squamous cell carcinoma	头颈部鳞状细胞癌
hPSC	human pluripotentstemcells	人多能干细胞
HPV	human papillomavirus	人乳头瘤病毒
hTERT	human telomerase reverse transcriptase	人端粒酶逆转录酶
ICAM-1	intercellular cell adhesion molecule-1	细胞间黏附分子-1
ICD	immunogenic cell death	免疫原性细胞死亡
lncRNA	long non-codingRNA	长链非编码 RNA
iPSC	induced pluripotent stem cell	诱导性多能干细胞
irAEs	immune-related adverse events	免疫相关副作用
IRES	internal ribosome entry site	内部核糖体进入位点
irRC	immune-related response criteria	免疫相关反应标准
ITAM	immunoreceptor tyrosine-based activation motif	免疫受体酪氨酸激活基序
KIR	killer cell immunoglobulin-like receptors	杀伤细胞免疫球蛋白样受体
LAG-3	lymphocyte activation gene-3	淋巴细胞活化基因-3
LAK	lymphokine acitvated killer	淋巴因子激活的杀伤细胞
LPH	liposome-polycation-hyaluronic acid	脂质体阳离子透明质酸
MAGE-A3	melanoma-associated antigen-A3	黑色素瘤相关抗原-A3
MAPK	mitogen-activated protein kinase	丝裂原活化蛋白激酶
MART-1	melanoma antigen recognized by T cell-1	T 细胞识别的黑色素瘤相关抗原-1
MDC	macrophage-derived chemokine	巨噬细胞源趋化因子

MDSC	myeloid-derived suppressor cell	髓源性抑制细胞
MHC	major histocompatibility complex	主要组织相容性复合体
MIF	macrophage inhibition factor	巨噬细胞抑制因子
MMAE	monomethyl auristatin E	单甲基澳瑞他汀 E
MSC	mesenchymal stem cell	间充质干细胞
mTORC	mammalian target of rapamycin complex	哺乳动物雷帕霉素靶类复合物
MUC-1	mucin 1	黏蛋白-1
MyD88	myeloid differentiation primary response protein 88	髓样分化初级反应蛋白 88
nBCC	nodular basal cell carcinoma	结节性基底细胞癌
NK	natural killer cell	自然杀伤细胞
NY-ESO-1	New York esophageal carcinoma antigen 1	纽约食管癌抗原 1
ODN	oligodeoxynucleotide	寡脱氧核苷酸
OLP	overlapping long peptide	重叠长肽
OS	overall survival	总生存率
PAMPs	pathogen-associated molecular patterns	病原体相关分子模式
PAP	prostatic Acid Phosphatase	前列腺酸性磷酸酶
PBMCs	peripheral blood mononuclear cells	外周血单个核细胞
pDC	plasmacytoid dendritic cell	浆细胞样树突状细胞
PDGF	platelet derived growth factor	血小板衍生生长因子
PDGFR	platelet-derived growth factor receptor	血小板衍生生长因子受体
PD-1	programmed cell death-1	程序性死亡受体 1
PFS	progression-free survival	无进展生存期

pMHC	peptide-major histocompatibility complex	肽－主要组织相容性复合体
PSA	prostate specific antigen	前列腺特异性抗原
RCC	renal cell carcinoma	肾细胞癌
sBCC	superficial base cell carcinoma	浅表型基底细胞癌
SCID	severe combined immune deficient	重症联合免疫缺陷
SCLC	small cell lung cancer	小细胞肺癌
TAA	tumor-associated antigen	肿瘤相关抗原
TAM	tumor-associated macrophage	肿瘤相关巨噬细胞
TCR	T-cell receptor	T 细胞受体
TGF-β	transforming growth factor-β	转化生长因子-β
Th	T helper cell	辅助性 T 细胞
TILs	tumor infiltrating lymphocytes	肿瘤浸润淋巴细胞
TIR	Toll-IL-1 receptor	Toll-IL-1 受体
TLRs	Toll-like receptors	Toll 样受体
TNFR	tumor necrosis factor receptor	肿瘤坏死因子受体
TRAIL	tumor necrosis factor related apoptosis inducing ligand	肿瘤坏死因子相关的凋亡诱导配体
TRIF	TIR-domain-containing adapter-inducing interferon-β	含 TIR 结构域的衔接子诱导性干扰素-β
TSAs	tumor specific antigen	肿瘤特异性抗原
VEGFR	vascular endothelial growth factor receptor	血管内皮生长因子受体
VEGF	vascular endothelial growth factor	血管内皮生长因子
VSA	vesicular stomatitis virus	水疱性口炎病毒